社区2型糖尿病
全程管理的理论与实践

主　编　史　玲

吉林科学技术出版社

图书在版编目（CIP）数据

社区2型糖尿病全程管理的理论与实践 / 史玲主编.
-- 长春 : 吉林科学技术出版社, 2022.6
ISBN 978-7-5578-9505-1

Ⅰ. ①社… Ⅱ. ①史… Ⅲ. ①社区—糖尿病—管理 Ⅳ. ①R587.1

中国版本图书馆CIP数据核字(2022)第115944号

社区2型糖尿病全程管理的理论与实践

主　　编　史　玲
出 版 人　宛　霞
责任编辑　练闽琼
封面设计　余银宝
幅面尺寸　185mm×260mm
字　　数　330千字
印　　张　22.5
印　　数　1-1500册
版　　次　2022年6月第1版
印　　次　2023年3月第1次印刷

出　　版　吉林科学技术出版社
发　　行　吉林科学技术出版社
地　　址　长春市福祉大路5788号
邮　　编　130118
发行部电话/传真　0431-81629529 81629530 81629531
81629532 81629533 81629534
储运部电话　0431-86059116
编辑部电话　0431-81629518
印　　刷　三河市嵩川印刷有限公司

书　　号　ISBN 978-7-5578-9505-1
定　　价　198.00元

《社区2型糖尿病全程管理的理论与实践》编委会

主　　编　史　玲

副 主 编　雷　涛　郝又国　刘　瑶

执行主编　陈　琳

秘　　书　郑淑萍

编 著 者　史　玲　上海市普陀区卫生健康事务管理中心

雷　涛　上海中医药大学附属普陀医院

郝又国　同济大学附属普陀人民医院

刘　瑶　复旦大学附属中山医院

陈　琳　上海市普陀区卫生健康事务管理中心

郑淑萍　复旦大学上海医学院长风全科医学临床教学与培训基地

陈　吉　上海市普陀区宜川街道社区卫生服务中心

宦红梅　上海市闵行区古美社区卫生服务中心

李　华　上海市静安区闸北中心医院

鲁　郡　上海市普陀区中心医院

陈海英　上海市奉贤区西渡街道社区卫生服务中心

马文燕　上海市青浦区徐泾镇社区卫生服务中心

朱　兰　上海市徐汇区斜土街道社区卫生服务中心

叶　征　上海市普陀区长风街道长风社区卫生服务中心

朱　燕　上海市第二康复医院

李骥耀　上海市普陀区利群医院

史 玲

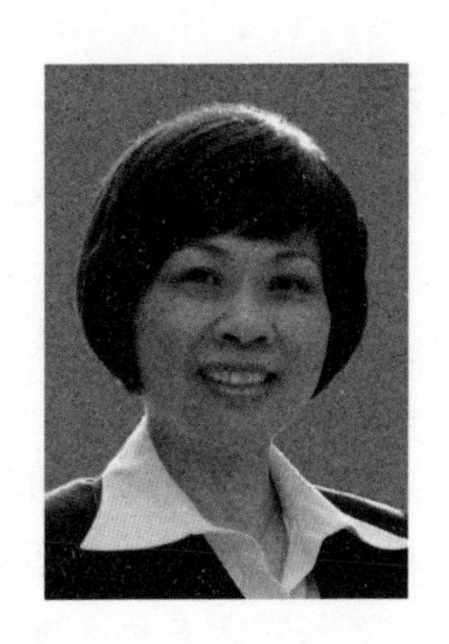

全科主任医师/内分泌副主任医师

上海市普陀区卫生健康事务管理中心书记
海峡两岸医药协会全科专委会常委
中国医师协会全科分会委员
中华医学会全科分会委员
上海市医学会全科分会副主委
上海市社区卫生协会全科专委会主委
上海市社区卫生高评委专家
《中华全科医师杂志》编委及审稿专家
发表学术论文50余篇
编著全科教材6部
参与中华医学会20多个基层慢病诊疗指南的编写
上海市科技成果3项
获得“享受国务院政府特殊津贴专家、国家卫计委突出贡献的中青年专家、吴阶平全科医生奖、宋庆龄最美基层呼吸医生奖” 等多项荣誉

雷 涛

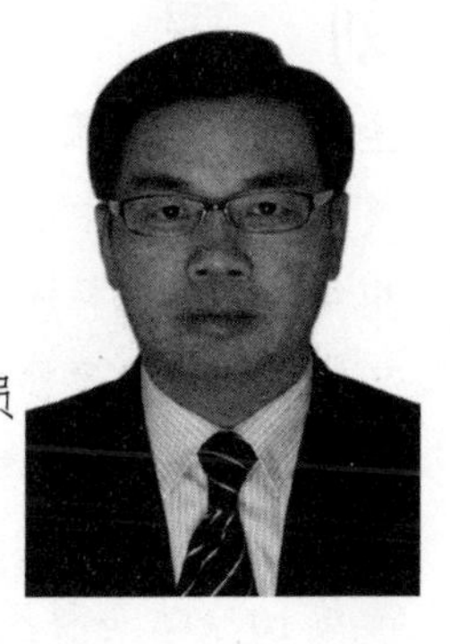

博士、主任医师、博士生导师

上海中医药大学附属普陀医院内分泌科主任
上海市内分泌临床重点学科、普陀区特色学科负责人
上海市中西医结合学会糖尿病及其并发症专委会主任委员
上海中医药学会糖尿病分会副主任委员
上海中医药学会瘿病分会副主任委员
中华老年学会骨质疏松学会常委
中华中医药学会糖尿病分会委员
上海市医学会糖尿病专科分会委员
发表论著100余篇，主持和承担科技部863课题及国家自然科学基金等课题20余项，编写专著6部，上海市科技成果奖3项

郝又国

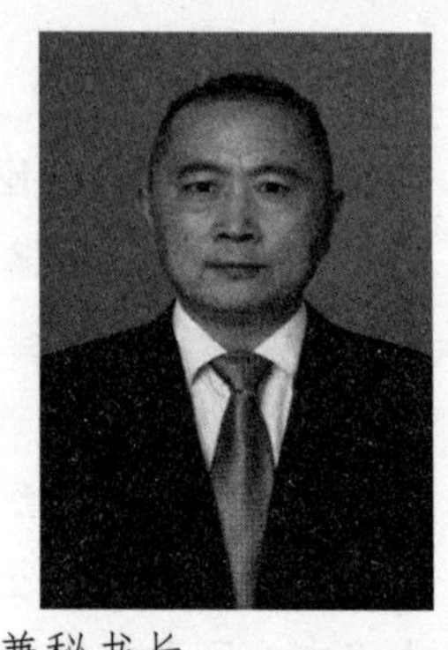

博士，主任医师，教授，博士生导师

同济大学附属普陀人民医院康复医学科主任

上海市普陀区特色学科负责人

美国Methodist University Hospital 访问学者

中华医学会上海市物理医学与康复分会委员

中国康复医学会社区康复专委会常委

中国医药教育协会康复装备发展促进中心副主任委员兼秘书长

上海市康复医学会康复治疗专委会常委

《中国康复医学》杂志审稿专家

获得上海市科委、上海市卫健委等课题10余项，发表论文30余篇

获上海市康复医学科技奖

主编专著4部

获得实用新型专利4项

刘　瑶

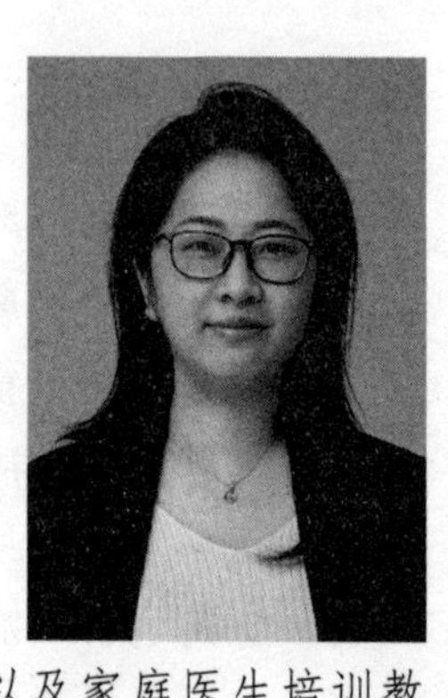

全科副主任医师

复旦大学附属中山医院全科医学科

中华医学会全科医学分会慢性病管理学组委员

中华医学会健康管理学分会社区健康管理学组委员

上海医学会全科医学分会委员

海峡两岸医药交流协会全科医学分会委员

参编10余本全科医学本科生、住院医生规范化培训以及家庭医生培训教材；承担上海市卫健委、中华医学会医学教育分会等多项科研课题；在SCI和国内核心期刊发表论文三十余篇。曾荣获2019年度上海市医学会专科分会委员会“优秀青年委员”、“上海市家庭医生临床能力培训”优秀组织奖等称号。

序

光阴荏苒，我从事全科医学工作已有20余年，期间全科医学发展得到国家高度重视。2018年国务院还颁发了《关于改革完善全科医生培养与使用激励机制的意见》。近年来，更是随着一系列全科医生多渠道培养政策出台，全科医学教育逐渐走上正轨。我有幸与中国最早的全科人一起，始终秉持“博学而笃志，切问而近思”之信念，结合全科医学的整体思考，不断改进和完善全科带教方案，力图培养综合素质强、百姓信得过的千百名全科医师。培养过程尽管艰辛，但见证人才一批批成长，一直是我坚持的动力，常令我乐于其中。

全科医学学科的发展关键是强人才，而强人才方能强基层。2017年，在时任复旦大学常务副校长、上海医学院院长桂永浩教授与上海市普陀区区政府的关心与支持下，我的工作室落户于普陀区长风社区卫生服务中心。自此，我与前中心主任史玲主任医师共同带领长风人，以“识人、用人、树人、惜人”之宗旨，首先将长风建成“复旦大学上海医学院全科医学临床教学与培训基地”和“上海市住院医师规范化培训中山医院社区教学基地”。五年来，我们团队通过“教学基地”平台，不仅为长风，更为普陀区培养了百余名全科师资。其中，不乏涌现出一批会看病、会讲课、会写教材的优秀教师。

糖尿病防治的主战场在基层。为提高基层全科医生诊治糖尿病的水平，2019-2021年中华医学会《中华全科医师杂志》先后组织编写了《2型糖尿病基层诊疗指南（实践版2019）》和《基层2型糖尿病胰岛素应用专家共识》。我欣喜地看到，史玲担任了这两篇“指南”和“共识”的执笔人。

糖尿病的患病率甚高，其并发症严重影响患者的生活质量与期望寿命。因此，全科医生不仅应会用最新的糖尿病诊治方案，还必须做好预防-治疗-康复的全程管理。有鉴于此，普陀区卫生健康事务管理中心书记史玲，组织区内外资深的全科医师、内分泌与康复医师通力合作，写成这本《社区2型糖尿病全程管理的理论与实践》。本书分四篇，全面介绍了糖尿病健康管理理念、糖尿病防治、糖尿病合并特殊疾病管理及糖尿病康复等。内容契合全科医生的特点和视角，以简练的语言、全面的论述及典型的案例，指导全科医生运用糖尿病健康管理的基本理论和最新进展，提高临床应用技能。

本书不仅为全科医生提供糖尿病管理实践指导，也可应用于全科临床带教，在全科医生培养中传递更多“全人、全程”的健康管理理念。

书籍即将出版，本人有幸在春节假日期间先睹为快，并借此向史玲主编及所有编委表达祝贺。亦望本书能够成为全科医生临床实践和培训的实用手册，帮助更多的全科医生成长。

复旦大学附属中山医院全科医学科教授
上海市全科医学教育与研究中心主任
《中华全科医师杂志》总编

2022年2月

前言

随着我国经济的快速发展，人们对医疗健康服务需求的不断提高，促使医药卫生体制改革不断推进。《“健康中国2030”规划纲要》、《健康中国行动(2019-2030)》、《关于实施健康中国行动的意见》等一系列政策出台，强调预防为主的思想，号召人民群众倡导健康文明的生活方式，建设健康中国已成为国家战略之一。

近年来，2型糖尿病患病率逐年递增，2020年我国成人糖尿病患病率高达11.9%，已成为严重危害人类健康的主要慢性疾病之一。然而，目前我国糖尿病知晓率、治疗率和达标率普遍偏低，是亟需解决的公共卫生问题。全科医师作为社区居民健康的“守门人”，接触大量的糖尿病高危人群和糖尿病患者，是基层2型糖尿病全程管理的主要实施者。全科医师对糖尿病患者的管理，需以全科医学的整体理念，实现连续、协调、负责式的全程健康管理。为提高基层全科医师糖尿病全程健康管理理论和实践水平，我们从全科服务的角度组织编写了本书，兼顾基础理论和临床实操应用，希望为全科医师在基层实施2型糖尿病健康管理提供综合指导。

全书共分四篇，系统阐述了2型糖尿病的全程管理。第一篇到第三篇分别阐述了社区健康管理定义、内容和方法，2型糖尿病高危人群、2型糖尿病患者及2型糖尿病合并其他疾病人群的基层健康管理要点、基础理论知识及基本技能；第四篇主要介绍了2型糖尿病及慢性并发症患者的康复评估和康复治疗等综合管理。本书突出了全科医学临床思维和特点，强调“全程、全人、全家”的全科服务理念，体现“健康”到“康复”的全程健康管理。

本书的编写邀请了大学、二级、三级医院和基层卫生一线与管理岗位的全科、内分泌科、康复科等多位知名专家，他们既有丰富的临床医疗、教学与科研经验，又非常熟悉基层医疗、预防与管理特点。在新型冠状病毒肺炎疫情防控的特殊时期，所有编委在半年时间里，都是利用自己休息时间，调研基层卫生，查阅大量文献，奋笔疾书，通力合作，顺利完成了本书的编写工作。作为主编，在此向各位编委的付出及所在单位领导、同事的鼎力支持表示衷心的感谢！更要特别感谢祝墡珠教授对我的鼓励，在本书编写的全过程中给予的精心指导，还在百忙之中为本书作序！

鉴于医学技术的飞速发展，2型糖尿病管理理论和治疗方法不断创新和完善，本书虽经多次调研、反复修改、仔细斟酌，但仍限于编者糖尿病管理视角和编写水平问题，书中难免会有不足或疏漏，恳请同行及读者批评指正，以俟日后修订时不断完善。

2022年2月

目　录

第一篇　2型糖尿病高危人群的健康管理

第二篇　2型糖尿病的健康管理和治疗

第三篇　2型糖尿病与合并症的健康管理

第四篇 2型糖尿病的康复健康管理

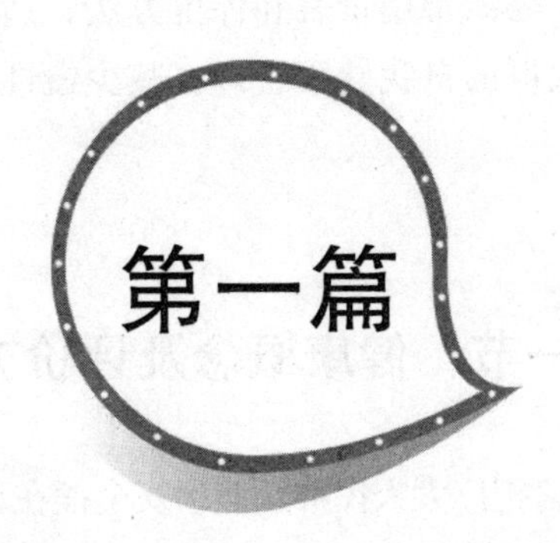

2型糖尿病高危人群的健康管理

第一章　社区健康管理的基本理论

本章详细介绍了健康的概念及评价方法、健康管理的方法和内容、社区健康教育的形式和评价，为健康管理者提供更多的思路和方法，提高健康管理者的工作效率；遵循实用、简便、可操作性的原则，介绍常用量表和评价方法，适合社区全科医生在实际工作中应用，最终目的是促进社区人群的自我健康管理，减少慢性病的发生与发展，提高社区人群的健康寿命。

第一节　健康概念及评价方法

习近平总书记指出，要始终把广大人民群众健康安全摆在首要位置，要“将健康融入所有政策”。《“健康中国2030”规划纲要》、《国务院关于实施健康中国行动的意见》、《健康中国行动(2019–2030)》等一系列政策的出台，进一步强调了人民群众健康的重要性，并强调预防为主的思想，号召人民群众倡导健康文明的生活方式，建设健康中国已成为国家战略之一。

一、健康的概念

【案例】张女士，35岁，近2周出现头痛、头晕的症状，患者母亲有糖尿病，父亲有高血压，故来全科门诊就诊，当时测血压110/72mmHg，查体无异常；查空腹血糖5.1mmol/L，餐后2小时血糖6.3mmol/L，肝肾功、血脂、心电图等检查均正常，张女士身体上并无疾病，全科医师仔细询问病史发现患者近来工作中出现不如意，夜间入睡困难，入睡后容易惊醒，白天工作时感觉疲累，经常出错，张女士的这种状态是健康的吗?

（一）健康的定义

1.既往的观念认为“无病即健康”

2.世界卫生组织（WHO）对健康的定义

（1）1947年WHO对健康的定义：“健康不仅是没有病和不虚弱，而且是身体、心理、社会功能三方面的完美状态”。即健康应包含三方面内容：①生理健康：是健康的基础，指人体结构完整，四肢无残疾，无疾病或者不虚弱，生理功能正常；②心理健康：在生理健康的基础上，具有正常的心理状态、正常的行为、良好的社会道德规范和准则，情绪稳定，具有责任心和自信心，热爱生活，和睦共处等；③社会适应健康：指能胜任各种社会和生活角色。

（2）1989年WHO对健康作了新的定义：即“健康不仅是没有疾病，而且包括躯体健康、心理健康、社会适应良好和道德健康”。

世界卫生组织对健康的定义细则（即健康十大标准）：

1）精力充沛，能从容不迫地担负日常生活和繁重的工作而不感到过分紧张和疲劳。

2）处世乐观，态度积极，乐于承担责任，事无大小，不挑剔。

3）善于休息，睡眠良好。

4）应变能力强，能适应外界环境中的各种变化。

5）能够抵御一般感冒和传染病。

6）体重适当，身体匀称，站立时头、肩臂位置协调。

7）眼睛明亮，反应敏捷，眼睑不发炎。

8）牙齿清洁，无龋齿，不疼痛，牙颜色正常，无出血现象。

9）头发有光泽，无头屑。

10）肌肉丰满，皮肤有弹性，走路轻松。

其中前四条为心理健康的内容，后六条为生物学方面的内容（生理、形态）。

3.中医对健康的定义　《黄帝内经》中提到了健康的概念：一个健康的人须在天时、人事、精神方面保持适当的和有层次的协调。健康的人应符合以下三个条件：①合天时："处天地之和，从八风之理，法于阴阳，和于术数"；②合人事："适嗜欲于世俗之间，无意嗔之心，行不欲离于世，被服章，举不欲观于俗，外不劳形于事，内无思想之患，以恬愉为务，以自得为功"；③养肾惜精："志闲而少欲，心安而不惧，形劳而不倦，恬淡虚无，真气从之，精神内守，病安从来"。

【分析】张女士有失眠症状，工作时感觉疲累，不能很好地担负日常工作，显然张女士目前不属于完全健康的状态，张女士此时很困惑："医生，你说我不是一个健康的人，可是查来查去我又没有疾病，目前我的身体到底处于什么状态？"

有一种状态介于健康与疾病之间，简单说就是医生没查出疾病，但张女士觉得不舒服，这就是亚健康状态，那么亚健康该如何定义呢？

（二）亚健康的定义

亚健康状态是20世纪80年代后半期由国际医学界提出的一个新概念，预示着人类面对疾病的策略开始从治疗转向预防。这是一个重要转变，标志着医学新思维的产生。

1.20世纪80年代，前苏联学者Berkman在健康定义的基础上首次提出"亚健康(Sub-health)"的概念，是介于健康和疾病之间的一种状态。

2.1997年亚健康概念在我国被首次提出，将其定义为：无临床特异症状和体征或者出现非特异性主观感觉，无临床检查证据，但已有潜在发病倾向信息的一种机体结构退化和生理功能减退的低质与心理失衡状态。即亚健康内涵包括躯体、心理、社会适应等三个方面。

亚健康人群临床表现为主观感觉不适，但各项客观检查检验指标均无异常，无器质性疾病，伴心理和社会适应能力不同程度的下降，是健康进展到疾病过程中的首要环节，如糖尿病高危人群等。

WHO调查在三十余个国家调查分析发现，全球健康人群约5%，亚健康人群约75%，患病人群约20%。我国调查显示城镇居民亚健康人群可达70%以上。

亚健康是介于健康与疾病之间的状态，是一种可变状态，如处理得当可向健康转化，如任其发展就可能会导致各种疾病的发生。因此社区全科医生全面了解和认识亚健康概念，干预亚健康人群是守护人民健康的重要策略和手段。

【分析】张女士目前处于亚健康状态，张女士迫切地想知道她这种状态是否严重，接下来全科医生对张女士目前健康状态进行评价。

二、 健康的评价方法

健康评价有他评和自评两种方法。他评主要由医务人员完成，易忽视个体对自身健康状态的主观评价，可能产生误判。自评是应用量表，由个体按照一定规则定量化评价自觉症状，将主观感觉变成量化的指标并相对客观地反映出来，可以有效地判断和评价健康和亚健康状态。

（一）健康的评价方法

国内外有较多的量表，世界流行的MDI（Multifunctional Microscopy Diagnostic Instrument）健康评估量表把健康状态分为：健康(≥85分)，疾病(＜70分)和亚健康(70～85分)三种状态。

目前国内使用较多的是许军等研制的自测健康评定量表(Self-rated health measurement scale-the Revised Version 1.0，简称SRHMSV1.0，见附录1)，其信度、效度和反应度均较高，由48个条目组成，涉及个体健康的生理、心理和社会三个方面，自测生理健康评定子量表由1～18条目组成，自测心理健康评定子量表由19～34条目组成，自测社会健康评定子量表由35～47条目组成，三个子量表分和量表总分的粗得分理论最高值分别为170、150、120、440分，理论最小值均为0分。包括身体症状与器官功能、日常生活功能、身体活动功能、正向情绪、心理症状与负向情绪、认知功能、角色活动与社会适应、社会资源与社会接触、社会支持及健康总体自测10个维度，其中健康总体自测维度不参与量表分的计算，得分越高，说明健康状况越好。例如条目7得分高，说明身体疼痛轻；日常生活功能维度得分高，说明身体完成日常生活功能越强。解释不同评分值的实际意义，各维度、子量表和总量表的评分结果需与常模进行比较，目前有关SRHMS的常模研究正在进行之中。

（二）亚健康的评价方法

缺乏有效公认的标准化的判定方法。目前有自评法和他评法，其中临床最常用的是自评法，他评法多用于科研和教学。

1. 自评法　是目前国内外最常用的评价方法。国外较成熟的评价量表有康奈尔医学指数(CMI)、生存质量测量量表(SF-36)、症状自评量表(SCL-90)、心理社会应激评定量表(PSAS)等，大多不是亚健康专用评价量表，又因其文化背景、社会性质、价值观的不同，量表的设置不一定适用于评价我国居民的亚健康状态。

国内有较多的亚健康评定专用量表，比较有代表性的有以下几种：

（1）亚健康评价量表：由陈青山等编制，该量表包括躯体症状、心理症状、活力、社会适应能力、免疫力、到医院看病等，共6项一级指标18项症状指标。

（2）亚健康状态评价问卷(SHSQ-25)：包括疲劳症状、心血管症状、胃肠道症状、免疫力症状和精神症状共25个问题，把量表总分是否低于35分作为亚健康状态的判定标准。

（3）中国人亚健康状态测量量表(CSHS)：共包括躯体表现、心理表现和社会适应3个领域，18个方面，64个条目。因其包括了性生活方面的两个指标，实际调查过程这部分数据缺失比例较大，可能影响量表的整体应用效果。

（4）36条目简明健康量表（SF-36v2）：在SF-36基础上研发，新版量表的条目更易于理解和回答，结果更易于解释，同时提高了测量的精确性和敏感性，以及量表的翻译和跨文化调适能力。它包括36个条目，评价健康相关生命质量的8个维度：生理功能(PF)、生理职能(RP)、躯体疼痛(BP)、总体健康(GH)、活力(VT)、社会功能(SF)、情感职能(RE)和精神健康(MH)。此外，还包括一项健康变化(HT)条目。在8个维度得分基础上，可分别计算生理健康总分(PCS)和心理健康总分(MCS)。各维度得分随着年龄增大而显著降低，无慢性病人群显著高于慢性病人群，最近两周曾就诊人群显著低于无就诊人群。为社区慢性病干预提供了患者主观健康评价信息。

（5）亚健康状态自评表(SRSHS)：全表由30题组成，分躯体、心理、社会功能3个因子，要求受试者依据近一个月内个人的感觉逐条评价，分为“没有”、“很轻”、“中度”、“偏重”、“严重”5个等级。其中询问躯体不适的有10题；心理方面的问题15题，包括压抑、苦闷、疲惫、失助、自卑、绝望、惶恐、愤怒、烦躁；社会功能受损的5题。得分越高，健康情况越不好。所选受试者无躯体疾病，无精神障碍，符合亚健康研究所揭示的人群分布情况及亚健康概念的界定。量表具有较好的信度、效度。

（6）亚健康评定量表（Sub.health Measurement Scale Version1.0，简称SHMSV1.0，见附录）：是目前国内报道使用较多的量表，该量表包含生理亚健康、心理亚健康和社会亚健康三个方面，与WHO对健康的定义内涵一致，顺应健康测量从一维到多维、群体到个体、负向到正向、客体到主体的转变，结合了我国的文化背景、社会结构和价值观念，是目前相对全面、具体、准确地评价亚健康状态的测量工具。该量表有较高信度和效度，已在不同人群得到了广泛的应用，能从生理、心理和社会亚健康等多个方面评价个体的亚健康状况，且无敏感条目，较易推广应用。

2.他评法　目前方法不多，多应用于科研和教学。医疗设备的检查和血液生化检查不能做出评价。应用中医理论，结合舌诊、脉诊、经络监测和藏学理论可做出较为客观的评价。主要包括中医舌诊和脉诊及其客观化装置、经络能量检测系统、符合中医藏学理论的红外热成像技术，还有磁场感应技术及MIMOSYS语音心理评测系统等无创、智能化身心健康快速评测方法。

（1）脉诊：通过把脉对个体的气血阴阳做出较为客观的判断，发现亚健康状态并予以干预。脉诊仪是利用现代技术客观化、数据化描述中医脉象，尚不成熟，尚未推广使用。

（2）舌诊：通过舌诊可客观评价亚健康状态。舌诊仪是将各种舌象标准化，可用于亚健康人群的监测。

（3）经络：经络是邪气入侵人体第一道防线，可早期判断亚健康状态。经络能量检测技术是无创检测手段，可反映经络层面的阴阳、表里、寒热、虚实情况，稳定性良好，跟踪测试，在亚健康评价方面有一定优势。

（4）红外热成像技术：应用中医藏象理论，推断出人的脏腑气血阴阳等变化，可判断人体体质及可能的脏腑功能问题，及时评价亚健康状态。尚存在一定的缺陷，易受外界温度影响。

（5）人体磁场测量技术：磁诊断对亚健康人群做出的早期评价的一个重要手段。目前有日本研究的HDD硬盘磁头的磁传感器，俄罗斯研究的一种磁性传感器，均可探测心脏磁场的变化。

（6）MIMOSYS语音技术：是评价心理亚健康状态的一项语音分析技术；其原理是人的声音与人的情绪有关，可较为客观的判断心理状态。较传统心理测评量表的评价，更为客观和准确。

【分析】全科医生让张女士做了SHMSV1.0亚健康量表，得分如表1-1-1-1。根据中国城镇居民SHMS V1.0总得分的划界常模表查出张女士总体处于重度亚健康状态（54.95,60.99），其中生理方面处于中度亚健康状态（64.32,77.12），心理方面处于重度亚健康状态（51.13,58.54），社会功能方面处于中度亚健康状态（55.15,70.26）。

表1-1-1-1　张女士SHMSV1.0亚健康量表得分

生理亚健康（PS）转化分	心理亚健康（MS）转化分	社会亚健康（SS）转化分	总分（GS）
66.07	54.17	55.56	59.26

附件：亚健康评定量表(SHMSV1.0)

亚健康评定量表
（Sub.health Measurement Scale Version1.0,SHMSV1.0）

亚健康是一种处于健康与疾病之间的状态，即个体在明确诊断未患有生理、心理等方面疾病的情况下，在生理、心理及社会适应等方面出现的一种健康低质量状态及体验，这种状态在生理上主要表现为身体症状、器官功能、身体运动功能、精力等方面的不适；心理上表现为认知、情绪、心理症状等方面的低质状态；社会功能上表现为社会交往、社会支持等方面的减少或下降。SHMSV1.0是许军等人在基于WHO健康定义的基础上，结合我国社会文化背景和人们生活方式，通过严格的Delphi专家咨询、条目分析、条目筛选等方法，研制出的适合我国文化背景及价值观念下的亚健康定量化测量量表，经大样本人群测试该量表具有较好的信度和效度。量表由9个维度、39个条目组成，涉及生理、心理和社会健康三方面，较为全面地反映出您的健康状况。请根据您最近4周的健康状况，在最接近自己真实感受的答案前打√。

1.您的食欲怎么样？　□非常差　□比较差　□一般　□比较好　□非常好

2.您的睡眠怎么样？　□非常差　□比较差　□一般　□比较好　□非常好

3.您对自己的头发生长情况满意吗？(如：头发早白、枯黄或脱发等情况)

□很不满意　□较不满意　□一般　□比较满意　□非常满意

4.您感到口苦或口干吗？　□从不　□很少　□有时　□经常　□总是

5.您有胃肠不适吗？(如：反酸、嗳气、恶心、腹痛、腹胀、腹泻、便秘等)

□根本没有　□很少有　□有时有　□经常有　□一直有

6.您的小便有异常吗？(如：尿黄、尿少、尿频、夜尿多等)

□根本没有　□很少有　□有时有　□经常有　□一直有

7.您有头部不适吗？(如：头晕、头痛、头重、头胀、头麻等)

□根本没有　□很少有　□有时有　□经常有　□一直有

8.您有眼睛不适吗？(如：酸胀、干涩、多泪、模糊、易疲劳、多血丝等)

□根本没有　□很少有　□有时有　□经常有　□一直有

9.您的听觉系统有异常吗？(如：耳鸣、听力下降、耳痛等)

□根本没有　□很少有　□有时有　□经常有　□一直有

10.您弯腰、屈膝有困难吗？

□没有困难　□比较轻松　□有点困难　□比较困难　□非常困难

11.正常爬3至5层楼，您有困难吗？

□没有困难　□比较轻松　□有点困难　□比较困难　□非常困难

12.您步行1500米有困难吗？

□没有困难　□比较轻松　□有点困难　□比较困难　□非常困难

13.正常休息您的疲劳能得到缓解吗？

□根本不能　□很少可以　□有时可以　□多数可以　□完全可以

14.您有充沛精力应付日常生活、工作和学习吗？

□根本没有　□很少有　□有时有　□多数有　□完全有

15.您认为自己的生理(躯体)健康处于什么状态？

□健康　□轻度亚健康　□中度亚健康　□重度亚健康　□不健康(疾病)

16.您对自己有信心吗？

□根本没有　□信心较小　□有点信心　□信心较大　□很有信心

17.您对目前的生活状况满意吗？

□很不满意　□较不满意　□一般　□比较满意　□非常满意

18.您对未来乐观吗？

□非常悲观　□比较悲观　□一般　□比较乐观　□非常乐观

19.您有幸福的感觉吗？　□根本没有　□很少有　□有时有　□经常有　□一直有

20.您感到精神紧张吗？　□从不　□很少　□有时　□经常　□总是

21. 您感到精神不好、情绪低落吗?

□根本没有 □很少有 □有时有 □经常有 □一直有

22. 您感到不安全吗? □从不 □很少 □有时 □经常 □总是

23. 您会毫无理由地感到害怕吗?

□根本没有 □很少会 □有时会 □经常会 □总是这样

24. 您觉得孤独吗?

□根本不 □较不孤独 □有点孤独 □比较孤独 □非常孤独

25. 您敏感多疑吗? □从不 □很少 □有时 □经常 □总是

26. 您的记忆力怎么样?

□非常差 □比较差 □一般 □比较好 □非常好

27. 您思考问题或处理问题的能力怎么样?

□非常差 □比较差 □一般 □比较好 □非常好

28. 您认为自己的心理健康(如情绪、认知能力等)处于什么状态?

□健康 □轻度亚健康 □中度亚健康 □重度亚健康 □不健康(疾病)

29. 对于在生活、工作和学习中发生在自己身上的不愉快事情，您能妥善地处理好吗?

□根本不能 □很少可以 □有时可以 □多数可以 □完全可以

30. 您对自己在社会中的人际关系满意吗?

□很不满意 □较不满意 □一般 □比较满意 □非常满意

31. 您对自己在生活、工作和学习中的表现满意吗?

□很不满意 □较不满意 □一般 □比较满意 □非常满意

32. 您能够较快地适应新的生活、工作和学习环境吗?

□根本不能 □很少可以 □有时可以 □多数可以 □完全可以

33. 您与亲朋好友经常保持联系(如互相探望、电话问候、通信等)吗?

□从不联系 □联系较少 □有时联系 □联系较多 □一直联系

34. 您有可以与您分享快乐和忧伤的朋友吗? 五个以上

□根本没有 □比较少 □一般 □比较多 □非常多

35. 与您关系密切的同事、同学、邻居、亲戚或朋友多吗? 五个以上

□根本没有 □比较少 □一般 □比较多 □非常多

36. 需要帮助时，家人、同事或朋友会给予您物质或情感上的支持或帮助吗?

□根本不会 □很少会 □有时会 □多数会 □总是这样

37. 遇到困难时，您会主动寻求他人的支持和帮助吗?

□根本不会 □很少会 □有时会 □多数会 □总是这样

38. 您认为自己的“社会健康”(如：人际关系、社会交往等方面)处于什么状态?

□健康 □轻度亚健康 □中度亚健康 □重度亚健康 □不健康(疾病)

39. 您认为自己的总体健康（包括躯体、心理、社会健康三方面）处于什么状态?

□健康 □轻度亚健康 □中度亚健康 □重度亚健康 □不健康(疾病)

表1-1-1-2　SHMS V1.0维度及其条目分布

子量表	维度	条目数	条目在SHMS V1.0中的分布
生理亚健康	身体症状(physical symptom，P1)	3	1、2、3
(PS)	器官功能(organic function，P2)	6	4、5、6、7、8、9
	身体运动功能(physical mobility function，P3)	3	10、11、12
	精力(vitality，P4)	2	13、14
心理亚健康	正向情绪(positive emotion，M1)	4	16、17、18、19
(MS)	心理症状(psychosocial symptom，M2)	6	20、21、22、23、24、25
	认知功能(cognitive function，M3)	2	26、27
社会亚健康	社会适应(social adaptability，S1)	4	29、30、31、32
(SS)	社会资源与社会支持 (social resource and social support，S2)	5	33、34、35、36、37
亚健康总体		生理亚健康自评	15
自评条目		心理亚健康自评	28
		社会亚健康自评	38
		总体亚健康自评	39

评分说明：

SHMS V1.0包括生理亚健康（Physical Sub.health PS）、心理亚健康（Mental Sub.health MS）和社会亚健康（Social Sub.health SS）3个子量表，由9个维度、39个条目组成，其中亚健康总体评价的4个条目（15、28、38、39）不参与子量表和总量表分的计算。该量表采用国际通用的Likert 5级评分法，从“非常差”到“非常好”按程度不同依次赋1～5分。正向评价条目20个（1～3、13、14、16～19、26、27、29～37）按原始分评分，反向评价条目19个（4～12、15、20～25、28、38、39）用6减去原始分评分。除四个亚健康总体评价条目外，各维度总分为其所包含条目的得分之和，各子量表总分为其所含维度的得分之和（分别标记为PS、MS、SS)，量表总分为3个子量表的得分之和（标记为GS)；各维度、子量表及总量表得分越高，表示健康状况越好。生理亚健康、心理亚健康、社会亚健康子量表分和SHMS V1.0量表总分的理论最高分分别为70、60、45、175；理论最低分分别为14、12、9、35。为方便理解和比较，将维度、子量表及量表的原始粗分转换为百分制得分，见公式1，得到转化分（0～100分）。本量表用于计算和分析的维度得分、子量表得分及亚健康量表得分均为转化分。

公式1：维度转化分=（原始分－理论最低分）/（理论最高分－理论最低分）×100。

表1-1-1-3　中国城镇居民SHMS V1.0总得分的划界常模

维度	性别	年龄(岁)	疾病	重度亚健康	中度亚健康	轻度亚健康	健康
GS	男	14～19	(0，57.89)	(57.89，64.16)	(64.16，76.7)	(76.7，82.96)	(82.96，100)
		20～29	(0，56.64)	(56.64，62.47)	(62.47，74.13)	(74.13，79.96)	(79.96，100)
		30～49	(0，55.85)	(55.85，62.1 9)	(62.19，74.85)	(74.85，81.18)	(81.18，100)
		50～64	(0，54.98)	(54.98，61)	(61，73.05)	(73.05，79.08)	(79.08，100)

维度	性别	年龄(岁)	疾病	重度亚健康	中度亚健康	轻度亚健康	健康
GS	女	14～19	(0，55.21)	(55.21，61.54)	(61.54，74.21)	(74.21，80.55)	(80.55，100)
		20～29	(0，56.01)	(56.01，61.76)	(61.76，73.24)	(73.24，78.99)	(78.99，100)
		30～49	(0，54.95)	(54.95，60.99)	(60.99，73.05)	(73.05，79.09)	(79.09，100)
		50～64	(0，54.37)	(54.37，60.37)	(60.37，72.37)	(72.37，78.37)	(78.37，100)
		≥65	(0，51.71)	(51.71，57.93)	(57.93，70.36)	(70.36，76.57)	(76.57，100)
PS	男	14～19	(0，63.33)	(63.33，69.67)	(69.67，82.36)	(82.36，88.7)	(88.7，100)
		20～29	(0，61.35)	(61.35，67.4)	(67.4，79.5)	(79.5，85.55)	(85.55，100)
		30～49	(0，58.75)	(58.75，65.39)	(65.39，78.65)	(78.65，85.28)	(85.28，100)
		50～64	(0，57.21)	(57.21，63.53)	(63.53，76.16)	(76.16，82.47)	(82.47，100)
		≥65	(0，53.67)	(53.67，60.85)	(60.85，75.19)	(75.19，82.37)	(82.37，100)
	女	14～19	(0，60.74)	(60.74，66.98)	(66.98，79.46)	(79.46，85.7)	(85.7，100)
		20～29	(0，60.45)	(60.45，66.62)	(66.62，78.95)	(78.95，85.11)	(85.11，100)
		30～49	(0，57.91)	(57.91，64.32)	(64.32，77.12)	(77.12，83.52)	(83.52，100)
		50～64	(0，55.93)	(55.93，62.33)	(62.33，75.11)	(75.11.81.5)	(81.5，100)
		≥65	(0，51.25)	(51.25，58.63)	(58.63，73.37)	(73.37，80.75)	(80.75，100)
MS	男	14～19	(0，52.13)	(52.13，59.86)	(59.86，75.34)	(75.34，83.07)	(83.07，100)
		20～29	(0，52.24)	(52.24，59.49)	(59.49，74)	(74，81.25)	(81.25，100)
		30～49	(0，53.4)	(53.4，60.92)	(60.92，75.96)	(75.96，83.48)	(83.48，100)
		50～64	(0，52.38)	(52.38，60.01)	(60.01，75.27)	(75.27，82.9)	([82.9，100)
		≥65	(0，51.63)	(51.63，58.99)	(58.99，73.72)	(73.72，81.08)	(81.08，100)
	女	14～19	(0，49.76)	(49.76，57.47)	(57.47，72.88)	(72.88，80.59)	(80.59，100)
		20～29	(0，50.47)	(50.47，57.41)	(57.41，71.29)	(71.29，78.23)	(78.23，100)
		30～49	(0，51.13)	(51.13，58.54)	(58.54，73.35)	(73.35，80.75)	(80.75，100)
		50～64	(0，51.34)	(51.34，58.8)	(58.8，73.73)	(73.73，81.19)	(81.19，100)
		≥65	(0，49.14)	(49.14，56.5)	(56.5，71.21)	(71.21，78.57)	(78.57，100)
SS	男	14～19	(0，48.43)	(48.43，56.97)	(56.97，74.04)	(74.04，82.58)	(82.58，100)
		20～29	(0，46.63)	(46.63，54.5)	(54.5，70.24)	(70.24，78.11)	(78.11，100)
		30～49	(0，46.81)	(46.81，54.99)	(54.99，71.35)	(71.35，79.53)	(79.53，100)
		50～64	(0，45.87)	(45.87，53.85)	(53.85，69.81)	(69.81，77.79)	(77.79，100)
		≥65	(0，42.73)	(42.73，51.44)	(51.44，68.88)	(68.88，77.59)	(77.59，100)
	女	14～19	(0，46)	(46，54.59)	(54.59，71.77)	(71.77，80.36)	(80.36，100)
		20～29	(0，48.56)	(48.56，56.02)	(56.02，70.95)	(70.95，78.41)	(78.41，100)
		30～49	(0，47.6)	(47.6，55.15)	(55.15，70.26)	(70.26，77.81)	(77.81，100)
		50～64	(0，47.3)	(47.3，55.08)	(55.08，70.63)	(70.63，78.41)	(78.41，100)
		≥65	(0，45.57)	(45.57，53.6)	(53.6，69.67)	(69.67，77.71)	(77.71，100)

另有研究报道，SHMS V1.0在生理、心理和社会亚健康3个子量表的阈值分别是68、67和67分，当3个子量表任何一个量表分数低于划线分数，即可判断为亚健康，当生理亚健康分量表≥68分，心理亚健康分量表≥67分，同时社会亚健康分量表≥67分时，可判断为健康状态。（郑淑萍）

参考文献

[1] 郭清.健康管理学概论[M].北京:人民卫生出版社, 2011.
[2] 王陇德,白书忠,陈君石,等.健康管理师基础知识[M].北京:人民卫生出版社,2019.
[3] 中国营养学会.中国国民膳食指南(2016)[M].北京:人民卫生出版社, 2016.
[4] 薛允莲.中国城镇居民亚健康评定量表的常模制定及亚健康状态影响因素模型的构建研究[D].南方医科大学,2020.
[5] 张婉奇,杨凤池,朱梅芳,等.北京市农村社区居民自测健康评定量表的分析研究[J].中国全科医学,2012,15(10):1081-1085.
[6] 陆艳.广东省城镇居民亚健康状况及其影响因素研究[D].广东:南方医科大学,2013.DOI:10.7666/d.Y2406296.
[7] 中华预防医学会,中华预防医学会心脏病预防与控制专业委员会,中华医学会糖尿病学分会,等.中国健康生活方式预防心血管代谢疾病指南[J].中国循环杂志,2020,35(3):209-230.
[8] 陈洁瑜,杨乐斌,蒋平平,等.广东人群亚健康状态与健康促进生活方式的相关性[J].南方医科大学学报,2016,36(4):538-543.

第二节　健康管理的方法和内容

【案例】张女士，35岁，因夜不能寐、头痛、头晕2周来社区全科门诊就诊，经详细检查，未发现躯体性疾病，经亚健康量表评价为重度亚健康状态，其中心理方面为重度亚健康状态，生理及社会功能方面为中度亚健康状态。全科医生如何管理她的健康问题？

健康管理是以现代健康概念和新的生理-心理-社会医学模式以及中医治未病的思想为指导，采用现代医学和现代管理学的理论、技术、方法和手段，对个体或群体整体健康状况及其影响健康的危险因素进行全面检测、评估、有效干预与连续跟踪服务的医学行为及过程。

健康管理的意义在于找到人群中的健康危险因素，进行持续的健康监测及控制，做到“早发现、早诊断、早治疗”，起到筛查疾病及积极治疗的目的。

健康管理实施主体是医务人员，管理对象是健康人群、亚健康人群以及慢性非传染性疾病患者等。

一、健康管理的方法

首先收集社区居民的健康信息，根据信息评估健康风险，最后找出健康危险因素并加以干预，达到改善健康的目的，见图1-1-2-1，其中个体的生活方式对健康的影响极为重要。研究发现，常见的冠心病、脑血管意外、糖尿病以及慢性阻塞性肺疾病等常见病都与各种不良的健康危险因素有关。在慢性病的发生发展中，各个环节都相辅相成，互为因果。因此，健康管理在任何时候、任何阶段都将对健康产生良好的影响，与疾病的诊治一样，更早的健康管理，将会取得更好的效果。

目前上海市推广的65岁以上老人每年的健康免费体检项目，针对体检结果给出体检报告，评估健康风险，找出健康危险因素，采取健康教育、提供健康指导、制定个人健康管理计划、制定随访跟踪计划等干预措施，如对糖尿病、高血压等高危人群的管理，达到预防疾病，改善健康的作用。

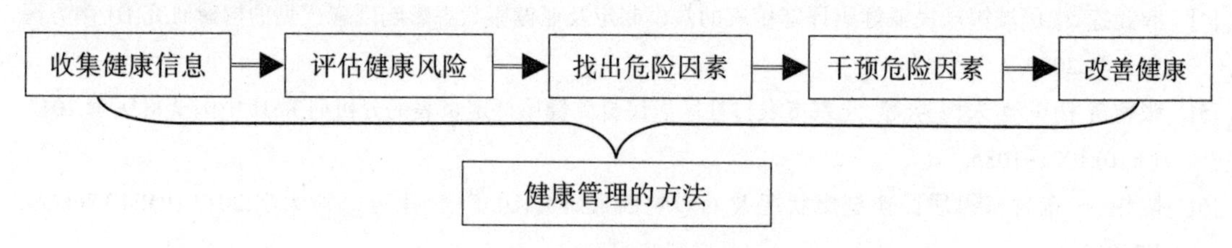

图1-1-2-1 健康管理的方法

（一）生活方式的管理方法

生活方式的管理的核心是“治未病”，通过健康教育、行为纠正，改变不良的生活行为习惯，减少健康危险因素，达到预防疾病、提高生命质量的目的。因此，生活方式的管理在疾病的预防、治疗和康复中有着举足轻重的作用。

1.健康行为改变技术　主要有健康教育、营销、激励方式和行为训练四个方面。

（1）健康教育：医务人员通过多种途径，如各种媒体、人群传播、互联网等，向个人及群体宣传健康的生活方式，例如：不挑食、不吸烟、不大量饮酒等，确立正确的生活态度，提高个人及群体的健康素养，建立良好的生活方式。

（2）激励：又称行为矫正。应用学习到的理论知识，纠正个体及群体的不良生活方式。主要方法有正面强化、反面强化、反馈促进、惩罚等。

（3）行为训练：参与式训练和体验，是鼓励健康行为的有效方法，培养正确、有益于健康的生活方式。

（4）营销：推广健康行为，营造倡导健康行为的大环境，从而影响个人的观念及健康行为，最终达到健康生活行为方式的形成。

【举例】糖尿病小组管理方式：在社区开展以小组为单位的糖尿病生活方式的管理。目的帮助糖尿病患者更好地管理自身健康；每周1小时训练，一共12周。课堂上，参与者学习如何更好地管理自己，也从病友身上学习。训练后12周，参与者血糖控制达标率明显升高。

2.生活方式管理的内容　主要有合理膳食、适量运动、戒烟限酒、心理平衡四大基石。

（1）合理膳食：是健康的基础，是生活方式管理的重要内容之一。不合理膳食是导致心血管代谢疾病死亡和疾病负担的重要危险因素之一。我国2007年至2017年10年间因膳食原因死于心血管疾病的人数增长了38%。自1982至2012年30年间，全国营养调查结果显示：居民脂肪摄入量、含添加糖（主要为蔗糖即白糖、红糖等）食物的摄入人数增加，碳水化合物摄入量减少；钙、铁、维生素A、维生素D等微量营养素缺乏；膳食纤维摄入明显不足。合理的膳食习惯，可使机体的供需保持较为稳态的平衡状态，满足机体生长发育的需要，保证人们正常生活、学习以及工作。

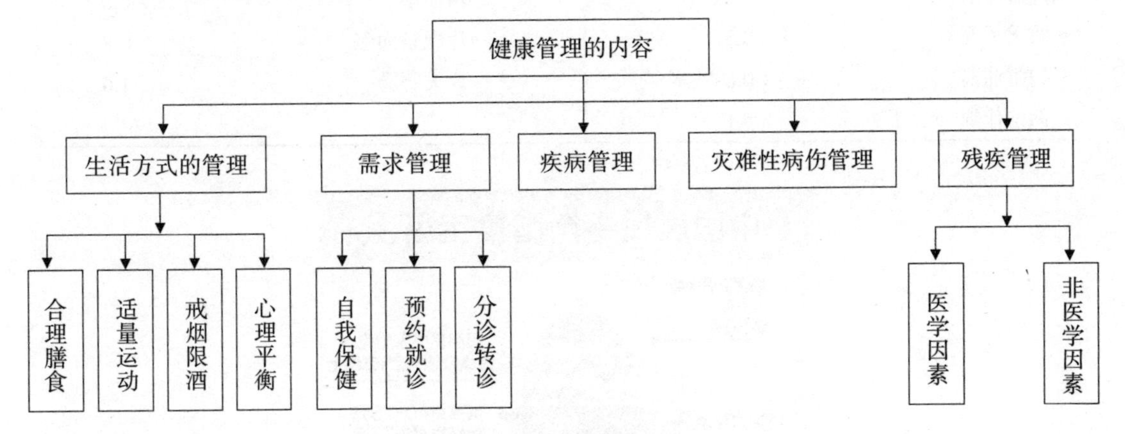

图1-1-2-2　健康管理的内容

1）合理膳食的目标：维持三大平衡：①能量平衡（摄入量=消耗量）；②酸碱平衡（肉类与蔬菜类比例平衡）；③三大营养素比例平衡：碳水化合物50%～65%的，脂肪20%～30%，蛋白质10%～15%。

三餐热能比例分配合理：早：中：晚=30%：40%：30%

正确的三餐饮食：早吃好，午吃饱，晚吃少。

早餐食物应有较多种类，蛋、奶、肉、主食等；午餐是主餐，提供全天总能量的35%，来自足够的主食、适量的肉类、油脂和蔬菜等。晚餐热量须少于午餐，宜清淡，不宜选用：①各种油炸食物，如炸鱼、炸鸡；②高脂肪、高胆固醇食物，如动物内脏、肥肉等；③高能量食物，如奶油蛋糕等。

2）合理膳食的原则：中国居民膳食指南（2016中国营养协会推荐）：①食物多样，谷类为主；②吃动平衡，健康体重；③多吃蔬果、奶类、大豆④适量吃鱼、禽、蛋、瘦肉；⑤少盐少油，控糖限酒；⑥杜绝浪费，兴新食尚。

3）进食的方法：细嚼慢咽。

4）进食的顺序：①汤→②生菜→③熟菜→④主食→⑤肉

5）清淡少盐饮食的世界卫生组织建议：成人食盐量每日应在6g以内（一啤酒瓶盖约6g）。三口之家，每月用盐不超过400～500g为宜，包含酱油及其他盐制品中的盐量。

6）膳食结构模式：我国居民理想膳食模式是《中国居民平衡膳食宝塔》，它综合考虑了居民膳食营养素参考摄入量、基本营养与健康状况、食物来源和饮食习惯等因素，能满足居民营养和健康需要。见图1-1-2-3。

表1-1-2-1 常见食物含盐量

食物种类	含盐重量（g）	食物种类	含盐重量（g）
一大勺酱油	2.8	一个松花蛋	1.0
一大勺豆酱	2.0	一个咸鸭蛋	2.0
二两榨菜	11.3	一袋方便面	5.4
两片酱萝卜	0.7	二两油条	0.8
一块熏豆腐	0.5	一片配餐面包	0.8
一勺番茄酱	0.6	一片火腿肠	1.0
二两素什锦	5.1		

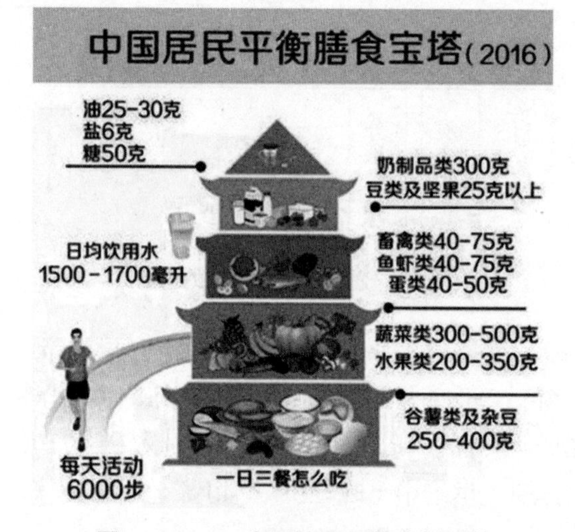

图1-1-2-3 中国居民平衡膳食宝塔

来源：中国营养学会.中国国民膳食指南(2016)(M).北京:人民卫生出版社,2016.

另外，膳食宝塔也增加了水的摄入，其推荐在温和气候或者轻型体力劳动者，每天饮水1500ml左右，高温环境或者重体力劳动的人群中，需增加水的摄入。饮水应该采用多次少量，主动饮水。每天保证摄入12种及以上的食物。

合理膳食要求总体膳食结构与膳食宝塔基本一致。

7）《中国健康生活方式预防心血管代谢疾病指南》中提出一般人群预防心血管代谢疾病的膳食建议。见表1-1-2-2。

（2）适量运动：

1）人体随着年龄的增长出现逐渐的、不可逆转的衰退，具体时间如下：

20岁以后心脏泵血能力每年降低1%；

30岁以后肌肉纤维丧失3%～5%；

40岁以后，肺功能每年下降1%，29%的血管变窄，心脏负担加重，身体发胖；

60岁后肌肉纤维丧失10%～30%，灵活度降低20%～30%；

70岁后体循环中含氧量减少29%。

2）人体体质健康曲线见图1-1-2-4。

表1-1-2-2　一般人群预防心血管代谢疾病的膳食建议

食物种类	膳食建议
谷薯类	每天摄入250～400g，粗细搭配，常吃杂粮、杂豆，如小米、玉米、燕麦、红小豆、绿豆、芸豆等
蔬菜与水果	每天摄入≥500g，包括每天摄入新鲜蔬菜300～500g，深色蔬菜应占一半；每天摄入新鲜水果200～350g，不以果汁代替
鱼类	每周摄入≥300g（300～525g），建议采用煮、蒸等非油炸类烹饪方法
肉类	每天摄入畜禽类40～75g，红肉（如猪、牛、羊肉类）摄入量不宜过多
蛋类	每周吃鸡蛋3～6个，同时注意每天膳食胆固醇摄入不宜过多
大豆及坚果类	每天食用大豆25g（相当于南豆腐125g或豆腐丝50g）。坚果类适量，每周50～70g
奶类及乳制品	每天喝液态奶150～300g（常见袋装牛奶为180ml；盒装为250ml）
茶	适量饮茶，每月茶叶消耗量为50～250g，绿茶为宜
含糖饮料	不喝或少喝含糖饮料
盐	每天摄入钠盐不超过啤酒瓶盖一平盖，烹饪时少放盐，少吃腌制食品以及黄酱、腐乳等
食用油	每天不超过20g（约2瓷勺），多选用菜籽油、玉米油、葵花籽油、豆油、亚麻籽油、茶油和橄榄油等，并调换使用
复合维生素及脂肪酸	不建议单独服用膳食补充剂预防心血管代谢疾病。孕妇等特殊人群服用膳食补充剂前请咨询医生

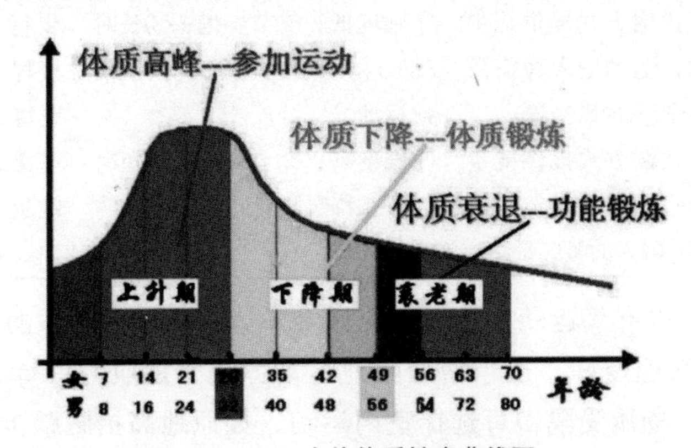

图1-1-2-4　人体体质健康曲线图

来源：慈铭健康体检管理集团有限公司深圳公司客服部副主任医师汤晶“健康四大基石”PPT

3）运动对健康的好处

①加快新陈代谢，提高基础代谢率，促进人体各系统功能，增强体质。1小时的有氧运动，能推迟衰老2.5小时。

②促进糖代谢：运动之初，机体利用储存在肌肉和肝脏的糖作为“能源”；持续运动，血糖开始供能，使血糖下降；运动结束，肌肉和肝脏摄取大量葡萄糖，补充糖原的储存，血糖进一步下降；中等量运动的降糖作用能够维持12～17小时；长期锻炼使胰岛素敏感性增加，有利于血糖的持续控制。

③促进脂肪代谢：较长时间，中、低强度的运动，能使脂肪氧化供能，避免体重超

重、肥胖。有规律的运动可提高脂肪酶活性，加速脂肪的分解，使高甘油三酯血症得到缓解，提高有保护作用的高密度脂蛋白胆固醇水平。

④增强机体功能：提高大脑兴奋、抑制过程的强度、灵活、均衡性，保持头脑清醒、思维敏捷；增强心肺功能，促进血液循环，增加肺活量；增强胃肠蠕动，改善食欲，减少便秘；强健骨骼、肌肉，关节灵活，减少骨质疏松。

⑤增强免疫功能：运动可以促使白细胞、巨噬细胞活性增强，增强抗病能力，减少疾病。可使部分肿瘤的发病率降低。

⑥增强心理素质：可以减少乳酸（与紧张有关）、增加内啡肽（使人安宁、快乐）的水平，消除心理压力，提高自信心，促进心理健康，提高工作效率。

4）缺乏运动的危害：是高血压、心脑血管疾病、代谢综合征等慢性病的危险因素。

5）不良的运动习惯：①缺乏身体活动，未能达到身体健康指南的活动水平；②长时间的静坐状态，久坐行为过多。

6）适量的运动：选择合适的运动类型、运动方式、运动强度、运动时间和运动频率。

①运动类型：分为有氧运动和无氧运动两大类型，不同类型对应不同的运动形式，多种运动方式结合起来运动效果会更好。具体见表1-1-2-3。

表1-1-2-3　有氧运动和无氧运动的区别

运动类型	定义	特点	常见运动形式
有氧运动	以有氧代谢方式提供能量的运动；运动中人体需要的氧气=吸入的氧气量	①强度低；②节奏慢；③长时间；④周期性；⑤多为大肌肉群运动	步行、慢跑、游泳、爬楼梯、骑自行车、打球、跳舞、打太极拳等
无氧运动	以无氧代谢方式提供能量的运动；运动中人体需要的氧气＜吸入的氧气量	①强度高；②节奏快；③短时间；④特定肌肉的力量训练	举重或百米赛跑、跳高、跳远，负重训练、力量训练或抗阻训练

②运动方式：以有氧运动为主，多选择室外运动；根据个体的身体状况、疾病情况、运动习惯及兴趣爱好，适当增加其他运动方式，如肌力锻炼，协调柔韧性锻炼等；如气候不佳、场所受限，可选择室内运动，如原地高抬腿踏步、模拟跳绳、蹬踏台阶等。

③运动强度：表示运动的费力程度，分为物理强度（高强度、中等强度、低强度以及静息活动）和生理强度（客观的指标和主观的疲劳感的分级，根据机体的生理反应所确定）。

衡量运动强度的客观指标有心率、耐力运动的速度、力量运动的阻力等指标。

运动时须结合主观感觉，降低运动风险。

目前推荐可适用于所有年龄段和体能水平的成年男女的最大心率=220−年龄（岁），较为适宜的运动强度是指对身体健康有益的中等运动强度，其心率是最大心率的60%～75%（即靶心率），运动中心率维持在170−年龄。

适宜的运动强度自我评估：运动时自我感觉周身发热、出汗，而非大汗淋漓；气喘吁吁，能说话，但不能唱歌。

低强度运动有利于能量消耗，减轻过高的体重；中等强度运动可降低心脑血管病、代谢综合征以及癌症等的发病风险。

WHO根据不同人群的身体健康要求制定了《有益健康的身体活动建议》（见表1-1-2-4）。

表1-1-2-4　不同的人群的运动标准

人群	年龄	适量运动标准
儿童青少年	5~17岁	每天至少1小时的中强度到高强度的身体活动； 每天活动超过1小时可获得额外的健康益处； 每周进行3次及以上的肌肉和骨骼锻炼活动。
成年人	16~64岁	每周至少75分钟的高强度有氧运动或不低于150分钟的中等强度有氧运动； 每次有氧运动的时间不低于10分钟； 成人可在每周上述的基础运动强度上增加1倍，可获得更大的健康益处； 每周不低于2天的肌肉力量运动。
老年人	65岁以上	每周不低于150分钟的中等强度运动或75分钟的高强度运动，也可两者一起达到等量的运动当量。增加每周的运动量至300分钟的中等强度，可更多获益。 行动不便人群：每周不低于3天的适量活动以保证相应身体机能及每周不低于两天的肌肉锻炼。

表1-1-2-5　常见的运动强度和方式

低强度	中等强度	高强度
购物	快步	跳绳
散步	慢跑	爬山
广播操	自行车	游泳
太极拳	交谊舞	球类
气功	健身操	快跑

表1-1-2-6　常见运动强度及方式消耗的能量

运动强度	运动方式	消耗能量(卡/小时)
高强度运动	跳绳	650
	游泳	550（速度3km/h）
	快跑	700（速度12km/h）
中等强度运动	快走	550（速度8km/h）
	慢跑	390
	骑车	415（速度16km/h）
轻度运动	广播操 太极拳	275
非常轻度运动	散步	210
	做家务	150~250

④运动时间：运动时间是指运动持续的时间，普通人群建议每次持续运动时间20~60分钟，最少不低于10分钟。中等强度运动持续半小时，对心脑血管疾病、糖尿病等有很强的预防作用，延长活动时间可以得到更多的益处。每周300分钟的中等强度或者150分钟的高强度运动将会使身体健康受益明显。

⑤运动频率：每天1次或每周不少于5次。运动间歇超过3~4天，则效果及蓄积作用减弱。

⑥运动量：是由运动强度和运动持续的时间决定的。结合运动前后心率的变化、出汗情况及主观感觉衡量运动量的大小。运动量适宜时自觉稍乏力、微汗、有运动欲望；运动量不足时自觉无运动感觉；运动量过大时自觉乏力、大汗淋漓、再无运动欲望。

表1-1-2-7 衡量运动量大小的指标

指标	运动量小	运动量大	运动量适宜
出汗	无	淋漓	微汗
心率变化	无	加快，运动后15分钟不能恢复	加快，运动后15分钟恢复
主观感觉	无	头晕眼花、胸闷气喘、疲劳倦怠	轻度疲劳
次日感觉		疲劳乏力仍存在	轻松愉快，食欲增加，无疲劳感

⑦运动注意事项：运动须注意安全，做到有序（循序渐进）、有恒（持之以恒）、有度（把握合适的运动量）。做好运动三部曲：运动前的准备活动、运动、运动后整理活动；根据实际情况调整运动方式、运动强度等。下面以上班人群为例介绍运动方案。

上班族特点：空闲时间少，静坐的生活方式。

上班族运动的解决方案：

挤时间增加运动量：充分利用上下班路上的时间运动，提前一到两站下车步行到目的地；利用午休时间步行一段时间；工作繁忙者，晚上睡前运动半个小时；经常出差者，可以利用候机或候车的时间原地踏步或原地慢跑。

利用多种方式提高运动量：步行上下楼代替乘电梯；上班时，提倡到同事座位前进行交流；外出办事时，尽量减少坐车，多骑车或步行。

晚餐后运动的适宜时间：18:00~21:00之间，建议晚餐后半小时运动，时间不宜过长；运动方式不宜过于激烈。

晚餐后运动的好处：安全性高，不易发生心脑血管意外；减少脂肪的合成，降脂、减体重；降低血糖、稳定血压；改善睡眠，保持良好精神状态。

（3）戒烟限酒：吸烟是第一类致癌物质，可导致某些细胞的基因突变，特别是肺部组织，因此劝导吸烟者戒烟是健康管理中一项重要工作。少量饮酒（即男性一天饮用酒精量不超过25g，女性不超过15g），可以对心血管疾病的发生有一定的预防作用，还能扩张血管、减少血小板聚集，相应降低心血管疾病的死亡率。大量饮酒则会导致心脏冠状动脉硬化，诱发高血压、冠心病等的发生，是主要的健康危险因素之一。

（4）心理平衡：不良心理因素可导致多种疾病的发生，很多慢性病及精神疾病都与心理水平低下有很大的关系。中医学也有“病由心生”的说法，认为“情志”与疾病的发生发展密切相关，不同的心理状态影响了人体脏器的功能和健康水平，良好的心理状态可以让人们在生活中感到充实，觉得生活有意义，增强机体免疫力。

1）保持心理平衡的基本原则：①理想与实际相结合，树立正确的人生观与价值观，学会不断地激励自己、提升潜力；②躯体与心理水平相结合，工作学习量力而行，尽心尽责，尽量避免躯体与心理过度紧张的情况出现；③掌握科学的方法，科学的安排生活和学习，学会扬长避短，不断地反省与学习；④整体性与差异性相结合，个体与社会之间总会存在一定差异，要适应差异，不断与时俱进，化解冲突。

2）心理健康的十大标准：①有足够的自我安全感。②能充分了解自己，并能对自我能力做出适度评价。③切合实际的生活和理想，不妄自菲薄，不自高自大。④不脱离周围现实的环境，活在当下。⑤保持人格的和谐和完整。⑥善于从经验当中学习，学习自身的优势。⑦保持良好的人际关系，在快乐、健康的人际交往中，获得自我需求。⑧适度地发泄和控制情绪。⑨在符合集体要求的前提下，有限度地发挥个性。⑩在不违背社会规范的前提下，能够恰当的满足个人的基本需求。

3）保持心理平衡的具体措施：①树立社会主义的人生与价值观；②保持与时俱进的生活态度与节奏；③培养良好的心理素质和人格；④规律的生活习惯；⑤积极锻炼身体，培养合适的兴趣爱好；⑥正常的社交活动与交友；⑦学会压力释放，定期进行身体及心理放松。

4）社区全科医生需了解各个生命周期的心理健康和心理发展特点，有助于进行精准的个体化的心理辅导。下面重点阐述6～12岁的儿童期、12～18岁的青春期、18～35岁的青年期、35～65岁的中年期、65岁以后的老年期的心理健康（见表1-1-2-8）。

表1-1-2-8　各个生命周期的心理健康内容

生命周期	年龄	心理健康内容
儿童期	6～12岁	合理安排学习时间、防治不良性格和心理的产生、培养一定的社会适应能力
青春期	12～18岁	关注自我意识的培养、自尊心及自信心的维护、维持情绪稳定、恰当的性教育
青年期	18～35岁	适应社会环境，建立正确的择偶观念
中年期	35～65岁	增强自身的心理保健，顺利度过更年期
老年期	65岁以后	适应退休后的生活及心境，培养兴趣，进行适当的体力脑力活动；积极参与社会活动及交流；锻炼身体，防治疾病；树立正确的生死观

5）三种不良心理状态

①忧虑：忧虑包括忧愁、担忧、烦躁、烦闷焦虑烦恼，忧虑是健康的大敌，容易导致神经和精神问题，甚至会使最强壮的人生病。临床发现，情绪长期焦虑不安也是导致高脂血症的重要因素。

②过度紧张和压力：长时期的紧张和压力对健康的危害：引发急慢性应激，直接损害心血管系统和胃肠系统；引发脑应激疲劳和认知功能下降；破坏生物钟，影响睡眠质量；免疫功能下降，导致恶性肿瘤和感染机会增加。

③过于激动：调查200多个猝死患者，50%的人24小时内情绪过于激动，25%的人死亡之前半小时内有过激的情绪问题，18%的人死亡发生在30秒钟之内。

6）促进心理平衡的方法：

①排解忧虑的方法：不要为金钱和批评而烦恼；阅读一本有意义的书；找知心的朋友倾诉或发泄自己内心的苦闷；让你自己忙碌起来，沉浸在工作之中；对我们的意志力所不能控制的事情，轻快地加以承受；运动是克服忧虑的最佳良方；拨打热线电话，寻求心理医生帮助。

②保证充足的睡眠：睡眠是维系人体正常功能的重要生理过程，其保障了人体正常的新陈代谢、各器官的功能，此外异相睡眠可以减轻、缓解精神压力，对于精神和情绪的平衡非常重要。因此，应尽可能地按照人体生物钟的规律合理的安排工作学习，创造安静及舒适的睡眠环境，睡前洗热水澡，保证足够的睡眠。

综上，在生活、工作、学习中，每个人都将经历各种压力与挫折，错误的处理或者无法保证心理健康，这将对健康造成伤害，最终导致健康水平降低以及疾病的发生。保持心理平衡将有助于健康管理，促进心理发展得更加成熟。

（二）需求管理

需求管理是指以人群为基础，了解存在的健康问题及需要优先解决的健康问题，帮助人们更好地使用医疗资源和管理自己的疾病。

1. 需求管理的内容　包括自我保健服务和人群就诊分流服务。

（1）开展健康课堂讲座：教授居民掌握改善自我保健和自我管理知识与技能、了解并合理利用医疗保障和医疗服务系统。

（2）预约就诊。

（3）分诊及转诊等。

（4）指导个体正确选择医疗服务，个人可以在合适的时间、合适的地点获取合适的服务。

2. 需求管理的方法　通过电话、互联网或面对面等方式去影响和指导人们的健康和医疗需求。

目前我国实行的家庭医生团队“1+1+1”签约制服务起到了需求管理的作用。

【举例】某企业了解到颈椎不适的员工较多，同医疗机构共同制定需求管理方案，进行颈椎自我保健教育，让员工了解关于颈椎健康的知识和行为。三个月后员工增加了健康知识，掌握了处理颈椎不适的小诀窍，平时工作中注意保护颈椎，颈椎不适的症状得到了改善。

（三）疾病管理

疾病管理是健康管理的主要策略之一。美国疾病管理协会(Disease Management Association of America, DMAA)将疾病管理定义为：“疾病管理是一个协调医疗保健干预和与病人沟通的系统，它强调患者自我保健的重要性。疾病管理支撑医患关系和保健计划，强调运用循证医学和增强个人能力的策略来预防疾病的恶化，它以持续性地改善个体或全体健康为基准来评估临床、人文和经济方面的效果”。

疾病管理是通过改善医生和患者之间的关系，建立详细的医疗保健计划，以循证医学方法为基础，对于疾病相关服务(含诊疗)提出各种针对性的建议、策略来改善病情或预防病情加重，并在临床和经济结果评价的基础上力争达到不断改善目标人群健康的目的。

特点是强调患者自我保健的重要性；目标人群是患有特定疾病的个体；管理的目标是提供持续、优质的健康保健服务。

1.疾病管理的方法　疾病管理强调注重以临床和非临床相结合的干预方式，预防疾病的恶化并控制医疗费用，以预防手段和积极的病例管理是绝大多数疾病管理计划中的两个重要组成部分。

2.疾病管理内容　主要有人群识别、循证医学的指导、医生与服务提供者协调运作、患者自我管理教育、过程与结果的预测和管理以及定期的报告和反馈。

3.疾病管理的特点

（1）目标人群是患有特定疾病的个体。

（2）不以单个病例和/或其单次就诊事件为中心，而关注个体或群体连续性的健康状况与生活质量，这也是疾病管理与传统的单个病例管理的区别。

（3）医疗卫生服务及干预措施的综合协调至关重要。疾病管理的过程是关注健康状况的持续性改善过程，而大多数国家卫生服务系统的多样性与复杂性，使得协调来自于多个服务提供者的医疗卫生服务与干预措施的一致性与有效性特别艰难。正因为协调困难，也显示了疾病管理协调性的重要性。

4.疾病管理的目标　通过健康产业链的各组织和部门相互协作提供持续、优质的健康保健服务，以提高成本效益或得到最佳效果、降低成本，并在此基础上提高疾病好转率和目标人群对健康保健服务的满意度。

（四）灾难性病伤管理

灾难性病伤管理是疾病管理的一种特殊类型，它关注的是“灾难性”的疾病或伤害。“灾难性”指对健康的危害十分严重，也可以是指其造成的医疗卫生花费巨大，常见于肿瘤、肾衰、严重外伤等情形。

灾难性病伤是十分严重的病伤，需要特别复杂的管理，经常需要多种服务和转移治疗地点。适合灾难性病伤管理的例子如脑损伤、严重烧伤、多种癌症、器官移植和高危新生儿等。

普通慢性病在强度和效果方面都是可预知的，而灾难性病伤的发生和结果都难以预计。

1.灾难性病伤管理方法　依靠专业化的疾病管理服务，解决相对少见的医疗问题和高价的问题。通过协调医疗活动和管理多维化的治疗方案，综合利用患者和家属教育，患者自我保健选择和多学科小组的管理，达到减少花费和改善结果的目的，使医疗上需求复杂的患者能在临床、财政和心理上获得最优化结果。

2.灾难性病伤管理内容

（1）及时转诊。

（2）综合考虑各方面因素制订出适宜的医疗服务计划。

（3）协调组织一支包含多种医学专科及综合业务能力的服务队伍，以有效应对可能出现的多种医疗服务需要。

（4）最大程度地帮助患者进行自我管理。

（5）患者及其家人和付费者都满意。

（五）残疾管理

1. 残疾管理目的　一是减少因意外发生残疾事故的频率和费用，二是尽量减少因残疾造成的劳动和生活能力下降，促使残障人员恢复健康，并获得重新工作的能力和机会。

2. 残疾分类　根据残疾的性质和特点可以分为：视力残疾、听力残疾、言语残疾、肢体残疾、智力残疾、精神残疾和多重残疾。多重残疾是指有两种及两种以上的残疾。

3. 残疾管理内容

（1）宣传教育，预防意外伤害、疾病和残疾。

（2）为残疾人员提供生活方式管理、需求管理和疾病管理。

（3）早期干预，尽早康复，尽早恢复工作。

（4）利用社区和社会资源，为残疾人员联系适合的工作。

（5）加强对残疾人员的人文关怀。

（6）对残疾人员进行康复治疗，防止残疾恶化，注重功能康复等。

二、社区健康管理的模式

社区健康管理是以社区居民为服务对象，以社区卫生服务为基础，充分利用政府、社会及各级医疗资源，对社区居民进行健康信息收集、监测与评估，对健康危险因素进行指导与干预。国内外已形成较多的管理模式，现简述如下。

（一）国外社区健康管理典型模式

1. 芬兰模式　起源于North Karelia(北卡累利阿省)，目的是减少本地区心血管疾病的发病率和死亡率。

（1）服务对象：心血管疾病、高血压、高血脂等患者及吸烟人群。

（2）内容：健康宣传、免费监测血压及血脂、控烟、合理膳食。

（3）方法：以社区为依托，组织医生、护士及义务工作者，成立健康宣传小组，联合学校、食品厂、媒体等政府和社会资源，开展控烟、减少食品添加剂及健康真人秀节目等健康教育，倡导健康的生活方式，改变饮食结构，利用媒体进行宣传等，降低心血管病的死亡率，每5年评价1次实施效果。

2. 美国模式　特点是保险公司联合医疗机构对参保人员进行健康管理，保险公司支付健康管理费用。

（1）服务对象：参保人员。

（2）内容：生活方式管理、需求管理、疾病管理、灾难性病伤管理、残疾管理、综合的人群健康管理。

（3）方法：保险公司组织医生进行健康管理，纳入医保，支付方式是按人头预付。社区卫生服务机构根据居民需求建立护理、营养、心理咨询中心，主要由专业的护士提供高质量的服务。美国每10年出台1份健康管理计划，通过28个健康领域和467项健康指标进行全方位的健康管理。

3.英国模式　特点是在公共卫生服务过程中进行健康管理。

（1）服务对象：建立健康档案的居民、老年人、儿童、精神疾病患者、残疾人群。

（2）内容：健康促进、健康管理、健康档案管理；健康教育、家庭病床和家庭护理、儿童照顾、心理疏导、语言障碍、饮食及营养服务。

（3）方法：实施健康管理者是全科医生；服务由政府购买，支付方式是按人头预付。健康管理机构与社会照顾机构相结合，共同提供健康管理服务。

4.日本模式　特点是将健康管理融入公共卫生和各项社会活动中。

（1）服务对象：高血压、心血管疾病患者。

（2）内容：开展全民健康教育、健康运动及高血压免费筛查。

（3）方法：实施者是卫生专业人员和志愿者；以社区为基础，开展全民健康教育活动，利用媒体、宣传资料、广告牌等社会力量宣传正确的生活方式；免费测量血压，发现高血压患者可转诊至专科医生处，予以控制血压。

5.德国模式　特点是将健康管理立法，从小培养健康意识，积极发展全民体育运动。

（1）服务对象：大众。

（2）内容：健康教育；预防疾病；促进全民积极参与体育运动。

（3）方法：实施者是医务工作者和健康宣传员；保险公司联合医疗机构进行健康管理。健康管理费用由医疗保障支付；以联邦健康宣传中心或宣传站的形式，开展健康教育、传播健康知识，预防疾病；政策支持促进全民体育运动。

（二）国内社区健康管理模式

国内有多个健康管理模式，隋梦芸等将国内社区健康管理模式总结为两种，一是以慢性病为导向的社区健康管理模式，主要有北京的昌平模式、上海的静安中医模式、上海的闵行模式、厦门的三师共管模式；二是以全生命周期为导向的社区健康管理模式，主要有PDCA循环的社区健康管理模式、“4CH8”模式、PRECEDE-PROCEED Model健康管理模式。下面主要介绍目前国内开展的家庭医生团队签约健康管理模式。

1.“1+1+1”家庭医生团队签约健康管理模式　在国务院医改办、国家卫生健康委员会的统筹领导下，全国各地积极探索家庭医生团队签约服务，通过“做实签约、夯实服务、健全机制”，推动建立高效、有序的医疗卫生服务体系。

家庭医生团队签约服务是以全科医生为核心，公共卫生医生、社区护士和其他专业技术人员共同参与的一种连续、方便、经济、有效的基本医疗和基本公共卫生服务。

2011年上海率先启动家庭医生团队制度试点，称为上海家庭医生制度“1.0”版，截至2016年，全市家庭医生共签约常住居民超过1000万人，签约率超过45%，家庭医生与居民的签约服务关系逐步建立。

2015年11月，上海实行家庭医生制度“2.0”版，在家庭医生团队签约基础上，启动“1+1+1”医疗机构组合签约服务，即居民可自愿与一名家庭医生签约，从全市范围内选择一家区级医院（二级医院）、一家市级医院（三级医院）进行签约，优先满足本市60岁以上老年人、慢性病居民、孕产妇、儿童等重点人群签约需求，通过紧密签约服务关系，提升家庭医生团队健康管理能力及诊疗能力。

（1）服务对象：已签约的重点人群。

（2）内容：健康教育；健康管理；慢性病随访；预约优先转诊；慢病长处方；延伸处方；免费体检。

（3）方法：家庭医生团队对签约居民进行多种形式的健康咨询，每年一次免费健康体检，定期进行健康评估，根据健康评估结果，按照签约居民不同健康需求，制定符合其个体情况的针对性健康管理方案，并予以跟踪实施。

二、三级医院成立社区卫生对接服务部门，组建区域性影像、检验、心电诊断中心，实现社区诊断水平同质化。充分利用信息化技术，支撑公立医院、公共卫生机构和社区协同开展居民健康管理，推动“全专结合、防治结合”。

2.以家庭为单位的“1+1+1”家庭医生团队双签约健康管理模式　2017年3月23日，复旦大学上海医学院与普陀区卫生健康委合作共建了复旦大学上海医学院长风全科医学临床教学与培训基地，设立了上海市首个复旦大学上海医学院全科医学祝墡珠工作室，探索以医疗、教育、科研“三位一体”为支撑的现代社区卫生服务模式。该项目围绕全科医生能力建设，探索开展以家庭为单位的“1+1+1”家庭医生团队双签约工作（以下简称“双签约”），旨在更好地为社区居民提供全人群、全生命周期、从健康到康复的全科医疗健康管理服务。

（1）定义：以家庭为单位的“1+1+1”家庭医生双签约服务包括两层含义：一是以家庭为单位签约，即家庭医生与整个家庭成员签约；二是家庭医生双签约，即家庭医生与二、三级医院专科专家与整个家庭成员签约。

（2）家庭医生双签约方法：

1）家庭医生团队联合社区居委会，与辖区内的家庭签约，家庭成员大致2～5个。

2）家庭医生团队依托社区卫生系统平台，与二、三级医院专科医生签约，一个家庭医生可与多个专科医生签约。

（3）服务对象：已签约家庭及家庭成员。

（4）内容：以家庭为单位的健康教育和健康管理；改善家庭功能；提前介入有家族遗传病史的下一代家庭成员的预防；关注家庭中发生的大事件并及时干预；根据家庭不同生活周期进行针对性的健康指导；家庭中的患病人群享受慢性病随访、预约优先转诊、长处方、延伸处方等服务；家庭中65岁以上老人享受每年一次的免费体检。

（5）方法：

1）建立完善家庭健康评估机制：在家庭健康档案基本资料基础上，进行家庭成员健康记录、家系图分析、家庭主要问题目录及描述、家庭功能评估、家庭健康指导计划等。发挥家庭健康档案的作用：①通过档案的记录，发挥家庭健康史的作用，清晰了解家庭每个成员的身体健康情况做到三级预防。特别是家里慢性病的老人，家庭医生在为患者提供医护服务，建立个人健康日志，对血压、体温、体重、血糖等指标变化记录在案，使家人及时了解老人的健康状况，同时鼓励通过家庭关系纽带，完善慢性病的家庭健康管理；②家庭成员健康记录可帮助医生准确判断病情，妥善治疗，赢得最佳治疗时机，发挥健康履历作用；③家庭健康档案集中收集保管对家庭每个成员的病历、体检表、医疗卡、治疗记录等资料，避免遗失，方便取阅，为家庭成员疾病评估提供相关信息，发挥家庭全员、全程健康管理数据库的作用。家系图是用来描述家庭结构、疾病史、家庭成员疾病间有无遗传的联系、家庭关系及家庭重要事件等，使医生快速掌握该家庭的重要信息。识别并进行高危病人的筛查，促进家庭生活行为方式的改变，同时也可加强患者的健康教育。

2）提供健康宣教，广泛开展健康咨询活动：在居委会干部的协助下，家庭医生团队每周一次深入居民小区，对签约居民进行血压、血糖等测量和健康咨询；从家庭健康需求出发，在居委会开展健康讲座每月一次；利用专家团队资源在社 区广场开展大型义诊和健康咨询活动三个月一次。健康知识宣教和健康咨询活动，提高家庭对 健康知识的知晓率和自我保健意识，形成良好的健康行为，营造“关注健康、从我做起”的氛围。

3）提供基本医疗和健康管理服务：双签约服务使社区居民不仅可以得到签约家庭医生的服务，同时在社区可以直接享受上级医院专家优质资源的支持。既让居民受益也提高了家庭医生诊疗水平。

【举例】三级医院内分泌代谢科专家定期至社区卫生服务中心坐诊，对家庭医生进行内分泌及代谢疾病规范诊治的指导，对签约居民家庭中2型糖尿病患者的健康管理进行指导。每周固定时间到中心指导家庭医生，方便居民就诊和咨询。在三级医院专家的指导下，家庭医生对糖尿病诊断的分型、口服降糖药物的合理使用、胰岛素的起始治疗及剂量调整等诊疗行为更加精准成熟。

指导家庭医生对签约居民家庭开展健康管理服务，家庭成员均可享受上级医院专家指导下的家庭医生健康管理。

【举例】家庭医生签约时发现有一家庭成员吸烟，家庭医生在专科医生指导下采用图文并茂的形式向吸烟者及其家属进行宣教，予以一氧化碳检测和采用尼古丁依赖检测量表（FTND）评估，该成员为尼古丁重度依赖者，建议其进行药物辅助戒烟治疗，并为吸烟者制定具体的戒烟计划及随访计划。家庭医生充分利用家庭成员相互监督和劝导，对吸烟者进行包括饮食、运动、健康教育以及吸烟危险因素的戒烟宣教，一方面予以药物治疗，另一方面加强与吸烟者每位家庭成员的沟通、相互信任，让吸烟者认识到吸烟危害及戒烟受益。根据吸烟者的特点制定个体化减烟及戒烟计划，合理安排随访时间表，密切关注吸烟者的吸烟量和全身症状，缓解吸烟者的戒烟症状及心理负担，最终社区内的吸烟者通过家庭医生专业、耐心的指导成功戒烟，终身受益。对于“愿意戒烟的吸烟者”，采取“5A”戒烟干预方案，即：询问（Ask）并记录所有就医者的吸烟情况；建议（Advise）所有吸烟者必须戒烟；评估（Assess）吸烟者的戒烟意愿；提供戒烟帮助（Assist）；安排（Arrange）随访。有戒烟意愿的吸烟者使用戒烟药物（转诊至上级医院的戒烟门诊），后期安排随访，吸烟者开始戒烟后，安排随访至少6个月，随访次数不宜少于6次。对于“暂时没有戒烟意愿的吸烟者”，采取“5R”（见附录）干预措施增强其戒烟动机，反复对吸烟者进行戒烟动机干预。

（6）优势：双签约服务模式是家庭医生团队和上级医院专家团队共同为签约家庭提供健康服务，整合居委、一、二、三级医院的优势资源，健康管理更加规范和专业，增强了社区居民的信任度和依从性，促进居民家庭健康行为的建立和改善，有利于提升全人群的健康水平。

以家庭为单位的“1+1+1”家庭医生团队双签约健康管理模式效果优于“1+1+1”家庭医生团队签约健康管理模式，二者区别见表1-1-2-9。

表1-1-2-9 以家庭为单位的“1+1+1”家庭医生团队双签约健康管理模式与“1+1+1”家庭医生团队签约健康管理模式的比较

模式	服务对象	服务内容	服务方法	优势
“1+1+1”家庭医生团队签约健康管理模式	已签约的重点人群	健康教育；健康管理；慢性病随访；预约优先转诊；慢病长处方；延伸处方；免费体检	①家庭医生团队为签约居民服务；②建立居民个人健康档案、评估及干预；③上级医院设立对接部门	/
以家庭为单位的“1+1+1”家庭医生团队双签约健康管理模式	已签约的家庭	除以上内容外，强调以家庭为单位的健康教育和健康管理，注重家庭成员之间的关系和督导，关注家庭全成员、全周期的健康问题	①家庭医生团队在上级医院专家团队的指导下为签约家庭服务；②建立家庭健康档案，评估家庭功能，干预家庭全成员及全周期的健康问题；③与上级医院的专家团队对接，转诊渠道更通畅	①更好地利用社会和卫生资源；②提升家庭医生的健康管理能力；③提供更加规范和专业的健康管理；④提高居民的信任度和依从性；⑤促进整个家庭健康行为的建立和改善

【案例】张女士因工作压力导致失眠，情绪低落，整体处于亚健康状态，其中心理方面为重度亚健康状态，全科医生在双签约的上级精神科专家的指导下，结合张女士的情况，对张女士及其丈夫进行健康宣教，张女士的丈夫配合全科医生一起，对张女士进行心理疏导，三个月后张女士建立了良好的生活方式，心情愉快，睡眠好，张女士及其丈夫均表示满意。

附件："5R"戒烟干预措施

"5R"戒烟干预措施

对于"暂时没有戒烟意愿的吸烟者"，进行5R干预措施，其内容包括：

1.相关（relevance）　要尽量帮助吸烟者懂得戒烟是与个人密切相关的事。

2.风险（risks）　应让吸烟者知道吸烟对其本人可能造成的短期和长期的负面影响及吸烟的环境危害。

3.益处（rewards）　应当让吸烟者认识戒烟的潜在益处，并说明和强调那些与吸烟者最可能相关的益处，如促进健康；增加食欲；改善体味；节约金钱；良好的自我感觉；家里、汽车内和衣服上气味更清新；呼吸也感到更清新；不再担心戒烟等。

4.障碍（roadblocks）　医生应告知吸烟者在戒烟过程中可能遇到的障碍及挫折，并告知他们如何处理。

5.重复（repetition）　每遇到不愿意戒烟的吸烟者，都应重复上述干预措施。对于曾经在戒烟尝试中失败的吸烟者，要告知他们大多数人都是在经历过多次戒烟尝试后才成功戒烟的。

（史玲，邹凡）

参考文献

[1] 郭清.健康管理学概论[M].北京:人民卫生出版社, 2011.
[2] 王陇德,白书忠,陈君石,等.健康管理师基础知识[M].北京:人民卫生出版社, 2019.
[3] 中国营养学会.中国国民膳食指南(2016)[M].北京:人民卫生出版社, 2016.
[4] 隋梦芸,叶迎风,苏锦英,等.国内外社区健康管理模式研究[J].医学与社会,2020,33(4):51-55.
[5] 史玲,邝海东,宋建玲,等.以家庭为单位的"1+1+1"家庭医生双签约服务探索[J].上海预防医学,2018,30(04):286-289+294.
[6] 韩玫.德国健康管理及其启示[J].山东行政学院学报,2017(4):93-97.

第三节　社区健康教育与健康促进

【案例】张女士因工作压力导致失眠，情绪低落，整体处于亚健康状态，量表评估表明张女士心理方面为重度亚健康状态，作为全科医生怎样对张女士进行健康教育？

健康教育与健康促进，既是健康管理的核心，也是健康管理的具体形式，通过有计划、有组织、有系统的社会教育与健康促进活动，使人们自愿改变行为和生活方式，以达到促进健康的目的。

《"健康中国2030"规划纲要》提出"共建共享、全民健康"的战略主题。其核心是以人民健康为中心，坚持以基层为重点，以改革创新为动力，预防为主，中西医并重，把健康融入所有政策，人民共建共享的卫生与健康工作方针，针对生活行为方式、生产生活环境以及医疗卫生服务等健康影响因素，坚持政府主导与调动社会、个人的积极性相结合，推动人人参与、人人尽力、人人享有，落实预防为主，推行健康生活方式，减少疾病发生，强化早诊断、早治疗、早康复，实现全民健康。

一、健康教育的概念

健康教育是有计划、有组织、有系统的社会教育活动，促使人们自觉地采纳利于健康的行为和生活方式，消除或减轻不利健康的危险因素，达到预防疾病，促进健康，提高生活质量的目的，并且对教育效果作出评价。其核心是促使人们树立健康意识、形成健康的行为生活方式，减少或消除影响健康的危险因素。

二、健康促进的概念

健康促进的概念经过不断的演变，起初最受公认的是1986年《渥太华宪章》中的定义：健康促进是促使人们维护和改善他们自身健康的过程。2000年世界卫生组织前总干事布伦特兰对此作出了更为清晰的解释：健康促进就是要使人们尽一切可能保持精神和身体的最优状态。美国健康促进杂志的最新表述为：健康促进是帮助人们改变其生活方式，以实现最佳健康状况的科学和艺术。

三、健康相关行为

健康相关行为是指任何与预防疾病，增进、维护及恢复健康相关的行为。这类行为可以是自愿的，也可是非自愿；可以主动行为，也可以是被动行为。

【举例1】一个孩子在体育课上跑800m是在进行有益健康的行为，但他（她）这样做只是因为老师的规定、升级的要求。

【举例2】一个成年人为了减少患心脏病的风险而进行同样的行为则有其特定的目的：恢复、维护或促进他（她）的健康，这种行为又被称为“直接健康行为”。

健康相关行为根据其对健康状况的影响，可分为促进健康行为和危害健康行为。

（一）促进健康行为

促进健康行为是个体或群体表现出的，在客观上有益于自身和他人健康的一组行为。其特征包括有利性、规律性、和谐性、一致性和适宜性，强调了对自身与他人健康的益处，体现了健康行为内在与外在表现的和谐。具体可分为五大类。

1.基本健康行为　指日常生活中有利于健康的基本行为，如平衡膳食、合理营养、积极锻炼、适当休息、良好睡眠等。

2.戒除不良嗜好　指戒除对健康有危害的个人偏好，如戒烟、限酒、避免滥用药品等。

3.预警行为　指对可能发生危害健康的事件预先警示，从而预防事故发生，及在事故发生后正确处置的行为，如驾车使用安全带，车祸、溺水、火灾等意外事故发生后的自救和他救行为。

4.避开环境危害 指通过积极或消极的方式避开环境危害，如采取措施减轻环境污染、远离污染的环境、积极应对引起心理应激的生活事件等。这里的环境危害是自然环境和心理社会环境中对人们健康有害的因素。

5.合理利用卫生服务 通过三级预防，有效、合理地利用初级卫生保健资源，维护自身健康的行为，如定期体检、预防接种、及时就医、积极资料、遵从医嘱、坚持康复等。

（二）危害健康行为

危害健康行为是偏离健康期望的，不利于健康的一组成为。具有以下三个特点：①危害性：是指行为对个体、他人乃至社会的健康有直接或间接的危害；②稳定性：是指该行为的发生过并非偶然，而是以一定强度维持一定的时间的行为；③习得性：只指该行为并非先天获得的，而是后天养成的。

危害健康的行为可以分为以下四类：

1.不良生活方式与习惯 不良生活方式是指人们习以为常的、对健康有害的行为习惯，可能引起成年期的慢性退行性病变，与肥胖、代谢系统疾病、心血管系统疾病、早衰、癌症等的发生关系密切。不良的生活方式包括吸烟、酗酒、缺乏运动锻炼、高盐高脂饮食、不良进食习惯等。

2.致病行为模式 该行为模式可导致特异性疾病发生，国内外研究较多的是A型行为模式和C型行为模式。

（1）A型行为模式与冠心病密切相关，其核心表现为不耐烦和敌意。研究表明，A型行为者较非A型行为者，冠心病的发生率、复发率和死亡率均显著增高。

（2）C型行为模式与肿瘤的发生有关，其核心行为表现是情绪过分压抑和自我克制，爱生闷气。研究表明，C型行为者较非C型行为者，恶性肿瘤（如宫颈癌、胃癌、肝癌、结肠癌、恶性黑色素瘤）的发生率可增高3倍左右。

3.不良疾病行为 疾病行为指从个体对疾病感知到康复全过程所表现出来的一系列行为。可发生在疾病发生发展的任何阶段，常见的表现有：疑病、恐惧、讳疾忌医、不愿意及时就诊、不遵医嘱、迷信甚至自暴自弃等形式。

4.违反社会法律、道德的危害健康行为 这些行为不仅可直接危害行为者个人健康，而且对社会健康与正常的社会秩序造成严重的影响。如吸毒、性乱等。有些行为对健康的影响需要较长时间才能体现出来，从而使得人们不易发现和理解这种危险健康行为与疾病的关系。一方面，一种危险健康的行为与多种疾病和健康问题有关，而一种疾病或健康问题又与危险健康行为中的多种因素有关，致使人们不易认清这种行为对健康的危害，加之该行为的习惯性，不容易改变，从而不能避免该行为对健康的危害。另一方面，危害健康的行为在人们的日常生活中广泛存在，影响多数人的健康。当多种危害健康的行为同时存在时，相互协同，产生的危害远大于各种单因素作用之和。因此，需要十分重视这种行为对健康的影响，进而通过改变行为达到提高人群健康水平的目的。

【分析】张女士因工作压力导致失眠，情绪低落，整体处于亚健康状态，量表评估表明张女士心理方面为重度亚健康状态，全科医生通过健康教育，以健康为目的为张女士制定一些促进健康的行为指导，让张女士主动采取合理营养、平衡膳食、积极锻炼、积极的休息与适量睡眠等健康行为，戒除熬夜等危害健康行为，张女士睡眠得到改善，情绪也较前好转。

四、健康相关行为改变的理论

健康相关行为改变的理论包括个体健康相关行为改变的理论和群体健康相关行为改变的理论。

（一）常用的个体健康相关行为改变的理论

1.“知信行”模式（KAP）　“知信行”是知识、信念和行为的简称。实质是认知理论在健康教育中的应用，该理论认为行为的改变包括获取知识、产生信念和形成行为三个连续阶段。例如在健康宣教中，获取卫生保健知识和信息是“知”，建立积极、正确的信念与态度是“信”，做出健康相关行为改变是“行”；知识是基础，信念和态度是动力。

【案例】李先生，50岁，吸烟25年，烟瘾很大，无论谁说抽烟不好，或报道说吸烟有害健康，他都不信，妻子不让在家里抽，他就大冬天跑到阳台抽烟，直到他的远房亲戚，因为抽烟患肺癌，他去陪床了一个月，回家后再也不抽烟了，因为他信了，他相信抽烟会得癌症，所以他把烟戒了。

【分析】通过家属劝说和报道，他知道吸烟有害健康，这是“知”；看到远方亲戚吸烟患肺癌，他去照顾后，他相信吸烟会导致肺癌，这是“信”；他回家后戒烟，这是“行”。

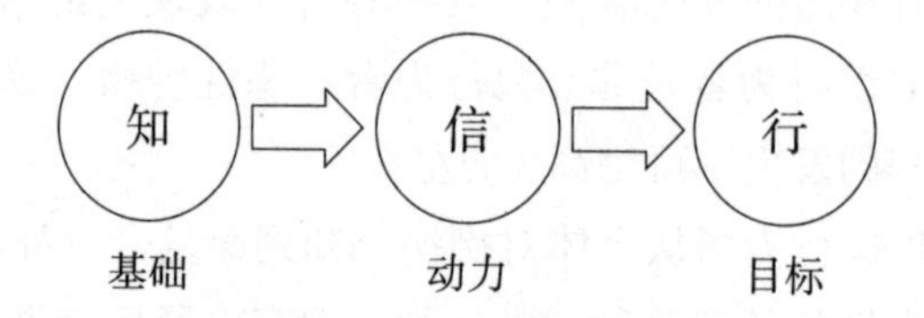

图1-1-3-1　知信行模式

2.健康信念模式（health belief model,HBM）　健康信念模式主要是运用社会心理学的方法来解释健康相关行为，强调感知在决策中的重要性。此理论认为人们采纳有利健康行为的基础是信念，并受到以下因素的影响如图1-1-3-2所示。

（1）感知疾病的威胁：是指对疾病易感性和严重性的感知。

1）感知疾病的易感性：是指个体对自身可能罹患某种疾病或出现某种健康问题预判。

2）感知疾病的严重性：疾病的严重性既包括对躯体健康的不利影响，如感知到疾病引起的疼痛、伤残和死亡，也包括造成的心理危害和社会后果，如意识到疾病会影响对工作、家庭生活、人际关系造成影响等。

（2）感知健康行为的益处和障碍：

1）感知健康行为的益处：指人体对采纳健康行为的益处的预判，是一种主观的判断，既包括健康状况的益处，也包括其他边际收益。

2）感知健康行为的障碍：是指个体的主观判断，主要是针对采纳健康行为会面临的障碍的预判，包括面临的复杂行为、时间和经济负担等。

（3）自我效能：是指个体对自身能力的判断和评价，强调自信心对行为产生的作用。自我效能越高的人，采纳有益于健康的行为的可能性越大。

（4）提示因素：是指诱发健康行为发生的因素，如媒体的宣传的疾病预防、医生建议采纳的健康行为、家人或朋友有同种疾病等都可能作为提示因素，提示因素越多，个体采纳健康行为的可能性越大。

（5）社会人口学因素：包括个体特征及个体所具有的疾病与健康知识，个体特征包括性别、年龄、民族、人格特点、社会阶层、同伴影响等。具有卫生保健知识的人更容易采纳健康行为。

3.自我效能理论

（1）个体对自身组织、执行某种特定行为并达到预期目标的能力的主观判断。

（2）可以通过以下4种途径产生与提高：

1）自己成功完成过某行为：一次成功能帮助他人熟练掌握某一行为，这是自己有能力执行该行为的最有力证据。

2）他人间接的经验：观察到他人成功完成了某行为并且结果良好，从而增强了自己的信息，相信自身也可以通过努力和坚持完成该行为。

3）口头劝说：通过别人的劝说，借鉴他人成功经历，增加对自己对执行某行为的自信。

4）情感激发：不良情绪会包括焦虑、紧张、情绪低落等，会影响人们对自身能力的判断，因此，可通过一些积极的方法减轻或消除不良情绪，激发积极的情绪，进而提升人们对自身能力的自信心。

4.行为改变的阶段理论　该理论将行为转变分为5个阶段，对于成瘾行为来说，还有第6个阶段即终止阶段如表1-1-3-1所示。

（二）常见的群体行为改变理论

1.创新扩散理论　一项新事物（新思想、发明、工具等），通过一定的传播渠道在整个社会区域或某个人群内扩散，逐渐成为成员了解并采用的过程。创新扩散的过程包括创新形成、传播、采用、实施和维持。该理论由美国学者埃弗雷特·罗杰斯(E.M.Rogers)于60年代提出，目前按在卫生领域被广泛应用。Rogers根据人群在面对创新时接受创新事物的早晚将人们分为五种不同的类型：先驱者、早期接受者、相对较早的大多数接受者、相对较晚的大多数接受者和迟缓者。

创新事物在得到推广需要满足以下条件：第一，该事物具有先进性并且能适合目标人群和当地情况；第二，对目标人群和当地实际情况进行分析，找出其特点，发现“先驱者”和“早期使用者”，并通过基层工作人员与之紧密合作。第三，根据实际情况选择正确的传播策略、渠道和方法，注意向目标人群示范新事物的先进性、使用方便、易学、代价小等特点。

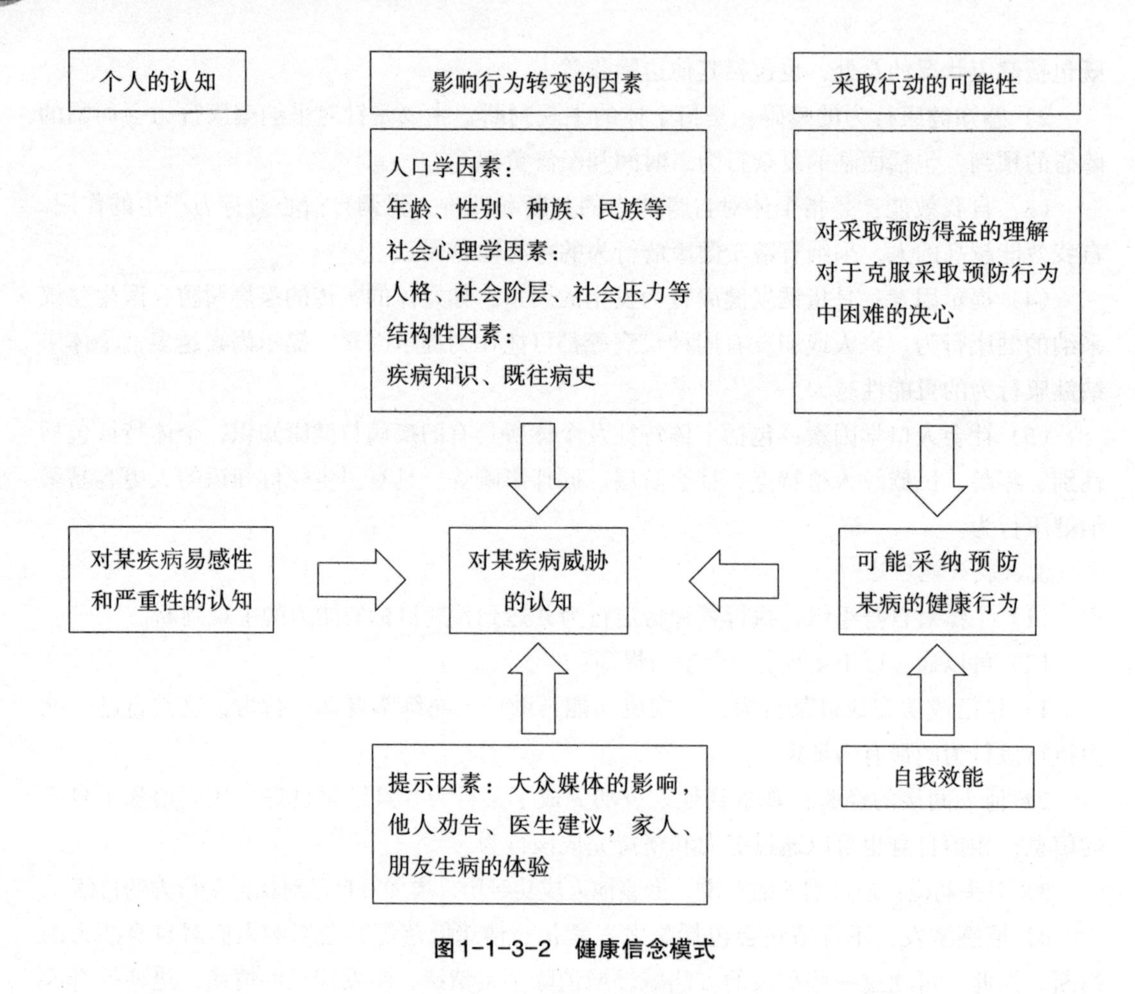

图1-1-3-2　健康信念模式

表1-1-3-1　行为改变的阶段理论

阶段	内容
没有打算阶段	近6个月内，没有考虑或者有意不改变自己行为，不知道或者没有意识到自己存在不利健康的行为及危害性，对于行为转变没有兴趣，或者觉得浪费时间，或者认为自己没有能力改变自己的行为。
打算阶段	在最近6个月内，人们开始意识到问题的存在及其严重性，意识到改变行为可能带来的益处，也知道改变行为需要代价，因此在益处和代价之间权衡，处于犹豫不决的矛盾心态。
准备阶段	在最近30天内，人们郑重地作出行为改变的承诺，如向亲属、朋友宣布自己要改变某种行为，并有所行动，如向别人咨询有关行为改变的事宜，购买自我帮助的书籍，制订行为改变时间表等。
行动阶段	在6个月内，人们已经开始采取行动，但是由于许多人的行动没有计划性，没有设定具体目标、实施步骤，没有社会网络和环境的支持，最终导致行动的失败。
维持阶段	改变行为已经达到6个月以上，人们已经取得行为转变的成果并加以巩固，防止复发。
终止阶段	在某些行为，特别是成瘾性行为中可能有这个阶段。

2. 社区组织和社区建设理论　人们通过在社区生活、工作中发现问题，寻求问题的解决方法，对解决办法进行评价，进而采取一系列行动，再反馈对制度、方法进行创新，并形成相应的制度。社区组织和社区建设理论包括以下几个步骤，如图1-1-3-3所示。

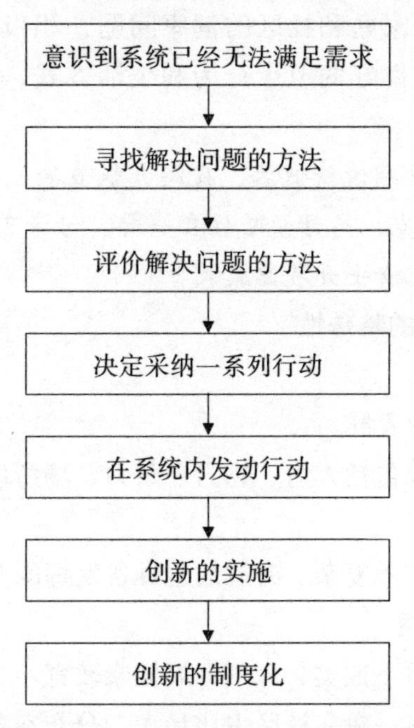

图1-1-3-3　社区组织和社区建设步骤

五、健康教育效果的评价

（一）健康素养的评价

健康素养是指个人获取和理解健康信息，并运用这些信息维护和促进自身健康的能力。居民健康素养评价指标纳入国家卫生事业发展规划之中，作为综合反映国家卫生事业发展的评价指标。公民健康素养包括了三方面内容：基本知识和理念、健康生活方式与行为、基本技能。具体详见附件1。

（二）健康状况的评价

1989年世界卫生组织（WHO）对健康作了新的定义：即“健康不仅是没有疾病，而且包括躯体健康、心理健康、社会适应良好和道德健康”。具体详见第一节。

（三）生活质量的评价

目前使用比较多的是SF-36生活质量表调查表（the MOS item short from health survey, SF-36），由美国波士顿健康研究所研制的，广泛应用于普通人群的简明健康调查问卷，涉及生存质量测定、临床试验效果评价以及卫生政策评估等领域。该量表包含36个条目，8个维度（生理机能、生理职能、躯体疼痛、一般健康状况、精力、社会功能、情感职能和精神健康），旨在评估不同年龄、疾病和对照人群的健康和功能状况。该量表对变化比较敏感，可用于评估治疗的效果。将各个条目得分相加得实际得分，再按公式算得最终得分。最终得分越高，健康状况越好。具体量表及评分标准详见附件2。

六、社区健康教育的形式与内容

社区健康教育是健康教育的重要领域，在社区范围内，有组织、有计划地开展健康教育活动，其对象为社区人群，其目标是促进社区居民健康。最终目的是使得社区人民树立健康意识，关注自身、家庭和社区的健康问题，积极参与社区健康教育与健康促进规划的制订和实施，养成良好的卫生行为和生活方式，从而提高自我保健能力和群体健康水平。

【案例】王女士40岁，近期情绪低落，夜间失眠多梦，常常惊醒，每天都觉得很累，但丈夫却不理解，其女儿14岁，与母亲居住在一起，母亲70岁，患有高血压，父亲已经去世，作为全科医生怎样对王女士开展健康教育？

（一）开展社区健康教育的特殊性

1.范围大、单位多。

2.服务对象广泛，有各种人群。

3.资源多，可利用的资源包括人力、物力、财力、场所以及行政支持，并具社区凝聚作用。

总之，社区健康教育是一项复杂、有挑战也具备发挥的空间的工作。

（二）社区健康教育的对象

按不同人群将居民分为以下四类，分别开展健康教育。

1.健康人群　这类人群在一般在社区占比最大，分布在各个年龄段。其中有些人可能缺乏对健康教育的需求，例如中青年人，他们认为疾病距离他们遥远，甚至对健康教育持排斥态度。

这类人群的健康教育重点是卫生保健知识。其目的是帮助健康人群维持良好的生活方式，保持健康，远离疾病。做好一级预防工作，注重疾病的预防和早期诊断。世界卫生组织西太区于1995年提出“健康新地平线”的卫生战略设想。这一设想着眼于大限度地发挥个人的健康潜能。其重要措施是按照生命各阶段的健康需求，进行健康保护和健康促进。

2.具有某些致病危险因素的高危人群　这类人群主要是指那些目前尚健康，但本身存在某些潜在的致病因素的人群。致病的因素包括遗传因素（高血压、糖尿病、乳腺癌等疾病有家族史）、不良的行为及生活习惯（高盐、高糖、高脂饮食，吸烟、酗酒等）。

针对这类人群，应侧重于预防性的健康教育，帮助他们掌握一些自我保健知识和技能，如乳腺肿块的自我筛查及某些疾病早期的自我监测等，或帮助他们纠正不良行为及生活习惯，消除致病隐患等。

3.患病人群　这类人群包括各种急、慢性疾病的患者，根据疾病的分期分临床期患者、恢复期患者、残障期患者及临终患者。

临床期患者、恢复期患者、残障期患者一般来说对健康教育比较感兴趣，他们不同程度地渴望尽早摆脱疾病、恢复健康。因此，对于这三种患者应侧重于康复知识教育，并尽可能调动他们的积极性，促使他们积极配合治疗、自觉进行康复锻炼，以达到减少残障，加速康复的目的。

对于临终患者的健康教育实质是死亡教育，目的是帮助患者正确面对死亡，减少恐惧，尽可能轻松地度过人生的最后阶段。

4.家庭及其成员　患者家庭及其成员是患者接触时间最长的，也是最容易受到影响的，其中有部分人会因长期护理患者产生心理和躯体上的疲惫，甚至厌倦。因此，十分必要对他们进行健康教育。

对于这类人群的健康教育，应侧重于养生知识、自我监测方法和技能、患者家庭护理技能等方面。其目的是：一方面提高他们对家庭护理重要性的认识，树立持续性家庭治疗和护理的意识；掌握家庭护理的基本技能和科学方法，从而做到科学地护理、照顾患者。另一个重要的方面，是指导他们掌握自我保健的知识和技能，在照顾病人的同时维持和促进自身的身心健康。

【分析】作为全科医生，首先要分析王女士的家庭成员，健康教育的对象不仅仅是王女士，还包括儿童、中年人、老年人等，全科医生需要从不同角度去分析不同人群的健康教育内容，以家庭为单位为王女士提供健康教育，通过2个月的沟通和教育，王女士的丈夫逐渐理解妻子的难处，主动帮忙照顾孩子和母亲，王女士的失眠也明显得到了缓解。

（三）社区健康教育的方法

健康教育的方法很多，具体可分为以下四种。

1.语言教育法　通过面对面的、口头语言进行直接教育的方法。具体表现形式包括讲课、谈话、讨论、咨询、鼓励、宣泄等。

2.文字教育法　以文字、图片作为工具，将疾病相关知识制作成报纸、宣传卡片或宣传手册等，利用简明、形象、生动的文字描述，促使人们接受和掌握疾病知识，进而达到健康的目的，如糖尿病、高血压的防治手册等。该方法的优点包括便于保存和查阅、传播广泛、作用时间较持久等。

3.形象化教育法　该方法以形式各样的艺术造型直接作用于人的视觉器官，通过生动的文字说明或口头解释，利用视觉及听觉直接作用于人的大脑，如标本模型等。其优点是可以使患者更加直观地认识疾病，从而更好地配合治疗。

4.视听教育法　该方法是利用现代化的视听设备（声、光、电）进行健康教育。其具体形式包括：录音、投影、幻灯、电视、电影等。

（四）社区健康教育形式

社区健康教育的形式多种多样，常见包括以下几类：

1.社区阵地宣传类　是长期固定的，使人们在长期耳濡目染中形成概念，潜移默化，进而达到宣传教育的目的。常用形式包括：宣传栏、宣传橱窗、卫生画廊、壁画、公益性广告等。特点：地点相对固定，内容按季节和时令需要更换，宣传效果好。

2.社区活动宣传类　相对于长期而言，多适用于配合中心工作或节假日宣传，常用的形式有：健康咨询、标语、传单、展牌、电影晚会、专题文艺演出等。其特点是时间短暂，应急性强，流动性大，易形成轰动效应。

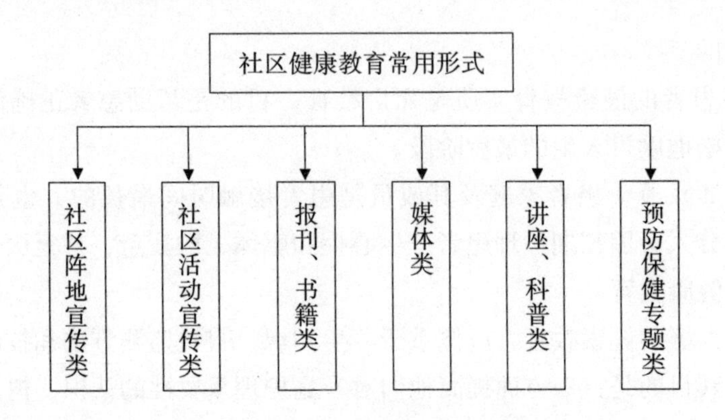

图1-1-3-4 社区健康教育常用形式

3.报刊、书籍类 主要以文字形式按一定的程序和周期制作健康教育资料或宣传品，然后定期或不定期的发放或销售到一定的读者群众，通过阅读达到健康教育的目的。常用的形式有出版物、图书及健康教育手册等。

4.媒体类 主要指与报社、电台、电视台等新闻媒体单位，或联办或出资或采用提供稿件的办法，在报纸、电台、电视台等开设与健康有关的专版或专栏，定期或不定期传播卫生科学知识，达到健康的目的。特点：由于媒体在人们具有可信度高和覆盖广等优势，往往可取得事半功倍的效果。

5.社区健康讲座、科普类 主要是指通过组织系统或社会团体机构，有目的、有要求地开展系列健康教育活动，达到普及知识、提高群体自我保健能力的目的。常用的形式有：通过街道、居委、学校等举办的培训班；通过与科协、教育、文化等部门合作开展的健康咨询、培训、讲座等；通过组织参观、旅游、检查评比、知识竞赛等方式，达到开阔视野、推动健康教育的目的。

6.预防保健专题类 主要针对某一卫生、防病专题，有计划、有目的地开展健康宣教活动，通过过程评价、效果评价等手段，总结经验，丰富健康教育理论。常常应用于流行病学调查、疾病普查、计划免疫、社区保健或初级卫生保健等，其特点是具有一定的难度、需要一定的投入，但作用也是相当有效的，潜在效益比较明显。

附件1

中国居民健康素养

基本知识和理念

1.健康不仅仅是没有疾病或虚弱，而是身体、心理和社会适应的完好状态。

2.每个人都有维护自身和他人健康的责任，健康的生活方式能够维护和促进自身健康。

3.环境与健康息息相关，保护环境，促进健康。

4.无偿献血，助人利己。

5.每个人都应当关爱、帮助、不歧视病残人员。

6.定期进行健康体检。

7.成年人的正常血压为收缩压≥90mmHg且<140mmHg，舒张压≥60mmHg且<90mmHg；腋下体温36℃~37℃；平静呼吸16~20次/分；心率60~100次/分。

8.接种疫苗是预防一些传染病最有效、最经济的措施，儿童出生后应当按照免疫程序接种疫苗。

9.在流感流行季节前接种流感疫苗可减少患流感的机会或减轻患流感后的症状。

10.艾滋病、乙肝和丙肝通过血液、性接触和母婴三种途径传播，日常生活和工作接触不会传播。

11.肺结核主要通过病人咳嗽、打喷嚏、大声说话等产生的飞沫传播；出现咳嗽、咳痰2周以上，或痰中带血，应当及时检查是否得了肺结核。

12.坚持规范治疗，大部分肺结核病人能够治愈，并能有效预防耐药结核的产生。

13.在血吸虫病流行区，应当尽量避免接触疫水；接触疫水后，应当及时进行检查或接受预防性治疗。

14.家养犬、猫应当接种兽用狂犬病疫苗；人被犬、猫抓伤、咬伤后，应当立即冲洗伤口，并尽快注射抗狂犬病免疫球蛋白（或血清）和人用狂犬病疫苗。

15.蚊子、苍蝇、老鼠、蟑螂等会传播疾病。

16.发现病死禽畜要报告，不加工、不食用病死禽畜，不食用野生动物。

17.关注血压变化，控制高血压危险因素，高血压患者要学会自我健康管理。

18.关注血糖变化，控制糖尿病危险因素，糖尿病患者应当加强自我健康管理。

19.积极参加癌症筛查，及早发现癌症和癌前病变。

20.每个人都可能出现抑郁和焦虑情绪，正确认识抑郁症和焦虑症。

21.关爱老年人，预防老年人跌倒，识别老年期痴呆。

22.选择安全、高效的避孕措施，减少人工流产，关爱妇女生殖健康。

23.保健食品不是药品，正确选用保健食品。

24.劳动者要了解工作岗位和工作环境中存在的危害因素，遵守操作规程，注意个人防护，避免职业伤害。

25.从事有毒有害工种的劳动者享有职业保护的权利。

健康生活方式与行为

26.健康生活方式主要包括合理膳食、适量运动、戒烟限酒、心理平衡四个方面。

27.保持正常体重，避免超重与肥胖。

28.膳食应当以谷类为主，多吃蔬菜、水果和薯类，注意荤素、粗细搭配。

29.提倡每天食用奶类、豆类及其制品。

30.膳食要清淡，要少油、少盐、少糖，食用合格碘盐。

31.讲究饮水卫生，每天适量饮水。

32.生、熟食品要分开存放和加工，生吃蔬菜水果要洗净，不吃变质、超过保质期的食品。

33.成年人每日应当进行6～10千步当量的身体活动，动则有益，贵在坚持。

34.吸烟和二手烟暴露会导致癌症、心血管疾病、呼吸系统疾病等多种疾病。

35.“低焦油卷烟”、“中草药卷烟”不能降低吸烟带来的危害。

36.任何年龄戒烟均可获益，戒烟越早越好，戒烟门诊可提供专业戒烟服务。

37.少饮酒，不酗酒。

38.遵医嘱使用镇静催眠药和镇痛药等成瘾性药物，预防药物依赖。

39.拒绝毒品。

40.劳逸结合，每天保证7～8小时睡眠。

41.重视和维护心理健康，遇到心理问题时应当主动寻求帮助。

42.勤洗手、常洗澡、早晚刷牙、饭后漱口，不共用毛巾和洗漱用品。

43.根据天气变化和空气质量，适时开窗通风，保持室内空气流通。

44.不在公共场所吸烟、吐痰，咳嗽、打喷嚏时遮掩口鼻。

45.农村使用卫生厕所，管理好人畜粪便。

46.科学就医，及时就诊，遵医嘱治疗，理性对待诊疗结果。

47.合理用药，能口服不肌注，能肌注不输液，在医生指导下使用抗生素。

48.戴头盔、系安全带，不超速、不酒驾、不疲劳驾驶，减少道路交通伤害。

49.加强看护和教育，避免儿童接近危险水域，预防溺水。

50.冬季取暖注意通风，谨防煤气中毒。

51.主动接受婚前和孕前保健，孕期应当至少接受5次产前检查并住院分娩。

52.孩子出生后应当尽早开始母乳喂养，满6个月时合理添加辅食。

53.通过亲子交流、玩耍促进儿童早期发展，发现心理行为发育问题要尽早干预。

54.青少年处于身心发展的关键时期，要培养健康的行为生活方式，预防近视、超重与肥胖，避免网络成瘾和过早性行为。

基本技能

55.关注健康信息，能够获取、理解、甄别、应用健康信息。

56.能看懂食品、药品、保健品的标签和说明书。

57.会识别常见的危险标识，如高压、易燃、易爆、剧毒、放射性、生物安全等，远离危险物。

58.会测量脉搏和腋下体温。

59.会正确使用安全套，减少感染艾滋病、性病的危险，防止意外怀孕。

60.妥善存放和正确使用农药等有毒物品，谨防儿童接触。

61.寻求紧急医疗救助时拨打120，寻求健康咨询服务时拨打12320。

62.发生创伤出血量较多时，应当立即止血、包扎；对怀疑骨折的伤员不要轻易搬动。

63.遇到呼吸、心跳骤停的伤病员，会进行心肺复苏。

64.抢救触电者时，要首先切断电源，不要直接接触触电者。

65.发生火灾时，用湿毛巾捂住口鼻、低姿逃生；拨打火警电话119。

66.发生地震时，选择正确避震方式，震后立即开展自救。

附件2

SF-36量表

（一）SF-36量表的内容

1.总体来讲，您的健康状况是

①非常好　②很好　③好　④一般　⑤差

2.跟1年以前比您觉得自己的健康状况是

①比1年前好多了　②比1年前好一些　③跟1年前差不多　④比1年前差一些

⑤比1年前差多了

（权重或得分依次为1，2，3，4和5）

健康和日常活动

3.以下这些问题都和日常活动有关。请您想一想，您的健康状况是否限制了这些活动？如果有限制，程度如何？

（1）重体力活动。如跑步举重、参加剧烈运动等：

①限制很大　②有些限制　③毫无限制

（权重或得分依次为1，2，3；下同）注意：如果采用汉化版本，则得分为1，2，3，4，则得分转换时做相应的改变。

（2）适度的活动，如移动一张桌子、扫地、打太极拳、做简单体操等

①限制很大　②有些限制　③毫无限制

（3）手提日用品，如买菜、购物等

①限制很大　②有些限制　③毫无限制

（4）上几层楼梯

①限制很大　②有些限制　③毫无限制

（5）上一层楼梯

①限制很大　②有些限制　③毫无限制

（6）弯腰、屈膝、下蹲

①限制很大　②有些限制　③毫无限制

（7）步行1500米以上的路程

①限制很大　②有些限制　③毫无限制

（8）步行1000米的路程

①限制很大　②有些限制　③毫无限制

(9）步行100米的路程

①限制很大　②有些限制　③毫无限制

(10）自己洗澡、穿衣

①限制很大　②有些限制　③毫无限制

4.在过去4个星期里，您的工作和日常活动有无因为身体健康的原因而出现以下这些问题?

(1）减少了工作或其他活动时间

①是　②不是

(权重或得分依次为1，2；下同)

(2）本来想要做的事情只能完成一部分

①是　②不是

(3）想要干的工作或活动种类受到限制

①是　②不是

(4）完成工作或其他活动困难增多（比如需要额外的努力)

①是　②不是

5.在过去4个星期里，您的工作和日常活动有无因为情绪的原因（如压抑或忧虑）而出现以下这些问题?

(1）减少了工作或活动时间

①是　②不是

(权重或得分依次为1，2；下同)

(2）本来想要做的事情只能完成一部分

①是　②不是

(3）干事情不如平时仔细

①是　②不是

6.在过去4个星期里，您的健康或情绪不好在多大程度上影响了您与家人、朋友、邻居或集体的正常社会交往?

①完全没有影响　②有一点影响　③中等影响　④影响很大　⑤影响非常大

(权重或得分依次为5，4，3，2，1)

7.在过去4个星期里，您有身体疼痛吗?

①完全没有疼痛　②有一点疼痛　③中等疼痛　④严重疼痛　⑤很严重疼痛

(权重或得分依次为6，5.4，4.2，3.1，2.2，1)

8.在过去4个星期里，您的身体疼痛影响了您的工作和家务吗?

①完全没有影响　②有一点影响　③中等影响　④影响很大　⑤影响非常大

(如果7无8无，权重或得分依次为6，4.75，3.5，2.25，1.0；如果为7有8无，则为5，4，3，2，1)

您的感觉

9.以下这些问题是关于过去1个月里您自己的感觉，对每一条问题所说的事情，您的情况是什么样的？

(1) 您觉得生活充实

①所有的时间　②大部分时间　③比较多时间　④一部分时间　⑤小部分时间

⑥没有这种感觉

(权重或得分依次为6，5，4，3，2，1)

(2) 您是一个敏感的人

①所有的时间　②大部分时间　③比较多时间　④一部分时间　⑤小部分时间

⑥没有这种感觉

(权重或得分依次为1，2，3，4，5，6)

(3) 您的情绪非常不好，什么事都不能使您高兴起来

①所有的时间　②大部分时间　③比较多时间　④一部分时间　⑤小部分时间

⑥没有这种感觉

(权重或得分依次为1，2，3，4，5，6)

(4) 您的心情很平静

①所有的时间　②大部分时间　③比较多时间　④一部分时间　⑤小部分时间

⑥没有这种感觉

(权重或得分依次为6，5，4，3，2，1)

(5) 您做事精力充沛：

①所有的时间　②大部分时间　③比较多时间　④一部分时间　⑤小部分时间

⑥没有这种感觉

(权重或得分依次为6，5，4，3，2，1)

(6) 您的情绪低落

①所有的时间　②大部分时间　③比较多时间　④一部分时间　⑤小部分时间

⑥没有这种感觉

(权重或得分依次为1，2，3，4，5，6)

(7) 您觉得筋疲力尽

①所有的时间　②大部分时间　③比较多时间　④一部分时间　⑤小部分时间

⑥没有这种感觉

(权重或得分依次为1，2，3，4，5，6)

(8) 您是个快乐的人

①所有的时间　②大部分时间　③比较多时间　④一部分时间　⑤小部分时间

⑥没有这种感觉

(权重或得分依次为6，5，4，3，2，1)

(9) 您感觉厌烦

①所有的时间 ②大部分时间 ③比较多时间 ④一部分时间 ⑤小部分时间 ⑥没有这种感觉

（权重或得分依次为1，2，3，4，5，6）

10.不健康影响了您的社会活动（如走亲访友）

①所有的时间 ②大部分时间 ③比较多时间 ④一部分时间 ⑤小部分时间 ⑥没有这种感觉

（权重或得分依次为1，2，3，4，5）

总体健康情况

11.请看下列每一条问题，哪一种答案最符合您的情况？

（1）我好像比别人容易生病

①绝对正确 ②大部分正确 ③不能肯定 ④大部分错误 ⑤绝对错误

（权重或得分依次为1，2，3，4，5）

（2）我跟周围人一样健康

①绝对正确 ②大部分正确 ③不能肯定 ④大部分错误 ⑤绝对错误

（权重或得分依次为5，4，3，2，1）

（3）我认为我的健康状况在变坏

①绝对正确 ②大部分正确 ③不能肯定 ④大部分错误 ⑤绝对错误

（权重或得分依次为1，2，3，4，5）

（4）我的健康状况非常好

①绝对正确 ②大部分正确 ③不能肯定 ④大部分错误 ⑤绝对错误

（权重或得分依次为5，4，3，2，1）

（二）F-36计分说明

2.1基本步骤：第一步，量表条目编码；

第二步，量表条目计分；

第三步，量表健康状况各个方面计分及得分换算。得分换算的基本公式为：

$$换算得分=\frac{实际得分-该方面的可能的最低得分}{该方面的可能的最高得分与最低得分之差}\times 100\%$$

2.2关于缺失值的处理：有时应答者没有完全回答量表中所有的问题条目，我们把没有答案的问题条目视为缺失。我们建议在健康状况的各个方面所包含的多个问题条目中，如果应答者回答了至少一半的问题条目，就应该计算该方面的得分。缺失条目的得分用其所属方面的平均分代替。

2.3健康状况各方面得分及换算：

2.3.1 生理机能（PF：Physical Functioning）

问题条目：3

（1）重体力活动（如跑步、举重物、激烈运动等）

（2）适度活动（如移桌子、扫地、做操等）

（3）手提日杂用品（如买菜、购物等）

（4）上几层楼梯

（5）上一层楼梯

（6）弯腰、屈膝、下蹲

（7）步行1500米左右的路程

（8）步行800米左右的路程

（9）步行约100米的路程

（10）自己洗澡、穿衣

条目编码及计分

答案	条目编码	条目计分
有很多限制	1	1
有一点限制	2	2
根本没限制	3	3

方面计分及换算

将各个条目得分相加得实际得分，再按下式算得最终得分PF。PF得分越高，健康状况越好。

$$\boldsymbol{PF}=\frac{\text{实际得分}-10}{20}\times 100$$

2.3.2 生理职能（RP：Role-Physical）

问题条目：4

（1）减少了工作或其他活动的时间

（2）本来想要做的事情只能完成一部分

（3）想要做的工作或活动的种类受到限制

（4）完成工作或其他活动有困难 （比如，需要额外的努力）

条目编码及计分

答案	条目编码	条目计分
有	1	1
没有	2	2

方面计分及换算

将各个条目得分相加得实际得分，再按下式算得最终得分RP。RP得分越高，健康状况越好。

$$\boldsymbol{RP}=\frac{\text{实际得分}-4}{4}\times 100$$

2.3.3 躯体疼痛（BP：Bodily Pain）

问题条目：7，8

7. 在过去四个星期里，您有身体上的疼痛吗？

8. 在过去四个星期里，身体上的疼痛影响您的正常工作吗（包括上班工作和家务活动）？

条目7的编码及计分

答案	条目编码	条目计分
根本没有疼痛	1	6.0
有很轻微疼痛	2	5.4
有轻微疼痛	3	4.2
有中度疼痛	4	3.1
有严重疼痛	5	2.2
有很严重疼痛	6	1.0

条目8的编码及计分——如果对条目7和8均做了回答

答案	如果条目8的编码为	且	条目7的编码为	那么	条目8的计分为
根本没有影响	1		1		6
根本没有影响	1		2至6		5
有一点影响	2		1至6		4
有中度影响	3		1至6		3
有较大影响	4		1至6		2
有极大影响	5		1至6		1

条目8的编码及计分——如果对条目7没有做回答

答案	条目编码	条目计分
根本没有影响	1	6.0
有一点影响	2	4.75
有中度影响	3	3.5
有较大影响	4	2.25
有极大影响	5	1.0

方面计分及换算

将各个条目得分相加得实际得分，再按下式算得最终得分BP。BP得分越高，健康状况越好。

$$BP = \frac{\text{实际得分} - 2}{10} \times 100$$

2.3.4 一般健康状况（GH：General Health）

问题条目：1，10

1. 总体来讲，您的健康状况是

10.1 我好像比别人容易生病

10.2 我跟我认识的人一样健康

10.3 我认为我的健康状况在变坏

10.4 我的健康状况非常好

条目1&10.1–10.4的编码及计分

问题条目	答案	条目编码	条目计分
问题条目1	非常好	1	5.0
	很好	2	4.4
	好	3	3.4
	一般	4	2.0
	差	5	1.0
问题条目10.1，10.3	绝对正确	1	1
	大部分正确	2	2
	不能肯定	3	3
	大部分错误	4	4
	绝对错误	5	5
问题条目10.2，10.4	绝对正确	1	5
	大部分正确	2	4
	不能肯定	3	3
	大部分错误	4	2
	绝对错误	5	1

方面计分及换算

将各个条目得分相加得实际得分，再按下式算得最终得分GH。GH得分越高，健康状况越好。

$$GH = \frac{\text{实际得分} - 5}{20} \times 100$$

2.3.5 精力（VT：Vitality）

问题条目：9.1，9.5，9.7，9.9

9.1 您觉得生活充实吗？

9.5 您精力充沛吗？

9.7 您觉得筋疲力尽吗？

9.9 您感觉疲劳吗？

条目的编码及计分

问题条目	答案	条目编码	条目计分
问题条目9.1，9.5	所有的时间	1	6
	大部分时间	2	5
	比较多时间	3	4
	一部分时间	4	3
	小部分时间	5	2
	没有此感觉	6	1
问题条目9.7，9.9	所有的时间	1	1
	大部分时间	2	2
	比较多时间	3	3
	一部分时间	4	4
	小部分时间	5	5
	没有此感觉	6	6

方面计分及换算

将各个条目得分相加得实际得分，再按下式算得最终得分VI。VI得分越高，健康状况越好。

$$\boldsymbol{VI}=\frac{\text{实际得分}-4}{20}\times 100$$

2.3.6 社会功能（SF：Social Functioning）

问题条目：6，9.10

6. 在过去的四个星期里， 您的身体健康或情绪不好在多大程度上影响了您与家人、朋友、邻居或集体的正常社交活动？

9.10 您的健康限制了您的社交活动（如走亲访友）吗？

条目的编码及计分

问题条目6	答案	条目编码	条目计分
	根本没有影响	1	6
	很少有影响	2	5
	有中度影响	3	4
	有较大影响	4	3
	有极大影响	5	2

问题条目9.10	答案	条目编码	条目计分
	所有的时间	1	1
	大部分时间	2	2
	比较多时间	3	3
	一部分时间	4	4
	小部分时间	5	5
	没有此感觉	6	6

方面计分及换算

将各个条目得分相加得实际得分，再按下式算得最终得分SF。SF得分越高，健康状况越好。

$$SF = \frac{\text{实际得分} - 2}{8} \times 100$$

2.3.7 情感职能（RE：Role-Emotional）

问题条目：5

（1）减少了工作或其他活动的时间

（2）本来想要做的事情只能完成一部分

（3）做工作或其他活动不如平时仔细

条目的编码及计分

答案	条目编码	条目计分
有	1	1
没有	2	2

方面计分及换算

将各个条目得分相加得实际得分，再按下式算得最终得分RE。RE得分越高，健康状况越好。

$$RE = \frac{\text{实际得分} - 3}{3} \times 100$$

2.3.8 精神健康（MH：Mental Health）

问题条目：9.2，9.3，9.4，9.6，9.8

9.2 您是一个精神紧张的人吗？

9.3 您感到垂头丧气，什么事都不能使您振作起来吗？

9.4 您觉得平静吗？

9.6 您的情绪低落吗？

9.8 您是个快乐的人吗？

条目的编码及计分

问题条目9.2，9.3，9.6	答案	条目编码	条目计分
	所有的时间	1	1
	大部分时间	2	2
	比较多时间	3	3
	一部分时间	4	4
	小部分时间	5	5
	没有此感觉	6	6
问题条目9.4，9.8	答案	条目编码	条目计分
	所有的时间	1	6
	大部分时间	2	5
	比较多时间	3	4
	一部分时间	4	3
	小部分时间	5	2
	没有此感觉	6	1

方面计分及换算

将各个条目得分相加得实际得分，再按下式算得最终得分MH。MH得分越高，健康状况越好。

$$MH = \frac{\text{实际得分} - 5}{25} \times 100$$

2.3.9健康变化（HT：Reported Health Transition）

问题条目：2

2.跟一年前相比，您觉得您现在的健康状况是：

条目的编码及计分

答案	条目编码	条目计分
比一年前好多了	1	5
比一年前好一些	2	4
和一年前差不多	3	3
比一年前差一些	4	2
比一年前差多了	5	1

方面计分及换算

将各个条目得分相加得实际得分，再按下式算得最终得HT。HT得分越高，健康状况越好。

$$\boldsymbol{HT} = \frac{\text{实际得分} - 1}{4} \times 100$$

（陈吉）

参考文献

[1] 祝墡珠,于晓松,路孝琴.全科医学概论[M].北京:人民卫生出版社,2018.

[2] 傅华.预防医学[M].北京:人民卫生出版社,2008.

[3] 常春.健康相关行为[J].中国健康教育,2005(9):662-665.

[4] 杨廷忠.社会行为理论与方法[M].北京:人民卫生出版社,2000.

[5] 吕姿之.健康教育与健康促进[M].北京:北京大学医学出版社,2020.

[6] 陆江,林琳.社区健康教育[M].北京:北京大学医学出版社,2010.5.

第二章　糖尿病高危人群的健康管理

糖尿病高危人群的健康管理可以及时发现糖尿病高危人群并进行有效干预，是预防或延缓糖尿病发生的关键，对糖尿病高危人群开展筛查、评估、管理、干预，延缓该人群发展为糖尿病，甚至预防糖尿病慢性并发症的发生。

第一节　糖尿病高危人群的筛查

近30多年来，我国不仅糖尿病患病率持续上升，糖尿病前期人群亦快速增长。2008年全国流行病学调查显示，糖尿病前期糖耐量减退（IGT）患病率已达15.5%，同时，肥胖、血脂代谢紊乱等糖尿病高危因素发病率亦明显升高。糖尿病高危因素不仅推动糖尿病患病人数增加，同时导致心脑血管疾病、微循环障碍、肿瘤、痴呆、抑郁等疾病风险增高。高危人群干预是糖尿病一级预防的重要目标和分水岭，多项循证研究证实，积极、合理、有效地干预糖尿病高危因素，能显著降低高危人群进展为糖尿病的比例、预防糖尿病慢性并发症的发生。可见，及早合理地干预高危人群是糖尿病健康管理的重要内容。

一、糖尿病高危人群的定义

糖尿病高危人群是指糖尿病发病风险高的人群，包括血糖正常性高危人群和糖尿病前期人群。

（一）血糖正常性高危人群　包括成年血糖正常性高危人群、儿童和青少年血糖正常性高危人群。

1.*成年血糖正常性高危人群*　成年人具有下列任何1个及以上的糖尿病危险因素，可定义为成年血糖正常性高危人群（表1-2-1-1）。

2.*儿童和青少年血糖正常性高危人群*　儿童和青少年BMI≥相应年龄、性别的第85百分位数，且合并以下3项危险因素中至少1项（表1-2-1-2）。

（二）糖尿病前期人群

糖尿病前期指空腹血浆葡萄糖和（或）口服葡萄糖耐量试验（OGTT）2h血浆葡萄糖升高但未达到糖尿病的诊断标准，是在正常血糖与糖尿病之间的中间高血糖状态。糖尿病前期是2型糖尿病发展的必经阶段，包括空腹血糖受损（IFG）、糖耐量受损（IGT）以及两者的混合状态（IFG+IGT）。推荐采用世界卫生组织（WHO）1999糖尿病前期定义和诊断标准见表1-2-1-3。OGTT方法和注意事项见表1-2-1-4。

表1-2-1-1　成年血糖正常性高危人群危险因素

① 年龄≥40岁；
② 既往有糖尿病前期病史；
③ 体重指数≥24kg/m²和（或）中心性肥胖（男性腰围≥90cm，女性腰围≥85cm）；
④ 缺乏体力活动者；
⑤ 一级亲属中有糖尿病家族史；
⑥ 有巨大儿分娩史（出生体重≥4kg）或有妊娠期糖尿病病史的女性；
⑦ 有多囊卵巢综合征病史的女性；
⑧ 有黑棘皮病者；
⑨ 有高血压史，或正在接受降压治疗者；
⑩ 高密度脂蛋白胆固醇＜0.91mmol/L和（或）甘油三酯＞2.22mmol/L或正在接受降脂药物治疗者；
⑪ 有冠状动脉粥样硬化性心脏病疾病（ASCVD）史；
⑫ 有类固醇药物使用史；
⑬ 长期接受抗精神病药物或抗抑郁症药物治疗；
⑭ 中国糖尿病风险评分总分≥25分。

表1-2-1-2　儿童和青少年血糖正常性高危人群危险因素

① 母亲妊娠时有糖尿病（包括妊娠期糖尿病）。
② 一级亲属或二级亲属有糖尿病史。
③ 存在与胰岛素抵抗相关的临床状态（如黑棘皮病、多囊卵巢综合征、高血压、血脂异常）。

表1-2-1-3　WHO 1999糖代谢状态分类（静脉血浆葡萄糖，mmol/L）

分类		空腹血糖	糖负荷2h血糖
正常血糖		＜6.1	＜7.8
糖尿病前期	IFG	≥6.1，但＜7.0	＜7.8
	IGT	＜7.0	≥7.8，但＜11.1
糖尿病		≥7.0	≥11.1

表1-2-1-4　OGTT方法和注意事项

① 7:00～9:00，即受试者空腹8～10h，口服溶于300ml水内的无水葡萄糖粉75g，如用1分子水葡萄糖则为82.5g，糖水在5min内服完；
② 从服糖水第1口开始计时，于服糖前和服糖后2h分别在前臂采血测血糖；
③ 试验中不喝茶及咖啡，不吸烟，不剧烈运动，也无须绝对卧床；
④ 血标本应尽早送检；
⑤ 试验前3d内，每日碳水化合物摄入量≥150g；
⑥ 试验前停用可能影响OGTT的药物，如避孕药、利尿剂或苯妥英钠等3～7d。

二、糖尿病高危人群的筛查方式

多数糖尿病高危人群，尤其是糖尿病前期无明显高血糖的临床表现，然而，糖尿病高危人群往往合并多种代谢紊乱，因此，机体微环境变化和靶细胞损伤在糖尿病诊断之前就可能已经持续较长时间甚至数年，从而增加大血管和微血管病变、肿瘤等疾病发生的风险。定期筛查血糖、血脂紊乱等代谢异常，可以早期发现糖尿病高危人群、评估他们的代谢紊乱情况、预测糖尿病及其并发症和心脑血管疾病发生风险，根据评估结果制定个体化、合理的干预方案，延缓甚至逆转高危人群糖尿病发生，从而提高糖尿病及其并发症的防治效率。

（一）筛查机构

有机会发现糖尿病高危人群的医疗机构和医务人员应承担起糖尿病高危人群的筛查工作，主要包括以下机构：基层医疗机构、体检机构、糖尿病高危人群就诊的相关科室，如内分泌科、心内科、老年科、全科、精神科、妇产科等。

1.*基层医疗机构*　《国家基本公共卫生服务规范（第三版）》指出乡镇卫生院、村卫生室、社区卫生服务中心（站），要通过本地区社区卫生诊断和门诊服务等途径筛查和发现糖尿病高危人群患者，掌握辖区内居民糖尿病高危人群的患病情况。通过加强社区人群宣教，提高大众对糖尿病高危因素的认知度，主动关注并实施糖尿病高危因素筛查，从而有助于早期发现糖尿病高危人群。近年上海开展的以家庭为单位的“双签约”服务模式，为基层开展糖尿病患者一级亲属高危因素筛查带来了独特优势。

2.*体检机构*　将糖尿病风险评估纳入常规体检项目，健康体检中发现的明显肥胖、血糖、血脂、血压异常者建议进一步复查血糖以及到内分泌代谢专科进一步检查以明确诊断。

3.*糖尿病高危人群就诊的相关科室*　内分泌科、心内科、老年科、全科、精神科、妇产科等，应针对糖尿病高危因素的个体开展糖尿病高危人群筛查。

（二）管理方面

由基层医疗机构的医务人员以家庭和社区为中心开展糖尿病高危人群管理工作，并督导高危个体及其家属进行自我管理；内分泌专科医生负责对全科和基层医生进行糖尿病高危人群筛查管理工作的指导。

1.*筛查对象和频率*　无糖尿病病史，对于具有1项糖尿病危险因素（见表1-2-1-1、表1-2-1-2）者建议至少每年进行1次空腹血糖或任意点血糖检查。

2.*录入信息及筛查指标*　包括以下9个方面。

（1）患者信息：姓名、性别、年龄、身份证等。

（2）身高、体重、腰围、空腹血糖、血压、静息心率等。

（3）既往史：吸烟史、饮酒史、药物过敏史、手术外伤史等。

（4）家族史：有无糖尿病家族史及发病年龄等。

（5）慢性疾病史：有无糖尿病、高血压、高尿酸血症、冠心病、脑卒中和慢性肾病等，确诊年限。

（6）目前服药情况：何种药物、用药时间、用药效果等。

（7）生活方式：是否重体力劳动、是否长期静坐等。

（8）睡眠情况：睡眠小时数/天，是否有鼾症。

（9）心理状态评估等。

3.筛查方法　包括静脉血浆血糖检测（空腹血糖、任意点血糖）、OGTT（表1-2-1-4）、中国糖尿病风险评分（CDRS）（表1-2-1-5）、糖化血红蛋白（HbA_{1c}）等。

（1）静脉血浆血糖检测：对于具有至少1项危险因素的高危人群应进一步行空腹血糖或任意点血糖检测，静脉血浆血糖检测筛查简单易行，宜作为常规筛查方法，但有漏诊的可能性。

（2）OGTT：建议针对以下人群进行筛查。

1）空腹血糖≥5.6mmol/L或任意点血糖≥7.8mmol/L的人群。

2）空腹血糖＜5.6mmol/L或任意点血糖＜7.8mmol/L的人群，但有反应性低血糖，为明确机体糖代谢状态，也建议行OGTT，同时检测胰岛分泌功能。

（3）中国糖尿病风险评分总分≥25分者进行OGTT。

（4）HbA_{1c}：2015美国临床内分泌医师协会（AACE）/美国内分泌学会（ACE）糖尿病综合管理指南，将HbA_{1c} 5.5%～6.4%作为糖尿病前期的诊断标准之一。鉴于我国HbA_{1c}检测的标准化程度不高，暂不推荐HbA_{1c}用于糖尿病高危人群的筛查。

4.随访与评估　包括血糖正常性高危人群、糖尿病前期人群、糖尿病人群。

（1）血糖正常性高危人群：空腹血糖＜5.6mmol/L及任意点血糖＜7.8mmol/L，建议每3年筛查一次。

（2）糖尿病前期人群：包括IFG、IGT或两者的混合状态（IFG+IGT），建议每年筛查1次。

（3）糖尿病人群：具有典型糖尿病症状（烦渴多饮、多尿、多食、不明原因的体重下降）且随机静脉血浆葡萄糖≥11.1mmol/L或空腹血浆血糖≥7.0mmol/L或OGTT 2h血浆

表1-2-1-5　中国糖尿病风险评分（CDRS）

指标	分值
年龄（岁）	
20～24	0
25～34	4
35～39	8
40～44	11
45～49	12
50～54	13
55～59	15
60～64	16
65～74	18
体重指数（kg/m^2）	
＜22	0
22～23.9	1
24～29.9	3
≥30	5
腰围（cm）	
男性＜75，女性＜70	0
男性75～79.9，女性70～74.9	3
男性80～84.9，女性75～79.9	5
男性85～89.9，女性80～84.9	7
男性90～94.9，女性85～89.9	8
男性≥95，女性≥90	10
收缩压（mmHg）	
＜110	0
110～119	1
120～129	3
130～139	6
140～149	7
150～159	8
≥160	10
糖尿病家族史（父母、同胞、子女）	
无	0
有	6
性别	
女性	0
男性	2

注：1mmHg=0.133kpa；总分≥25分，应进行OGTT检查

葡萄糖≥11.1mmol/L，纳入社区糖尿病慢性病常规管理。

三、以家庭为单位的管理模式与糖尿病高危人群的筛查

（一）以家庭为单位的管理模式

以家庭为单位的健康管理服务，不同于以个体为单位的服务，更强调对于家庭整体，而不仅仅是个人进行健康管理。“从注重个体服务向注重家庭和社区群体服务转变”是国家卫生事业发展“十二五”规划的基本原则之一，以家庭为单位的健康照顾是全科医疗的基本原则之一，也是全科医学专业特征所在。

通过在基层卫生服务中心的门诊诊疗或社区卫生服务中，选择以家庭为单位健康管理的服务对象，与此家庭进行以家庭为单位的家庭医生和专科医生双签约服务，签约后对签约家庭及家庭中每位成员进行健康需求和家庭资源的评估，根据评估结果，制定近期和远期管理方案和目标，实施健康管理措施。管理一个周期后再次评估患者和家庭，明确当前健康需求，进行持续性健康管理。管理的要点：目标管理、需求管理、责任管理。

（二）以家庭为单位健康管理具体内容

结合案例，探讨以家庭为单位健康管理的具体实施。

【案例】孙先生，65岁，因口干、多饮、多尿7月，加重伴体重减轻3月，于2016年7月3日到家庭医生处就诊。最近7个月出现口干，多饮，每日饮水量约2500～3000ml，多尿，每日小便6～7次，每次尿量如常，偶有头晕；最近3个月出现体重减轻8kg，查随机血糖13.2mmol/L，诊断为“2型糖尿病”；既往有高血压病史20年，口服苯磺酸氨氯地平5mg，qd，最高血压180/100mmHg，血压控制差。脑梗死病史2年，未遗留明显后遗症。否认冠心病病史。有吸烟史30年，已戒烟7年。饮酒史30年，已戒酒5年。否认药物、食物过敏史，10年前退休，患者目前看病无医保报销。患者平时情绪容易激动，脾气比较急，总是怀疑自己患有肿瘤，经常询问自己还能活多长时间，在家里是一家之主，经常我行我素。

家庭情况：配偶，64岁，腰椎间盘突出病史5年，间断性出现双下肢疼痛，育2子，2女，其中大女儿患有2型糖尿病。患者与大儿子共同居住，家住四楼，无电梯，共同居住的还有一个3岁的小孙子。其父亲患有2型糖尿病，已故。2个儿子及1女体健。家庭周围有公园和大型商场。

患者经常责备和辱骂自己的妻子，总是认为其照顾不周，不喜欢自己的儿媳，认为对自己的疾病不足够重视。总是盼望着儿子下班早点回家，对自己进行照顾。

查体：身高170cm，体重82kg，脉搏80次/min，余无异常。

这例患者来全科门诊就诊，全科医生应如何对此家庭进行评估和管理？

1.评估个人健康问题　通过问题目录可以得知患者目前的健康状况问题，在诊室中是不能全部解决和治疗的，如危险因素的干预和心理学的情况是需要关注家庭，才能有效地解决问题，见表1-2-1-6。

表1-2-1-6　个人健康问题列表

问题目录	健康问题
解剖学	无
病理生理学	无
未确诊的症状	头晕
经济学	无医保报销；经济条件差
社会学	未涉及
心理学	脾气急；情绪易激动；担忧；孤独
身体残疾	无
明确的诊断	2型糖尿病、高血压3级 高危组
异常的检查结果	血压控制差
危险因素	肥胖；嗜盐；糖尿病、脑血管病家族史

2.*评估家庭*　对家庭进行评估，包括家庭类型、家庭内在结构、家庭生活周期和家庭健康问题几个方面。

（1）家庭类型：家庭类型是家庭的外在结构，指根据家庭关系或家庭结构的不同进行的分类。按家庭的结构和规模划分，核心家庭、扩展家庭（主干家庭和联合家庭）、其他类型家庭（单身家庭、单亲家庭、丁克家庭、同居家庭、独居家庭、群体家庭等等）。

【分析】本病例中孙先生与老伴、大儿子、大儿媳及孙子住在一起，是一对已婚子女和父母组成的家庭，因此为主干家庭。

（2）家庭内在结构：家庭的内在结构是指家庭内部的运作机制，是对内部关系的描述，家庭成员的互动又称为家庭的内在结构，表现为家庭关系。家庭成员的不同组合，构成了不同类型的家庭结构。

1）家庭权利结构

家庭的权力结构的中心即权力中心，即一般意义上的一家之主。家庭权利结构是全科医生进行家庭评估和干预的重要参考资料，反映出谁是家庭的决策者，以及作出决定是家庭成员之间的相互作用方式。随着社会的变迁，家庭权利结构受到了诸多因素的影响，传统的专制家庭权利形式逐步向自由、民主的家庭权利形式转变。目前家庭权利结构分为以下四种类型：

①传统权威型，权力来源于传统，如父系社会的家庭把父亲视为权威人物。

②工具权威型，负责供养家庭、掌握经济大权的人，家庭权力随家庭情况的变化而发生转移，如丈夫失业由妻子赚钱养家，权力自然由丈夫转移到妻子。

③分享权威型，家庭成员权力均等，彼此商量决定家庭事务，这类家庭又称民主家庭。

④感情权威型，由家庭感情生活中起决定作用的人担当决策者，其他的家庭成员因对他（她）的感情而承认其权威。如中国的“妻管严”即为此现象之一。

【分析】本病例中为传统权威型家庭，以父亲（孙先生）作为权威人物。

2）家庭角色

家庭角色是家庭成员在家庭中的特定身份，代表着他（她）在家庭中的职能，反映他

（她）在家庭中的相对位置及与其他成员之间的相互关系。在家庭中，每个成员都扮演着各自的家庭角色，每个人可能同时有几种不同的角色，且家庭角色会随着时间的推移而不断变化。由于角色的转换，产生了角色学习、角色期待、角色认知、角色冲突的内涵与机制。对角色的认识可以帮助我们科学的评价家庭角色的扮演是否成功，了解家庭成员如何调试不成功的角色，如何适应角色的变换。

【分析】本病例中孙先生，是丈夫、父亲、爷爷，在角色转换之间常常发生心理不适，应该认识到家庭角色良好是健康保证，重视家庭角色，帮助家庭成员认识角色的转换，调适不良的角色，早期预防心理伤害和家庭功能不良。

3）家庭沟通类型

沟通是家庭成员间相互交换信息、沟通感情、调控行为和维持家庭稳定的有效手段，也是评价家庭功能状态的重要指标。家庭沟通是通过发送者（S）、信息（M）和接受者（R）完成，即S-M-R传递轴。任何一个环节出问题，都会影响沟通的效果。家庭沟通常见类型包括讨好型沟通方式、指责型沟通方式、超理智型沟通方式、打岔型沟通方式和一致型沟通方式等。

①讨好型沟通方式：这一类型的沟通者常常自我贬抑、自我乞怜和让步，总是感到抱歉且不断试图取悦他人，尤其是生命中重要的他人。讨好型沟通方式，让人从心理上产生怜悯。

②指责型沟通方式：这一类型的沟通者常常忽略他人，支配、批评和攻击他人，经常挑剔别人的错误。

③超理智型沟通方式：沟通者常常采取如同电脑般的冷静与冷酷立场，并不在乎自己与对方的感受，随时保持理性，以避免自己情绪化。超理智的人很像一台电脑在运作，只处理信息不处理感受，因此也会被称为电脑型。

④打岔型沟通方式：沟通者常常做一些事情使自己和他人分心，表现出一副看起来和任何事都无关的样子，从而忽略自己、他人和情境。打岔有两种形式：积极打岔，即他在你面前，参与沟通，但是没有重点，总岔开话题；消极打岔，即他选择逃避，直接离开或者在你面前沉默不语。

⑤一致型沟通方式：沟通者通常能够真诚真实地表达自己，同时，也能关注对方，在适当的情境中，传达直接的讯息，并且为此负责，能顾及自己、他人和情境，也就是我们所说的话和我们身体的感受是一致的，我们能准确表达出自己。这种沟通方式看上去很简单，但我们却很难做到。

【分析】本病例中孙先生患者经常责备和辱骂自己的妻子，为指责型沟通方式。

4）家庭价值观

家庭价值观是家庭判断是非的标准，对某件事情的价值所持的态度，受着家庭习俗的影响并且根深蒂固。作为全科医生，必须了解家庭的价值观，特别是家庭的疾病观、健康观，才能确认健康问题在家庭中的地位，进而与家庭成员一起制定控制健康问题的具体方案。

（3）家庭生活周期

1）家庭生活周期定义：家庭生活周期是指家庭遵循社会与自然的规律所经历的产生、发展与消亡的过程。是从结婚、生产、养育儿女到老年的各个阶段连续的过程。

2）家庭生活周期的杜瓦尔（Duvall）理论：在家庭的发展过程中，杜瓦尔（Duvall）根据家庭在各个发展时期的结构和功能将家庭生活周期主要分为8个阶段。家庭在每个阶段都有其特有的角色、责任及需求。（见表1-2-1-7）

表1-2-1-7　家庭生活周期的定义及主要健康问题

阶段	定义	家庭周期主要健康问题
新婚期	从结婚到第一个孩子出生前	双方适应及沟通（亲密和独立、自由和责任感的平衡），性生活协调及计划生育
第一个孩子出生期	第一个孩子介于0～30个月	父母角色的适应，经济及照顾幼儿的压力，母亲的产后恢复
学龄前儿童期	第一个孩子介于30个月～6岁之间	儿童的身心发育，孩子与父母部分分离（如上幼儿园）
学龄儿童期	第一个孩子介于6～13岁之间	儿童的身心发育，上学问题
青少年期	第一个孩子介于13～20岁之间	青少年的教育与沟通，青少年的性教育及与异性的交往、恋爱
孩子离家期	第一个孩子离家至最小孩子离家之间	父母与子女关系改为成人间的关系，父母逐渐有孤独感
空巢期	从所有孩子离家至退休	恢复仅夫妻两人的生活，重新适应婚姻关系，计划退休后的生活，适应与新家成员的关系
退休期	从退休至死亡	经济及生活依赖性高，面临老年病、衰老、丧偶、死亡

【分析】本病例中孙先生处于退休期，经济及生活依赖性高，面临老年病、衰老、丧偶、死亡等问题，所以对儿子依赖性高。

（4）家庭健康问题

1）家系图可用来描述家庭结构、医疗史、家庭成员的疾病有无遗传、家庭关系及家庭重要事件等。全科医生通过绘制分析家系图谱可以很快地掌握大量的家庭基本资料，家系图可作为家庭健康档案的基本资料留存于病例中。

家系图谱绘制遵循以下原则：①一般包含三代及以上；可以从最年轻一代往上追溯，也可以从患者这一代开始上下展开；②不同性别、角色和关系用不同符号表示；③同代人中年龄大的位于左侧，并在每个符号旁边注明年龄、出生日期或死亡日期、遗传病及慢性疾病等资料。④还以根据需要注明家庭成员的基本情况和家庭中的重要事件；⑤居住在一起的家庭成员需标出；⑥家系图中符号要简明扼要；⑦一般在10～15分钟完成，其内容不断累积和完善。

2）家庭圈：家庭圈是由某一家庭成员描述家庭内情感关系的方法，是一种主观评价的方法。家庭圈的做法是：先让患者画一个大圈，再大圈内画上若干小圈，分别代表患者自己和他认为重要的家庭成员。小圈本身的大小代表权威或重要性的大小，圈与圈之间的距离代表关系亲密程度。

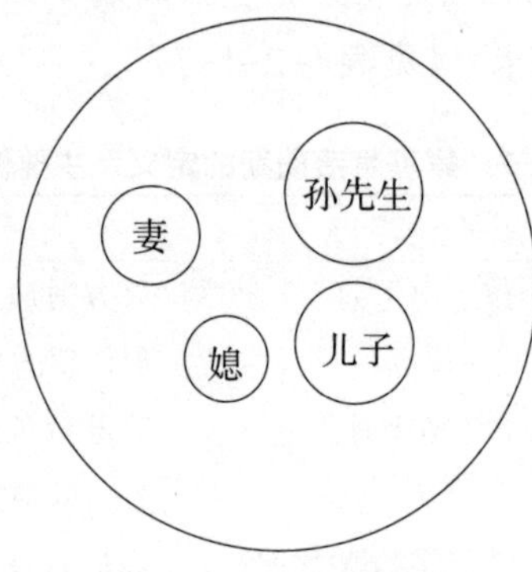

图1-2-1-1 家庭圈

3）家庭功能评估

家庭功能是否良好是家庭评估中很重要的一项内容。《APGAR家庭功能评估表》是1978年Smilkstein设计了用于评价家庭功能的量表－APGAR家庭功能问卷，从五个方面评价家庭功能的表格。

①适应度（adaptation）：指家庭在发生问题或面临困难时，家庭成员对于内在或外在资源的运用情形。

②合作度（partnership）：指家庭成员分担责任和共同作出决定的程度。

③成长度（growth）：指家庭成员互相支持而趋向于身心成熟与自我实现的情形。

④情感度（affection）：指家庭成员彼此之间的相互关爱的情形。

⑤亲密度（resolve）指家庭成员间彼此间享受共同时间空间和经济资源的程度。见表1-2-1-8。

表1-2-1-8 APGAR量表

内容	经常2分	有时1分	很少0分
1.当我遇到困难时，可以从家人得到满意的帮助			
2.我很满意家人与我讨论各种事情，以及分析问题的方式			
3.当我希望从事新的活动或发展史，家人都能接受且给予支持			
4.我很满意家人对我表达感情的方式，以及对我的情绪反应			
5.我很满意家人与我共度时光的方式			

注意：得分7～10分表示家庭功能良好，4～6分表明中度障碍，0～3分表明重度障碍；使用此量表时应注意两个问题，首先需要将该量表通俗易懂化，其次正确对评测结果，注意时效性和主观性的特点。

【分析】本病例中孙先生的APGAR量表评分为5分，为重度家庭功能障碍。

本病例中患者的家庭生活周期处于退休阶段。患者的家庭结构是主干家庭，家庭决策者是患者本人。

3.环境的评估　患者目前居住我社区范围内，楼房，有电梯，有独立的厕所（座式马桶）和厨房（天然气），方便出入，室内有台灯。患者家庭周围有一个公园和商场。

4.家庭资源　患者的亲朋好友都在外地，居住距离比较远，很少来探望。但是患者生重病，患者的亲戚都来探望了，并给予了部分经济的帮助。因患者目前退休无医疗保险，主要的看病的经济来源为患者的儿子和儿媳提供。

5.对家庭的管理

（1）改善家庭功能：该患者的家庭生活周期处于退休阶段。患者的家庭结构是主干家庭，家庭决策者是患者本人。患者出现健康问题，且家庭沟通方式、家庭角色转换及家庭成员关系不协调等问题。因此需要鼓励家庭成员与患者进行沟通，共同面对困难，寻找解决方法，利用家庭内部资源，增加对患者的关注度，协调家庭成员之间的关系。鼓励患者多参加社交活动，消除孤独感。必要时心理医生进行干预。

（2）针对家庭健康问题，进行以家庭为单位的健康宣教。

1）参与：家庭成员的鼓励、关心患者，监督疾病的治疗等。让其子女共同承担看病经济费用问题，解决患者的看病时的顾虑和担忧。利用家庭内部资源及患者的社会资源。

2）关注：患者病重，建议亲人陪伴，减轻患者的孤独感。

3）协商：患者成员承担疾病治疗的过程，共同协商选择治疗方案，利用家庭内外部资源，解决患者的问题。

4）与签约的上级医院专家合作：患者就诊全科医生门诊，结合既往病史，发现患者餐后血糖17.0mmol/L，甲状腺功能异常，考虑患者存在目前2型糖尿病、甲状腺功能亢进、肥胖等问题，血糖较高，可能合并并发症，建议患者转诊至上级医院进一步治疗。通过家庭医生签约服务，为患者开通绿色通道，使得患者尽快得到治疗。

（3）制定以家庭为单位的治疗方案：以家庭为单位健康管理是基于家庭背景，考虑生理、心理及社会和文化等因素，家庭医生为每个患者提供全面、持续及全人照顾，不受年龄、性别或者疾病科别的影响，调动家庭的资源，发挥家庭成员的积极性。以家庭为单位健康管理提升治疗和康复效果，节省家庭开支，家庭的健康促进，营造家庭健康的氛围。以家庭为单位开展健康管理在提高社区全科医生能力和患者满意度方面具有一定的优势。

同时，家庭医生也面临着巨大的挑战，医生要与患者及家庭建立良好的信任关系，除了医生的人格魅力和职业技能外，还需要医生必须有对这种关系的敏感性，掌握良好的交流技巧。家庭医生首次接触患者及其家庭时，需要以家庭为导向收集家庭资料，在不断接触构成中做到良好的沟通、建立彼此信任的关系。当家庭中有急性健康问题发生时，或出现临终危机时，家庭医生通过家庭访视、解决问题，可以赢得家庭的信任。此外，在门诊接诊家庭成员过程中，也可以建立信任关系。家访也是获得家庭信任的有效途径，对以家庭为单位的健康管理有重要的作用。

患者于上级医院诊疗后回社区，家庭医生对其进行连续性的慢性病管理。家庭医生对其开展以家庭为单位的健康管理。

1）建议患者规律服药控制血糖，家庭成员监督执行。

2）安排家访，进行家庭成员之间的沟通，协调家庭内部资源的利用及增加家人对患者的关注度。协调家庭成员关系（家庭内部资源的利用）。

3）进行饮食和运动的指导如适当的运动、糖尿病饮食及低盐饮食的指导。

4）介绍患者参加社区的为老年人举办的活动，消除患者退休后的孤独感，给患者提供心理咨询适应退休后的角色的转变（利用社区资源，角色转变）。

5）慢性病的管理：建立个人及家庭档案。提供高血压、糖尿病的慢性病档案进行管理和指导。

6）给予患者心理指导，给予专业知识的讲解，使其了解预后消除焦虑。

7）因患者无医保，看病不能报销。建议患者可以申请低保。让其子女共同承担看病经济费用问题，解决患者的看病时的顾虑和担忧。利用家庭内部资源及患者的社会资源。

8）患者及老伴目前与儿子一起居住，不涉及赡养的问题，患者病重，可建议亲人陪伴。

（三）以家庭为单位的健康管理中糖尿病高危人群的筛查

以家庭为单位进行健康管理，通过家庭评估、筛查等方式发现家庭中存在的问题及高危因素。

1.筛查对象和频率　该家庭患者有糖尿病病史，其2子1女无糖尿病病史，3人均具有大于等于1项及以上的糖尿病危险因素，因此建议至少每年进行1次空腹血糖或任意点血糖检查。

2.录入信息及筛查　指标如下表1-2-1-9。

表1-2-1-9　家庭成员的信息及筛查指标

指标	大儿子	小儿子	小女儿
年龄（岁）	43	40	41
身高/体重（cm/kg）	170/78	172/80	160/68
体质量指数（kg/m^2）	26.99	27.04	26.56
空腹血糖（mmol/L）	5.8	4.8	6.4
血压（mmHg）	120/87	150/79	138/90
既往史	吸烟10年	饮酒5年	无
糖尿病家族史	有	有	有
慢性疾病史	无	有	无
用药情况	无	氨氯地平5mg qd	无
生活方式	长期静坐	长期静坐	长期静坐
睡眠情况	6小时/天，无鼾症	6小时/天，有鼾症	4小时/天，无鼾症
心理状态评估	良好	良好	轻度焦虑症

3.筛查方法

（1）静脉血浆血糖检测：3人均具有至少1项危险因素的高危人群应进一步行末梢空腹血糖或任意点血糖检测。

（2）OGTT：建议针对以下人群进行筛查。

1）大儿子和小女儿空腹血糖≥5.6mmol/L，建议行OGTT检查。

2）小儿子（年龄、性别、家族史、血压、BMI等）中国糖尿病风险评分总分33分，≥25分，应进行OGTT检查。

4.随访与评估　包括血糖正常性高危人群、糖尿病前期人群、糖尿病人群。

（1）小儿子空腹血糖＜5.6mmol/L，为血糖正常性高危人群，建议每3年筛查一次。

（2）大儿子及小女儿，IFG，属于糖尿病前期人群，建议每年筛查1次。

（3）患者本人为糖尿病患者人群：具有典型糖尿病症状（烦渴多饮、多尿、多食、不明原因的体重下降）且随机静脉血浆葡萄糖≥11.1mmol/L或空腹血浆血糖≥7.0mmol/L或OGTT 2h血浆葡萄糖≥11.1mmol/L，纳入社区糖尿病慢性病常规管理。

（四）基于家庭医生双签约服务基础上的糖尿病高危人群的筛查

2015年上海市开展家庭医生“1+1+1”组合签约工作，提供分级诊疗服务，在提高家庭医生有效利用率控制费用、管理健康、提高满意度等方面具有重要的作用。实施过程中发现有些试点社区与二、三级医院的信息渠道还不够畅通，签约患者在二、三级医院的诊疗信息不能及时反馈到家庭医生手里，缺乏诊疗的连续性。2017年上海市普陀区率先在长风社区卫生服务中心开展以家庭为单位的“1+1+1”家庭医生双签约，后陆续在普陀区推广。2019年5月19日，普陀区卫健委举行“家庭医生双签约启动仪式”。截至2019年底，区内11家社区303名家庭医生与二、三级医院408名专科医师进行意向结对。

以家庭为单位的家庭医生－专科医生双签约是指居民整个家庭与家庭医生签约，家庭医生在二、三级医院专科医生的支撑下，完成健康管理服务。一方面，新的医疗改革带来了延伸处方服务，为居民提供方便的同时也暴露一些问题，例如，延伸处方服务的开展，为患者解决了配药不方便的问题，但同时也为家庭医生带来了挑战，药物的剂量增减、停药时间及出现病情变化时的转诊等问题，对于新兴药物及诊疗技术，家庭医生缺乏相关知识。但通过双签约服务，家庭医生可以与专家交流、沟通，确定诊疗方案，更好的帮助居民，避免居民在社区与二、三级医院之间往返奔走，节约就诊时间，减少医疗成本。另一方面，对于全科医生不擅长的方面，例如：营养、康复、计划生育等，可以通过双签约平台，向专家学习，填补短板，提高家庭医生综合服务能力，更好地获得居民认可，提升居民满意度。通过二、三级医院专家提供有力的保障，规范了家庭医生团队的医疗服务工作。

【分析】孙先生为2型糖尿病患者，家庭医生随访过程中，发现患者大儿子及小女儿，为糖尿病前期人群，因此与患者家庭签约，以家庭为单位进行管理。

首先，家庭医生发现这个家庭中存在饮食结构的不合理，家庭成员是糖尿病的高危人群，随即为其联系营养师，通过调整饮食结构，制定合理的运动计划，同时通过劝导戒烟、限酒、心理疏导等，孙先生和小儿子的血糖控制好了，大儿子和女儿的血糖也降低了，避免成为糖尿病患者，女儿的焦虑缓解，夜间睡眠也好了，孙先生对妻子的态度也好了，生活更加和睦了。

通过一个家庭成员为切入点，更好地了解一个家庭的高危因素及存在的问题，从而对健康者予以管理、高危人群予以干预、疾病患者予以治疗，遇到危急重症或者不同学科领域问题，借助二、三级医院专科资源，更有利于做好健康管理工作。

（陈吉）

参考文献

[1] 中华医学会糖尿病学分会.中国2型糖尿病防治指南（2020年版）[J].中华糖尿病杂志,2021,13(4):315-409.

[2] YangW, Lu J,Weng J,et al. Prevalence of diabetes among men and women in China[J]. N Engl Med, 2010, 362(12): 1090-1101.

[3] XuWeibo, Qian, WuJun. The effect of prediabetes onhepatocellular carcinoma risk: a systematic review and meta-ananlysis[J]. Minerva Med, 2017, 108(2): 185-190.

[4] Roberts S, Craig D, Adler A, et al. Economic evaluation of type 2 diabetes prevention programmes: markov model of low-andhigh -intensity lifestyle programmes and metformin in participants with different categories of intermediatehyperglycaemia[J]. BMC Med, 2018, 16(1): 16.

[5] 中华医学会内分泌分会, 中华医学会糖尿病学分会, 中国医师协会内分泌代谢科医师分会, 等.中国成人糖尿病前期干预的专家共识[J]. 中华内分泌代谢杂志, 2020, 36(5): 371-380.

[6] 史玲,邝海东,宋建玲,等.以家庭为单位的“1+1+1”家庭医生双签约服务探索[J].上海预防医学,2018,30(4):286-289,294.

[7] 梁万年,路孝琴.全科医学[M].北京:人民卫生出版社,2013: 133.

[8] 赵付英, 姜岳, 刘玉江.社区以家庭为单位健康管理模式个案体会[J]. 继续医学教育, 2018(9):161-164.

[9] 康建忠, 蔡利强."1+1+1"医疗机构组合签约服务对签约居民健康管理的效果评价[J]. 中国全科医学,2019(S1):21-22.

[10] 黄翠玲, 寿涓, 李娅玲, 等.上海市"1+1+1"医疗机构组合签约策略实施现状的质性研究[J]. 中国全科医学,2019, 22(19):2308-2313.

第二节　糖尿病高危人群健康管理流程

糖尿病高危人群健康管理流程是应用糖尿病风险评估工具开展糖尿病高危人群筛查，全面规范的糖尿病风险评估有利于早期发现糖尿病高危人群，通过健康教育、生活方式干预、其他心脑血管疾病风险干预、血糖监测等健康管理，阻止糖尿病前期进展，逆转或改变糖尿病高危人群预后。

一、糖尿病高危风险评估

鉴于糖尿病前期的危险因素众多，早期识别显得尤为重要。近年来国内外采用糖尿病风险评估工具进行筛查，早期发现糖尿病高危人群，通过健康教育和生活方式的干预，以降低糖尿病高危人群的危险因素，延缓或阻止糖尿病的发生。

（一）国外糖尿病高危风险评估工具

常见的国外糖尿病前期风险评估包括芬兰糖尿病风险评估、加拿大糖尿病风险评估、丹麦糖尿病风险评估及美国糖尿病风险评估。

1. 芬兰糖尿病风险评估模型（Finnish Diabetes Risk Score，FINDRISC）　是目前国外应用最广泛的糖尿病风险评估系统，评分内容包括年龄、腰围、体重指数（BMI）、体力活动、膳食纤维、是否使用降压药物、既往糖尿病家族史等调查内容，以糖尿病累计风险评分≥9分为糖尿病高危人群切入点，提示被评估者需进行口服糖耐量试验(OGTT)检查，该评估系统资料采集方便，涵盖了肥胖、生活方式、饮食习惯、高血压、糖尿病家族史等各方面糖尿病的高危因素，筛查敏感性高。

2. 加拿大糖尿病风险评估问卷（CANRISK）　是加拿大公共卫生机构基于FINDRISC开发的，适用于加拿大多民族人口的糖代谢异常的风险评估系统，收集患者年龄、文化程度、BMI、体力活动、蔬菜或水果的摄入等信息，评分＜21分为低风险，21分～32分之间者为中等风险，＞33分及以上为高风险，中高风险患者建议咨询医务人员，讨论监测患者血糖水平，CANRISK丰富了FINDRISC的内容、评分标准更细化，灵敏度为61%，特异度为66%。

3. 丹麦糖尿病风险评分法　评分项目包括年龄、性别、体重指数、高血压、体育活动、糖尿病家族史，分值范围0～60分，评分≥30分者需进一步筛查OGTT或静脉血浆葡萄糖以确诊，敏感性为76%，特异性为72%。

4. 美国疾病预防控制中心（CDC）和美国糖尿病协会（ADA）分别开发了糖尿病和糖尿病前期的筛查工具　CDC总分为18分，评估范围包括年龄、出生体重超过4kg婴儿、同胞兄弟姐妹或父母糖尿病史、体力活动及肥胖等几个因素；ADA评分总分为11分，包含年龄、性别、高血压、体力活动、妊娠糖尿病、糖尿病家族史和肥胖7个问题。对于糖尿病前期的诊断，他们有不同的切入点，CDC≥9分和（或）ADA≥4分提示糖尿病前期，建议接受静脉血浆葡萄糖检测或咨询医疗保健者。

（二）国内糖尿病高危风险评估工具

为满足我国糖尿病筛查需求，国内近年建立了符合中国人的糖尿病前期风险评估模型。

1. 糖尿病前期评分模型　我国有学者根据体检报告数据筛选年龄、BMI、高血压病史、糖尿病家族史、舒张压水平和甘油三酯等危险因素，建立糖尿病前期评分模型，总分为12分，根据总分分为4个风险类型：低风险（0～3分）、中风险（4～6分）、高风险（7～10分）和极高风险（11～12分），根据风险类型给予更具有针对性的干预项目，从而减轻对医疗资源的密集使用。

2. 江苏省糖尿病前期筛查模型　选取性别、年龄、家族史、静息时心率、体重指数、腰臀比及血压等自变量作为计分变量，用危险变量的偏回归系数（取小数后一位）10倍值进行赋分，以31作为最佳切点值，糖尿病前期筛检的灵敏度和特异度分别为70.21%和61.5%。

3. 中国糖尿病风险评估表（Chinese Diabetes Risk Score，CDRS）　2020年，中华医学会糖尿病学分会颁布的中国2型糖尿病防治指南提出了更新更完善的CDRS（见本章第一节表

1-2-1-5），根据年龄、性别、血压、腰围、体重指数、是否有糖尿病家族史进行评估糖尿病风险程度，总分值范围为0～51分，得分≥25分者建议行OGTT。

（三）糖尿病高危风险评估内容

全面规范的糖尿病风险评估有利于及时发现糖尿病危险因素、合并症及并发症，给予有效的干预管理，从而改变患者的预后。

1.问诊　需要详细询问患者的基本信息和病史，包括年龄、身高、体重、腰围、既往史、个人史、家族史等。

（1）既往史：包括患者是否有高血压、脂肪肝、脂代谢异常、心脑血管疾病、周围血管病变、自身免疫性疾病、肿瘤、睡眠呼吸暂停综合征及治疗情况。

（2）个人史：包括吸烟史、饮酒史、饮食习惯及生活方式等情况。

（3）家族史：包括一级亲属是否患糖尿病及其治疗情况，是否有心脑血管疾病及危险因素、脂肪肝、自身免疫性疾病、肿瘤等。

（4）文化、收入、工作等情况：有助于制订个体化的综合控制目标和治疗方案。

2.体格检查

（1）常规检查：包括测量血压、心率、身高、体重、腰围、臀围，并计算BMI和腰臀比。

（2）糖尿病高危人群在诊断时即可出现大血管、微血管等并发症，应做眼底检查、神经病变的检查（如踝反射、针刺觉、震动觉、压力觉、温度觉）、足背动脉搏动、下肢和足部皮肤。①眼底检查可以使用免散瞳眼底照相机拍摄眼底照片，如发现异常则转诊至眼科进行进一步评估。②踝反射、针刺觉、震动觉、压力觉、温度觉检查如发现异常应进一步行电生理学检查（如神经传导速度测定）和定量感觉测定。

（3）糖代谢异常患者常伴有血脂代谢紊乱，促进动脉粥样硬化形成、导致冠心病、卒中风险增加，颈动脉内膜增厚和斑块形成乃至狭窄提示可能存在动脉粥样硬化和心脑血管病变，因此对于糖尿病高危人群应重视颈动脉听诊，作为动脉粥样硬化的初筛手段。

3.实验室检查　包括空腹和餐后2h（或OGTT2h）血糖、胰岛素、C肽、糖化血红蛋白（HbA_{1c}）、糖化血清白蛋白、肝肾功能、血脂、尿常规、尿白蛋白/肌酐比值（UACR），并估算的肾小球滤过率（eGFR）。①联合使用UACR和eGFR可以更准确地评估糖尿病患者肾病的严重程度。②如尿常规出现红细胞或白细胞增加其他证据提示患者的肾损害可能是由于糖尿病肾病以外的因素引起时，应建议患者及时行肾穿刺活检。③如患者胰岛素和C肽水平较低，应进行谷氨酸脱羧酶抗体（GADA）等自身抗体测定。④怀疑心力衰竭者应建议血清B型钠尿肽和B型钠尿肽前体水平检测。

4.其他检查　①如尿常规或eGFR异常者，应进行泌尿系统超声检查，必要时使用核素法测定肾小球滤过率。②糖尿病高危患者初诊时应常规进行心电图检查，如心电图有心肌缺血表现或有胸闷、心前区疼痛症状者，应做运动试验或冠状动脉CT血管成像检查，必要时行冠状动脉造影检查。③有心律失常者则应做动态心电图检查。④有心血管高危因素者（年龄50岁以上、高血压、血脂紊乱、肥胖、吸烟、白蛋白尿、心血管病家族史等）应行颈动脉超声。⑤有心脏听诊异常者则应做超声心动图检查。伴高血压者宜做动态血压监测以了解全天血压波动情况。⑥超重或肥胖伴有肝功能异常者应行腹部超声检查，以便了解有无脂肪肝及胆石症，必要时行上腹部CT或磁共振成像检查。⑦足背动脉搏动减弱者应测定踝肱指数（ankle brachial index，ABI），必要时行下肢血管超声检查及下肢动脉CT血管成像或造影。

（四）糖尿病高危人群评估后随访

1. 建档　收集糖尿病前期患者基本信息、体检表、随访记录表等，建立健康档案。

2. 随访　每半年面对面或电话随访，了解高危者生活方案干预执行情况、控制目标达标情况、有无并发症或合并症等。

3. 监测　建议至少每年进行1次OGTT，药物干预者每次随访时需监测空腹血糖和餐后2h血糖。

二、糖尿病高危人群健康管理

健康管理是减轻糖尿病高危因素、延缓糖代谢紊乱进展的重要手段，中国“大庆研究”、美国糖尿病预防计划、芬兰糖尿病研究等大型临床循证研究都证实，坚持合理有效的健康管理能延缓糖尿病高危人群进展为糖尿病，甚至逆转血糖、血脂等多种代谢异常。

（一）血糖正常性糖尿病高危人群管理

主要包括健康教育、生活方式干预、其他心脑血管疾病风险干预、血糖监测。

1. 健康教育　建议糖尿病高危人群和（或）家属（照护者）应接受糖尿病健康教育，每年巩固1次，识别糖尿病前期潜在危害并具有糖尿病前期的自我管理能力。通过教育提高高危人群对健康管理的依从性，达到行为改变，提高干预效果，最终改善临床结局、健康状况及生活质量。

（1）教育形式：根据糖尿病高危人群不同的需求和教育目标，可采取演讲、讨论、场景模拟、角色扮演、电话咨询、媒体宣传等教育形式。糖尿病高危人群自我管理教育的方式包括个体教育、集体教育及两者相结合的健康教育和远程教育。个体教育是指对糖尿病高危人群进行一对一的沟通和指导，重视患者的参与和反馈，并在方案实施过程中，细化行为改变的目标并及时调整方案；集体教育包括小组教育和大课堂教育，前者指糖尿病健康教育者针对糖尿病高危人群的共同问题，进行沟通并给予指导，教育时间建议为1h/次，10～15人/次为佳；后者指以课堂授课的形式，由医学专家或糖尿病专业护士为糖尿病高危人群讲解糖尿病前期及糖尿病相关知识，课时1h左右/次，50～200人/次；远程教育是通过手机应用程序或借助互联网平台来宣传糖尿病自我管理相关知识的。

（2）教育实施：即对糖尿病高危人群进行评估，确定需解决的问题，制订针对性目标及计划，实施的方案以及效果评价。

1）评估：收集资料，包括病情、知识、行为、心理等。

2）发现问题：确定高危个体在知识、行为方面存在的主要问题。

3）制定目标：确定高危个体接受教育后，在知识和行为上所能达到的目标。

4）列出计划：根据具体情况（初诊、随诊），制订个体化、可行性的教育计划。

5）实施：采用具体教育方法和技巧对高危个体进行教育。

6）效果评价：反馈教育的频度、内容，制订下一步教育方案。

（3）教育内容：包括糖尿病危险因素、临床表现，如何防治糖尿病及其急慢性并发症，糖尿病前期的危害、自然进程、干预及自我管理的重要性，个体化的治疗目标、生活方式干预措施和饮食计划、规律运动和运动处方，糖尿病患者的社会心理适应，鼓励家庭成员共同参与并督导防治计划的实施等等。

2. 生活方式干预　此项是糖尿病高危人群健康管理的基石，其核心是通过合理膳食和适度运动使超重或肥胖者减轻体重，获得良好的血压、血脂的控制，包括医学营养干预、运动干预。

（1）医学营养干预：由糖尿病医学营养治疗的营养（医）师或综合管理团队（包括糖尿病教育者）通过改变膳食模式及习惯、调整营养素结构给予个体化营养治疗，控制总能量的摄入，维持合理体重。

医学营养干预目标：对于肥胖或超重者，需要使体重指数控制至正常（BMI＜24kg/m²），或3～6个月内体重下降≥5%～10%初始体重；控制每日饮食总热量；减少饱和脂肪酸摄入。饮食注意事项：尽量采用植物油进行烹饪，适当增加不饱和脂肪酸的摄入；适量进食富含膳食纤维的食物；每天摄入食盐的量限制在6g以内，合并高血压患者应进一步限制食盐的摄入量；不推荐糖尿病高危患者饮酒，饮酒时须将酒精计入总热量，每克酒精提供7kcal热量。

（2）运动干预：伴有高血压、冠状动脉粥样硬化性心血管疾病等合并症或并发症的糖尿病高危患者，应在专业人员指导下进行运动治疗，运动前应进行健康评测和运动能力评估，保证运动治疗的安全性和科学性。糖尿病高危人群建议每周至少150min中等强度（50%～70%最大心率，运动时感觉有点费力，心跳和呼吸加快但不急促）的有氧运动，中等强度体育运动包括健步走、太极拳、骑车、乒乓球、羽毛球和高尔夫球等。

3. 其他心脑血管疾病风险干预　如高血压、血脂异常等，以改善生活方式为基础，必要时根据患者的具体情况给予药物治疗，降压目标为血压＜130/80mmHg，血脂目标为甘油三酯＜1.7mmol/L，低密度脂蛋白胆固醇＜2.6mmol/L，合并动脉粥样硬化性心血管疾病时低密度脂蛋白胆固醇＜1.8mmol/L。

4. 血糖监测　生活方式干预开始后，须定期随访该人群的血糖变化情况，建议每年至少1次到医院进行空腹血糖和（或）OGTT检查。

（二）糖尿病前期人群健康管理

糖尿病前期人群管理是综合性的，包括糖尿病健康教育、生活方式干预、应用降糖药物和血糖监测等，使血糖逆转为正常或至少维持在糖尿病前期，从而预防或延缓其进展为糖尿病。

1. 糖尿病前期人群风险分层　《中国成人糖尿病前期干预的专家共识》根据糖尿病危险因素，将糖尿病前期人群分为糖尿病前期高风险人群和糖尿病前期低风险人群（表1-2-2-1），并进行分层管理。

（1）糖尿病前期高风险人群：包括空腹血糖受损(IFG)+糖耐量受损(IGT)人群（无论是否合并其他糖尿病危险因素），或单纯IFG或IGT合并一种及以上的其他糖尿病危险因素（表1-2-1-5）者。

表1-2-2-1　糖尿病前期人群的风险分层

类别	IFG	IGT	IFG+IGT
不合并其他糖尿病危险因素	低风险	低风险	高风险
合并其他糖尿病危险因素	高风险	高风险	高风险

（2）糖尿病前期低风险人群：包括单纯的IFG或IGT人群。

2.糖尿病前期人群分层管理　包括健康教育、生活方式干预、其他心脑血管疾病风险干预、药物干预和血糖监测。根据糖尿病前期人群的风险分层，低风险者应先进行为期6个月的生活方式干预，6个月后未达到预期干预目标（即超重或肥胖者BMI≤24kg/m²或体重下降≥5%初始体重；IFG者FPG＜6.1mmol/L，IGT者2hPG＜7.8mmol/L）或高血糖出现进展，考虑启动药物干预；高风险者建议在开始生活方式干预的同时开始药物干预。

（1）健康教育：糖尿病前期低风险和高风险人群均应接受糖尿病自我管理教育，在教育的同时给予心理支持，缓解糖尿病前期个体的心理压力，同时注意提升高危人群对糖尿病前期和糖尿病慢性并发症危害的认知度、了解预防措施，从而主动通过有效改善自身行为和生活方式，使血糖降低甚至恢复正常，教育内容同血糖正常性糖尿病高危人群管理部分。

（2）生活方式干预：核心是医学营养治疗和运动治疗，是控制高血糖的基本治疗措施，应贯彻糖尿病前期风险人群管理的始终。《中国成人糖尿病前期干预的专家共识》推荐糖尿病前期人群合理膳食、控制热量摄入（每日饮食总量至少减少400～500kcal），并进行每日＞30min中至高强度的体育运动。有经济条件或健康需求的糖尿病前期患者可选择健康管理机构、俱乐部、小组管理或家庭互助等多种形式，以提高生活方式干预效果。生活方式干预内容同血糖正常性糖尿病高危人群管理部分。

（3）其他心脑血管疾病风险干预：2019年美国临床内分泌医师协会/美国内分泌学院（AACE/ACE）公布的糖尿病综合管理指南指出糖尿病前期会增加心脑血管疾病风险，应接受生活干预或药物治疗，并实行分层管理，满足一条糖尿病前期标准进行强化生活方式干预，满足多条糖尿病前期标准考虑药物治疗。除血糖以外其他心脑血管疾病风险如高血压、高血脂、超重或肥胖也应予以干预，以改变生活方式为主，必要时给予药物治疗。

（4）药物干预：治疗应遵从个体化原则，多项临床研究显示，二甲双胍、阿卡波糖、噻唑烷二酮类、GLP-1受体激动剂等药物干预可显著降低糖尿病前期进展为糖尿病的风险。《中国成人2型糖尿病预防的专家共识》推荐IFG人群使用二甲双胍剂量为750～1700mg/d，IFG+IGT人群使用二甲双胍剂量为1750mg/d，两类人群若要减重，平均剂量2000～2550mg/d，也可使用阿卡波糖150～300mg /d或噻唑烷二酮类药物（如罗格列酮4～8mg/d、吡格列酮15～45mg/d）。

（5）血糖监测：开始生活方式干预后，需定期随访血糖变化情况，至少每年进行1次空腹和餐后2h血糖或者OGTT检查，必要时进行药物干预。

（三）特殊人群的管理

应依据患者具体情况给予个体化管理，对于65岁以上或高龄老人、阿尔茨海默病、精神障碍、重要脏器功能受损、预期寿命小于10年以及老年独居等糖尿病前期的特殊群体，其病情差别较大、心脑血管疾病风险高，重点是健康教育、心脑血管疾病危险因素的控制及定期血糖监测，一般不需要针对血糖做特别干预。对于糖尿病前期老年患者的管理，应综合评估老年患者的健康状况，确定个体化防治目标，并制定合理、便捷、可行的干预措施，包括个体防治、健康教育、生活方式干预、其他心脑血管疾病风险干预、血糖监测。

1.个体化防治　根据老年糖尿病前期患者现有的血糖情况、重要脏器功能、认知功能和经济承受能力等因素制定个体化管理方案，了解患者的身心、认知、体力、生活、合并疾病及用药等情况，制定恰当的饮食、运动治疗方案，密切随访干预效果、监测并发症发生、发展情况，及时采取有效的防治措施。

2.健康教育　对老年糖尿病前期患者开展糖尿病自我管理教育，同时给予心理指导，进行情绪管理，加强老年患者自我管理知识及依从性，教育内容同血糖正常性糖尿病高危人群管理部分。

3.生活方式干预　在饮食方面，提倡个性化营养处方，合理膳食，优化饮食结构，控制血糖、血脂、血压及体重；在运动方面，老年糖尿病前期患者常出现听力、视力降低，运动能力及耐力下降，骨量丢失及平衡能力下降，建议老年糖尿病高危者在根据自身情况进行适量、规律的运动锻炼，同时尤其注意运动安全，防止低血糖症、运动伤、跌倒及骨折等情况的发生。

4.其他心脑血管疾病风险干预　老年糖尿病前期患者常伴有心脑血管疾病风险增加，如高血压、高尿酸血症、血脂代谢紊乱、高凝状态、高同型半胱氨酸、肥胖等，建议针对个体化采用安全的管理策略，减少心脑血管疾病风险。

5.血糖监测　参考糖尿病前期人群血糖监测内容，尤其应注意低血糖事件，可适当放宽血糖控制标准，老年糖尿病前期人群应谨慎使用药物干预手段。

（史玲，王利利）

参考文献

[1] Poltavskiy E,Kim DJ,Bang H. Comparison of screening scores for diabetes and pre diabetes[J]. Diabetes Research&Clinical Practice ,2016,118: 146.

[2] Peng Ouyang,Xitong Guo,Yiting Shen,et al. A simple scoremodel to assess prediabetes risk status based on the medical examination data[J]. Canadian Journal of Diabetes,2016,40(5):419.

[3] 中华医学会糖尿病学分会.中国2型糖尿病防治指南(2020年版)[J],中华糖尿病杂志,2021,13(4):315-409.

[4] 中华医学会心血管病学分会流行病学组,中国医师协会心血管内科医师分会,中国老年学学会心脑血管病专业委员会.糖代谢异常与动脉粥样硬化性心血管疾病临床诊断和治疗指南[J].中华心血管杂志,2015,43(6): 488-506.

[5] 国家老年医学中心,中国老年保健医学研究会老龄健康服务与标准化分会,《中国老年保健医学》杂志编辑委员会.老年人糖尿病前期干预指南[J].中国老年保健医学,2018,16(3): 23-24.

[6] 中华医学会内分泌分会,中华医学会糖尿病学分会,中国医师协会内分泌代谢科医师分会,等.中国成人糖尿病前期干预的专家共识[J].中华内分泌代谢杂志,2020,36(5): 371-380.

第三节　糖尿病高危人群干预

糖尿病高危人群存在诸多危险因素，如不加以干预，转变为糖尿病的可能性极大，严重危害人民健康。制定糖尿病高危人群的干预目标和干预方案，及时实施，在干预过程中加强随访，促进糖尿病高危人群各项干预目标达标，可以有效预防高危人群进展为糖尿病，也是健康管理者的任务和使命。

一、糖尿病高危人群干预目标

糖尿病高危人群的干预目标可分为生活方式干预目标、血糖干预目标和心脑血管疾病（cardiac-cerebral vascular disease，以下简称CCVD）风险因素干预目标，其中心脑血管疾病风险因素干预目标包括血压和血脂的控制目标，在今后的随访中针对这些目标进行评估，以达到有效干预。

（一）生活方式干预目标

糖尿病高危人群生活方式干预目标是通过膳食治疗和合理运动等强化生活方式干预，从而降低糖尿病发生的风险。

1.体重目标　建议超重或肥胖者的体重指数尽量降低到正常范围（$<24kg/m^2$），或3~6个月内使初始体重下降≥5%，腰围男性<90cm，女性<85cm，且长期维持在健康水平。

2.运动目标　每日中至高强度的体育运动时间>30min，每周>150min。

3.热量目标　每日摄入的总热量减少≥400~500kcal（1kcal=4.184kJ），且饱和脂肪酸摄入量/脂肪酸总的摄入量<30%。

4.注意事项　开始生活方式干预后，必须定期随访。

（二）血糖干预目标

糖尿病前期人群理想的血糖控制目标是降低血糖水平，直至糖耐量正常或接近正常水平。不能恢复正常水平的，则应维持在糖尿病前期水平，以达到预防糖尿病或延缓进展的目的。

血糖的控制强调个体化，需要结合年龄、预期寿命，有无微血管和大血管病变、心脑血管疾病危险因素、导致严重低血糖的疾病或危险因素、社会因素，如医疗条件、经济状况和健康需求等因素制定血糖控制的目标水平。《中国成人2型糖尿病预防的专家共识》建议，糖尿病前期血糖控制的理想水平：空腹血糖≤6.1mmol/L，口服葡萄糖耐量试验（OGTT）2小时血糖≤7.8mmol/L，自然餐后2小时血糖≤7.8mmol/L。

（三）心脑血管疾病风险因素干预目标

糖尿病高危人群的心脑血管疾病风险因素主要包括血压和血脂。血压和血脂控制目标见表1-2-3-1。

（四）随访和再评估

这是糖尿病高危人群干预中重要的一个环节，一方面督促高危人群增强自我管理的自

表1-2-3-1　血糖以外的CCVD危险因素控制目标

指标	控制目标
血压	
收缩压	< 140mmHg
舒张压	< 90mmHg
血脂	
LDL-C	无CCVD风险或风险较小患者≤2.6mmol/L
	已存在CCVD或是多于2个危险因素患者≤1.8mmol/L
TG	< 2.3mmol/L
HDL-C	男性 > 1.0mmol/L
	女性 > 1.3mmol/L

注：CCVD：心脑血管疾病；1mmHg = 0.133 kPa；LDL-C：低密度脂蛋白胆固醇；HDL-C：高密度脂蛋白胆固醇；TG：甘油三酯

觉意识，另一方面使健康管理者了解干预过程中存在的问题，及时解决，以期达到各项指标达标的目的。

1.建立和完善档案　社区卫生服务中心或乡镇卫生院负责建立和完善健康档案，包括患者基本信息、体检情况、随访记录表以及就诊记录等。

2.定期随访　提倡个性化管理，依据患者具体情况，制定随访计划，面对面随访、电话随访或借助AI系统了解患者血糖控制情况、饮食运动干预执行情况、有无并发症、症状演变等；定期体检，动态比较，早期发现问题，适时给予干预。

3.血糖监测　糖尿病高危人群中血糖水平正常者，实施生活方式干预后，每年至少进行1次空腹血糖和（或）OGTT检查，记录结果，对比分析。

糖尿病前期人群：①空腹血糖受损(IFG)人群进行生活方式干预后，定期随访血糖变化情况，每年至少进行1次空腹血糖和（或）OGTT检查。对于已经开始降糖药物干预者，则重点随访空腹血糖。②糖耐量受损(IGT)人群需要重点随访餐后2小时血糖，监测指标及随访频率同IFG人群。③IFG+IGT人群：应立即启动强化生活方式干预，如强化干预≥6个月，血糖控制仍不理想[空腹血糖 > 6.1mmol/L和（或）餐后血糖 > 7.8mmol/L]，或血糖水平持续升高，对于年轻、经济条件好者，建议早期进行药物干预治疗。血糖监测频率≥2次/年，监测指标同IGT或IFG患者。④体重和心脑血管疾病等危险因素监测，促进各项干预目标达到预期水平。

二、糖尿病高危人群干预方案

糖尿病高危人群干预方案包括生活方式干预方案、药物干预方案、心脑血管疾病风险因素干预方案和大数据智能化管理方案，积极的生活方式干预是糖尿病高危人群首选的有效干预方案；生活方式控制不能达到干预目标时，需及时进行药物干预；心脑血管疾病是糖尿病高危人群尤其应该关注并预防的血管并发症；当今大数据智能化的发展，为糖尿病高危人群提供了多样性、灵活性、可及性的干预方案。

（一）生活方式干预方案

生活方式干预主要途径为饮食和运动干预，结合社会、心理等多方面因素干预，从而改善糖尿病高危人群代谢紊乱、减少综合风险。

1.饮食干预方案　饮食干预方案强调科学饮食，在控制总热量的同时，保证营养均衡；通过饮食干预可控制体重，减少糖尿病高危因素。

（1）饮食原则：根据《中国成人糖尿病前期干预的专家共识》指导意见制订膳食计划：合理平衡膳食，根据体重管理目标控制每日的能量摄入。每日所需热量中碳水化合物占45%～60%，脂肪占25%～35%，蛋白质占15%～20%。在血糖达标的前提下，寻找个性化的干预方法，避免禁食及偏食，提高患者的依从性，例如：开发简单易学、方便易于携带的教育工具，并教会患者及家属使用；使用简单可执行的膳食估算法（见表1-2-3-2、表1-2-3-3）控制每日热量摄入，并均匀分配到每餐，保证营养的均衡。体重正常者，每日至少三餐，做到定时、定量，一般按1/5、2/5、2/5分配或1/3、1/3、1/3分配，同时要保证三餐中主食和蛋白质等均匀分布；超重或者肥胖者，主食、副食每日摄入量减少10%以上，同时加强运动。

表1-2-3-2　每日主食摄取量估算表

人群	每日主食摄取量
休息者	200～250g
轻体力劳动者	250～300g
中体力劳动者	300～400g
重体力劳动者	400g以上

表1-2-3-3　每日副食摄取量估算表

种类	摄取量
新鲜蔬菜	500g以上
牛奶	250ml
鸡蛋	1个
瘦肉	100g
豆制品	50～100g

（2）热量控制：饮食干预的基本要求是控制总热量，摄入低热量、低脂肪饮食，摄入总热量小于消耗量，保持一定程度的负平衡，以达到减轻体重的目的。肥胖或超重者，饮食的制定遵循个体化原则，保证患者能接受，并愿意长期坚持，使体重逐渐减轻到适当水平，并长期维持。对于肥胖者首先要规定每日摄入量，不进食甜饮料、肥肉，但不限制其他主食，根据不同的劳动强度合理的减轻体重，不建议快速减肥，以防止反弹严重，每月减轻体重约1～2kg为宜。参照《中国居民膳食指南（2016）》，在日常生活中控制食物的总热量的摄入，减少饱和脂肪，增加纤维素等。尽量做到每天500g蔬菜，植物油控制在3汤勺，食盐控制在6g以内，每餐主食少于100g，避免摄入高脂肪食物。

（3）饮食结构：合理安排食谱，做到营养均衡、多种搭配。在每日摄入的总热量中，碳水化合物是主要的能量供应者，其次为脂肪和蛋白质，每日食谱中，主食类以多糖为主，如谷类和粗粮类。摄入适量的蛋白，以优质蛋白质为主，如牛奶、鸡蛋等。摄入足量的新鲜蔬菜和水果、适量的微量元素和维生素，蔬菜约400～500g，水果约100～200g。摄入非吸收食物和无热量液体以增加饱腹感，增加膳食纤维的摄入。如果饥饿程度较严重时，可选择进食热量较低的蔬菜增加饱腹感，例如青菜、香菜、卷心菜、芹菜、冬瓜、黄瓜、南瓜等。尽量避免热量较高食物，例如油炸、快餐食品、巧克力、膨化食品等。做到少盐、少油、少糖。

（4）饮食方案：对于肥胖者，需依据肥胖程度，选择适合的食谱。

1）低热量食谱：适用于轻度肥胖症患者（体脂率30%～35%），要求在每日正常摄入量的基础上减少10%，须保证蛋白质的供给量，可选择牛肉、鱼肉、鸡肉等作为补充，增加新鲜蔬菜、水果的摄入，减少甜食、零食的摄入，每日总热量控制到1204～1505kcal，每月体重下降控制在0.5～1.0kg，并长期维持，逐渐降至正常体重。

2）中低热量食谱：适用于中度肥胖症患者（体脂率35%～40%），要求每日正常摄入量的基础上减少30%，总热量控制在803～1204kcal，但每日蛋白质摄入量不少于1.0g/kg，可选择牛肉、鱼肉、鸡肉等补充蛋白质，增加新鲜的蔬菜和水果，避免摄入高热量的零食、甜食等，每月体重下降控制在1～2kg，逐渐接近正常体重。

3）极低热量食谱适用于中、重度肥胖症患者（体脂率35%～50%），要求每日正常摄入量的基础上减少50%，总热量控制在201～803kcal，此食谱能迅速而有效地减轻体重，平均每周体重可减轻1.5kg左右，但是极易引起蛋白质的丢失和低血压，故每日蛋白质摄入量不少于1.0g/kg，选择优质蛋白质，如鱼肉、禽肉、鸡蛋、牛奶等，多吃新鲜蔬菜和水果，如苹果、猕猴桃、胡萝卜等补充多种营养素。但长期使用该食谱，容易导致毛发脱落、体质虚弱、皮肤角质变薄、畏寒、抑郁等，故不宜长期使用。

4）代餐饮食：是一种极低热量限食，以代餐取代部分或全部正餐的食物，常见的代餐形式有代餐粉、代餐棒、代餐奶昔以及代餐粥等，代餐帮助减重同时可改善胰岛素抵抗、降低血糖。具体包括以下几个方面：首先，代餐食品含有独特的能量系统，保持碳水化合物缓慢供能，食谱内包含麦芽糊精、抗性淀粉等，碳水化合物摄入后消化吸收缓慢，降低餐后血糖的波动，且增加饱腹感。其次，代餐食品使用单不饱和脂肪酸（MUFA）部分替代高碳水化合物，降低了餐后血糖，从而减少了对胰岛素的需求。第三，代餐食品中含有大豆纤维和膳食纤维，可降低糖化血红蛋白（HbA_{1c}）水平、改善餐后血糖。大豆富含异黄酮，能通过抑制葡萄糖苷酶活性，抑制小肠吸收糖，从而有效降低餐后血糖和降低 HbA_{1c}水平，减少血糖波动，延缓糖尿病的发生发展。第四，代餐品中添加的是低聚果糖，一种水溶性膳食纤维（SDF），这种果糖不能被人体中的消化酶水解，仅在盲肠和结肠内发酵，产生一些短链脂肪酸，食用后不会引起血糖水平升高，还可以根据口感要求进行调节。SDF主要是通过增加食物的黏性，从而延缓胃排空，减少营养素在胃肠道的吸收，降低患者空腹血糖和餐后2小时血糖水平，且随着剂量的增高，血糖下降的幅度更为明显。第五，代餐食品具有低血糖生成指数（GI）和低血糖生成负荷（GL）的特点，这类饮食在消化道停留时间长，葡萄糖释放缓慢，且吸收率低，可抑制血液游离脂肪酸水平和拮抗激素的反应，从而降低餐后血糖高峰值和胰岛素水平，增加外周组织对葡萄糖的摄取利用，延缓糖尿病的进展，降低心血管疾病的危险性。长期食用代餐可能会导致供能不足，导致乏力、头晕、营养不良的症状，同时，体内脂肪燃烧利用时，需要有足够的水分将这些代谢产物排出，因此减重当中容易脱水，使用代餐时需注意补充水分、保持充足的蛋白质摄入。

5）轻断食疗法：即“5+2”断食法，最早是由英国医学博士麦克尔·莫斯利发起的一种减肥方法，在一周中选择不连续的2天，每日摄入较低能量的食物，其中女性≤500kcal，男性≤600kcal，其余5天饮食不加限制。这种膳食方法，通过加速机体代谢、脂肪消耗，从而达到减轻体重的目的，对于超重或肥胖者十分有益，有助于提高机体胰岛素敏感性，降低餐后血糖，从而减少或者延缓糖尿病的发生。研究显示经过2个月的轻断食模式干预后，超重者的体重较干预前明显减轻，体脂占比、舒张压也明显下降，果糖胺和HbA_{1c}较干预前明显降低，说明短期和长期血糖水平，均出现了明显降低。餐后1小时血糖、餐后2小时血糖和空腹胰岛素水平也明显降低，表明轻断食疗法干预有助于机体胰岛素敏感性上升，改善胰岛功能，有利于机体血糖的稳定。轻断食可能会消耗体内储存的能量和营养物质、减缓身体的新陈代谢，因此更适合肥胖/超重、年轻、肌肉含量较高、饮食控制差的人群，孕妇、肿瘤患者、抑郁症患者、营养不良和未满18岁及70岁以上的人不适合贸然尝试轻断食。

6）生酮饮食：是一种经医学监督下的以高脂肪（80%）、低碳水化合物（5%）、限制性蛋白质（15%）为主的一种饮食模式，目前尚无明确统一的配比方案，通过建立酮症状态、减少胰岛素释放等方式促使机体糖脂代谢模式的转变。即通过限制碳水化合物的供给，引起胰岛素水平的降低，同时脂肪生成和积累减少，机体代谢模式发生转变，主要供能物质从葡萄糖转变为脂肪。因此，这种饮食模式可显著降低肥胖患者的体重、减少脂肪的堆积，同时，生酮饮食有助于提高胰岛素敏感性，降低TG、TC、LDL-C，提高HDL-C水平。此外，生酮饮食影响糖代谢的可能机制包括降低食欲、增加脂肪代谢及降低脂肪合成、增强糖异生作用和促使消耗能量及增加蛋白质热效等机制发挥作用。目前生酮饮食的应用还有限，缺乏充足的临床证据，生酮饮食虽具有较好的减脂肪效果，但对减脂肪带来的不良反应的研究有限，如何安全有效地使用生酮饮食近年成为内分泌代谢领域研究的热点。

7）地中海饮食：对于体重正常的糖尿病高危人群，主要以控制血糖、预防心脑血管事件为目的，食谱可考虑倾向地中海饮食，这类饮食源自于地中海沿岸各国的饮食谱，主要以蔬菜水果、鱼类、五谷杂粮、豆类和橄榄油为主，是一类低热量、低脂肪的膳食方案。食谱以种类丰富的植物食品为基础，包括丰富的新鲜水果、蔬菜和五谷杂粮、豆类、坚果等；食物多以简单搅拌加工，避免了微量元素和抗氧化成分的流失；烹饪时提倡使用植物油，尤其是橄榄油，增加了不饱和脂肪酸的含量；脂肪供能＜35%，主要是不饱和脂肪酸，饱和脂肪酸只占不到7%～8%；适量奶制品，包括奶酪、酸奶等，多选用低脂或者脱脂；每周吃两次鱼或者禽类食品；一周≤4个鸡蛋；以新鲜水果代替甜品、糕点等；极少量的红肉，每周约340～450g，且尽量选用瘦肉；可适量摄入鱼和其他海鲜；适量饮用红酒，进餐时饮用最佳，避免空腹；增加膳食纤维摄入量，一般来自于天然食物（蔬菜、豆类、水果和全麦等）。地中海饮食可降低糖尿病前期人群的血糖，同时改善血脂代谢紊乱、减少心脑血管疾病风险。糖尿病前期患者在饮食调节前，需接受专业人士的营养筛查和评估，从而制定适合的营养方案。

8）其他饮食干预：绿茶可能改善糖尿病前期患者的血糖，逆转糖尿病前期的病程进展。绿茶中的主要成分为儿茶素类化合物，其中60%～65%为表没食子儿茶素-3-没食子酸酯（epigallocatechin-3-gallate，EGCG），一方面，EGCG可能通过抑制α-葡萄糖苷酶活性，从而抑制多种酶活性的发挥，阻止肠道吸收葡萄糖，降低血糖。另一方面，EGCG通过增加葡萄糖转运体4（glucose transporter type 4，GLUT4）信使RNA的表达，发挥改善胰岛素抵抗的作用。适量摄入绿茶，具有改善糖脂代谢、抗氧化应激的作用。红茶及乌龙茶均属于发酵茶，可通过增加多种酶的活性并促其表达，从而诱导GLUT4易位。此外，红茶还增加了骨骼肌中胰岛素β受体的表达，受体与胰岛素结合，促进了胰岛素依赖性的GLUT4易位，上述两种途径最终促使GLUT4向骨骼肌质膜的转运，增加骨骼肌对葡萄糖的摄取，从而降低血糖水平。红茶、乌龙茶及普洱茶亦具改善糖脂代谢、抗氧化应激的作用，但仍处于动物实验研究阶段，尚未得到人群广泛验证，效果尚不明确。对不同种类茶的比较研究有助于发掘不同种类茶潜在的糖脂代谢调节作用，为糖尿病患者的个性化治疗提供更多参考。

哈佛大学一项发表在美国《糖尿病学》杂志上的研究表明，每天喝2杯咖啡可以显著降低2型糖尿病风险。该研究对约12.4万糖尿病患者的饮食情况进行梳理，分为咖啡因饮食和脱咖啡因饮食，随访观察4年，结果发现，咖啡饮食在预防糖尿病发生风险方面优于脱咖啡饮食，每日饮咖啡超过1杯，糖尿病发生风险降低11%。咖啡中起关键作用的是咖啡因，咖啡因可能存在促进脂肪氧化、增加血清儿茶酚胺的浓度、延长环腺苷酸的半衰期等功能，发挥减脂效果，从而减少糖尿病高危因素。而且，咖啡因具有减少肝脏脂肪堆积，降低脂肪肝风险和保护肝脏的潜在作用，且可能抑制脂肪合成，但确切机制尚不完全清楚。咖啡虽然可能降低糖尿病发生风险，但这种作用可能随着持续摄入咖啡的时间和剂量的改变而不同；而且咖啡只是可能有助于糖尿病风险的众多因素之一，而部分人群摄入咖啡或者浓茶易诱发心跳加快和失眠等问题，老年人、焦虑抑郁症及心血管疾病等慢性病人群不适合长期饮用咖啡。应根据患者实际情况，选择适当的饮食干预措施。

（5）饮食顺序：调整进餐顺序的干预方法，不仅可以调节胰岛素正常分泌、改善糖代谢紊乱，还可以促使患者形成正确的饮食行为。进餐时先吃蔬菜再吃主食有助于增加患者的饱腹感，减少每日摄入的总能量。研究表明，碳水化合物摄入的时间越晚，HbA_{1c}下降的幅度越大，以蔬菜－蛋白质/脂肪－糖类（V-P/F-C）顺序进餐可使糖尿病前期患者的空腹血糖和糖化血红蛋白分别降低19.4%和10.2%。应用饮食干预方案时，还要关注进食时间。2021年美国糖尿病学会（ADA）科学年会有学者指出，采用相同体重干预方法，与晚进餐者比较，早进餐者的体重降低更明显，而晚进餐者代谢风险更高，更易发生超重或肥胖，甘油三酯水平更高，更容易存在胰岛素抵抗。尤其应注意晚餐进餐时间，研究发现，与晚餐进食较早者（晚7点）相比，晚餐进食较晚者（晚10:30-11:00）葡萄糖耐量明显减低。可能是由于体内促进脂肪分解的激素敏感性脂肪酶（Hormone Sensitive Lipase，HSL）及其编码基因均存在昼夜节律，夜间活性最强。晚餐进食过晚的话，可能会反馈抑制HSL的脂肪分解作用。相反，晚餐进食较早或夜间禁食时间超过12小时，则该酶的活性会显著增加，从而促进脂肪动员。此外，不仅要早进餐，更要规律进餐，午餐之前吃早餐或不吃早餐会对生物钟机制和代谢的相互关系产生影响，两者之间通过生物介质及多种激素等相互作用，形成反馈回路，当进食早餐后再吃午餐，则保证了这种整体循环调节的维持，而不吃早餐就可能会破坏这种循环调节。规律吃早餐会通过影响生物钟及其控制的基因表达，引起正常的血糖波动。而不吃早餐会对生物钟及其控制的基因表达产生负面影响，导致餐后血糖水平反应性增加。

（6）饮食干预注意事项：尽量采用植物油进行烹饪，增加不饱和脂肪酸摄入；适当进食粗纤维谷类食物，并且计入每日摄入总热量；限盐限酒，控制血压，限盐6g/d。饮酒对于糖尿病风险可能是把“双刃剑”，研究发现，大量饮酒加速糖尿病前期的发展，但少量饮酒者糖尿病的发病风险较低；尽管饮酒对糖代谢可能有双向调节的效果，但糖尿病高危人群尽量不要大量饮酒，如必须饮酒，则计入总热量，按照每克酒精7kcal的热量计算。饮食干预可借助专业的机构，例如社区家庭医生团队、俱乐部等提高干预的效果，也可在家庭医生指导下，采用同伴教育的方式提高干预效果。

【案例】李先生，65岁，身高170cm，体重85kg，体脂率38%，退休工人，平素荤食为主，不喜蔬菜，喜欢打麻将，很少运动，吸烟20年，每日吸烟1包，未戒烟，20年前开始饮酒，每日饮酒2两，高血压病史10年，平素血压控制稳定，空腹血糖6.1mmol/L，餐后血糖11.5mmol/L，否认其他疾病性疾病史。作为全科医生，如何制定饮食方案？

【分析】老年男性，身高170cm，体重85kg，BMI29.41kg/m^2，属于肥胖人群，体脂率38%，为中度肥胖症患者，选择中低热量食谱。结合患者血糖水平，考虑李先生为糖尿病前期，需要戒烟、限制饮酒，减少嗜甜食及油腻荤食，要求每日正常摄入量的基础上减少30%，总热量控制在803kcal～1204kcal，可选择牛肉、鱼肉、鸡肉等补充蛋白质，但每日蛋白质摄入量不少于85g。增加新鲜的蔬菜和水果，避免摄入高热量的零食、甜食等，低盐饮食。李先生体重85kg，标准体重为65kg（170～105），因此需要减少20kg，按照每月体重下降控制在1～2kg，需要10～20个月时间，逐渐接近正常体重。

2.运动干预方案　运动不仅能减轻体重，还能改善肌肉胰岛素敏感度，降低餐后高血糖，且随着体重的减轻，脂肪组织减少，可以改善肝脏胰岛素敏感度，降低空腹血糖。目前绝大多数糖尿病高危人群并没有得到科学的运动处方干预，大部分人存在自行盲目运动锻炼情况，这部分人群缺乏专业的指导和规范的监督，不能正确持续锻炼，因此很难从中获益。在运动处方制定中，除了考虑患者血糖达标情况，还需要综合多方面因素，包括患者对运动的认识和接受程度、依从度、运动时间及持续时间、地点场所以及患者的生活及工作习惯等，从实际出发，制定出个性化的运动处方是十分必要的。

（1）运动改善糖代谢的机制：超重和肥胖患者，运动训练能有效提升胰岛素的敏感度，增加GLUT4被诱发至肌肉细胞表面的能力，降低餐后血脂升高及全身炎性反应，进而控制血糖。运动引发的上述生理反应变化可能通过如下机制介导：运动训练能更好地诱发细胞膜内的GLUT4转运至肌肉细胞表面，激活腺苷酸活性蛋白激酶（AMPK）、提升胰岛素的信号传递能力、增加一氧化氮（NO）合成及提升钙离子浓度等系列变化。运动导致肌肉收缩，三磷腺苷（ATP）转化为二磷腺苷（AMP），同时释放能量，增加并活化AMPK。此外，肌肉收缩同样会导致NO浓度及钙离子浓度升高。而且，AMPK、NO浓度及钙离子可直接刺激GLUT4转移至细胞表面，协助血糖的转运，降低胰岛素阻抗。但运动对GLUT4的刺激时间只能维持约48h。因此，每周3次以上的规律运动才能有效诱发GLUT4转移至细胞表面的能力；对于存在胰岛素阻抗的患者，则通过有氧和阻力运动，利用非胰岛素依赖性机制增加骨骼肌对葡萄糖的利用。此外，增加脂质的氧化、促进线粒体作用也是运动改善胰岛素敏感性的一种机制；运动训练还具有抗炎作用，可通过降低全身炎性反应，提高胰岛素敏感性。研究发现，高强度有氧运动能使肌肉对葡萄糖摄取量提高5倍，且同样能增强骨骼肌氧化能力，改善胰岛素敏感性和血糖控制水平。

糖尿病前期患者通过运动可以有效降低空腹血糖水平和餐后2h血糖水平。长期、规律的有氧运动可以通过增加骨骼肌细胞内GLUT4基因表达水平，促进骨骼肌细胞内的GLUT4由内膜向细胞外膜转位，从而提高骨骼肌细胞对葡萄糖的摄取和利用，控制血糖浓度，使糖尿病前期患者获益。

（2）运动方式：常见的运动方式包括有氧运动、抗阻运动和高强度间歇运动。

有氧运动，是指以有氧代谢为主的运动，是经典的运动疗法，有氧运动能有效地增加能量消耗，加速脂肪组织氧化，减轻肝脏和胰腺的负担，提高胰岛细胞分泌胰岛素的功能。有氧运动项目中，步行为最佳的有氧运动，因其简便易行，容易接受。有氧运动包括骑自行车、跳绳、游泳、太极等。长期、反复的肌肉收缩可有效诱发胞质中的GLUT4至细胞表面，改善胰岛素抵抗，提升胰岛素敏感性及降低血糖等。研究证实中等强度的持续有氧运动，可有效地减轻胰岛素抵抗，提高胰岛素敏感性，增强骨骼肌对葡萄糖的转运能力，同时提高心肺适能和心血管保护作用，是预防和治疗糖尿病前期的重要途径，其特点是运动负荷强度低、运动持续时间相对较长，需要持续耐力训练，因此容易出现疲乏、难以长期坚持的情况。

抗阻运动，是指肌肉克服外来阻力时进行的无氧运动，也是近年来运动科学研究的热点。骨骼肌是最早发生胰岛素抵抗发生的部位，也是全身葡萄糖代谢的重要场所，全身70%～85%葡萄糖都在此代谢。抗阻运动能够有效地促进骨骼肌肉蛋白质的合成，提高身体肌肉含量，高含量的肌肉使得GLUT4水平增加，使身体处于高能量消耗态。相关研究表明，抗阻力运动能有效地防止糖尿病前期患者肌肉量的减少和肌力的减退，因此抗阻力运动对肌肉含量的调节可能与其调节血糖作用相关。与有氧运动相比，抗阻运动对葡萄糖代谢的作用，在运动结束后更加明显，这是由于安静状态下，骨骼肌较高的肌肉含量使葡萄糖的消耗利用增加，快速且大幅度的改善空腹血糖。糖尿病前期人群中部分肥胖者，由于胰岛素抵抗引起肌肉萎缩、肌力下降，通过抗阻运动干预能有效增加肌肉含量、提升肌肉力量，改善糖脂代谢和胰岛素抵抗。

联合有氧运动和抗阻运动，是利用运动干预的互补性，对糖尿病前期人群同时进行有氧+抗阻运动的联合干预，从而达到改善糖代谢的目的。但由于目前的有氧运动、抗阻运动及联合运动方式均是研究者根据入组人群进行个性化设计的，并没有统一的标准，因此无法对不同运动方式进行具体的比较。一项多国运动干预情况的网状Meta分析结果显示：有氧、抗阻及联合运动均可改善糖尿病前期患者的糖代谢，与无运动组比较，有氧运动组、抗阻运动组及联合运动组的FBG、HbA_{1c}及胰岛素抵抗均得到不同程度的改善。三种运动方式比较，有氧运动在改善2hPG时的优势概率最大，抗阻运动在降低FBG时的优势概率最大，而联合运动则在改善胰岛素抵抗的优势概率最大。但目前的运动研究，干预时间相对较短、缺乏长期疗效的观察证据，且各项研究的运动干预项目有差异，缺乏统一的运动疗效、运动周期、频率及强度标准，而这些因素均对Meta分析结果有影响。总的来说，联合有氧－抗阻运动干预要优于单一的有氧运动或抗阻运动，是较为理想的运动方式。美国糖尿病学会推荐的运动目标为每周至少150min的中等或较大强度（50%～70%最高心率）有氧运动，每周2～3次的抗阻运动训练，强调了联合运动形式的重要性。

高强度间歇训练，是指在短时间内高强度运动和短暂休息交替，多组重复进行。高强度间歇训练是一种有氧运动与无氧运动交替进行的训练方式，特点是运动期时间短，一般为10s～4min，运动间歇期时间从几十秒到几分钟不等，间歇期是完全休息或者仅完成较低强度的运动，具有运动时间短、运动方式多样的优势，更容易被受试者接受。与中等强度持续训练相比，高强度间歇训练对提高胰岛素敏感性，增强骨骼肌氧化能力等方面效果更佳，在增强肌肉血糖利用能力、加速脂肪氧化能力方面也有显著的效果，因此可以有效地减轻胰岛素抵抗、改善血脂代谢。高强度间歇训练能在短时间内提高心肺适应性能、加速脂肪分解，从而改善肥胖等糖尿病高危因素，可作为糖尿病前期运动干预的补充方案。但是因其短期运动量大，缺乏大量、长期的临床研究，不适宜年老、体质较弱、合并心脑血管疾病高危因素的人群，对于平素缺乏运动的人群，必须注意循序渐进，谨慎选择高强度训练。

其他运动方式：老年人、体质较弱、合并慢性病的人群，可选择力所能及的其他运动方式。平衡能力和柔韧性练习，较适合老年人，能有效地预防老年人跌倒。拉伸练习，改善血糖水平效果不理想，但对于改善柔韧性及关节活动度十分有益，可作为其他运动方式的补充，可起到延缓衰老的作用。瑜伽和太极，二者均为综合性练习方式，可良好地改善平衡能力，并且有助于控制血糖、血脂水平。避免久坐，2016美国糖尿病学会建议坐姿每20～30min，须起身站立或做短暂活动（≤5min）。

（3）运动处方：指由专业人员，包括医师或者康复医师等，根据患者的具体情况，包括性别、年龄、体重指数（BMI）等一般情况及医学检查和评估结果，结合主客观条件，用处方的形式为患者制定的个性化的运动内容、运动强度、运动时间及频率，并予以监督，指出运动中的注意事项，以达到科学、有计划地进行运动的目的，一般要与饮食治疗相结合。糖尿病前期人群，一般不需要高强度的运动，但必须做到长期、有规律、逐步增加。运动要长期坚持，避免体重严重反弹，每次持续时间≥0.5h。尽量做到多活动、少静坐，鼓励步行。注意运动量要逐步增加，避免过快或者幅度过大。

肥胖症患者，要分阶段、分步骤实施运动干预，首先是要建立有氧运动能力和信心，可选择参加一些速度较慢、容易完成的运动，如散步、快走或者慢跑等。当身体可以适应目前的运动，具备一定的脂肪燃烧能力时，就开始提升运动速度，可选择跑步、骑自行车、跳健美操、游泳等运动方式。身体完全适应，开始充分燃烧脂肪时，运动就进入巩固阶段，持续减轻体重，并长期坚持。

《美国糖尿病运动指南》推荐联合有氧－抗阻运动是较理想和安全的运动干预方式，高强度间歇训练在控制血糖、减重、改善心肺适能等方面改善较其他运动方式起效更快，但需注意运动安全。有氧运动和高强度间歇训练在加速脂肪燃烧的同时，也促进肌肉消耗，因此需要联合抗阻运动以促进肌肉合成。

（4）运动时间：建议患者在餐后30min～1h开始运动，避免影响消化吸收及出现低血糖反应。将散步45分钟定义为一个运动单位，糖尿病高危人群患者，每天至少做一个运动单位的运动。《美国糖尿病运动指南》推荐每周≥2.5h的中等强度以上的体育运动，然而，高血压等心血管病或者年龄较大的患者，应提倡中等强度运动为主，且不对运动时的心率做要求，减轻体重也不是强制性的，要循序渐进逐渐减重，目的是要保证能够长期坚持中等强度的生活方式干预。有研究发现，保持一致的运动时间尤其是早上运动，更有助于减重维持。早晨运动有助于克服运动障碍，保证运动时间，养成运动习惯，增加中高强度体力活动水平。不过，有关如何选择一天中合适的运动时间与肥胖和糖尿病风险相关性的观察性结果并不一致。未来需要更多高质量随机对照研究结果，以指导糖尿病高危人群选择合理的运动时间和运动方式，从而更有效预防糖尿病。

（5）运动注意事项：运动干预的实施应结合患者具体情况，选择恰当的运动方式。对于超重或者肥胖者，先选择一些速度较慢、容易完成的运动，如散步、快走等，对于BMI≥24kg/m^{2}者尽量避免竞技跑步运动，待身体适应后可逐渐增加运动强度和运动量。我国居民膳食指南建议，每天＞6000步有利于心肺功能和肌肉的锻炼，然而，运动强度和频率一定要注意因人而异、量力而为，切勿照搬书本或指南，走入运动误区。运动中须注意关节保护。2017年《美国骨科与运动物理治疗杂志》指出每周跑步量≤92km，即在每天常规活动后，再额外跑步6～7km，是一个人膝关节运动量的承受上限，超过此数值将大大增加膝关节疾病的发生，如有肢体畸残者则不建议跑步运动。运动方式的选择与关节功能也密切相关。《美国骨科与运动物理治疗杂志》统计，健身跑步者的关节炎发生率为3.5%，而久坐不动人群的关节炎发生率为10.2%，竞技跑者的关节炎发生率为13.3%，可见，合理的运动较久坐者有助于预防关节炎，但不适当的运动反而会损伤关节，增加关节炎的发病风险。此外，运动干预并不适用于所有人，有10%～20%的人运动不敏感，运动和体重下降并不能带来体重和血糖的获益；有些糖尿病前期个体同时已伴有高血压、动脉粥样硬化性心血管疾病（arteriosclerotic cardiovascular disease,ASCVD）等合并症或并发症，运动干预应在专业人员指导下采用个体化的运动处方。

生活方式干预糖尿病前期的循证医学证据：在荷兰的一项生活方式干预研究，其干预措施包括：合理膳食，三大营养素供能占比分别为55%、10%～15%及30%～35%；戒烟和限饮酒，每周不少于5天、150min的中等强度规律运动。随访1年发现干预组体重和腰围均有下降、OGTT 2h血糖明显优于对照组；中国大庆研究纳入577例IGT成人，以小组为单位随机分配，分别作为干预组或对照组，干预组要求超重或肥胖者降低体重，具体内容包括加强日常活动量，增加新鲜蔬菜摄入，减少酒精及单糖摄入等。随访6年，干预组与对照组相比，糖尿病累积发病率下降31%～46%。随访20年，糖尿病发病率下降程度，干预组仍然优于对照组，糖尿病发病时间平均推迟3.6年。随访30年，糖尿病发病平均推迟3.96年，心血管疾病发生率下降26%，微血管事件发生率下降35%，心血管死亡率下降33%，全因死亡率下降26%；说明对IGT人群进行早期生活方式干预，有助于延缓糖尿病及其并发症，延长预期寿命。芬兰糖尿病预防研究（DPS)，是一项对IGT人群实施的研究，该研究对入组人群随访7年，干预组实施饮食教育和运动指导，超重或肥胖者减重原体重的5%，结果显示，与对照组相比，干预组2型糖尿病的发生风险下降43%，证实了在IGT人群中，生活方式干预可有效预防2型糖尿病的发生。同时该研究对体重控制水平、总能量摄入、脂肪及膳食纤维摄入情况、运动等指标进行了量化，结果显示干预组受试者中，达标项目越多，糖尿病发生率越低。美国预防糖尿病计划（DPP）研究，予以IGT患者低脂肪饮食、每周至少5天、每天＞30min的快步行走、减重7%并长期维持等生活方式干预方案，随访3.2年后，干预组患者糖尿病发生率降低达58%。以上大型循证研究证据，证实了糖尿病前期实行积极的生活方式干预，可显著延缓甚至逆转糖尿病发生。

【案例】张先生，45岁，身高170cm，体重84kg，职业是财务，长期伏案工作，嗜甜食及油腻荤食，很少运动，吸烟10年，未戒烟，12年前开始饮酒，每日饮酒2两。体检发现空腹血糖6.4mmol/L，其父亲有糖尿病病史，否认高血压、冠状动脉粥样硬化性心脏病等慢性疾病及其他急性疾病史。作为全科医生，如何干预?

【分析】男性，45岁，既往无慢性疾病及急性疾病史，平素缺乏运动，空腹血糖偏高，属于糖尿病前期人群，戒烟和限饮酒，建议坐姿每20～30min，须起身站立或做短暂活动(≤5min)。

分阶段、分步骤实施运动干预，首先是要建立有氧运动能力和信心，尽量做到多活动、少静坐。可选择参加一些速度较慢、容易完成的运动，如散步、快走或者慢跑等，每周至少5天、每天＞30min。当身体可以适应目前的运动，具备一定的脂肪燃烧能力时，就开始提升运动速度，可选择跑步、骑自行车、游泳等运动方式。身体完全适应，开始充分燃烧脂肪时，运动就进入巩固阶段，持续减轻体重，并长期坚持。也可以通过抗阻运动干预，增加肌肉含量、提升肌肉力量，改善糖脂代谢和胰岛素抵抗。当然，也可以联合有氧运动和抗阻运动，两种运动方式互补，有助于改善糖代谢。无论选择何种方式都应长时间坚持。如选择高强度间歇训练，需循序渐进，避免关节损伤。

3.其他生活方式干预方案

（1）健康教育：糖尿病前期健康教育目的是让患者及时了解糖尿病防治知识，能够自主积极地配合干预。鼓励医生参与患者间互相交流，便于医生及时掌握患者诉求体会，适时纠正糖尿病防治的误区和偏颇观念。

（2）其他生活方式干预：戒烟限酒、勿暴饮暴食、避免久坐、熬夜、控制体重，尤其注意减少腰围以减轻内脏脂肪堆积等。上下三至四层楼梯时不坐电梯，养成少坐多动的生活习惯；由于腹部肥胖者更要警惕发生糖尿病风险，因此减重同时更要关注腰围，男性腰围不超过90cm，女性腰围不超过85cm。

（3）社区综合干预：我国糖尿病前期患病率逐年上升，全面的健康管理，社区干预不可或缺。社区以家庭医生签约等方式选择固定的医生团队，借助二、三级医院的医疗资源，共同管理糖尿病高危人群，可有效预防或减缓糖尿病及其并发症的发生。

（4）心理干预：对患者进行个性分析及心理评估，有针对性地进行心理辅导，缓解压力，消除紧张、焦虑等情绪，减少心理应激对患者血糖的影响，保持良好的睡眠，树立自信心，建立患者战胜疾病的决心。

（5）肠道菌群调节：肠道微生物种群在糖尿病前期人群和2型糖尿病人群体内存在一定的差异，且存在关联，肠道菌群参与宿主免疫调节、平衡营养、维持能量代谢稳定等过程。菌群失衡容易诱发肥胖，与糖尿病等代谢性疾病密切相关。因此通过纠正肠道菌群失调、稳定肠道内环境可有助于治疗肥胖和预防糖尿病。益生菌能改善肠道菌群紊乱、降低黏膜通透性、减轻肠道炎症反应，适当补充益生菌、调节肠道菌群紊乱，可能会成为预防和延缓2型糖尿病发生的新方法。

（二）药物干预方案

尽管大量临床研究证实了早期的生活方式干预可延缓糖尿病及相关并发症发生，然而仅生活方式干预对糖尿病前期患者而言，糖尿病发生风险只下降了50%～60%，提示仅仅依靠改变生活方式预防糖尿病，可能整体和远期效果欠佳。当生活方式未达到控制目标时，仍需药物干预，以防止早期糖代谢紊乱进一步进展，从而减少整体人群糖尿病及其并发症发生风险。

关于糖尿病前期人群启动药物干预的时间节点，目前尚无明确的定论。鉴于我国糖尿病防治形势的迫切性，结合我国实际卫生经济状况，中国成人2型糖尿病预防的专家共识推荐：强化生活方式干预6个月效果不佳，并有健康需求、有经济和医疗条件者可考虑药物干预，且必须进行充分的沟通。糖尿病前期如合并多种代谢紊乱、心脑血管疾病风险增高者亦可考虑启用降糖药物干预。

一些降糖药物安全方便、降糖效果明确、不引起低血糖且除降糖外还有控制体重，以及对脂肪、肝脏、肾脏等多靶点作用，能够有效地延缓糖尿病前期患者进展为糖尿病，有循证证据可用于糖尿病前期干预的降糖药物包括二甲双胍、糖苷酶抑制剂、噻唑烷二酮类药物等。此外，奥利司他作为唯一获得国家药监局批准的减肥药物，在糖尿病前期干预中亦可阻止糖尿病病程的进一步发展。

1.二甲双胍　二甲双胍为国内外糖尿病指南推荐的首选降糖药物，降糖机制包括：增加肝脏、肌肉、脂肪等外周组织对胰岛素的敏感性、促进外周组织摄取葡萄糖；抑制肝脏的糖原分解和糖异生、减少肝糖输出；抑制葡萄糖吸收等。此外，二甲双胍还有助于减轻体重、降低血压、改善血脂代谢异常和减轻高凝状态，降低心血管疾病的发病率和病死率。大型循证医学证据显示，二甲双胍用于2型糖尿病的一级预防具有良好效果。美国糖尿病预防计划（DPP）研究显示，IGT患者服用二甲双胍2.8年，糖尿病发生风险下降

31%，而且二甲双胍预防糖尿病发生的作用在FPG较高或者体重指数高（BMI≥30kg/m²）的IGT患者中更为显著，提示二甲双胍改善糖尿病风险的作用可能同时与降糖和减重等外周作用相关。美国糖尿病学会（ADA）指南建议对于糖尿病前期人群，特别是BMI＞35kg/m²、年龄＞60岁、有妊娠期糖尿病史的女性等，无论生活方式干预能否降低血糖，均应使用二甲双胍干预，以早期预防糖尿病。二甲双胍的临床常规使用剂量为1500～2000mg/d，2000～2250mg/d有助于肥胖者减轻体重。临床上，患者应用二甲双胍最常出现的不良反应主要表现为腹胀、腹泻及腹痛等胃肠道症状，一般反应较轻，且为一过性和具有剂量依赖性。

禁忌证：（1）对二甲双胍过敏。（2）中度（3b级）以上肾功能不全患者[eGFR＜45ml·min^{-1}·(1.73m^2)$^{-1}$]。（3）患有可造成组织缺氧的疾病（尤其是急性疾病或慢性疾病的恶化），例如失代偿性心力衰竭、呼吸衰竭、近期发作的心肌梗死、休克。（4）严重感染和外伤，外科大手术，临床有低血压和缺氧。（5）急性或慢性代谢性酸中毒，包括有或无昏迷的糖尿病酮症酸中毒，和糖尿病酮症酸中毒需要用胰岛素治疗。（6）维生素B_{12}及叶酸缺乏未纠正者。（7）酗酒者。

使用血管内造影前不必停用二甲双胍，但使用对比剂后应在医生的指导下停用48～72h，复查肾功能正常后可继续用药；肾功能异常的患者，使用对比剂及全身麻醉术前48h应暂时停用，之后还需停药48～72h，复查肾功能正常后可继续用药。

2.α-糖苷酶抑制剂　该类口服降糖药物包括阿卡波糖、伏格列波糖和米格列醇。降糖机制为：通过竞争性抑制小肠上皮刷状缘葡萄糖淀粉酶、胰腺α-淀粉酶和蔗糖酶，阻止碳水化合物的降解，因而能减缓餐后血糖升高。此外，大量碳水化合物未经充分消化即被送达远端小肠，远端小肠内富含L细胞，因而刺激分泌胰高血糖素样肽-1（GLP-1）的分泌，实现降糖作用。此外，α-糖苷酶抑制剂还具有改善β细胞的功能、调节肠道微生物环境等作用，同时有助于改善高血压、高血脂、胰岛素抵抗、氧化应激等多种代谢紊乱。研究结果显示阿卡波糖显著降低IGT合并冠心病患者糖尿病发病率。基于以上循证医学证据，阿卡波糖为国内第一个具有IGT适应证的降糖药物。阿卡波糖常规使用剂量为150～300mg/d，300mg/d可有助于减轻体重。阿卡波糖的不良反应主要表现为腹部胀气、隐痛等胃肠道反应。

禁忌证：（1）对药物或非活性成分过敏。（2）有明显消化和吸收障碍的慢性胃肠功能紊乱患者。（3）严重肾功能损害[eGFR＜25ml·min^{-1}·(1.73m^2)$^{-1}$]。

3.噻唑烷二酮类　该类药物包括罗格列酮和吡格列酮，属于胰岛素增敏剂，通过激活过氧化物酶体增殖物激活受体γ(PPARγ)，提高组织对胰岛素的敏感性，减轻胰岛素抵抗。除了降糖作用之外，此类药物还可改善内脏脂肪分布、减轻脂肪肝、治疗多囊卵巢综合征，特别是吡格列酮，对心血管疾病高危人群，可能具有潜在的保护作用。

近年来，由于罗格列酮可能增加心力衰竭风险，因此限制了其临床使用，而吡格列酮对心脑血管病变可能有改善作用，是目前临床使用的主要噻唑烷二酮类药物。吡格列酮用于糖尿病治疗和糖尿病前期的常用剂量为15mg/d，不良反应主要为体重增加及双下肢水肿。

禁忌证：（1）对该类药品过敏者。（2）水肿患者。（3）三、四级心功能障碍患者。

（4）活动性肝脏疾病或血清丙氨酸氨基转移酶高于正常上限2.5～3倍患者。（5）18岁以下患者。（6）妊娠和哺乳妇女。

4.奥利司他　奥利司他属于作用在非中枢神经系统的减肥药物。作用机制为：与胃和胰脂肪酶的丝氨酸残基联系，抑制胃肠道内分化脂肪所必需酶的活性，阻止甘油三酯水解，减弱脂肪在肠腔黏膜中的吸收和利用，促使脂肪由体内排出到体外。临床试验证实，奥利司他显著减轻体质量，减少机体对脂肪的吸收，甚至可逆转IGT患者，使糖耐量恢复正常。对于肥胖的糖尿病前期患者，奥利司他可在减重减脂的同时，还具有降压作用。由于奥利司他抑制胃肠道脂肪酶活性，服用奥利司他常见不良反应为：油性斑点，胃肠排气增多，大便紧急感，脂肪（油）性大便，脂肪泻，大便次数增多和大便失禁。随膳食中脂肪成分增加，发生率也相应增高。大部分患者用药一段时间后可改善。较多出现的胃肠道急性反应有：腹痛/腹部不适、胃肠胀气、水样便、软便、直肠痛/直肠部不适、牙齿不适、牙龈不适。此外，使用奥利司他有罕见的转氨酶升高和急性胰腺炎报道。服用奥利司他可能会导致脂溶性维生素缺乏，长期服用该药患者，可在服药前后2h补充适量复合维生素制剂。

禁忌证：（1）对药物成分过敏。（2）18岁以下儿童。（3）孕妇及哺乳期妇女。（4）慢性吸收不良综合征、胆汁淤积症。（5）器官性肥胖患者（如甲状腺机能减退）。（6）器官移植者以及服用环孢霉素患者。（7）未超重者。

5.其他药物及研究　NAVIGAOR研究是一项观察降压降糖药物对IGT临床转归影响的大型研究，共入选全球9000多例IGT患者，研究药物为口服降糖药（那格列奈）和血管紧张素转换酶抑制剂（缬沙坦）。经过平均6.5年的干预，结果显示，降糖药那格列奈未能明显降低IGT进展为糖尿病的风险，然而，降压药缬沙坦显著降低IGT患者空腹及餐后2h血糖，降低新发糖尿病风险达14%，缬沙坦对糖尿病的预防作用可能与其潜在的改善胰岛素抵抗作用有关。

目前对于糖尿病前期是否需药物干预仍然存在争议，除二甲双胍和阿卡波糖具有治疗糖尿病前期适应证外，其他药物应用于糖尿病前期干预，仍需要更多证据支持其临床有效性和安全性。近年来，一些新型降糖药物如胰高血糖素样肽－1（GLP-1）受体激动剂、二肽基肽酶-4（DPP4）抑制剂、钠－葡萄糖协同转运蛋白2（SGLT2）抑制剂等，都有其独特的改善多种代谢紊乱的机制，近年的临床研究，也越来越多聚焦于新型降糖药物干预糖尿病前期人群上，旨在为糖尿病一级预防开拓更多潜在靶点及药物。另外，因各地经济发展的不均衡性，是否需要药物干预，根据各地的医保及相关政策酌情选择。

（三）心脑血管疾病风险因素干预方案

脑卒中和缺血性心脏病等心脑血管病变占我国单病种死亡的第1位和第2位，也是糖尿病患者主要的大血管并发症和致死原因。糖尿病前期及合并肥胖、高血压等糖尿病高危因素的人群，胰岛素抵抗、血管内皮功能损伤、血流动力学改变等多种代谢紊乱已经持续存在，同时，糖尿病高危人群经常合并久坐等不良生活方式、血脂代谢紊乱等心脑血管疾病高危因素，因此，糖尿病前期甚至血糖正常的高危患者也应该注意血管疾病的防治，尤其是心脑血管疾病的预防。

1.心脑血管病常见危险因素　除了饮食和运动干预改善肥胖、糖代谢紊乱等高危因素外，糖尿病高危人群心脑血管病预防还需关注的主要危险因素有吸烟、高血压、血脂异常。

（1）吸烟：中国目前有3.16亿人为烟民，男性吸烟率高达52.1%。7.4亿人受二手烟危害，其中儿童约1.8亿。上海18～59岁职业人群吸烟率为24.22%，其中男性吸烟比例达41.46%，50～59岁年龄段吸烟比例达45.05%，吸烟为我国城市中青年职业男性带来重要的健康隐患。除非采取有效的戒烟手段，否则中国每年因烟草造成的死亡人数将从2010年100万左右，增至2030年约200万，预计2050年将为300万，可见，我国面临的控烟形势相当严峻。吸烟和二手烟暴露均显著增加心脑血管病和死亡风险，是心脑血管病事件和死亡的独立危险因素。澳大利亚科学家对19万人进行了7年的随访观察，发现吸烟人群罹患36种心脑血管疾病的概率为不吸烟人群的3倍。此外，吸烟人群患心肌梗死、心脏衰竭和中风的概率高出正常人2倍。吸烟量越大、吸烟时间越长，心脑血管病发病和死亡风险越高。吸烟对心脑血管系统的影响包括：激活交感神经系统、引起儿茶酚胺释放增加、心率加快、血压升高；冠状动脉痉挛、加重心肌缺血和冠心病；加重血管内皮功能紊乱和血液高凝状态，加重血管损伤；诱发心律失常等。

（2）高血压：虽然我国的高血压防治在不断地取得进步，但是根据最新发布的《中国居民营养与慢性病状况报告（2020年）》数据显示，对总人数约3亿人的流行病学调查，我国≥18岁的居民高血压患病率高达27.5%，表明我国高血压的有效管控仍然面临巨大的挑战。2017年ACC/AHA发布的高血压管理指南指出，将高血压的诊断标准从≥140/90mmHg调整至≥130/80mmHg，定义130～139/80～89mmHg为1级高血压，根据这个标准，我国处于1级高血压的成年人高达23.2%，其心血管病发病风险是血压正常人群的3.01倍，更加重了我国高血压防控的压力。高血压患者糖尿病前期的检出率明显偏高，而糖代谢紊乱的患者合并高血压比例亦升高，中国人群的大型流行病学调查（n=47239）显示，我国的糖尿病患者合并高血压比例高达60%。高血压和糖尿病前期都属于代谢综合征重要组分，是导致心脑血管病变的主要因素，它们的共同病理生理基础是胰岛素抵抗，肝脏、肌肉、脂肪等胰岛素靶器官对胰岛素作用不敏感，导致高胰岛素血症、氧化应激、炎症因子激活、持续血流动力学改变和内皮细胞损伤等多种代谢紊乱，引起心脑血管系统和肾脏等多脏器损害。

（3）血脂异常：血脂异常即血浆多种脂质成分水平或者比例异常，常见的血脂成分异常包括血TG、TC、LDL-C、HDL-C水平异常。糖尿病及糖尿病前期患者多表现为高甘油三酯血症、HDL-C水平降低、小而密低密度脂蛋白胆固醇（dsLDL-C）增高为主。LDL-C，尤其是dsLDL-C是促使动脉粥样硬化斑块形成的主要原因，大量研究证实，LDL-C是心脑血管疾病的独立危险因子，尤其在糖尿病患者中，血浆LDL-C每上升10mg/dl，心脑血管疾病风险增加12%。血浆TG水平升高促进HDL-C和LDL-C的胆固醇向乳糜微粒和极低密度脂蛋白转运，持续高TG血症可促使HDL-C降低、dsLDL-C升高，促进动脉粥样硬化发生。HDL-C负责将体内多余的胆固醇从周围组织细胞（包括动脉粥样斑块）转运到肝脏，经过代谢以胆酸的形式排泄出体外，是介导胆固醇逆向转运的主要脂蛋白，也是重要的抗动脉粥样硬化因子，与心脑血管疾病风险负相关，被称为“好”胆固醇。糖尿病和糖尿病前期患者，体内持续存在的胰岛素抵抗、氧化应激等多种代谢紊乱，促进内源性TG合成增多、促进高dsLDL-C、低HDL-C等多种血脂代谢异常，加重血管内皮损伤和动脉粥样硬化进展。

除了家族遗传因素、年龄等不可控因素外，吸烟、高血压、血脂等心脑血管疾病主要危险因素均属于可防可控，早期排查危险因素，针对性地采取积极预防措施，有助于避免或延缓心血管事件发生，降低心脑血管发病率和致死率。

2.心脑血管病常见危险因素的干预方案

（1）戒烟：改善心血管病预后的基本方法可归纳为“健康生活方式六部曲”（戒烟限酒心态平，限盐减重多运动），其中戒烟是第一要素。医护人员通过戒烟门诊、健康宣教等方式，帮助吸烟者了解吸烟的危害、疏导吸烟者主动戒烟。对烟草依赖严重者，应由专业人员评估其依赖程度，并进行治疗，必要时进行药物治疗。电子烟同样会对健康造成损害，因此不推荐使用。医护人员、社区街道、吸烟者家庭互相合作、共同参与戒烟计划制定和落实，建立良性的戒烟计划，实施闭环管理。

（2）治疗高血压：高血压的有效管控对于心脑血管的预防起着关键性的作用。高血压的干预，首先需结合其他心脑血管危险因素与血压水平，对患者进行心脑血管疾病综合风险的评估，从而确定启动降压治疗的时机、合适的血压控制目标以及合适的降压方案。按心血管风险水平，可将高血压患者分为低危、中危、高危和很高危4个层次。高危和很高危患者，应立即启动降压药物干预治疗，并对合并的临床疾病和并存的相关危险因素进行综合治疗；中危患者，无需立即启动药物治疗，可评估靶器官损害情况，通过改善生活方式，观察数周，如血压仍不达标，则开始予以药物干预治疗；低危患者，可纠正其危险因素、靶器官损害和并存的临床疾病，改善生活方式，密切随诊，对患者进行1～3个月的观察，如血压仍不达标则开始药物治疗。

2014年，《中国成人2型糖尿病预防的专家共识》建议的糖尿病前期人群血压控制目标为＜140/90mmHg，然而，大型循证研究证实，糖尿病合并高血压患者收缩压每下降10mmHg，糖尿病相关的任何并发症风险下降12%，死亡风险下降15%。终点事件发生率最低组的舒张压为82.6mmHg。《中国高血压防治指南（2018修订版）》建议糖尿病患者的降压目标为130/80mmHg，老年或伴严重冠心病患者，宜采取更宽松的降压目标140/90mmHg。虽然指南未对糖尿病前期患者提出明确的降压标准，但提出一般患者血压目标需控制到140/90mmHg以下，在可耐受和可持续的条件下，其中部分有糖尿病、蛋白尿等的高危患者的血压可控制在130/80mmHg以下。鉴于血管损伤和代谢紊乱在糖尿病前期已经存在，建议心血管疾病高危和很高危的糖尿病前期患者，应采用积极的降压治疗。

《中国高血压防治指南（2018修订版）》建议，收缩压在130～139mmHg或者舒张压在80～89mmHg，可进行不超过3个月的非药物治疗。如血压不能达标，应采用药物治疗。血压≥140/90mmHg的患者，应在非药物治疗基础上立即开始药物治疗。伴微量白蛋白尿的患者应该立即使用药物治疗，首先考虑使用血管紧张素转换酶抑制剂（ACEI）或血管紧张素受体抑制剂（ARB）；如需联合用药，应以ACEI或ARB为基础，加用利尿剂或二氢吡啶类钙离子拮抗剂，合并心绞痛可加用β受体阻滞剂。合并高尿酸血症的患者慎用利尿剂。

《中国高血压防治指南（2018修订版）》推荐高危人群应早期使用抗血小板药物，以改善血液高凝状态和心脑血管疾病一级预防。糖尿病高危人群、慢性肾脏病、50～69岁心血管高风险者（10年心血管总风险≥10%或高血压合并3项及以上其他危险因素），可用小剂量阿司匹林（75～150mg/d）进行一级预防。阿司匹林不能耐受者可应用氯吡格雷（75mg/d）代替。高血压患者长期应用阿司匹林需在血压控制稳定（＜150/90mmHg）后开始，未达良好控制的高血压患者，阿司匹林可能增加脑出血风险；肠溶阿司匹林建议空腹服用以减少胃肠道反应；服用前有发生消化道出血的高危因素，如消化道疾病（溃疡病及其并发症史）、65岁以上、同时服用皮质类固醇、抗凝药或非甾体类抗炎药等，应采取预防措施，包括筛查与治疗幽门螺杆菌感染，预防性应用质子泵抑制剂，以及采用合理联合抗栓药物的方案等；合并活动性胃溃疡、严重肝病、肾衰、出血性疾病者需慎用或停用阿司匹林。

（3）纠正血脂异常：糖脂代谢紊乱同为代谢综合征的两个重要组分，血糖持续升高加重血脂异常，尤其是高TG血症；而血脂紊乱促使脂肪细胞形态和功能异常，加重胰岛素抵抗和糖代谢紊乱进展，促使糖尿病前期和高危人群进展为糖尿病。血脂异常的生活方式干预包括减重和营养治疗。肥胖作为代谢综合征的又一组分，与胰岛素抵抗、血糖、血压、血脂异常均关系密切，减重为控制早期糖脂代谢紊乱的要素。营养治疗也是同时调节血糖、血脂的重要手段，根据个人情况选择低脂肪饮食（脂肪占25%～35%）。此外，近年研究发现，某些食物能改善血糖血脂代谢，可作为日常饮食补充或替代部分主食。如坚果类食物富含多不饱和脂肪酸，能降低TG和LDL-C水平。膳食纤维亦是同时有利于糖脂代谢的健康饮食之一。

一些口服降糖药不仅可预防糖尿病前期患者进展为糖尿病，而且对血脂也有一定的改善作用。二甲双胍和阿卡波糖均可改善新诊断糖尿病患者的血脂谱，噻唑烷二酮类药物可能通过减轻胰岛素抵抗，改善血脂紊乱。

调脂药物治疗。调脂治疗需以预防动脉硬化性心血管疾病为首要目标，LDL-C水平作为主要干预靶点，TG、TC、HDL-C可作为次要干预靶点。CARDS研究入选2800多例心脑血管高危患者，经过平均3.9年的随访，结果显示，阿托伐他汀显著降低糖尿病患者的心血管事件和脑卒中发生率，为他汀类药物用于心脑血管疾病预防提供了有力的临床证据。美国糖尿病学会推荐糖尿病患者，如合并心血管疾病、40岁以上或合并一个以上心血管危险因素（家族史，年龄，吸烟、高血压、血脂异常、尿蛋白），均应启动调脂治疗；小于40岁合并多重心血管危险因素或LDL-C＞2.6mmol/L，需启动调脂药物治疗。糖尿病前期患者已经合并代谢紊乱，为早期预防心血管疾病，建议有心脑血管疾病或合并高危因素的患者，及早启动积极的调脂治疗。目标为：未合并动脉粥样硬化性心血管疾病者，LDL-C控制目标为≤2.6mmol/L，合并动脉粥样硬化性心血管疾病者，LDL-C控制≤1.8mmol/L，如

LDL-C基线值较高达不到目标值者，LDL-C至少降低50%。

基于循证研究证据，临床首选的调脂药物为他汀类药物。起始宜应用中等强度他汀类药物，根据个体耐受情况和疗效，适当调整药物剂量，若胆固醇水平不能达标，可与其他调脂药物联合使用。尽管他汀类药物可能增加患糖尿病风险，但潜在机制并不明确，而他汀治疗为糖尿病和心脑血管疾病高危人群带来的获益仍然大于风险。肌病为他汀类药物少见但较严重的不良反应，在药物使用中需注意患者有无肌肉疼痛、肌无力，同时监测肌酸激酶是否显著升高。他汀类药物偶有肝酶异常的报道，需在用药过程中注意监测。

胆固醇吸收抑制剂（依折麦布）抑制肠道胆固醇吸收，降低LDL-C，与他汀类联用效果显著。贝特类药物（非诺贝特）显著降低血清TG和VLDL，荟萃分析显示，贝特类药物明显降低糖尿病患者非致死性心肌梗死发生率，提示可能具有潜在的心血管保护作用。Omega-3脂肪酸可治疗高TG血脂、同时降低心血管风险。

一些新兴调脂药物如前转化酶枯草杆菌蛋白酶Kexin9型（PCSK）抑制剂，也正在进行相关临床研究，调脂药物在改善代谢、预防糖尿病和心血管疾病方面，将来可能有更多新证据和新靶点。

（郑淑萍，范嘉佳）

参考文献

[1] 中华医学会内分泌学分会, 中华医学会糖尿病学分会, 中国医师协会内分泌代谢科医师分会,等. 中国成人糖尿病前期干预的专家共识[J]. 中华内分泌代谢杂志, 2020, 36(5):371-380.

[2] 张倩,张永莉. 代餐饮食在糖尿病中的应用研究进展[J]. 中国全科医学,2018,21(5):508-511.

[3] 金娜娜, 项琦, 马莉, 等. 轻断食模式对超重者代谢作用的影响研究[J]. 中国全科医学, 2019(16):1945-1948.

[4] 周鹏, 张梦潇, 韦晓, 等. 生酮饮食与代谢综合征:进展与展望[J]. 中华内分泌代谢杂志, 2020, 36(07):626-630.

[5] 陈思妍,游越西,戴霞. 不同运动方式对糖尿病前期患者糖代谢影响的网状meta分析[J]. 广西医科大学学报,2019,36(9):1531-1536.

[6] 中华医学会糖尿病学分会. 中国2型糖尿病防治指南(2020年版)[J]. 中华糖尿病杂志,2021,13(04):315-409.

[7] Diabetes Prevention Program (DPP) Research Group, Diabetes Prevention Program(DPP)Research Group The Diabetes Prevention Program(DPP): description of lifestyle intervention[J]. Diabetes Care, 2002, 25(12): 2165-2171.

[8] Yang Sun Hu, Dou Ke Feng, SongWen Jie. Prevalence of diabetes among men and women in China [J]. New England Journal of Medicine,2010,362(25): 1090-1101.

[9] 《中国高血压防治指南》修订委员会. 中国高血压防治指南2018年修订版[J]. 中国心血管杂志,2019,24(1):24-55.

[10] Holman RR, Coleman RL, Chan JCN, et al. Effects of acarbose on cardiovascular and diabetes outcomes in patients with coronaryheart disease and impairedglucose tolerance (ACE): a randomised, double-blind, placebo-controlled trial[J]. Lancet Diabetes Endocrinol, 2017, 5(11): 877-886.

第四节　中医药技术干预糖尿病高危人群

中医药作为中国特色诊疗体系，目前已经用于糖尿病各个阶段的干预治疗，中医药技术干预糖尿病高危人群重在早期预防，提倡“治未病”，对于糖尿病高危人群尽早建立“三早干预”模式:早预防——预防血糖正常性高危人群发展成为糖尿病前期人群；早干预——干预糖尿病前期人群，使其转为正常人或稳定在糖前阶段；早防变——治疗糖耐量受损人群，防治发展成为糖尿病。

一、糖尿病高危人群中医药干预原则及措施

中华医学会内分泌学分会（CSE）在《中国糖尿病前期临床干预专家共识》中提出将糖尿病高危人群主要分为血糖正常型高危人群、糖尿病前期人群、特殊人群，下面主要按这三类人群介绍中医相关的干预原则与措施。

（一）血糖正常型高危人群中医药干预原则及措施

血糖正常型高危人群泛指血糖正常但具有其他高危因素的人群，对于此类人群中医干预主要从“治未病”理念着手。“治未病”首见于《素问・四气调神大论》：“圣人不治已病治未病，不治已乱治未乱，此之谓也。夫病已成而后药之，乱已成而后治之，譬如渴而穿井，斗而铸锥，不亦晚乎!”。元・朱丹溪将“治未病”主要理念阐释为“未病先防”和“既病防变”。其中，“未病先防”是在疾病诊断之前，采取有效的干预措施以预防疾病的发生；“既病防变”指的是疾病一经诊断即需治疗，从而使得医患都能及时掌握疾病可能的发展方向、提出有效的预防手段、防止疾病进展恶化。“治未病”强调防重于治的理念，是中医学的预防思想的体现，而中医体质辨识是“治未病”的抓手，为“治未病”提供了具体的评估体系和参照，有助于归纳差异个体的整体要素和差异特性，从而针对性制定个体化防治原则、选择防治方法，是糖尿病等慢性疾病一级预防的基石。

血糖正常型高危人群，存在糖尿病高危患病因素的共性也有普通人群的个性，因此中医“治未病”可借鉴成人中医体质分类方法，对血糖正常的糖尿病高危人群进行分类干预指导，达到早预防的目的。国医大师王琦教授提出中医体质的理论与技术方法是治未病的抓手，是国家应该推广应用的核心内容。中医体质与治未病，在慢性病防控中呈现了从疾病的预防到易感人群预防的优势，在中医养生保健中呈现了个体化健康管理的优势，在公共卫生服务中呈现原创思维的优势，从而使之处于国内与国际的领先地位。

中医体质是指人体生命过程中，在先天禀赋和后天获得的基础上所形成的形态结构、生理功能和心理状态方面综合的、相对稳定的固有特质，是人类在生长、发育过程中所形成的与自然、社会环境相适应的人体个性特征，表现为结构、功能、代谢以及对外界刺激反应等方面的个体差异性、对某些病因和疾病的易感性以及疾病传变转归中的某种倾向性。王琦教授总结了古代及现代体质分型方法，以阴阳气血津液的盛衰虚实变化为依据，以“九分法”初步判断成年人中医体质，即：平和质、气虚质、阳虚质、阴虚质、痰湿

质、湿热质、血瘀质、气郁质、特禀质。

1.平和质　正常的体质。干预措施：生活起居顺应四季气候特点，保证充足睡眠。饮食有节制，调畅情志，适度运动。

2.气虚质　表现为易乏力自汗，语声低微，易劳累、外感。干预措施：起居生活有节，顺应四季节气，不可过劳熬夜，伤正气。适度运动锻炼，选择柔缓的运动如太极拳、漫步等；忌用力过度、大量出汗的运动。可食用具有补益脾气的食物，如山药、白扁豆、粳米等。少食辣椒、生萝卜等。药膳可选用茯苓粳米粥（茯苓12克，粳米100克）、山药桂圆粥（山药100克、桂圆15克）及粳米山药莲子粥、黄芪母鸡汤、人参汤。

3.阳虚质　体胖畏寒，四肢不温，肢体肌肉不健，喜温怕冷，喜静，性格内向。干预措施：起居生活有节，顺应四季节气，居温暖处，可用温水洗浴泡足。夏季不宜剧烈运动，以免汗出过多，导致阳气虚脱。忌熬夜损伤元气。房事有节。冬季减少户外活动，避免寒气入体损伤阳气。加强运动，可升发阳气。可食羊肉、狗肉等温阳之品，少食西瓜、绿豆、刺身等生冷寒凉食物，少饮绿茶。做到夏勿贪凉，冬宜温补。药膳可选用当归生姜羊肉汤（当归15克、生姜五片、羊肉100克）、韭菜炒胡桃仁（胡桃仁20克、韭菜30克）。

4.阴虚质　形瘦，怕热，时有眼干口干皮肤干，喜饮水，易便秘，易失眠。干预措施：起居有节，夏季避暑，避免剧烈运动。避免大量出汗，及时补充水分。居室环境宜安静。衣着舒适透气。房事有节。易行柔缓运动，避免汗出太多，可慢跑、打太极拳、游泳等，以静为主，动静结合。可食鸽子肉、鳖肉、鸭肉、绿豆、冬瓜等甘凉滋润之品，少食狗羊肉、大蒜、韭菜等性温燥烈之品。药膳可选用沙参粥（沙参15克、粳米100克、冰糖5粒）、百合粥（粳米100克、百合15克、白砂糖10～20克）、枸杞粥（枸杞20克、粳米100克）、桑葚粥（桑葚30克、粳米60克）及银耳山药莲子粥、雪梨百合膏等。

5.血瘀质　肌肤甲错，眼布血丝，易齿龈出血，肌肤可见瘀斑瘀点，易感疼痛。干预措施：起居有节，宜温不宜凉。忌熬夜，不可过于安逸，以免气机郁滞而致血行不畅。衣着宽松。多外出散步活动，舒展身心。可食用玫瑰花、山楂、醋、三七等疏肝理气活血之品，少食肥肉等滋腻之品。可参加各种舞蹈、步行健身法、徒手健身操等。

6.痰湿质　体形丰满圆润，易汗出乏力，自觉粘腻不舒。面部浮油。干预措施：起居有节，顺应四季，避免寒湿季节外出。居室宜温暖干燥，不宜阴冷潮湿。锻炼视自身情况循序渐进，运动要坚持，并且量力而行，以微微汗出为佳。不宜过于安逸，贪睡卧床。饮食清淡为主，可多食薏苡仁、冬瓜等健脾祛湿。药膳可用山药薏苡仁小米粥、海带冬瓜虾仁汤。

7.湿热质　面部和鼻尖浮油，易生湿疹脓肿，易瘙痒。时有口苦口臭，大便黏滞。干预措施：起居有节，戒烟酒，忌熬夜。多户外活动，可慢跑、游泳、散步、各种球类、八段锦等。暑湿季节少户外活动，避免淋雨受寒及感受暑湿，保持居室干燥。衣着舒适透气。保持二便通畅。饮食清淡，可多食冬瓜、赤小豆、鸡头米、芹菜、黄瓜、藕等甘寒的食物。药膳可用绿豆茶、薏仁粥、竹叶水、荷叶茶等。

8.气郁质　形瘦，性格内向，多思多虑，易生闷气，时感胸闷，喜叹息，易失眠多梦。干预措施：保持身心舒畅，多与人交往、沟通，和畅气血。有失眠的人睡前不可饮茶、咖啡等饮料，可饮热牛奶助眠。保持乐观向上的情绪及豁达开朗的性格，多结交朋友。学会发泄，勿太敏感，遇事多从好处想，不钻牛角尖。多看喜剧、滑稽剧，不要看悲剧。多听欢快优美乐曲及时宣泄不良情绪，学会简单快乐地生活。多食黄花菜、海带、山楂、玫瑰花等具有行气、解郁、消食、醒神作用的食物。药膳可用橘皮粳米粥（橘皮50g、粳米100g）、山药佛手冬瓜汤（山药50克、佛手50克、冬瓜150克）。

9.*特禀质*　容易出现过敏症状，易对药物、食物、气味、花粉、季节过敏。干预措施：避免接触过敏物质，注意居住环境整洁，被褥、床单要经常洗晒，可防止对尘螨过敏。多食益气固表的食物，少食海鲜、笋等发物、过敏物等。居室宜通风良好。药膳可用乌梅粥（乌梅15g，黄芪20g，当归12g）、固表粥：（乌梅、黄芪、粳米）及葱白红枣鸡肉粥。

在临床应用中，中医医生可参照上述“九分法”辨识结果结合中医四诊，初步辨析糖尿病高危人群，结合人群个体情况采取积极的中医特色干预，运用中医食疗、传统运动、中医技术方法综合干预。

（二）糖尿病前期人群中医药干预原则及措施

糖尿病前期人群（IFG、IGT或IFG+IGT）在排除其他因素影响下，可伴有体胖腹大，口干多饮，易饥多食、倦怠乏力等症状；然而，大部分糖尿病前期患者无明显临床症状或仅有肥胖等体征，需要依靠理化检查方可诊断。糖尿病前期中医上多归于“脾瘅”范畴，最早出于《素问·奇病论》云“有病口甘者，病名为何？何以得之？岐伯曰：此五气之溢也，名为脾瘅，……此肥美之所发也，此人必数食甘美而多肥也，肥者令人热，甘者令人中满，故其气上溢，转为消渴。”“脾瘅”指的是过食肥甘滋腻之品而致湿热蕴脾的临床病症。其主症为口甘欲渴，口吐浊唾涎沫，或小便甜而浊，肥胖，舌苔厚腻。此外，尚可见口中黏腻不爽、胸闷脘痞、不思饮食等症状。

参照中国医师协会中西医结合医师分会内分泌与代谢病学专业委员会制定的《糖尿病前期病证结合诊疗指南》，糖尿病前期中医辨证标准，分为肥胖型和非肥胖型2个类型。

1.*肥胖型人群*　指肥胖（体质指数≥28.0kg/m²）或超重（体质指数在24.0～28.0kg/m²）或腹型肥胖（腰围男性≥90cm、女性≥85cm）。临床症状、体征多以倦怠乏力，脘腹胀满，形体超重或肥胖，腹部增大等为主。辨证分型为脾胃壅滞证、湿热蕴结证和脾虚痰湿证。

（1）脾胃壅滞证：症见脘腹胀满，嗳气、矢气频频，得嗳气、矢气后腹胀缓解，大便量多，腹型肥胖，舌质淡红，舌体胖大，苔白厚，脉滑。此证可伴血糖升高、血脂异常等。

（2）湿热蕴结证：症见口中黏腻，口干不欲多饮，心烦口苦，脘腹胀满，身重困倦，便溏不爽或秘结，小便短黄，或身热不扬，汗出热不解，或皮肤发痒，形体肥胖，舌质红，苔黄腻或微黄欠润，脉滑数。此证可伴血糖升高、高尿酸、胰岛素抵抗、非酒精性脂肪肝等。

（3）脾虚痰湿证：症见倦怠乏力，纳差便溏，口淡无味或黏腻，脘腹胀满，四肢沉重，头重胸闷，动则喘促，形体肥胖，腹部增大，舌质淡有齿痕，舌胖大，苔薄白或腻，脉沉或濡缓。此证可伴血糖升高、胰岛素抵抗、非酒精性脂肪肝、血压升高等。

2. 非肥胖型人群　指体重正常（体质指数18.5～24.0kg/m^2）或过低（体重指数值<8.5kg/m^2）。临床症状、体征多以情绪抑郁，倦怠乏力，口干口渴，形体中等或偏瘦等为主。辨证分型为肝郁气滞证和气阴两虚证。

（1）肝郁气滞证：症见情绪抑郁，喜太息，遇事易紧张，胁肋胀满，口干口渴，多食易饥，大便干结，形体中等或偏瘦，舌淡红，苔薄白，脉弦。此证可伴血糖升高、血脂异常、血压升高等。

（2）气阴两虚证：症见倦怠乏力，口干口渴，夜间为甚，头晕，腰膝酸软，自汗，潮热盗汗，五心烦热，心悸失眠，形体偏瘦，舌淡或红，苔白，脉细或无力。此证可伴血糖升高、胰岛素抵抗等。

对糖尿病前期人群中医干预治疗时应结合症状、体征、检验指标进行证型辨证，同时评估虚实体证：实者辨证多以脾胃壅滞、湿热蕴脾、肝郁气滞为主，虚者辨证表现为脾虚湿盛、气阴两虚为主。根据分型辨证、辨症状、辨体征、辨指标情况给予中药方剂、针刺推拿等中医技术方法、膳食疗法和传统运动等中医特色干预措施，内外同治，达到早干预、早防变的目的。

（三）特殊人群中医药干预

对于糖尿病高危人群中的特殊人群，应该根据患者情况即个体化区别对待。如老年或超老年、已有心脑血管疾病如冠心病和中风等、肢体活动受限或心功能障碍、精神和意识障碍、较严重的脏器功能受损、预期寿命较短（10年以下）以及独居老年人等，其病情差别较大，重点以健康教育为主，尤其注意心脑血管疾病危险因素的控制与监测及血糖监测，对于血糖一般不需要特别干预。中医药干预此类人群尚无明确指南推荐，但从“治未病”理论出发，可以根据特殊人群个性化的体质表现给予与自身病情不冲突的中医干预。

二、中医干预的具体方案

中医干预的具体方案包括中医药物干预和非药物干预，非药物干预包括膳食、运动、中医适宜技术及综合干预。

（一）中医药物干预

无明显糖代谢异常的糖尿病高危人群一般无需中医药物干预，而有明显临床症状或理化检查异常的患者可参照前文糖尿病前期人群中医辨证分型，给予分型论治。主要分为脾胃壅滞证、湿热蕴结证、脾虚痰湿证、肝郁气滞证及气阴两虚证五型。

1. 脾胃壅滞证　治则宜行气导滞。

代表方：厚朴三物汤（《金匮要略》）加减。

功用：行气除满，去积通便。

方义：本方以厚朴为君，意在行气泄满；大黄、枳实邪热导致。三药合用，使气滞通畅，则诸症自解。

如有化火伤阴，症见口干多饮可用玉女煎加减。肥胖或超重人群可选用保和丸加减。甘油三酯和/或总胆固醇异常，可选用大柴胡汤加减。同时合并低密度脂蛋白异常，可选用大黄黄连泻心汤加减。

专方验方：清身降糖颗粒（半夏、荷叶、大黄、黄连、鬼箭羽、桃仁、罗布麻、钩藤、三七粉），治法：行气导滞。

2.湿热蕴结证　治则宜清热化湿。

代表方：半夏泻心汤（《伤寒论》）加减。

功用：寒热平调，消痞散结。

方义：本方出自《伤寒论》，原义用于寒热错杂之痞症。方中半夏为君药，意在散结消痞、降逆止呕；干姜温中散邪，黄芩、黄连苦寒，泻热消痞，故为臣药；人参、大枣补益脾气，为佐药；甘草调和诸药，为使药。

其他：肥胖或超重人群可用葛根芩连汤加减，糖耐量受损明显可选用黄连温胆汤加减。胰岛素抵抗可选用葛根芩连汤、小陷胸汤加减。有非酒精性脂肪肝者可选用茵陈蒿汤加减。有高血压者可选用葛根芩连汤加减。

中成药：金芪降糖片（黄连、黄芪、金银花等）、糖脂平胶囊（黄连、葛根、桑白皮、大黄、丹参）。

3.脾虚痰湿证　治则宜健脾祛湿化痰。

代表方：六君子汤（《医学正传》）加减。

功用：益气健脾，燥湿化痰。

方义：方中以四君子汤（人参、白术、白茯苓、甘草）益气健脾，脾运则湿化；较四君子汤重用白术，加强燥湿化痰之力；半夏辛温而燥，为化湿痰之要药，并善降逆和胃止呕；陈皮既可调理气机以除胸脘痞闷，又能止呕以降胃气，还能燥湿化痰以消湿聚之痰。

其他：症见倦怠乏力可选用三仁汤加减。症见眩晕可选用半夏白术天麻汤加减。肥胖或超重可选用平陈汤加减。糖调节受损明显可选用苓桂术甘汤加减。

专方验方：参术调脾颗粒（党参、山药、白术、茯苓、陈皮等），治法：健脾祛湿化痰。糖异平颗粒（黄芪、黄连、佩兰、苍术、玄参、葛根、丹参、柴胡、白芍、川牛膝、鬼箭羽），治法：益气健脾、化痰活血。

4.肝郁气滞证　治则宜疏肝解郁。

代表方：四逆散（《伤寒论》）。

功用：疏肝和脾，解郁透热。

方义：方中柴胡疏肝解郁，升清阳以使郁热外透，用为君药；芍药养血敛阴，与柴胡相配，一升一敛，使郁热透解而不伤阴，为臣药；佐以枳实行气散结，以增强舒畅气机之效；炙甘草调和诸药为使。

其他：热郁于胃症见口干多饮可选用大柴胡汤加减。消瘦、糖调节受损、胰岛素抵抗、甘油三酯和/或总胆固醇异常，可选用越鞠丸、六郁汤加减。

5.气阴两虚证　治则宜益气养阴。

代表方：玉液汤（《医学衷中参西录》）加减。

功用：益气生津，固肾止渴。

方义：方中重用黄芪、山药补脾固肾，益气生津为君药，一则脾气升，使津液输布于肺，能止渴，二则使肾气固，以藏精缩尿。知母、天花粉滋阴清热，润燥止渴为臣药。佐以葛根助黄芪升发脾胃清阳，输布津液而止渴；鸡内金助脾健运，运化水谷精微，“化饮食中糖质为津液也”（《医学衷中参西录》）；五味子助山药补肾固精，收敛阴津以缩尿，使精微不致于下趋。

其他：倦怠乏力者可选用生脉散加减。消瘦者可选用二冬汤加减，胰岛素抵抗可选用白虎加人参汤加减。

中成药：津力达颗粒（人参、黄精、苍术等）、参芪降糖颗粒（胶囊）（人参茎叶总皂苷、五味子、黄芪等）、天芪降糖胶囊（黄芪、天花粉等）、糖脉康颗粒（黄芪、地黄、赤芍、丹参、牛膝、麦冬、黄精等）、天麦消渴片（五味子、麦冬、天花粉、吡考啉酸铬等）。

（二）中医非药物干预

1.中医膳食疗法　根据《糖尿病中医防治指南（2011版）》建议，糖尿病前期人群饮食要坚持做到总量控制、结构优化、吃序调整，即每餐只吃七八分饱，以素食为主，其他为辅，营养均衡，进餐时先喝汤、吃蔬菜，再吃些主食、肉类达七分饱。中医膳食疗法在此基础上，可根据人群体质结合中医气血阴阳寒热虚实的八纲辨证、食物的四性五味等理论进行选择：气血亏虚者可选用性温味甘的食物，如大枣、桂圆、南瓜等补益气血之品；阳盛阴虚者选用性寒凉味苦或滋阴降火的食物，如苦麦菜、苦瓜、药芹、百合、黄瓜等；阳虚阴盛者选用性温或温阳散寒的食物，如羊肉、狗肉、韭菜、肉桂、生姜等。除了食疗还有茶疗，绿茶性寒凉清热，红茶甘温补阳气，乌龙茶性平祛痰湿又生津止渴最为适合糖尿病前期人群。

2.中医传统运动　中医传统运动是在中医基础理论指导下产生的一种身心锻炼导引功法，是中国特有的文化瑰宝，是一种简便、安全、经济、有效的糖尿病运动疗法。目前传统功法如八段锦、太极拳、五禽戏和易筋经等，广泛应用在糖尿病的防治中，并获得良好疗效。

（1）八段锦：形成于宋代，最早出现在南宋洪迈的《夷坚乙志》中。由八种肢体动作组成，内容包括肢体运动和气息调理。八个基本动作具有柔和缓慢、圆活连贯、松紧结合、动静相兼、神与形合、气寓其中之特点，配合细、长、匀、缓、深的腹式呼吸，能够达到行气活血、柔筋健骨，宁神定志，调养脏腑，延年益寿之目的。通过长期、不间断地八段锦的习练，可以促进机体气血运行畅通，阴阳平衡，从而达到有效调节糖尿病前期患者心理状态的目的。研究表明运动能降低血糖，特别是对餐后血糖降低更为明显。沈莺等研究发现八段锦通过活跃肌肉细胞，促进葡萄糖代谢等应用于糖尿病前期患者效果显著，能够有效改善机体状态，调节血糖、血脂水平，提升葡萄糖前期转正率。

（2）五禽戏：是由汉代著名医家华佗在古代导引术的基础上，结合自身医疗及养生实践，根据虎、鹿、熊、猿、鸟5种动物的活动特点而创编的养生保健操。通过对5种动物动作的模仿，锻炼人体四肢筋骨，通畅血脉。五禽戏练习时重点模仿五禽神态，以内气运行为主，重视意念锻炼，能够改善患者焦虑、抑郁、紧张等不良情绪，使得患者身心放松，消除大脑的紧张状态，让其在练习动作的过程中获得良好的心理体验，从而促进疾病向愈。

（3）易筋经：出现于明朝，共计十二势，包括导引、按摩、吐纳等中国传统的养生功夫，改变筋骨和通过修炼丹田真气打通全身经络的内功方法。具有“伸筋拔骨，以形引气，意随形走，柔和流畅”的特点，通过易筋经锻炼能够强壮内腑、变易筋骨，对临床多种疾病均有不同程度的辅助及治疗效果。研究发现易筋经结合饮食调摄可改善糖调节受损状况，降低糖尿病发生率。

3. 中医适宜技术

（1）穴位贴敷治疗：即以中药降糖贴贴于特定穴位。

组成：半夏、陈皮、竹茹、白术、茯苓、黄连、黄芩、丹参、炙甘草等药物制外用贴敷剂。

取穴：脾俞、胃俞、胰俞、肾俞、足三里、三阴交、丰隆、腹哀、阳池等。

禁忌证：合并严重心肝肾功能障碍者慎用；妊娠、哺乳期妇女慎用；已确诊糖尿病患者慎用；贴敷部位有创伤、溃疡者禁用；对药物或敷料成分过敏者禁用。

不良反应观察与处理：色素沉着、潮红、微痒、烧灼感、疼痛、轻微红肿、轻度出水泡属于穴位贴敷的正常皮肤反应。对胶布过敏者，可选用低过敏胶布或用绷带固定贴敷药物；对于残留在皮肤上的药膏，不宜用刺激性物质擦洗；贴敷后若出现范围较大、程度较重的皮肤红斑、水泡、瘙痒现象，应立即停药，进行对症处理。出现全身性皮肤过敏症状者，应及时到医院就诊。

（2）针刺疗法：用毫针配合针刺手法对特定穴位进行操作，以调节血糖。

主穴：中脘、气海、天枢、足三里、内庭、然谷、曲池、合谷等。

配穴：气虚痰湿证加脾俞、阴陵泉、丰隆；阴虚气滞加三阴交、照海、太溪、太冲；湿（痰）热蕴结加阴陵泉、丰隆、太冲。

禁忌证：饥饿、饱食、醉酒、大怒、大惊、过度疲劳、精神紧张者，不宜立即进行针刺；体质虚弱，气血亏损者，其针感不宜过重，应尽量采取卧位行针。皮肤有感染、溃疡、瘢痕或肿瘤部位慎用针刺。有凝血机制障碍者，应禁用针刺。

不良反应观察与处理：参照中华人民共和国国家质量监督检验检疫总局、中国国家标准化管理委员会发布的《针灸技术操作规范第20部分：毫针基本刺法》中“针刺异常情况及处理”进行不良反应观察与处理。

（3）电针疗法：用电针仪配合针刺手法针刺特定穴位。主穴与配血选取参考针刺疗法。电针疗法操作过程中所涉及的操作步骤与要求、适应证、注意事项、禁忌等均要参照GB/T 21709.11-2009《针灸技术操作规范 第11部分：电针》进行电针技术操作。

禁忌证：参照电针仪使用说明书；皮肤破损处、肿瘤局部、心脏附近、安装心脏起搏器者、颈动脉窦附近禁忌电针。

不良反应观察与处理：电针仪在首次使用前应仔细阅读产品使用说明书，掌握电针仪的性能、参数、使用方法、注意事项及禁忌证等内容。电针治疗过程中患者出现晕针现象时，应立即停止电针治疗，关闭电源，按毫针晕针的处理方法处理。

（4）耳迷走神经刺激治疗：运用耳针式迷走神经刺激器对耳甲“迷走穴”进行治疗。

禁忌证：参照耳迷走神经刺激器使用说明书；耳周皮肤破损、严重心律失常、安装心脏起搏器者。

不良反应观察与处理：耳迷走神经刺激器在首次使用前应仔细阅读产品使用说明书，掌握耳迷走神经刺激器的性能、参数、使用方法、注意事项及禁忌证等内容。其他不良反应观察与处理可以参考电针操作，如治疗过程中患者出现晕针现象时，应立即停止治疗，关闭电源，按毫针晕针的处理方法处理。

（三）中医综合干预

糖尿病高危人群往往合并超重和肥胖、脂代谢紊乱、高血压等，中医干预除了减轻糖代谢异常外，还需要针对不同的高危因素，进行个体化综合干预，从而改善代谢紊乱、减少心血管疾病风险。

1.*超重和肥胖高危因素中医干预*　肥胖是诱发胰岛素抵抗的重要原因，特别是向心性肥胖。肥胖的中医叙述最早见于《黄帝内经》，肥胖的人被称为“膏人”“脂人”“肉人”和“富贵人”。《灵枢·卫气失常》：“膏人纵腹垂腴，肉人者，上下容大，脂人者，虽脂不能大者”。中医所说“脾瘅”与由于肥胖引发而最终发展成为糖尿病这一过程尤为相似。《素问·痹论》“饮食自倍，肠胃乃伤”、《素问·通评虚实论》“凡治消瘅……甘肥贵人，则膏粱之疾也”以及《素问·奇病论》中指出脾瘅和消渴的形成发展均与长期嗜食肥甘厚味有关，可见过食肥甘是形成肥胖的主要原因。对于肥胖人群除了饮食、运动等生活方式干预，中医药综合干预也十分奏效。邓茹等发现穴位埋线结合脐灸与针刺在治疗单纯性腹性肥胖患者体质量、BMI、腰围方面的疗效改善明显。此外，中医传统体针联合腹罐和运动，形成单纯性肥胖症的绿色治疗方法，也有一定的临床有效率。万红等运用加减消积保中颗粒联合刮痧的综合方案治疗腹型肥胖患者，发现能够减轻肥胖程度和脂肪厚度，并能调节脂、糖代谢和脂肪细胞因子。

2.*中医干预防控糖尿病高危人群心脑血管疾病*　近年，美国糖尿病学会（ADA）、美国临床内分泌医师协会（AACE）、欧洲心脏病学会（ESC）、欧洲糖尿病研究学会（EASD）、中华医学会等发布的关于糖尿病防治的指南和共识，一致强调糖尿病前期患者的心血管风险评估与干预。对于心血管疾病，中医归属于“心悸”、“怔忡”、“胸痹”、“眩晕”等疾病范畴，其主要病位在心与血脉。基于中医“治未病”理论，心血管疾病更需要强调“未病先防，既病防变”，应用中医运用辨证论治理论对糖尿病高危人群进行干预。陈可冀院士认为对于糖尿病高危人群的心血管疾病预防应予以活血化瘀的治疗大法。有医家认为A型行为的冠心病稳定型心绞痛患者常有烦躁易怒等情绪激动的表现，多因情绪波动引起心绞痛发作，属中医情志致病，病位在心，与肝密切相关，临证可从肝论治，应针对肝旺脾虚、脾虚肝郁、肝经郁热等不同证型辨证论治。同时，中医整体观和辨证论治是中医治疗的核心理念，在中医防治心脑血管疾病应用中，“脑心同治”理论是中医学整体观念的治则体现，心脑血管疾病异病同治，可作为中医防治心脑血管疾病的总体治疗原则。临床常用的多味中药在防治心脑疾病上具有多靶点的“整体”效应，如：丹参，能够祛瘀止痛、活血调经、清心除烦，现代药理研究发现丹参具有改善心脑血管内皮细胞功能、抗心肌缺血、调节脂质代谢、抗血小板聚集、减少血栓形成风险等作用。川芎，能够活血祛瘀，行气通滞，为“血中气药”，药理研究具有扩张心脑血管、增加脑血流量、降低血管张力、抗血小板聚集的作用。红花，能活血祛瘀通经，具有扩血管，改善心肌缺血，增加纤维蛋白溶解，降低血浆黏度等现代药理作用。黄芪，升阳补气，行滞通痹，能增强血液运行，抗血小板聚集，保护缺血缺氧的心脑组织，扩张血管。这几味中药均能从多方位减少心脑血管疾病风险。

此外，中医络病理论在心脑血管疾病防治中也有应用和临床实证。梅琼等运用络病理论治疗冠心病（痰瘀阻络型），创立化痰活血通络方，用于防治冠心病、改善微循环上取得比较满意的疗效。张振宇以络病学理论为指导，以化痰祛瘀通络法治疗中风，有一定疗效。杨传华教授从络病理论出发认为肥胖性高血压的病因为痰湿体质，多食少动，运用平肝补肾运脾、活血化痰通络治则，分别从痰热、寒痰、痰湿、痰瘀论治，取得了良好的临床疗效。

（陈琳，黄烨）

参考文献

[1] 中国医师协会中西医结合医师分会内分泌与代谢病学专业委员．糖尿病前期病证结合诊疗指南[J]. 世界中医药,2021,16(4):522-538.

[2] 中华中医药学会．糖尿病中医防治指南[J]. 中国中医药现代远程教育,2011,9(4):148-151.

[3] 沈莺．八段锦应用于糖尿病前期人群中的效果及对血糖血脂水平的影响分析[J]. 中国疗养医学,2020,29(11): 1139-1141.

[4] 邓茹, 雷正权, 等．穴位埋线结合脐灸治疗单纯性腹性肥胖[J]. 吉林中医药,2021,41(03):391-395.

[5] 万红,燕树勋, 等．加减消积保中颗粒联合刮痧治疗腹型肥胖胃热湿阻证的临床观察[J]. 中国实验方剂学杂志,2021,27(12):97-102.

[6] Association AD. Glycemic targets: standards of medical care in diabetes-2020[J]. DiabetesCare, 2020, 43(Suppl1):S66-S76.

[7] 马晓昌．陈可冀教授治疗冠心病临床经验介绍—祛浊利湿与活血化瘀并重[J]. 中西医结合心脑血管病杂志,2005,3(5):441-442.

[8] 梅琼,曾祥法．浅析络病与冠心病[J]. 河南中医,2016,36(1):50-52.

[9] 李琼华,张振宇,吕雪英,等．运用络病理论诊治中风的体会[J]. 中国中医药现代远程教育,2017,15(20):142-143.

[10] 吴赛,孟宪卿,姜月华,等．基于络病理论的肥胖性高血压辨治体会[J]. 山东中医杂志,2015,34(12):926-927.

第二篇

2型糖尿病的健康管理和治疗

第一章　2型糖尿病的健康管理

2型糖尿病是一种常见的慢性疾病，糖尿病健康管理能有效提高患者自身的健康知识和自我健康管理水平，是对医学治疗的一种补充。因此糖尿病的控制不仅是传统意义的治疗，而是需要系统全面的管理，健康管理是控制糖尿病病情和预防并发症发生的关键。

第一节　糖尿病流行病学、分型和诊断要点概述

一、糖尿病流行病学

糖尿病是常见疾病、多发性疾病，已成为严重危害人类健康的全球性公共卫生问题。目前在全世界范围内，糖尿病患病率、发病率急剧上升，据世界糖尿病联盟（IDF）2021第10版最新统计：2021年全球约5.37亿成年人（20～79岁）人患有糖尿病（10个人中就有1人为糖尿病患者）；预计到2030年，糖尿病患者会达到6.43亿；预计到2045年，糖尿病患者会达到7.83亿。

在此期间，世界人口估计增长20%，而糖尿病的患者数估计增加46%。2021年，全球糖尿病（20～79岁）患病率为10.5%，预计2030年和2045年为11.3%和12.2%。大约三分之一（32.6%）的糖尿病死亡患者年龄不到60岁。

在经济快速的发展和工业化进程、生活方式的改变和老龄化等多种因素驱动下，我国糖尿病总体的患病率呈逐年递增趋势。2020年中国居民营养与慢性病状况报告提示全国18岁及以上成人的糖尿病患病率为11.9%。具体见表2-1-1-1。

二、糖尿病的分型

糖尿病的分型是依据对糖尿病的病理生理机制、病因和临床表现的认识而建立的综合分型，随着对糖尿病本质认识的进步和深化而逐渐丰富，但目前的认识尚不完善，故现行的分型分类方法是暂时的，今后还会不断修改。

目前国际上通用WHO糖尿病专家委员会提出的分型标准（1999）。

（一）1型糖尿病（tpye 1 diabetes mellitus,T1DM）

胰岛β细胞破坏，常导致胰岛素的绝对缺乏。

1.免疫介导性（1A）：急性型及缓发型。

2.特发性（1B）：无自身免疫证据。

（二）2型糖尿病（tpye 2 diabetes mellitus,T2DM）

表2-1-1-1　我国9次全国性糖尿病流行病学调查情况汇总

调查年份	诊断标准	调查人数（万）	年龄（岁）	糖尿病患病率（%）	IGT患病率（%）	筛选方法
1980[a]	兰州标准	30	全人群	0.67	无数据	尿糖+馒头餐2hPG筛选高危人群
1986	WHO1985	10	25～64	1.04	0.68	馒头餐2hPG筛选高危人群
1994	WHO1985	21	25～64	2.51	3.2	馒头餐2hPG筛选高危人群
2002	WHO1999	10	≥18	城市4.5；农村1.8	1.6（IFG2.7）	空腹血糖筛选高危人群
2007至2008	WHO1999	4.6	≥20	9.7	15.5[c]	OGTT
2010	WHO1999	10	≥18	9.7	无数据	OGTT
2013[b]	WHO1999	17	≥18	10.4	无数据	OGTT
2015至2017[b]	WHO1999	7.6	≥18	11.2	无数据	OGTT
2020	WHO1999	60	≥18	11.9	无数据	OGTT

注：WHO为世界卫生组织；IGT为糖耐量减低；IFG为空腹血糖受损；2hPG为餐后2h血糖；OGTT为口服葡萄糖耐量试验。a诊断标准为空腹血浆血糖≥130mg/dl（1mmol/L=18mg/dl）和（或）2hPG≥200mg/dl和（或）OGTT曲线上3点超过诊断标准[0min为125mg/dl、30min为190mg/dl、60min为180mg/dl、120min为140mg/dl、180min为125mg/dl（30min或60min为1点），血糖测定为邻甲苯胺法，葡萄糖为100g]；b调查数据除了汉族人以外还包括其他少数民族人群；c糖尿病前期包括IFG、IGT或二者兼有

从以胰岛素抵抗为主伴胰岛素进行性分泌不足，到以胰岛素进行性分泌不足为主伴胰岛素抵抗。

（三）特殊类型糖尿病

是在不同水平上（从环境因素到遗传因素或两者间的相互作用）病因学相对明确的一类高血糖状态。

1.胰岛β细胞功能的基因缺陷　①青年人中成年发病型糖尿病（maturity-onset diabetes mellitus of the young,MODY）；②线粒体基因突变糖尿病；③其他。

2.胰岛素作用的基因缺陷　A型胰岛素抵抗、妖精貌综合征、Rabson-Mendenhall综合征、脂肪萎缩型糖尿病等。

3.胰腺外分泌疾病　胰腺炎、创伤/胰腺切除术、胰腺肿瘤等。

4.内分泌疾病　肢端肥大症、库欣综合征、胰高血糖素瘤、嗜铬细胞瘤等。

5.药物或化学品所致的糖尿病　Vacor(N-3吡啶甲基N-P硝基苯尿素)、喷他脒、烟酸、糖皮质激素、甲状腺激素、二氮嗪、β肾上腺素能激动剂、噻嗪类利尿剂、苯妥英钠、α-干扰素等。

6.感染　巨细胞、风疹病毒等。

7.不常见的免疫介导性糖尿病　僵人（stiff-man）综合征、抗胰岛素受体抗体等。

8.其他与糖尿病相关的遗传综合征　Klinefelter综合征、Down综合征、Wolfram综合征、Turner综合征、Friedreich共济失调、Huntington舞蹈病、Laurence-Moon-Biedl综合征、强直性肌营养不良、卟啉病、Prader-Willi综合征等。

（四）妊娠糖尿病（gestational diabetes mellitus,GDM）

指妊娠期间发现的糖尿病，不包括孕前已诊断患者，后者称为糖尿病合并妊娠。多数患者分娩后可恢复正常，部分患者5～10年可能进展为糖尿病。

三、糖尿病的诊断要点

要求在临床工作中要善于发现糖尿病，尽可能的早期诊断和治疗。糖尿病的诊断以血糖异常升高作为依据，血糖的正常值和糖代谢异常的诊断切点是依据血糖值与糖尿病和糖尿病特异性并发症(如视网膜病变、周围神经病变等)发生风险的关系来确定。

需要注意如单纯的检查空腹血糖，糖尿病漏诊率会增高，应加测餐后血糖，必要时进行OCTT试验。诊断时应注意是否符合糖尿病的诊断标准分型、有无并发症(及严重程度)和伴发病或加重糖尿病的因素存在。

诊断线索：①“三多一少”症状（烦渴多饮、多尿、多食、不明原因体重下降）。②以糖尿病各种急慢性并发症或伴发病首诊的患者。

（一）诊断标准

我国目前采用国际上通用WHO糖尿病专家委员会(1999)提出的诊断和分类标准，见表2-1-1-2。

糖尿病诊断还要查明有无并发症和伴随症，评估其病情轻重、类型、发展阶段和主要脏器功能等。

表2-1-1-2　糖尿病诊断标准

（WHO糖尿病专家委员会报告，1999年）

诊断标准	静脉血浆葡萄糖水平（mmol/L）
典型糖尿病症状加	
（1）随机血糖	≥11.1
或	
（2）空腹血糖（FPG）	≥7.0
或	
（3）OGTT 2小时血糖（2hPG）	≥11.1

注：典型糖尿病症状，包括烦渴多饮、多尿、多食、不明原因体重下降，如无典型症状，需非同日重复测定予证实,诊断才能成立；随机血糖是不能用来诊断空腹血糖受损（IFG）或糖耐量减低（IGT）；空腹状态是指至少8小时内无任何热量摄入；FPG3.9～6.0mmol/L为正常，6.1～6.9mmol/L为IFG，≥7.0mmol/L应考虑糖尿病；OGTT 2hPG＜7. 7mmol/L为正常糖耐量，7.8～11.0mmol/L为IGT，≥11.1mmol/L应考虑糖尿病

（二）相关内容说明

1.糖尿病的临床诊断推荐采用葡萄糖氧化酶法测定静脉血浆葡萄糖。

2.对于无糖尿病症状、仅一次血糖值达到糖尿病诊断标准者，须在另一天复查核实而确定诊断；如复查结果未达到糖尿病诊断标准，应定期复查；OGTT其他时间（30分钟、60分钟、180分钟）血糖不能作为诊断标准。IFG或IGT的诊断应根据3个月内的两次OGTT结果，用其平均值来诊断。严重疾病或应激情况下，可发生应激性高血糖，但常为暂时性和自限性，因此不能据此时血糖诊断糖尿病，须在应激消除后复查才能明确其糖代谢的状况。

3.儿童糖尿病诊断标准与成人相同。

4.妊娠糖尿病强调对具有高危因素的孕妇（妊娠糖尿病个人史、肥胖、尿糖阳性或有糖尿病家族史者），孕期首次产前检查时，使用普通糖尿病诊断标准筛查孕前未诊断的2

型糖尿病，如达到糖尿病诊断标准即可判断孕前就患有糖尿病。如初次检查结果正常，则在孕24～28周行75g OGTT，筛查有无妊娠糖尿病：达到或超过下列至少一项指标：FPG≥5.1mmol/L，1hPG≥10.0mmol/L和（或）2hPG≥8.5mmol/L可诊断妊娠糖尿病。

5.关于应用糖化血红蛋白（HbA_{1c}）诊断糖尿病，HbA_{1c}能稳定和可靠地反映患者的预后。美国糖尿病协会已经将HbA_{1c}≥6.5%作为糖尿病的诊断标准，WHO也建议在条件相对成熟的地方采用HbA_{1c}作为糖尿病的诊断指标。对于采用标准化检测方法并且有严格质量控制的单位，HbA_{1c}≥6.5%可作为诊断糖尿病的参考数值。若测得的HbA_{1c}和血糖水平之间存在明显的不一致，应该考虑由于贫血、血红蛋白变异（如异常血红蛋白病）、妊娠等因素对HbA_{1c}检测干扰的可能性，并用无干扰的方法或血浆血糖的标准来诊断糖尿病。

（陈海英）

参考文献

[1] 葛均波,徐永健,王辰.内科学[M](第九版).北京:人民卫生出版社,2018.

[2] 中华医学会糖尿病学分会.中国2型糖尿病防治指南(2020年版)[J].中华糖尿病杂志,2021,13(4):315-409.

[3] 全国糖尿病研究协作组调查研究组.全国14省市30万人口中糖尿病调查报告[J].中华内科杂志,1981,20(11):678-683.

[4] Pan XR, YangWY, Li GW, et al. Prevalence of diabetes and its risk factors in China, 1994.[J]. Diabetes Care, 1997,20(11):1664-1669.

[5] 李立明,饶克勤,孔灵芝,等.中国居民2002年营养与健康状况调查[J].中华流行病学杂志,2005,26(7):478-484.

[6] 国家卫生健康委员会.中国居民营养与慢性病状况报告(2020)年[R].2020-12-23.

[7] YangW,Lu J,Weng J,et al. Prevalence of diabetes among men and women in China[J]. N Engl J Med,2010,362(12):1090-1101.

[8] Wang L,Gao P,Zhang M,et al.Prevalence and ethnic pattern of diabetes and prediabetes in China in 2013[J]. JAMA, 2017, 317(24): 2515-2523.

[9] Li Y,Teng D,Shi X,et al.Prevalence of diabetes recorded in mainland China using 2018 diagnostic criteria from the American Diabetes Association:national cross sectional study[J].BMJ,2020,369:m997.

[10] International Diabetes Federation.Diabetes Atlas Tenth Edition[R].2021.

第二节　2型糖尿病健康管理原则和目标

2型糖尿病是一种常见的慢性疾病，其病情控制水平受患者的自我管理能力和日常行为的影响，因此糖尿病的控制不仅是传统意义的治疗，而是需要系统全面的管理，健康管理是控制糖尿病病情和预防并发症发生的关键。

一、2型糖尿病患者健康管理的原则

糖尿病管理的近期目标主要是通过控制血糖水平和代谢紊乱来消除糖尿病症状和防止

出现急性并发症，远期目标是通过长期良好的代谢控制达到预防慢性并发症的发生，并提高患者的健康水平和生活质量。为了达到这一目标，需要建立完善且在基层诊疗机构易于实践的糖尿病管理体系。其中主要原则包括如下内容。

（一）加强糖尿病患者自我管理教育和支持

糖尿病自我管理教育和支持（diabetes self-management education and support,DSMES）可以改善患者的临床结局并能减少医疗支出。糖尿病患者在诊断后，应尽早接受糖尿病自我管理教育，使患者掌握糖尿病相关知识和技能，包括学习自我血糖监测的方法，制定血糖监测计划，了解低血糖和常见的急性并发症，掌握糖尿病的饮食原则等。基层医务人员应在糖尿病患者的慢病管理中选择适当的时机向糖尿病患者提供全面的糖尿病自我管理教育。同时基层医疗机构也应加强糖尿病教育护士的培养。基层医疗机构和全科医师应尽可能为糖尿病患者自我管理活动提供支持，促进患者慢性病防治管理的自主参与，推广社区糖尿病同伴教育。另外，DSMES应以患者为中心，尊重和响应患者的个人爱好、需求和价值观，同时需要考虑治疗负担和患者自我管理的效能和社会与家庭支持的程度。

（二）综合管理心血管疾病及危险因素

2型糖尿病患者常伴有高血压、血脂异常等心血管疾病的危险因素，而心血管疾病仍然是我国糖尿病患者死亡的首要原因，所以需要对糖尿病患者的各种代谢紊乱进行规范的管理。糖尿病综合干预是国际上公认的管理策略，对2型糖尿病患者通过血糖、血压、血脂等方面进行综合控制，同时在饮食、运动和其他生活方式方面进行干预，可以显著降低糖尿病患者的心血管疾病和糖尿病慢性并发症的发生。其中饮食管理和合理运动等生活方式的干预是糖尿病基础治疗的主要措施，应贯穿于糖尿病治疗的始终，在综合干预的基础上应根据病情等综合因素进行个体化管理。

（三）重视糖尿病慢性并发症

我国糖尿病疾病负担沉重，其中大部分医疗费用被用于治疗各种慢性并发症，但基层医疗中心开展糖尿病慢性并发症的筛查率却极低。糖尿病常见的慢性并发症包括糖尿病肾病、糖尿病神经病变、糖尿病视网膜病变和糖尿病足病等。

（四）充分利用分级诊疗平台资源

截至2020年我国已初步形成“基层首诊、双向转诊、急慢分治、上下联动”的分级诊疗模式，合理的分级诊疗能充分发挥基层医疗卫生机构的作用，实现区域内医疗资源的合理利用。另外，目前我国大力开展区域内医疗联合体建设，实现了基层医疗卫生服务机构-区级医院-三级医院之间协同一致，发挥各自的医疗优势，促进资源整合，根据诊治需要实现各机构间的双向转诊。家庭医生应充分利用平台资源，对2型糖尿病患者进行更优的管理，如上海普陀区多家社区卫生服务中心进行的家庭医生“双签约”服务，依托二、三级医院内分泌专家支撑，对签约居民家庭中的糖尿病患者进行“一站式”综合健康管理。同时，上级医院组织内分泌科专家与各家社区卫生服务中心家庭医生逐一对接，以专家坐诊、双向转诊、教育培训、社区宣讲等方式，合作推进社区糖尿病诊治。

二、2型糖尿病患者健康管理的目标

当前国内医疗卫生体制改革强调对社区慢性病管理要从以“疾病治疗为中心”到以“健康促进为中心”转变。因此，2型糖尿病患者健康管理的目标不仅仅是提高患者血糖控制水平，而应该是综合性的健康管理，包括增强2型糖尿病患者的自我管理能力，改善血压、血糖、血脂和体重等多种代谢组分的控制水平等，从而最终改善临床结局和生活质量。中国2型糖尿病防治指南（2020年版）建议的综合控制目标如下（表2-1-2-1）。

表2-1-2-1　中国2型糖尿病的综合控制目标

测量指标	目标值
毛细血管血糖（mmol/L）	
空腹	4.4 ~ 7.0
非空腹	< 10.0
糖化血红蛋白（%）	< 7.0
血压（mmHg）	< 130/80
总胆固醇（mmol/L）	< 4.5
高密度脂蛋白胆固醇（mmol/L）	
男性	> 1.0
女性	> 1.3
甘油三酯（mmol/L）	< 1.7
低密度脂蛋白胆固醇（mmol/L）	
未合并动脉粥样硬化性心血管疾病	< 2.6
合并动脉粥样硬化性心血管疾病	< 1.8
体重指数（kg/m^2）	< 24.0

（一）提升自我管理能力

2型糖尿病患者自我管理能力的提高可改善病情控制水平。通过糖尿病教育，使患者能充分了解糖尿病并且掌握糖尿病的自我管理能力，其最终目的是使患者支持临床诊疗决策的制定，加强饮食管理、主动运动和进行血糖监测等，并积极与医疗团队及时沟通病情变化。

（二）血糖控制

血糖控制是糖尿病健康管理的首要任务，在糖尿病患者的随访过程中常需要监测的指标包括空腹血糖、餐后2小时血糖以及糖化血红蛋白（HbA_{1c}）。研究表明早期良好的血糖控制可以带来远期获益，其中严格控制血糖水平可以显著降低糖尿病患者微血管病变的发生风险。

HbA_{1c}可以反映患者近3个月的血糖控制状况，其与血糖的对照关系见表2-1-2-2。推荐大多数非妊娠成年2型糖尿病患者HbA_{1c}的控制目标为 < 7%。但HbA_{1c}控制目标应该遵循个体化原则。

表2-1-2-2　HbA_{1c}与血糖关系对照表

HbA_{1c}（%）	6	7	8	9	10	11	12
平均血浆葡萄糖水平（mmol/L）	7.0	8.6	10.2	11.8	13.4	14.9	16.5

（三）血压控制

2型糖尿病患者的血压控制目标应个体化。一般2型糖尿病患者合并高血压，降压目标为＜130/80mmHg。老年2型糖尿病患者收缩压推荐控制目标为140mmHg以下，但合并有动脉粥样硬化性心血管疾病（atherosclerotic cardiovascular disease, ASCVD）的老年2型糖尿病患者，在能耐受的前提下，可以考虑将收缩压控制在130mmHg以下。

（四）血脂控制

2型糖尿病患者常伴有血脂代谢紊乱，导致动脉粥样硬化性心血管疾病的发生风险增加。研究表明降低总胆固醇和低密度脂蛋白胆固醇水平可显著降低糖尿病患者大血管病变和死亡风险，进行调脂治疗时，推荐将降低低密度脂蛋白胆固醇作为主要治疗目标。根据心血管危险分层确定治疗目标，建议一般2型糖尿病患者的低密度脂蛋白胆固醇水平控制在2.6mmol/L以下；合并动脉粥样硬化性心血管疾病的糖尿病患者低密度脂蛋白胆固醇控制在1.8mmol/L以下。对于年龄≥80岁、预期寿命短或健康状态差的患者建议适当放宽低密度脂蛋白胆固醇目标。

（五）体重管理

2型糖尿病患者常伴有超重或肥胖，肥胖不仅是发生糖尿病的主要危险因素，且与多种心血管疾病的发生相关，可直接或间接增加2型糖尿病患者心血管疾病的发病率和死亡率。2型糖尿病患者应维持合理体重，建议超重或肥胖的2型糖尿病患者在3～6个月内减轻基础体重的5%～10%，达成此目标后需制定长远的综合减重计划。

近年来，肌少症性肥胖（Sarcopenic Obesity）逐渐引起人们重视，随着增龄的发生，老年人常出现肌肉质量减少，脂肪增多等身体成分改变，因此，体重指数在反映老年人肥胖时存在局限性。在为超重或肥胖的2型糖尿病患者提供减重指导时，应综合评估体重、身体成分后制定体重管理策略。此外，研究证实，对老年2型糖尿病患者进行抗阻训练，同时提供适量的蛋白质摄入以增加身体肌肉含量，可以改善患者糖代谢水平和生活质量。

（六）戒烟

吸烟会导致冠心病、脑卒中等疾病的发病和死亡风险增加，且呈剂量反应关系，此外被动吸烟也会增加心血管疾病风险。戒烟有利于降低心血管疾病风险，因此，应积极鼓励糖尿病患者戒烟。

（陈海英）

参考文献

[1] 中华医学会糖尿病学分会.中国2型糖尿病防治指南（2020年版）[J].中华糖尿病杂志,2021,13(4):315-409.

[2] 国家老年医学中心,中华医学会老年医学分会,中国老年保健协会糖尿病专业委员会.中国老年糖尿病诊疗指南（2021年版）[J].中华糖尿病杂志,2021,13(01):14-46.

[3] 中华医学会糖尿病学分会,国家基层糖尿病防治管理办公室.国家基层糖尿病防治管理手册（2019）[J].中华内科杂志,2019,58(10):713-735.

[4] 吉彤,汤哲,李耘,等.老年人少肌性肥胖预防和治疗策略[J].中华老年医学杂志,2020,39(07):845-849.

[5] 田凌,林庆,冷梅,等.社区糖尿病患者行为健康综合管理模式的探讨[J].中华全科医师杂志,2017,16(2):89-93.

[6] 蔡淳,程旻娜,贾伟平.糖尿病分级诊疗和全程健康管理服务的策略与实践[J].中华糖尿病杂志,2018,10(12):765-768.

第三节　2型糖尿病健康管理内容

糖尿病防治一向是社区基层工作的重点。近几年，我国随着全科医学的发展，充分利用社区卫生基层全科医生团队，以全科医生为团队核心，对2型糖尿病患者进行综合性健康管理已成为国内社区糖尿病管理的适宜模式，也是本节着重介绍的内容。

一、建立社区全科医生健康管理团队

全科家庭医生服务团队主要由全科家庭医生、公卫医生、社区护士等共同组成团队。家庭医生根据不同患者制定个体针对性的健康计划，主要针对人群的体重、腰围、血糖、血压、血脂、肝肾功能等，同时积极应对心脑血管疾病、肾脏相关疾病、糖尿病足、周围神经病变等并发症。

（一）综合性治疗

通过综合性治疗，使患者合并并发症的风险、进展速度及危害降低，改善糖尿病患者生存质量，延长生存时间。在不同的患者人群中，如年龄、预期寿命、疾病病程不同，都将导致治疗目标不同（详情可见本篇第一章第二节“2型糖尿病患者健康管理的原则和目标”）。

（二）生活方式改变

社区健康团队充分利用多种渠道（如短视频、微信公众号等）等形式宣传教育糖尿病防治知识，加强患者对糖尿病防治的认识与参与积极性，倡导健康生活方式。通过生活方式强化干预，以提高患者血糖及体重控制效果。（详见本篇第二章“2型糖尿病非药物治疗的全程管理”）。

二、建立糖尿病患者管理模式

家庭医生通过签约的方式将患者个人信息采录、建立个人档案、评估、干预、追踪、随访等过程融合进行个性化管理，并进行阶段性健康效果评估，确定此患者慢性病的管理范围，进一步提高患者自身对血糖的控制意识。采用社区家庭医生管理模式，通过健康管理干预，有效控制血糖，减少相关并发症的发生。

三、随访管理

基层的随访是社区糖尿病健康管理的最大优势和核心内容。良好的随访机制可增加患者的依从性、极大提高社区糖尿病防治的效率。社区随访管理包括以下几个内容：

（一）家庭医生社区随访

家庭医生通过电话、门诊、上门等收集患者信息。

1. 了解近半年左右患者的症状，（如多饮多食多尿、视力模糊、手脚麻木、下肢浮肿等），体征（如身高、体重、体重指数BMI、足背动脉搏动情况等）。

2. 了解平日的生活方式，如吸烟饮酒情况、饮食运动情况、遵医行为等。

3. 了解近1年内的辅助检查结果，如糖化血红蛋白、尿液、肝肾功能、血脂、心电图、动态血压、超声、眼底、神经病变等，若出现检查异常需适当增加这些检查项目的频次，平日用药情况，如具体药物、不良反应、服药依从性等。

4. 家庭医生通过定期随访及时有效掌握2型糖尿病患者的身体健康状况，了解日常生活习惯和具体用药等各方面信息，再通过家庭医生随访管理，制定有效的个体化的慢性病管理计划。具体计划可参考表2-1-3-1。

表2-1-3-1 糖尿病患者随访管理频率及控制目标

检查项目	针对的并发症	针对的合并疾病	频率	控制目标
体重指数	–	超重/肥胖	每个月1次	< 24.0kg/m²
腰围	–	超重/肥胖	每个月1次	男性 < 90cm 女性 < 85cm
血压	–	高血压	每个月1次	< 130/80mmHg
空腹/餐后血糖	–	–	每个月2次(1次空腹、1次餐后)	空腹4.4 ~ 7.0mmol/L 非空腹 < 10.0mmol/L
糖化血红蛋白[a]	–	–	治疗初每3个月检测1次，一旦达到治疗目标可每6个月检查1次	< 7.0%
尿常规	糖尿病肾病	–	每6个月1次	尿蛋白阴性
总胆固醇(TC)、高密度脂蛋白胆固醇(HDL-C)、低密度脂蛋白胆固醇(LDL-C)、甘油三酯(TG)	–	高脂血症	每年1次合并动脉粥样硬化性心血管疾病 < 2.6mmol/L	TG < 1.7mmol/L TC < 4.5mmol/L HDL-C（男性）> 1.0mmol/L;（女性）> 1.3mmol/L LDL-C（未合并动脉粥样硬化性心血管疾病）< 2.6mmol/L（合并动脉粥样硬化性心血管疾病）< 1.8mmol/L
尿白蛋白/尿肌酐[a]	糖尿病肾病	–	每年1次	男性 < 2.5mg/g（22mg/g） 女性 < 3.5mg/g（31mg/g）
血肌酐/尿素氮	糖尿病肾病	–	每年1次	1：10 ~ 15
肝功能[b]	–	肝功能异常	每年1次	转氨酶 < 40U/L 总胆红素3.4 ~ 17.1μmol/L
心电图	心脏、大血管并发症	–	每年1次	–
视力及眼底[a]	糖尿病视网膜病变	–	每年1次	–
足背动脉搏动	糖尿病足	–	每年4次	–
神经病变的相关检查	周围神经病变	–	每年1次	–

注：a有条件的医疗卫生机构可开展；b包括总胆红素、天冬氨酸转氨酶、丙氨酸转氨酶、γ-谷氨酰转移酶；–无

（二）制定规律的血糖监测计划

1.使用口服降糖药者可每周监测2～4次空腹血糖和/或餐后2小时血糖，或在就诊前1周内连续监测3天，4个点（三餐前后、睡前）或7个点血糖（早餐前后、午餐前后、晚餐前后和睡前）。

2.使用胰岛素治疗者可根据胰岛素治疗方案进行相应的血糖监测（详见本篇第三章第三节“胰岛素规范使用”）。

（三）监测相关危险因素

1.体质指数和腰围　每3个月左右监测一次。

2.血压　高血压患者应予积极调整用药方案，2周左右随访血压。

3.血脂　使用调脂药物的患者，应在治疗开始后4～8周复查血脂、肝功能、肌酸激酶，若血脂依然未达标需调整用药或联合用药，应在6周内复查。

4.尿常规、尿白蛋白/尿肌酐、血肌酐/尿素氮　应在3～6个月内多次检查。

5.心功能检查　建议完善相关心脏检查，如心电图、心脏彩超、心功能检查、冠脉CTA等，根据病变情况决定随访频率。

6.眼底和周围血管神经检查　建议药物治疗后定期如上表随访管理。

四、双向转诊

世界家庭医生组织（World Organization of National Colleges, Academies and Academic Association of General Practitioners/Family Physicians,WONCA）提出，一个良好的卫生体系须由全科医生对患者进行筛选，运用少量资源解决大多数患者的健康问题，疑难患者可转诊至上级医院。家庭医生可通过上海市社区健康管理工作规范-慢性病综合防治（2017版本）所阐述的内容，与二三级医院专科建立流畅的双向转诊机制，及时对2型糖尿病患者进行双向转诊。

（一）社区患者上转至二级及以上医院的标准

1.初次发现血糖异常，病因和分型不明确者。

2.妊娠和哺乳期妇女血糖异常者。

3.糖尿病急性并发症：糖尿病酮症酸中毒或高糖高渗状态。

4.反复发生低血糖。

5.血糖、血压、血脂3～6个月正规治疗不达标者。

6.社区缺少糖尿病慢性并发症的筛查评估条件。

7.糖尿病慢性并发症导致严重靶器官损害。

8.血糖波动较大，基层处理困难。

9.出现降糖药物不良反应难以处理者。

10.确诊的糖尿病患者应在病情稳定的情况下，每年应由专科医师进行一次全面评估，对治疗方案进行评估。

11.医生判断患者合并需上级医院处理的情况或疾病时。

（二）由二三级医院下转至基层医疗卫生机构的标准

1.首次发现血糖异常，已明确诊断和制定治疗方案且血糖控制比较稳定。

2.糖尿病急性并发症治疗后病情稳定。

3.糖尿病慢性并发症已确诊、制定了治疗方案和疗效评估，且病情已得到稳定控制。

4.经调整治疗方案，血糖、血压和血脂控制达标。

（陈海英）

参考文献

[1] 中华医学会糖尿病学分会.中国2型糖尿病防治指南(2020年版)[J].中华糖尿病杂志,2021,13(4):315-409.

[2] 中华医学会,中华医学会杂志社,中华医学会全科医学分会等.2型糖尿病基层诊疗指南(实践版・2019)[J].中华全科医师杂志，2019,18(9):810-818.

[3] 祝小丹.家庭医生签约式服务在社区2型糖尿病病人中的应用[J].护理研究,2020,34(6):1106-1108.

[4] 中华医学会糖尿病学分会,国家基层糖尿病防治管理办公室.国家基层糖尿病防治管理手册(2019)[J].中华内科杂志,2019,58(10):713-735.

[5] 中华医学会,中华医学会杂志社,中华医学会全科医学分会,等.高血压基层诊疗指南(实践版・2019)[J].中华全科医师杂志,2019,18(8):723-731.

[6] 中华医学会,中华医学会杂志社,中华医学会全科医学分会,等.血脂异常基层诊疗指南(实践版・2019)[J].中华全科医师杂志,2019,18(5):417-421.

[7] 中华医学会肾脏病学分会专家组.糖尿病肾脏疾病临床诊疗中国指南[J].中华肾脏病杂志,2021,37(3):255-304.

第四节　2型糖尿病健康管理效果评价

2型糖尿病健康管理的效果评价主要为评价对2型糖尿病各种健康管理模式所产生的效果的评估。2型糖尿病健康管理主要包括社区健康管理模式、中医体质辨识及干预、个体化健康管理模式。然而健康管理的效果如何？是否社区签约、家庭医生、团队服务真正能产生良好的效益？对2型糖尿病健康管理进行效果评价是糖尿病管理过程中必不可少的环节。

一、效果评价

（一）个体评价

1.症状评价　糖尿病的症状主要为多饮、多食、多尿及原因不明的体重下降，即典型的“三多一少”症状。另外还包括一些不典型症状如乏力、易饥、皮肤瘙痒等。部分患者血糖升高较快时可引起眼房水压力升高而出现视物模糊等症状。

2.指标评价　稳定状态下主要评估指标有血压（1次/月），身高和体重（1次/月），腰围（1次/月），足背动脉搏动（4次/年），血糖：包括空腹/餐后血糖（2次/月，即空腹1次、餐后1次）和糖化血红蛋白（治疗初每3个月检测1次，达标后可6个月检测1次），尿常规（每6个月检查1次），血脂：总胆固醇（TC）、包括甘油三酯（TG）、高密度脂蛋白胆固醇（HDL-C）、低密度脂蛋白胆固醇（LDL-C）（1次/年），血肌酐/尿素氮（1次/年），肝功能，心电图，视力和眼底及神经病变的相关检查均每年1次。

3.并发症评价　包括急性并发症和慢性并发症。

（1）急性并发症：低血糖发作、酮症酸中毒和高糖高渗性昏迷。

（2）慢性并发症：包括糖尿病肾病、糖尿病性视网膜病变、糖尿病周围神经病变、糖尿病心肌病、冠心病、缺血性或出血性脑病，糖尿病足等。

4.心理评估　糖尿病患者易伴发心理障碍，包括焦虑、抑郁、悲愤、痛苦、消沉、低落等，有研究显示情绪因素可能是增加糖尿病并发症的原因之一。可用SAS焦虑自评量表、HAMA汉密顿焦虑量表、SDS抑郁自评量表、PAID糖尿病问题量表、DSQL糖尿病患者生存质量特异性量表、WHO-5幸福指数量表等评估患者心理状态。应定期规范对糖尿病患者情绪状态进行筛查并及时干预，以减少心理障碍情况的发生，提高患者生活质量。

5.依从性评估　主要是指服药依从性，常用的是Morisky-Greem(MG)问卷调查，主要包括有无忘记服药、有无不注意服药、症状改善时有无停药、症状加重时有无停药4个问题。另外还有遵医嘱依从性评分、护理满意度评分等评价方式。

6.知识与行为评价　包括糖尿病相关知识与健康管理行为两个模块。

（1）糖尿病相关知识问卷：包括糖尿病的发病机制、临床症状、遗传、病因、治疗以及并发症6个维度。得分越高，糖尿病相关知识越好。

（2）健康管理行为问卷：包括运动情况、饮食情况、血糖控制情况、遵医用药情况和是否定期复查五个部分。得分越高，健康管理行为越好。

（二）社区评价

每年年终，需要对实施健康管理的2型糖尿病患者进行效果评估，主要包括以下内容。

1.糖尿病患者规范登记率　健康管理信息规范登记人数/健康管理人数×100%。

2.糖尿病社区人群筛查比例　按要求完成糖尿病筛查的人数/社区总人数×100%。

3.糖尿病高危人群筛查比例　按要求完成筛查的人数/登记的糖尿病高危对象总数×100%。

4.糖尿病前期患者年诊断率　按要求完成年诊断的糖尿病前期患者人数/年内管理的糖尿病前期患者总人数×100%。

5.糖尿病患者健康管理率　年内已管理糖尿病患者人数/社区糖尿病患者估算总数×100%。

6.糖尿病患者规范管理率　按照要求进行糖尿病患者健康管理的人数/年内管理糖尿病患者人数×100%。

7.糖尿病患者糖化血红蛋白检测率　一年内检测过糖化血红蛋白的糖尿病患者人数/年内管理糖尿病患者人数×100%。

8.糖尿病患者规范管理对象糖化血红蛋白达标率　年内规范管理对象糖化血红蛋白最近一次检测达标的人数/检测人数×100%。

9.糖尿病患者规范管理对象年度血糖控制率　年内规范管理的糖尿病对象血糖控制合

格人数/年内规范管理糖尿病患者人数×100%。

10.糖尿病患者并发症检查例数及检查率　年内接受过视网膜病变、足部检查或肾脏任意一项并发症检查的糖尿病患者人数/已管理的糖尿病患者人数×100%。

二、常见健康管理方式的效果评价

（一）社区健康管理模式

1.家庭医生签约　全科医生与居民进行签约服务后需要对签约居民进行长程连续性服务。（具体评估内容详见本章第三节“一、建立社区全科医生健康管理”）

2.建立社区健康管理团队　主要由培训合格的全科家庭医生、社区护士和公卫医生组成。（详情见本章第三节“一、建立社区全科医生健康管理”）

3.与上级医院联动　邀请上级医院糖尿病专家在社区开展糖尿病相关健康管理专题讲座，包括生活方式、血糖监测、药物治疗及注意事项等。培训后由专门的护理人员为每位糖尿病患者制定其个体化的饮食食谱及运动方案等。

（二）中医体质辨识评价模式

在常规糖尿病管理的基础上加上中医体质辨识，根据辨识结果分别对相应的体质进行合适的干预，在中医理疗的基础上，再配合饮食、运动、起居、药膳等方式，必要时可加用中药干预，中医理疗的形式包括每月1次的经络推拿和经络按摩，饮食清淡忌辛辣和刺激并定时定量进食，规律起居每天睡眠时间为6～8h，中药及药膳均根据各自的体质进行配比。

（三）个体化健康管理评价模式

1.首先有4个以上的受过专业培训的护士建立个体化健康管理工作站，对患者进行个体化的指导并保持联络。

2.开展糖尿病会员制度，糖尿病会员可优先挂号、免费监测血糖以及可有更多机会参加相关培训等。护士对患者初步评估后记录到档案，门诊医生再进行详细的检查和治疗。

3.对患者解释糖尿病口服药物及注射药物具体用法及可能出现的不良反应，同时告知生活中常见食物的含糖水平及糖尿病患者适合进食的种类和方式，鼓励其糖尿病饮食。同时告知糖尿病患者常规的运动方式及运动量，养成规律运动的习惯。

（陈海英）

参考文献

[1] 中华医学会,中华医学会杂志社,中华医学会全科医学分会,等.2型糖尿病基层诊疗指南(实践版.2019)[J].中华全科医师杂志,2019,18(9):816-817.

[2] 中华医学会糖尿病学分会.中国2型糖尿病防治指南(2020年版)[J].中华糖尿病杂志,2021,13(4):325-326.

[3] 黄荟森,周毅江,雷卓青,等.家庭医生签约服务模式对社区糖尿病患者健康管理的效果评价[J].中国社区医师,2021,37(20):187-188.

[4] 范永俊.老年2型糖尿病患者社区健康管理适宜模式分析[J].综合医学与调查报告,2021,3(11):281.

[5] 朱传美,罗开宏,冯兰英.糖尿病患者健康管理模式的研究进展[J].中国卫生事业管理,2017,34(05):392-394.

第五节　社区2型糖尿病健康管理特点

社区2型糖尿病患者全程管理的特点是基层医疗机构贯穿社区居民糖尿病诊治的全过程，应承担社区居民2型糖尿病的筛查、诊断、治疗和长期随访，建立糖尿病管理档案。在社区2型糖尿病的全程管理中，信息化管理较传统管理模式具有显著优势。

一、社区2型糖尿病全程管理的特点

（一）社区2型糖尿病管理一级预防的特点

社区2型糖尿病管理的一级预防的特点是控制2型糖尿病的危险因素，预防2型糖尿病的发生。社区卫生服务中心通过开展糖尿病预防相关的健康宣教，提高人群对糖尿病防治的知晓度与参与度。建议糖尿病前期患者通过饮食及运动以降低糖尿病的发生风险。

（二）社区2型糖尿病管理二级预防的特点

社区2型糖尿病管理的二级预防的特点是对高危人群进行筛查，及时发现糖尿病、及时进行健康干预等。

1.社区2型糖尿病的筛查及早期管理

（1）在糖尿病的筛查方面：社区卫生服务中心每年需定期进行老年人体检，除此之外还应对糖尿病高危居民进行糖尿病的筛查，建议每年至少检测1次空腹血糖，对于空腹血糖异常的社区居民最好进行口服葡萄糖耐量试验（OGTT）试验以了解糖负荷后2小时血糖情况。与二、三级医院就诊相比，社区卫生服务中心能够更加全面的掌握社区居民的基础健康状况，能够更加准确的对高危糖尿病患者进行筛查，更好的做到“早发现”、“早诊断”、“早治疗”。

（2）在早期管理方面：对于空腹血糖受损和糖耐量异常的人群，社区卫生服务中心应对其进行充分的健康宣教，为患者开具饮食及运动处方，帮助其减缓甚至控制糖代谢异常的进展。糖尿病前期的早期管理详见第一篇第二章“糖尿病高危人群的健康管理”。

2.社区2型糖尿病的血糖监测管理

血糖监测管理：是社区卫生服务中心2型糖尿病管理的核心工作，糖化血红蛋白治疗初每3个月1次，达到治疗目标可每6个月检查1次。根据血糖控制情况随时监测手指血糖。

（三）社区2型糖尿病管理的三级预防特点

社区2型糖尿病管理的三级预防特点是延缓2型糖尿病并发症的发生与进展。2型糖尿病并发症是影响糖尿病患者寿命及生存质量的重要因素，无论是急性并发症还是慢性并发症，早期发现及早给予有效的干预是改善患者生活质量，避免发生严重终点事件的重要措施。

1.急性并发症的早期识别与处理　如患者出现心慌、头晕、焦虑甚至黑朦晕厥等症状，全科医生能够更为快速反应，监测毛细血管血糖，明确低血糖后及早予以口服或静脉快速补充葡萄糖，降低低血糖引起的脑细胞损伤以及氧化应激伤害。如积极补糖后仍不能有效提升患者血糖水平，应予以持续静脉快速滴注葡萄糖溶液，同时联系救护车转诊至上级医院就诊。临床上糖尿病患者如出现原因不明的恶心、呕吐、腹痛、酸中毒、脱水、休克、神志改变、昏迷，尤其是呼吸有酮味（烂苹果味）、血压低而尿量多者，且血糖≥16.7mmol/L，应考虑高血糖危象，尽快转诊，转诊前推荐建立静脉通道，给予静脉滴注生理盐水补液治疗。糖尿病急性并发症的防治详见本篇第五章“2型糖尿病急性并发症的健康管理”。

2.慢性并发症的早期识别与处理　对于2型糖尿病的慢性并发症，推荐对于社区所有确诊2型糖尿病的患者每年至少进行1次糖尿病并发症的筛查。社区卫生服务中心对2型糖尿病并发症的筛查主要还是通过生化检查、尿常规、心电图、视力及眼底、足背动脉搏动、肢体末端针刺试验等手段进行筛查，对于糖尿病肾病、糖尿病性周围神经病变具有较好的定性判断。部分社区卫生服务中心具备眼底镜及免散瞳眼底照相机，能够对社区患者糖尿病视网膜病变进行跟踪随访。对已出现严重的糖尿病慢性并发症者，推荐至上级医院相关专科进行治疗。糖尿病慢性并发症的防治详见本篇第四章第二节、第三节。

二、社区2型糖尿病的心血管疾病及危险因素干预管理

糖尿病作为冠心病及脑卒中的重要危险因素，除了血糖管理之外，还应该注意降压、调脂和抗血小板治疗。具体详见本篇第四章第三节“常见慢性并发症及心血管疾病危险因素健康管理”。

三、社区2型糖尿病的信息化管理

2型糖尿病的信息化管理能够为社区患者提供更加直观的数据分析，在国内已有多个地区进行了糖尿病公共管理平台的应用及推广，在一定程度上提升了社区2型糖尿病的疾病筛查率、规范管理率、血糖达标率和患者依从性等。同时信息化平台的共享，在社区诊疗的双向转诊中能够让上级医院专科医师较为全面的掌握患者的糖脂代谢数据，为2型糖尿病患者制定更具有针对性的个性化降糖方案。

社区卫生服务中心对2型糖尿病的全程管理贯彻于社区居民糖尿病治疗的始终，主要体现在：①对于2型糖尿病的高危人群进行健康宣教，鼓励居民保持健康的生活作息。②对于确诊2型糖尿病的患者进行规范的社区糖尿病管理，帮助其掌握空腹及餐后血糖情况，及时调整降糖药物的使用，告知其降糖药的常见不良反应，避免低血糖、酮症酸中毒等严重的不良事件的发生。③对于已出现严重糖尿病并发症的患者，帮助其定期评估并发症情况。④糖尿病急性并发症的早期识别和转诊。

随着各级医院间实现信息共享和电子化医疗档案建立，全科和专科医生得以更紧密合作，有效避免医疗资源的浪费，同时更加全面地管理血糖，为糖尿病患者提供更高效快捷、可行性强的医疗服务。

（陈海英）

参考文献

[1] 中华医学会糖尿病学分会,国家基层糖尿病防治管理办公室.国家基层糖尿病防治管理指南(2018)[J].中华内科杂志,2018,057(012):885-893.

[2] 中华医学会糖尿病学分会.中国2型糖尿病防治指南(2020年版)[J].中华糖尿病杂志,2021,13(4):315-409.

第二章　2型糖尿病的非药物治疗

2型糖尿病作为一种复杂的慢性疾病，其治疗管理也在不断地调整和完善，1996年国际糖尿病联盟（IDF）提出糖尿病现代治疗的五个要点（有五驾马车之称），分别为：饮食治疗、体育锻炼、血糖监测、糖尿病教育和药物治疗。随着学科发展，个体化管理、生活方式和心理干预也越来越被重视，非药物治疗不仅是糖尿病全程管理的基础，更是贯穿整个管理过程，越来越多的新技术、新科技也融入非药物治疗过程中，给整个管理过程带来了更大的便利。

第一节　膳食管理

2型糖尿病饮食管理是糖尿病全程管理中的基石，对2型糖尿病患者的饮食行为进行干预能减轻胰岛素抵抗以及降低β细胞负荷，可有效延缓糖尿病早期人群的疾病进程，同时可改善症状，提高生活质量，减少心血管疾病的危险因素，预防并延缓并发症的发生发展。在2型糖尿病膳食管理过程中，全科医师指导患者应以医学营养治疗（medical nutrition therapy，MNT）目标为导向，制定达到目标的个体化的生活方式策略，并与患者一起，长期坚持。

《中国2型糖尿病防治指南（2020年版）》对医学营养治疗目标解释如下：①促进并维持健康饮食习惯，强调选择合适的食物，并改善整体健康。②达到并维持合理体重，获得良好的血糖、血压、血脂的控制以及延缓糖尿病并发症的发生。③提供营养均衡的膳食，为满足个人背景、文化等需求，可选择更多类型的营养丰富的食物，并能够进行行为改变。

一、常见的2型糖尿病膳食管理方法

目前对糖尿病患者饮食控制方法有多种，比如传统细算法，主食固定法，手测量法，食物交换份（food exchange list,FEL）法，基于血糖指数（glycemic index,GI）和血糖负荷（glycemic load,GL）概念的FEL法，还有碳水化合物计数法（Carbohydrate Counting,CHO）等。这些饮食控制方法，均有各自的优点和局限性，全科医师应根据患者的文化水平、接受程度与药物治疗情况以及血糖控制需求，个体化地选择更适合的方法。2型糖尿病患者多存在超重或者肥胖情况，FEL作为较常用的饮食控制方法简单实用，根据等热量的原则，在蛋白质、脂肪、碳水化合物含量相近的情况进行食物交换，避免摄入食物太过于固定，增加饮食和生活乐趣，更多应用在需要限制总热量的患者。从20世纪50年代开始，美国就将FEL用于糖尿病患者的营养治疗，现已被很多国家广泛采用，FEL简要操作流程见图2-2-1-1“FEL流程图”，下面将举例介绍2型糖尿病的FEL膳食管理方案。

【案例】患者，男性，46岁，身高172cm，体重80kg，公司文职，2型糖尿病病史5年，HbA_{1c} 6.7%，尿微量白蛋白阴性，用FEL法设计该患者的一日食谱。

1.确定合理的每日摄入总热量，通常的做法如下：

（1）根据BMI的评判标准，BMI=体重（kg）/身高（cm）^{2}，≤18.5kg/m^{2}为体重过低，18.6～23.9kg/m^{2}为正常体重，24.0～27.9kg/m^{2}为超重，≥28.0kg/m^{2}为肥胖。该患者BMI=实际体重（kg）/[身高（m）]^2=27.7kg/m^2，判断为超重。

（2）估算理想体重。简单的理想体重估算方法：理想体重（kg）=身高（cm）−105。超过理想体重10%～19.9%为超重，超过20%以上为肥胖。该患者理想体重为：172−105=67kg。

（3）根据日常活动量和BMI，选择每kg理想体重的每日能量供给量（表2-2-1-1），计算每日总热量。患者为公司文员，判定为轻体力劳动，每日总热量=理想体重（kg）×20～25（kcal/kg)=67×（20～25）=1340～1675kcal。

表2-2-1-1 不同身体活动水平的成人糖尿病患者每日能量供给量（kcal/kg理想体重）

活动量	体重过低	正常体重	超重或肥胖
重体力劳动	40～45	40	35
中体力劳动	40	35	30
轻体力劳动	35	30	20～25
卧床	20～25	15～20	15

注：1kcal=4.18585182085kJ≈4.2kJ

2.根据FEL制定每日食谱。

（1）确定每日食物交换总份数：FEL法将日常食物分成四大类（八小类）：即谷薯类、菜果类（蔬菜类、水果类）、肉蛋类（大豆类、奶类、肉蛋类）、油脂类（坚果类、油脂类），FEL法设定每产生90千卡能量的食物为“1份”，可根据患者具体情况选择各类别食物的每日摄入量（表2-2-1-2）。该患者每日所需食物交换总份数=（1340～1675）kcal/90kcal=14～18份，与患者沟通后选取每日16份为总量。

（2）确定三大营养物质分配和种类：根据食物总份数，参照FEL流程图（图2-2-1-1），确定三大营养物质分配及种类。

1）碳水化合物：①碳水化合物占总热量50%～65%，全谷物、杂豆类宜占主食摄入量的三分之一。②适当增加膳食纤维的摄入量，每日摄入量为10～14g/1000kcal，严格控制蔗糖、果糖制品的摄入。

2）蛋白质：①肾功能正常的2型糖尿病患者，推荐蛋白质供能比为15%～20%。②显性蛋白尿和（或）肾小球滤过率下降的患者蛋白质摄入应控制在每日0.8g/kg，透析的患者控制在每日1.0～1.2g/kg，以优质蛋白为主。

3）脂肪：提供能量占比20%～30%。限制饱和脂肪酸（畜肉类脂肪、动物油）和反式脂肪酸（氢化植物油、精炼植物油、反刍动物的脂肪组织及乳汁、植物油高温受热后）；单不饱和脂肪酸和Ω-3多不饱和脂肪酸（鱼油、植物油、部分坚果及种子类）有助于改善血糖和血脂，如饮食结构中脂肪以不饱和脂肪酸为主，脂肪比可提高到35%。

4）其他：①食盐的摄入限制在每日5~6g，合并高血压的患者需要进一步限制摄入量；②每日烹调油使用量宜控制在20~30g；③每日蔬菜摄入量500g左右；④合理安排食

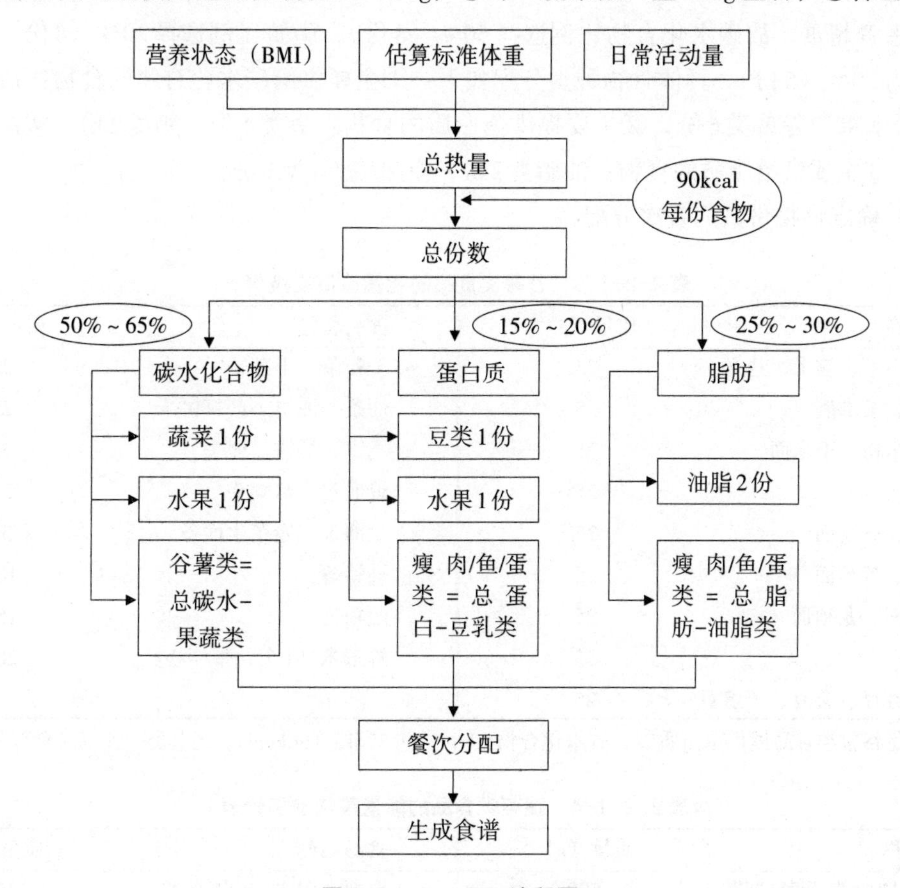

图2-2-1-1　FEL流程图

表2-2-1-2　食物交换的四大类（八小类）内容和营养价值表

组别	食品类别	每份质量（g）	能量（kcal）	蛋白质（g）	脂肪（g）	碳水化合物（g）	主要营养素
谷薯组	①谷薯类	25	90	2.0	–	20.0	碳水化合物
							膳食纤维
蔬果组	②蔬菜类	500	90	5.0	–	17.0	矿物质 维生素
							膳食纤维
	③水果类	200	90	1.0	–	21.0	肉蛋组
	④大豆类	25	90	9.0	4.0	4.0	蛋白质
	⑤奶类	160	90	5.0	5.0	6.0	蛋白质
	⑥肉蛋类	50	90	9.0	6.0		
油脂组	⑦坚果类	15	90	4.0	7.0	2.0	脂肪
	⑧油脂类	10	90	–	10.0	–	脂肪

注：食品交换份分为四大类（八小类），表中列出了有关名称和三大产能营养素，90kcal约合376kJ。—表示无。资料来源于北京协和医院

用水果的时间，可选择两餐中间或者运动前、后吃水果，根据食物交换份估算水果摄入量（表2-2-1-5）。

该患者超重，故碳水化合物比例选择50%（8份），脂肪比例选择20%（3份），蛋白质比例为30%（5份）。具体食物种类分配如下：①主要供给碳水化合物的食物：1份蔬菜类，1份水果，谷薯类6份；②主要提供蛋白质的食物：豆类1份，奶类2份，瘦肉/鱼/蛋类2份；③主要供给脂肪的食物：油脂类2份，瘦肉/鱼/蛋类1份。

（3）确定食物份数的餐次分配：

表2-2-1-3 谷薯类食品的能量等值交换份表

食品名称	质量（g）	食品名称	质量（g）
大米、小米、糯米、薏米	25	干粉条、干莲子	25
高粱米、玉米渣	25	油条、油饼、苏打饼干	25
面粉、米粉、玉米面	25	烧饼、烙饼、馒头	35
混合面	25	咸面包、窝窝头	35
燕麦片、莜麦面	25	生面条、魔芋生面条	35
荞麦面、苦荞面	25	马铃薯	100
各种挂面、龙须面	25	湿粉皮	150
通心粉	25	鲜玉米（1个，带棒心）	200
绿豆、红豆、芸豆、干豌豆	25		

注：每份谷薯类食品提供蛋白质2g，碳水化合物20g，能量376kJ（90kcal）。根茎类一律以净食部分计算

表2-2-1-4 蔬菜类食品的能量等值交换份表

食品名称	质量（g）	食品名称	质量（g）
大白菜 圆白菜 菠菜 油菜	500	白萝卜 青椒 茭白 冬笋	400
韭菜 茴香 茼蒿	500	倭瓜 南瓜 菜花	350
芹菜 苤蓝 莴笋 油菜	500	鲜豇豆 扁豆 洋葱 蒜苗	250
西葫芦 番茄 冬瓜 苦瓜	500	胡萝卜	200
黄瓜 茄子 丝瓜	500	山药 荸荠 藕 凉薯	150
芥蓝 瓢菜	500	慈菇 百合 芋头	100
蕹菜 苋菜 龙须菜	500	毛豆 鲜豌豆	70
鲜豆芽 鲜蘑 水浸海带	500		

注：每份蔬菜类食品提供蛋白质5g，水化合物17g，能量376kJ（90kcal）。每份蔬菜一律以净食部分计算

表2-2-1-5 水果类食品能量等值交换份表

食品名称	食品质量（g）	食品名称	食品质量（g）
柿子 香蕉 鲜荔枝	150	李子 杏	200
梨 桃 苹果	200	葡萄	200
橘子 橙子 柚子	200	草莓	300
猕猴桃	200	西瓜	500

注：每份水果提供蛋白质1g，碳水化合物21g，能量376kJ（90kcal）。每份水果一律以食品质量计算

表2-2-1-6　肉、蛋类食品能量等值交换份表

食品名称	质量（g）	食品名称	质量（g）
热火腿 香肠	20	鸡蛋（1大个 带壳）	60
肥瘦猪肉	25	鸭蛋 松花蛋（1大个 带壳）	60
熟叉烧肉（无糖）午餐肉	35	鹌鹑蛋（6个带壳）	60
熟酱牛肉 熟酱鸭 大肉肠	35	鸡蛋清	150
瘦猪 牛 羊肉	50	带鱼	80
带骨排骨	50	草鱼 鲤鱼 甲鱼 比目鱼	80
鸭肉	50	大黄鱼 黑鲢 鲫鱼	80
鹅肉	50	对虾 青虾 鲜贝	80
兔肉	100	蟹肉 水发鱿鱼	100
鸡蛋粉	15	水发海参	350

注：每份肉类食品提供蛋白质9g，脂肪6g，能量376kJ（90kcal）。除蛋类为食品重量，其余一律为净食部分计算

表2-2-1-7　大豆类食品能量等值交换份表

食品名称	质量（g）	食品名称	质量（g）
腐竹	20	北豆腐	100
大豆	25	南豆腐（嫩豆腐）	150
大豆粉	25	豆浆	400
豆腐丝 豆腐干 油豆腐	50		

注：每份大豆及其制品提供蛋白质9g，脂肪4g，碳水化合物4g，能量376kJ（90kcal）

表2-2-1-8　奶类食品能量等值交换份表

食品名称	质量（g）	食品名称	质量（g）
奶粉	20	牛奶	160
脱脂奶粉	25	羊奶	160
乳酪	25	无糖酸奶	130

注：每份奶类食品提供蛋白质5g，碳水化合物6g，能量376kJ（90kcal）

表2-2-1-9　油脂类食品能量等值交换份表

食品名称	质量（g）	食品名称	质量（g）
花生油 香油（1汤匙）	10	猪油	10
玉米油 菜油（1汤匙）	10	牛油	10
豆油（1汤匙）	10	羊油	10
红花油（1汤匙）	10	黄油	10

注：每份油脂类食品提供脂肪10g，能量376kJ（90kcal）

根据生活习惯、病情以及药物治疗需要，一般情况下按照每日早、中、晚三餐1/5、2/5、2/5或1/3、1/3、1/3分配，也可按4餐分配为1/7、2/7、2/7、2/7；如有加餐，应做到加餐不加量，加餐可占总热量的5%～10%，并从正餐的量中扣除，加餐时间多在两餐之间。

该患者三餐分配为早餐3份、中餐7份、晚餐6份，根据此患者生活习惯，早餐分配乳类1份、谷薯类2份，坚果1份，中餐分配谷薯类3份、蔬菜0.5份、蛋类1份、瘦肉/鱼1份、油脂类0.5份、水果0.5份，晚餐分配谷薯类2份、瘦肉/鱼1份、蔬菜0.5份、豆类1份、油脂类0.5份，水果0.5份。

（4）生成一日食谱：根据食物交换份分配方案，参照不同种类食品的能量等值交换份表（表2-2-1-3～表2-2-1-9），以及患者生活、口味习惯和其他具体情况，生成一日食谱。

以该患者为例：①早餐牛奶（250g），青菜包1只（面粉50g，青菜50g），坚果15g；②中餐：大米饭（生米量75g），鸡蛋炒番茄（番茄100g，鸡蛋1个），肉丝蒸茄子（瘦肉丝50g，茄子150g），苹果1个（200g）；③晚餐：肉末伴面（瘦肉肉末50g，挂面50g），毛豆拌豆干（毛豆35g，豆腐干50g），柚子（200g）。

二、特殊人群2型糖尿病膳食管理

全科医生在饮食管理过程中也需要注意一些特殊类型的2型糖尿病患者，比如青少年2型糖尿病、2型糖尿病合并妊娠以及老年2型糖尿病患者，他们在饮食管理过程中有其自身特殊性存在，以下就其特殊性进行简单阐述。

（一）对于青少年2型糖尿病要对患者进行个体化营养评估诊断，制定相应的营养干预计划

1.2000年国际儿童青少年糖尿病协会（International Society for Pediatric and Adolescent Diabetes，ISPAD）首次发布了儿童青少年糖尿病临床实践指南，该指南涵盖了营养管理的内容以指导糖尿病儿童的营养治疗，强调了儿童青少年糖尿病营养治疗的重要性。

2.儿童青少年糖尿病膳食管理也应根据总热量摄入和代谢控制目标进行个体化评估，0～12岁儿童每日热量=1000+年龄×（70～100），决定70～100系数的因素，与年龄，胖瘦程度、活动量大小及平日饮食习惯有关，可参考3岁以下为×（95～100），4～6岁为×（85～90），7～10岁为×（80～85），10岁以上为×（70～80）。据美国儿科协会儿童青少年2型糖尿病的指南，6～12岁儿童控制在3765.6～5020.8kJ（900～1200kcal）为宜，13～18岁则需要每日5020.8kJ（1200kcal）以上。但《儿童青少年2型糖尿病诊治中国专家共识》中提到目前并没有一个完全相同、理想的碳水化合物、蛋白质和脂肪的热量比例，目前三大物质的比例与成人2型糖尿病基本相同。

总体而言，饮食管理的目标就是在保证儿童青少年正常生长发育的前提下，纠正已发生的代谢紊乱，减轻胰岛β细胞负荷，从而延缓并减轻糖尿病及并发症的发生和发展，同时也要考虑到儿童心理因素、食欲和口味的需求进行综合个体化管理。

（二）2型糖尿病合并妊娠状态，也需制定个体化营养方案

其目的尽量降低血糖波动，适当增加妊娠期体重，不仅仅因为母体和胎儿脑部主要是由葡萄糖提供能量，本身妊娠期女性比非妊娠期女性更容易生成酮体。若碳水化合物摄入不足，会导致脂肪分解成酮体，从而酮体过高对胎儿脑部生长发育造成不良影响。2018年

美国妇产科学会提出的妊娠期糖尿病建议将碳水化合物限制在总能量的33%～40%之间，以避免体重增加过多和血糖过度升高，剩余能量分别为蛋白质（20%）和脂肪（40%）。还建议除三餐外，每日可增加2～3次加餐，有助于分配碳水化合物的摄入并减少餐后血糖波动。建议多种碳水化合物混合食用，低GI碳水化合物为主，增加膳食纤维摄入，摄入量基本与糖尿病患者持平。孕期容易缺乏维生素B、维生素C、维生素D、铬、锌、硒、镁、铁、锰和其他微量营养素，可以根据营养评估结果进行补充。要根据患者的代谢目标和个人喜好（例如风俗、文化、宗教、健康观念、经济状况等）设计个体化的饮食结构。保持良好的HbA_{1c}水平，既保证胎儿发育，又能减少妊娠期相关并发症的发生。

（三）老年2型糖尿病患者

1.老年人自身特点

1）肌肉纤维逐年减少，内脏脂肪增多，出现肌肉存量衰减型肥胖。

2）部分老年患者存在各种影响食物消化过程的功能障碍，如胃轻瘫、胃肠动力功能障碍、帕金森、精神疾病和抑郁症、口腔疾病等，导致体重过低或肌少症的发生。

3）老年患者多存在其他合并症，如合并高血压、心功能不全、高脂血症、高尿酸血症等。

故对于老年2型糖尿病患者，其膳食根据其自身特点，有不同的要求，需全面考虑其膳食结构，在保证所需热量供给的同时，也要保持良好的代谢指标、改善生活质量。

2.老年糖尿病膳食管理

1）老年糖尿病患者可改变“饭菜汤分食”为“饭菜汤混合匀浆膳”，如此有助于保证营养均衡，有条件者可使用高能糖尿病特殊配方肠内营养制剂。

2）针对老年人肌肉含量较低，应适度增加蛋白质摄入，尤其是以富含亮氨酸等支链氨基酸的优质蛋白摄入为主。

3）碳水化合物以快速能分解为主，避免低血糖发生。

4）同时强调摄入高纤维膳食的食物，增加饱腹感，减少血糖波动。

对任何一个年龄段的2型糖尿病来说，饮食管理都是其治疗的重要组成部分，在营养干预过程中，医疗资源的使用和花费也有显著的降低。全科医生要重视营养管理，也要通过宣传让广大的2型糖尿病患者通过个性化饮食管理受益。

（宦红梅）

参考文献

[1] 中华医学会糖尿病学分会.中国2型糖尿病防治指南(2020年版)[J].中华糖尿病杂志,2021,13(4): 315-409.

[2] Kenneth C. Copeland, Janet Silverstein, Kelly R. Moore. Management of Newly Diagnosed Type 2 Diabetes Mellitus (T2DM) in Children and Adolescents[J]. Pediatrics,2013,131(2):364-382.

[3] 中华医学会儿科学分会内分泌遗传代谢学组. 儿童青少年2型糖尿病诊治中国专家共识[J].中华儿科杂志,2017,55(06): 404-410.

[4] 国家老年医学中心.中国老年糖尿病诊疗指南（2021年版）[J]. 中华糖尿病杂志,2021,13(1): 14-46.

第二节 运动管理

2型糖尿病运动管理是糖尿病全程管理的重要组成部分，也是控制体重的最佳手段之一。规律运动可增加肌肉容积，持续改善胰岛素敏感性，不仅能直接助力于控制血糖，而且对于减轻胰岛素抵抗、改善代谢紊乱、减少心血管危险因素，显著减少全因死亡率，改善心理状态，以及糖尿病高危人群一级预防效果显著，同时能改善体质、提高生活质量。安全有效的运动应该贯穿2型糖尿病治疗的全程。

一、运动管理的原则

运动管理要遵循安全性、科学性、有效性的原则。就2型糖尿病患者个体而言，各有各的特点，可根据其合并症、并发症，及年龄、身体代谢需求等自身的特点，同时根据其不同的适应证及禁忌证，进行个体化制订运动方案，做到因人而异。在2型糖尿病患者运动过程中要监测运动强度、运动实施的状况，患者机体对运动的反应，包括血糖的反应、心肺的反应等，以及用药的变化，运动后的恢复期监测；若需要调整也应遵循由少至多、由轻至重、由简至繁，有周期性，逐步恢复的原则。

二、运动前评估

运动前进行必要的健康评测和运动能力评估，有助于保证运动治疗的安全性和科学性。

（一）安全性评估

2型糖尿病患者首次就诊，全科医生需完善糖尿病患者健康评估表，其中对其运动相关危险情况进行医学评估：病史、体格检查（包括眼底镜、足部、神经病变筛查、尿微量白蛋白/肌酐比）、静息心电图、有条件的建议做运动心电图负荷试验。尤其是如果患者存在严重的周围神经病变、严重的自主神经病变以及增殖前期糖尿病性视网膜病变或增生性视网膜病变，在进行高强度运动之前，应接受详细的评估。考虑到2型糖尿病患者的冠心病（无论有症状还是无症状）发病率较高，依据患者的年龄、糖尿病病程以及存在的除糖尿病之外的其他冠心病危险因素，需完善运动心电图负荷试验，甚至可以识别一小部分有严重冠状动脉阻塞的无症状患者。所以强调2型糖尿病患者进行运动计划前进行医学检查。

糖尿病的运动治疗要严格掌握适应证和禁忌证。就2型糖尿病而言，绝对适应证：若无显著高血糖和并发症者；相对适应证：若有微量白蛋白尿、无眼底出血的单纯性视网膜病、无明显自律神经障碍的糖尿病外周神经病变等轻度合并症的2型糖尿病患者，在饮食指导和药物控制血糖后，再进行运动疗法，只要感觉良好，一般不必因高血糖而推迟运动，如果在进行剧烈的体力活动时血糖> 16.7mmol/L，则应谨慎，确保其补充充足的水分；禁忌证：严重低血糖、糖尿病酮症酸中毒等急性代谢并发症、增殖性视网膜病、严重心脑血管疾病（不稳定型心绞痛、严重心律失常、一过性脑缺血发作）、合并急性感染的患者。

（二）运动能力评估

可以通过询问3个简单问题，了解2型糖尿病患者当前身体活动水平，并且有助于了解其喜欢或可以接受的运动方式：①最近1周有无日常活动？有没有进行专门的运动？②最近1周经常进行什么日常活动或运动？③最近1周每隔几天进行1次运动，每次运动量是多少？

（三）运动水平评估

随后根据身体活动水平分级评估标准（表2-2-2-1），明确患者目前身体运动水平。

表2-2-2-1　身体活动水平分级评估标准

身体活动水平	活动量
很低	静坐少动，无日常活动
低	每日日常活动步行＜4000步，或＜30min/d，＜3d/周
中等	每日日常活动步行4000～8000步，或30min/d，3～5d/周
高	每日日常活动步行≥8000步，或＞30min/d，＞5d/周

（四）运动强度计算

1. 能量代谢当量（metabolic equivalent of energy, MET）　是以安静、坐位时的能量消耗为基础，表达各种活动时相对能量代谢水平的常用指标。1MET的活动强度指从事1分钟活动，每公斤体重消耗3.5毫升氧气，相当于健康成年安静坐着时的代谢水平。常见的身体活动MET值见表2-2-2-2，通常情况下，≤3 MET为低强度体力活动，3～6 MET为中等强度活动，≥6 MET为高强度运动。制定糖尿病患者运动处方时，可根据实际情况选择低强度至中等强度运动。

表2-2-2-2　常见身体活动MET值汇编表

MET值	活动分类	具体活动
4.0	自行车骑行	骑自行车：小于16.1km/h，休闲骑行，去工作或休闲
6.8	自行车骑行	骑自行车：通勤骑行，自由速度
7.5	自行车骑行	骑自行车：一般
3.5	自行车骑行	骑自行车：休闲骑行，8.9km/h
5.8	自行车骑行	骑自行车：休闲骑行，15.1km/h
6.8	自行车骑行	骑自行车：16.1～19.2km/h，休闲骑行，慢速，低强度
8.0	自行车骑行	骑自行车：19.3～22.4km/h，休闲骑行，中等强度
7.0	健身锻炼	骑自行车：功率自行车，一般
3.5	健身锻炼	骑自行车：功率自行车，30～50W，极低至低强度
6.8	健身锻炼	骑自行车：功率自行车，90～100W，中等至高强度
8.8	健身锻炼	骑自行车：功率自行车，101～160W，高强度
11.0	健身锻炼	骑自行车：功率自行车，161～200W，高强度
14.0	健身锻炼	骑自行车：功率自行车，201～270W，极高强度
4.8	健身锻炼	骑自行车：功率自行车，51～89W，低至中等强度
8.5	健身锻炼	骑自行车：功率自行车，室内RPM课程/动感单车课程

MET值	活动分类	具体活动
8.0	健身锻炼	韵律运动（如俯卧撑、仰卧起坐、引体向上、开合跳）：高强度
3.8	健身锻炼	韵律运动（如俯卧撑、仰卧起坐、引体向上、弓箭步）：中等强度
2.8	健身锻炼	韵律运动（如仰卧起坐、仰卧卷腹）：低强度
3.8	健身锻炼	在家里锻炼：一般
12.3	健身锻炼	跳绳：一般
2.3	健身锻炼	拉伸：缓慢柔和
3.0	健身锻炼	普拉提：一般
2.3	健身锻炼	视频锻炼：电视健身节目（如瑜伽、伸展运动），低强度
2.5	健身锻炼	瑜伽：哈他瑜伽（传统瑜伽）
7.3	舞蹈	有氧舞蹈：一般
8.5	舞蹈	踏板操课：一般
2.3	家庭活动	清洁：扫地，慢速，低强度
3.8	家庭活动	清洁：扫地，慢速，中等强度
3.5	家庭活动	清洁：清洁重物或大件物品（如洗车、洗窗、清洁车库），中等强度
3.5	家庭活动	清洁：拖地，站姿，中等强度
2.5	家庭活动	拖地：站姿，低强度
2.3	家庭活动	除尘或擦家具：一般
3.3	家庭活动	厨房活动：一般（如烹饪、洗碗、清洁），中等强度
2.5	家庭活动	清洁：一般（如整理、更换桌布、处理垃圾），低强度
1.8	家庭活动	洗碗：站姿或一般（不区分站立/行走）
2.5	家庭活动	洗碗：清理餐桌，步行，低强度
3.5	家庭活动	烹饪或准备食物：中等强度
2.0	家庭活动	烹饪或准备食物：站姿或坐姿或一般（不区分站立/步行），使用手工用具，低强度
2.0	家庭活动	洗涤衣物：叠或挂衣服，将衣服放在洗衣机或烘干机中，打包行李，手洗衣服，站立，低强度
4.0	家庭活动	洗涤衣物：挂衣服、用手洗衣服，中等强度
2.3	家庭活动	洗涤衣物：收衣服、整理衣服、打包衣物，隐含步行或站立
1.0	不活动 休息/低强度	安静地躺着看电视
1.3	不活动休息/低强度	安静地坐着看电视
1.3	不活动休息/低强度	安静地坐着：一般
1.3	不活动休息/低强度	坐姿：抽烟
1.5	不活动休息/低强度	坐姿：听音乐（不说话、不阅读）或在剧院看电影
1.3	不活动休息/低强度	坐在桌前：头靠在双手上进行休息
0.95	不活动休息/低强度	睡觉
1.8	多项目混合活动	站姿：与人交谈，用手机、电脑，发短信，低强度
1.5	多项目混合活动	坐姿：与人交谈，用手机、电脑，发短信，低强度
1.3	多项目混合活动	坐姿：学习，一般，包括阅读和/或写作，低强度

MET值	活动分类	具体活动
7.0	跑步	慢跑：一般
8.0	跑步	慢跑：场地跑
6.0	跑步	跑步：6.4km/h（107.3 m/min）
8.3	跑步	跑步：8.0km/h（134.1 m/min）
9.0	跑步	跑步：8.4km/h（139.4 m/min）
5.5	体育运动	羽毛球：社交单打和双打，一般
8.0	体育运动	篮球：比赛
5.3	体育运动	武术：不同类型，慢速，新手表演、练习
11.8	体育运动	跳绳：中等速度，100～120次/min，一般，双脚跳，平跳
7.0	体育运动	足球：非正式，一般
4.0	体育运动	乒乓球
3.0	体育运动	太极拳、气功：一般
7.3	体育运动	网球：一般
4.0	体育运动	排球
1.3	交通运输	乘坐汽车或卡车
1.3	交通运输	乘坐公交车或火车
3.5	步行	下楼梯
4.0	步行	爬楼梯：步伐缓慢
8.8	步行	爬楼梯：步伐迅速
2.0	步行	步行：家中
3.5	步行	休闲散步
3.0	步行	遛狗
4.0	步行	步行：去上班或上课
4.8	水上活动	游泳：仰泳，休闲
5.3	水上活动	游泳：蛙泳，休闲
6.0	水上活动	游泳：休闲，不进行往返，一般
7.0	水上活动	滑冰：冰上，一般
7.0	水上活动	滑雪：一般

2.以心率估算运动量　以目标心率作为设定和监测运动量的参考指标。目标心率计算方法:首先，计算最大心率（MHR），即220-年龄；第二步，测量静态心率（RHR）；第三步，计算储备心率（HRR），即MHR减去RHR；第四步，根据实际情况选择训练强度（通常为60%～80%），计算目标心率=储备心率×训练强度+静态心率。运动中目标心率[（最大心率-静息心率）×训练强度+静息心率]保持时间建议达到10～30min，《中国2型糖尿病防治指南（2020年版）》推荐成年2型糖尿病患者可以将目标心率达到50%～70% MHR作为中等强度运动的参照。

3.根据出汗、心率及主观感觉衡量运动量　见表2-2-2-3。运动完毕后，患者可根据身体情况（出汗量、脉搏等），判断运动量是否合适。

表2-2-2-3　衡量运动量大小的指标

指标	运动量小	运动量大	运动量适宜
出汗	无	淋漓	微汗
心率变化	无	加快，运动后15分钟不能恢复	加快，运动后15分钟恢复
主观感觉	无	头晕眼花、胸闷气喘、疲劳倦怠	轻度疲劳
次日感觉		疲劳乏力仍存在	无疲劳感，轻松愉快，食欲增加

4. 自我疲劳程度（RPE）量表　见表2-2-2-4。通过记录运动全程心率、乳酸、耗氧量、自我疲劳感觉分级等评估运动强度，以及判断运动的安全性和有效性。RPE量表适合在有训练经验的人群中使用，当用中、低强度运动时，可能会对自己评估过低或不能对自我感觉做出评定。当测量心率有困难、心率受药物干扰或受试者的脉搏不易测量时（包括心律失常患者以及需要使用β-受体阻滞剂或钙离子通道拮抗剂控制心率的患者），可以参照RPE来推算运动强度。

表2-2-2-4　自我疲劳程度（RPE）量表

评分	用力程度
6	完全没有用力的感觉
7～8	非常轻松
8～10	很轻松
11～12	较轻松
12～13	有点累
14～16	累
16～17	很累
18～20	非常累

注：RPE＜12（轻松）＜40%～60% MHR；RPE=12～13（有点累）60%～75% MHR；RPE=14～16（累）75%～90% MHR

三、运动方式

《中国2型糖尿病防治指南（2020年版）》推荐：成年2型糖尿病患者每周至少150min（如每周运动5d、每30min）的等强度（50%～70% MHR，运动时有点费力，心跳和呼吸加快但不急促）的有氧运动。即使1次进行短时的体育运动（如10min），累计30min/d，也是有益的。不能连续2天以上不运动，即相邻两次运动时间的间隔不超过2天。如无禁忌证，每周最好进行2～3次抗阻运动（两次锻炼间隔≥48h），锻炼肌肉力量和耐力，锻炼部位应包括上肢、下肢、躯干等主要肌肉群。联合进行抗阻运动和有氧运动可获得更大程度的代谢改善。

因我国饮食习惯提倡2型糖尿病患者运动时间多在早餐或晚餐后30～60分钟开始，在开始运动前应进行5～10min的准备活动，运动后应进行至少5min的放松活动，运动强度较大时，运动持续时间应相应缩短，反之亦然。

以下3种指标也有助于对中等强度进行较准确地界定：①运动时心跳和呼吸加快，但呼吸不急促；②能持续运动10～30min，微微出汗，稍感累但仍能坚持运动；③第2天起床后无疲劳感。值得强调的是，中等强度必须结合患者具体情况而定。同一个体，随着身体活动水平的提高，相应的中等强度运动亦不同。运动强度低的运动，能量代谢以利用脂肪为主，运动强度中等的运动，能降低血糖，所以年龄小、体力好、一般情况好的患者，可以采用较大强度、时间短的运动配合，然而老年和肥胖者采用运动强度较小、持续时间较长的运动为合适。柔韧性锻炼可以包括在身体活动之内，但不应取代其他被推荐的有氧运动和抗阻运动。为了持续获益，2型糖尿病患者的运动锻炼必须有规律地进行，且锻炼形式要多样化。对运动实施具体情况的评估包括每天或每周训练频率、方式、总训练时间和达至目标心率的持续时间等。长期疗效评估包括代谢指标、身体素质、身体形态指标、运动能力和生活质量评估等。

四、运动治疗中特殊问题

合并不同疾病的2型糖尿病患者的运动治疗也有其特殊性。

（一）2型糖尿病合并冠心病

此类患者适当有规律运动比单纯药物治疗有更好的疗效，其运动强度取决于病情，必须个体化，以节律比较缓慢，能使上、下肢大组肌群适当活动的运动形式为主，多选用低运动强度，每次20～45分钟，最长不超过1小时，每周3～4天为宜，循序渐进，参考运动训练的反应，调整运动强度和持续时间。注意有不稳定心绞痛者，需先进行心脏专科诊治。

（二）2型糖尿病合并心肌病

目前2型糖尿病心肌病是一类独立的病理生理状态，是糖尿病的主要并发症之一，低强度运动处方能抑制心肌细胞凋亡，对糖尿病心肌病变具有保护作用，高强度运动则起到相反的作用。运动处方制定原则上根据年龄、病程、病情酌情参照冠心病运动治疗进行制定。

（三）2型糖尿病合并高血压

此类患者在血压控制稳定后再进行低至中等强度的运动，避免憋气、爆发用力或高强度的运动，防止血压过度增高。当血压≥180/120mmHg是运动禁忌，当血压控制在≤160/100mmHg时，在全科医师或康复医学专业人员的监督下进行放松训练和有氧运动，运动强度应为低至中等，防止血压过度升高，运动时间不少于30分钟或累计达到30分钟也可。

（四）2型糖尿病合并脑血管疾病

若在脑卒中急性期，应先进行卒中康复训练，待病情稳定，再按照糖尿病运动处方进行调整，整个过程需要在专业人员监督下进行。

（五）2型糖尿病合并下肢动脉硬化闭塞症

此类患者建议进行上肢和躯干肌的运动锻炼，以中等强度为主，每天一次。有研究表明，在专业人士监督下，对合并下肢动脉闭塞硬化症2型糖尿病患者进行平板训练和下肢阻抗训练，能增加患者下肢的运动功能。对于合并足部溃疡的患者参照合并糖尿病足病的运动方案。

（六）2型糖尿病合并神经病变

此类患者因累及神经系统涉及感觉神经、运动神经、自主神经病变等，所以其临床表现多样，常见的有自主神经病变和周围神经病变。原则上对于累及心血管系统的自主神经病变较重的2型糖尿病患者，因其通过降低心血管系统对运动的反应，可出现体位性低血压等增加运动损伤，发生急性心血管事件，故此类患者列为运动禁忌；累及其他脏器自主神经病变的2型糖尿病患者，完善ECG应激试验，排除心脏血管异常，在全科医生指导和监督下进行运动治疗，同时要注意合并自主神经病变的患者，其运动耐量、MHR降低，运动后心率恢复也比较慢。对于累及周围神经病变的2型糖尿病患者，建议没有急性溃疡形成的患者，可以参加中等强度的负重运动。

（七）2型糖尿病合并足病

本身中等强度的步行并不会使足病风险增加，对有足部损伤的患者建议进行非负重的上肢运动，可以考虑进行上肢等长收缩训练或上肢渐进抗组训练，达到运动效果。

（八）2型糖尿病合并肾病

虽然剧烈运动能增加蛋白尿分泌，但没有证据表明高强度锻炼会增加糖尿病肾病的进展，故在满足糖尿病运动治疗适应证的情况下，没必要对糖尿病肾病患者进行特殊限制，即使透析期间，也可进行适当运动训练，应完善心血管病、异常血压和心率反应等检查后，在全科医生监督下进行运动，其运动应从低强度、低运动量开始，以中、低强度运动为主，避免憋气动作或高强度的运动，防止血压过度升高，定期监测尿蛋白、肾功能、电解质以及酸碱平衡。

（九）2型糖尿病合并视网膜病变

糖尿病初诊时需要完成眼科筛查，每年规律随访时均要进行眼科检查，存在增殖性视网膜病变或严重非增殖性视网膜病变时，因存在玻璃体出血和视网膜脱落的风险，故大强度有氧运动或阻抗训练为其禁忌。

（十）2型糖尿病合并慢性阻塞性肺病

运动也是肺部疾病康复项目的重要组成部分，此类人群首先应完成心血管疾病的健康评估，确定运动强度，在全科医师或康复医师的监督下，宜进行中等强度的运动，每次至少20～30分钟，每周2～5次，持续8～12周的运动训练，建议采用运动与休息交替进行的间歇运动方式，减轻运动时呼吸困难，运动时也应配合呼吸体操，减轻气急症状。

（十一）2型糖尿病合并妊娠

根据我国妊娠合并糖尿病诊治指南建议的餐后运动，运动时间可自10min开始逐步延长至30min，中间可穿插适度休息，适宜的频率为3～4次/周。此类患者都应在怀孕前和怀孕期间进行有规律的运动，且妊娠早、中期进行体育运动的类型没有明确禁忌。而到妊娠晚期，随着胎儿长大，孕妇的腰椎及背部肌肉负担较大，此时不建议进行有负重的运动，适宜舒展运动，同时进行盆底肌肉、分娩呼吸技巧的训练，积极为经阴试产做准备。散步是目前大部分孕妇易于接受并采用的运动方式，适合整个孕期。

五、药物调整

在运动过程中也要注意药物调整。

1.对于胰岛素治疗的2型糖尿病患者，运动过程中调整胰岛素的注意事项：对于有计划的运动治疗，首先调整运动中的饮食治疗方案，再考虑调整胰岛素治疗方案；对于无计划的运动，以调整胰岛素治疗方案为主和/或饮食调整和胰岛素调整同时进行。一般而言，经过运动治疗后对胰岛素使用剂量都会减少，胰岛素的调整要根据目前血糖水平以及对饮食和运动的反应进行调整，其原则以防止低血糖事件为主，遵循“由大剂量至小剂量”，“由粗调到细调”，在运动量较大时（高强度/长时间），通常需要减少胰岛素剂量50%，运动量小时（低强度/短时间），胰岛素可不做调整，要密切监测运动前、运动中、运动后的血糖，根据观察结果进行个体化的胰岛素调整，尤其是运动治疗初始阶段，密切观察血糖反应、运动治疗方案以及降糖药物关系。

2. 对于口服药物治疗的2型糖尿病患者，运动过程中调整口服药物注意事项：要考虑降糖药物类型，饮食和运动水平，根据患者血糖监测结果进行调整。运动量较大时，在计划饮食情况下可暂停口服药物，运动量小时口服降糖药物可不做调整。就药物类型方面，若患者长期口服磺脲类或格列奈类促进胰岛素释放的降糖药物时，如饮食不规律或运动量大时，要加强血糖监测，避免低血糖发生；使用非促泌剂类型的口服降糖药物患者，合并运动治疗时，若单独使用不会发生低血糖，无需进行药物剂量调整，但联合胰岛素或促泌剂降糖药物则有低血糖发生的可能；对于肝功能损伤或长期饮酒的2型糖尿病患者，服用二甲双胍后在运动时肝糖输出会减少，有诱发低血糖发生的可能性，以上情况均需监测血糖波动情况，及时调整药物方案，避免低血糖发生。

六、运动中注意事项

在运动过程中极易出现运动损伤，2型糖尿病患者运动过程中也不例外，同时此类患者因其自身并发症情况，也可能出现并发症加重、心脑血管事件发生。运动损伤的发生与运动方式、运动强度、运动时间及运动者年龄、身体状态有很大的关系。因此要加强糖尿病教育、运动前要详细体检及恰当评估，根据患者具体情况选择适当的运动方式、运动强度、运动时间，运动间隔也应适合患者；运动前要准备充分，尤其是鞋袜合脚，运动场地、运动器械安全，运动前热身运动、运动后的整理运动不能省略，运动过程中也要注意力集中，避免发生碰撞。若出现糖尿病并发症加重，首先应立即停止运动，根据不同并发症做出相应处理，随后至医疗中心进一步处理。

运动过程中不可避免出现血糖波动，尤其低血糖发生，这时全科医生应积极寻找运动强度、运动方式、运动时间和血糖波动关系，偶发血糖波动较大，可以继续观察，暂不做特殊处理，遵循指南进行治疗；对于频发血糖波动大或有严重低血糖事件发生，该类患者需积极寻找及消除影响血糖波动大的原因，对于高血糖患者，应注意避免高血糖所致内环境紊乱的发生，对于低血糖反应严重者，应以避免低血糖发生为首要原则。为此均需注意加强血糖监测，其中低血糖发生除了运动中低血糖，需要警惕迟发性低血糖，故强化运动前、运动中（每运动30～60分钟应测一次血糖）、运动后（有必要时甚至持续至运动后12小时甚至更长时间）监测血糖，有条件的可进行持续血糖监测。如果运动前测血糖＜5.6mmol/L，需进食碳水化合物后再开始运动，若睡前血糖＜7.0mmol/L，可能提示夜间发生低血糖，睡前可进食一定量的碳水化合物。加强糖尿病教育，让患者消除低血糖恐惧，了解常见症状，自觉配合加强监测血糖，并且知道如何预防和及时处理发生的低血糖。低血糖发生后的运动治疗应从小剂量开始，循序渐进地增加运动量。

若出现运动创伤，需立即停止运动，充分休息，创伤部位给予冰敷（受伤48小时内进行），随后绷带包扎受伤部位，尽可能受伤后24小时内持续抬高伤处（高于心脏部位），若出现骨折、腰椎及颈椎脱位、利器伤、头颅外伤及时呼叫急救送医院处理。

生命在于运动，但2型糖尿病的运动治疗因人而异，需循序渐进、持之以恒，要将运动融入糖尿病患者日常生活中，在有效、安全的基础上，培养活跃的生活方式，打破久坐行为、减少静坐时间，养成健康良好的运动习惯。

（宦红梅）

参考文献

[1] 洪金涛,陈思同,刘 阳.《身体活动汇编》（Compendium of Physical Activities）：内容、应用与发展[J].上海体育学院学报,2020,44(9):53-63.

[2] 中华医学会糖尿病学分会.中国糖尿病运动治疗指南[M].1版.北京:中华医学电子音像出版社,2012.

[3] Sheri R.Colberg,Ronald J.Sigal,Bo Fernhall. Exercise and Type 2 Diabetes(The American College of Sports Medicine and the American Diabetes Association: joint position statement) [J] . Diabetes Care, 2010, 33: e147-e167.

第三节　生活行为方式管理

生活方式就个体而言，指个人及其家庭的日常生活的活动方式，包括衣、食、住、行以及闲暇时间的利用等；行为方式指机体心理的外显表现，还包括内在行为，行为实际上是心理活动过程的延续及外化。行为学的研究表明，一个人的行为，与其掌握的知识之间有重要的联系，也与其价值观和信念有关，更与长期的生活环境有关。在行为科学和医学高度发展的基础上，逐步形成和发展形成行为医学，并提出“知信行”模式（知：知识和学习，是基础；信：信念和态度，是动力；行：消除危害健康行为）。建立健康生活方式等行为改变的过程是目标，并把它用于疾病的预防、诊断、治疗和康复，在慢性疾病方面探索出一条新的途径。

2000年，由世界卫生组织提出健康促进新准则：合理膳食，戒烟限酒，心理平衡，体育锻炼。从长期来看，健康生活方式不需要高额的费用就能达到显著的成效，可使糖尿病减少50%，高血压减少55%，心脑血管疾患可减少75%，平均寿命可延长10年以上，所以要尽早且能长期坚持健康的生活方式，以获得更大的收益。因此结合我们自身的特色，我国卫生部门总结了健康生活方式“八注意”：合理膳食、规律起居、保证睡眠、劳逸结合、性爱和谐、戒烟限酒、适量运动、心理平衡。

各国指南中，对于2型糖尿病高血糖控制的策略和治疗路径，均提出生活行为方式干预是控制高血糖治疗措施的基础，且应贯穿糖尿病管理的始终，在治疗中不管进行药物干预与否，合理的行为生活方式都应该坚持。2型糖尿病发生、进展与不良的生活方式病密切相关，全科医生在接诊或者随访2型糖尿病患者时，除了评估身体状况及并发症情况，要进行糖尿病宣教，同时充分关注患者生活行为方式是否合理规范，针对存在的问题进行强化改变，纠正不良的生活方式也是糖尿病治疗中关键一环。

一、加强2型糖尿病患者健康教育

2型糖尿病患者的健康教育，尤其是老年患者的教育和管理，是引导和干预2型糖尿病患者进行生活习惯管理的重要措施。不仅入门教育和早期固定医疗单位和医生的定位管理，而且全程化、个体化糖尿病教育均有助于预后，提高患者的生活以及生命质量。对于2型糖尿病的患者及家属，不仅有针对性地讲解糖尿病的基础知识、治疗原则、生活方式管理的意义、血糖控制目标、二级预防的重要性等，同时也提供大量关于健康的信息，帮助患者认识那些影响健康的因素，从而使患者及家属发现其自身存在的问题，并对日常生活行为进行管理；对于伴有超重、高血压、高血脂症以及出现糖尿病并发症的患者，根据他们各自的疾病情况从而进行个体化的健康指导，有助于患者以及家属了解关于全生命周期健康的基本知识，改变自身的行为方式，加强生活方式管理，优化血糖控制水平，延缓以及控制并发症的发生、发展。

二、加强2型糖尿病患者自我管理

自我管理行为是2型糖尿病患者血糖控制的预测因子，有效的糖尿病自我管理是维持自身健康行为的基础，2型糖尿病作为一种终身性的慢性代谢性疾病，在治疗过程中更需要患者高度的自我管理能力。全面提高各方面的自我管理行为可以改善血糖控制水平，全科医生应根据糖尿病领域专业指南，对患者进行综合、系统的评估，包括基本信息、糖尿病相关临床指标、并发症情况、饮食及运动习惯、心理状态、依从性评估、如有注射类治疗方案的需要进行注射技术评估，然后根据患者具体评估情况，与患者共同协商，不仅要制定个体化的糖尿病综合控制目标，也要有行为改变为导向的个性化行为目标，即制定个性化自我管理方案。目标制定需具体、可测量、可实现，避免一次设定过多目标；制定详细的管理处方和行动计划；然后根据个体化管理计划为依据监督其饮食、运动、用药监督和情绪管理，以达到最好的行为目标、改善临床，提高生活质量。

三、加强2型糖尿病患者自我监测

自我监测主要是对血糖等指标进行规律的自我监测，减少低血糖发生的重要手段，判定及掌握病情控制程度，根据指标随时调整治疗方案，早发现、早治疗、早预防各种急、慢性并发症，减少治疗费用以及改善患者的生活质量。

自我监测内容包括：①血糖监测，除了常规药物调整或者病情监测所需以外，注意低血糖症状时、剧烈运动前后等特殊事件的血糖监测；②糖化血红蛋白（HbA_{1c}）是监测的金标准；③血压监测，尤其是合并心脑血管疾病、糖尿病肾病、糖尿病视网膜病变时血压监测尤为重要；④血脂监测，2型糖尿病合并血脂异常，可进一步增加合并血管方面糖尿病并发症的风险；⑤尿微量白蛋白/肌酐比值和血肌酐（估算肾小球滤过率）的监测；⑥眼底监测，注意若眼底病变不同，监测频率需注意，尤其是快速进展或威胁视力，需增加监测频率；若2型糖尿病患者准备妊娠，因其可增加糖尿病视网膜病变发生的风险或原有病变加速进展，应在妊娠前或第一次产检、妊娠后每3个月及产后1年内进行眼科检查；⑦糖尿病周围神经病变的监测；⑧糖尿病下肢动脉病变的监测，糖尿病下肢动脉病变是一种常常被临床忽略的糖尿病并发症；⑨糖尿病足病强调“防治重于治疗”，虽然此患治疗困难，但预防比较有效；⑩心脏病变的监测，糖尿病性心脏病其中包括冠状动脉粥样硬化性心脏病（冠心病）、糖尿病性心肌病、自主神经紊乱所致的心律及心功能失常。尤其是糖尿病心梗多是无痛性心梗，症状隐匿，不易察觉，定期自我监测心脏病变，做到早发现、早预防、早治疗极为重要；⑪体重/BMI/腰臀比的监测，我国约有2/3的2型糖尿病患者合并超重或肥胖，其中腹型肥胖约占一半，减重也是糖尿病治疗评价体系中重要的一环。

四、加强2型糖尿病患者饮食管理

饮食管理在2型糖尿病患者生活行为方式中占有重要的地位，全科医生在进行饮食管理过程中要了解患者基本饮食习惯，帮助患者了解目前饮食习惯中存在的不足之处，根据自身血糖以及并发症情况、体重、信仰及生活习惯特点等，教会患者采用健康的饮食方法，在控制总热量的前提下制定个性化食谱，树立科学的饮食观念。除了利用食物交换份法，掌握总热量和饮食结构、食物选择、餐食分配（详见本章第一节），还有其他技巧，如可利用手掌法、餐盘法等，帮助患者理解食物“份”的概念，应用到其日常饮食管理之中。

正确的进餐顺序也是一种简单、易行、有效的控制血糖的方法，按照蔬菜－荤菜－主食的顺序进餐可降低餐后血糖波动，持之以恒，可使2型糖尿病患者HbA_{1c}水平显著降低；细嚼慢咽使进食速度减慢，可降低糖尿病发病风险。

糖尿病患者每日平均需要2500ml的水，若摄入蛋白质食物过多，因锻炼、天气炎热的情况导致出汗多等情况，需水量要适当增加，除饮食中含有部分水外，其他供应需主动摄入。糖尿病患者可以选用白开水、矿泉水，也可适量饮用淡茶或咖啡，饮茶和咖啡对2型糖尿病患者也具有一定保护作用。

目前有多种膳食模式的选择，但没有特定的膳食模式值得推荐，需根据患者的代谢目标和个人喜好，在全科医生的指导下进行，同时要加强血糖、血脂、肾功能等相关指标监测。

五、加强2型糖尿病患者运动管理

运动管理在2型糖尿病患者的全程管理中也占有重要地位。在全科医生与患者评价、沟通后，制定个性化运动方案，注意要养成活跃的生活方式，打破久坐行为，减少静坐时间，将有益的运动融入日常生活中。

在糖尿病饮食管理和运动管理过程中，要注意吃动平衡。吃动平衡是指能量的摄入（吃）与消耗（动）保持平衡状态，当能量的摄入大于消耗时，短期可引起血糖升高，长久则会引起超重和肥胖，导致胰岛素抵抗，也是2型糖尿病及其并发症发生发展的主要危险因素。反之，当能量的摄入小于消耗时，则会引起体重下降甚至消瘦、营养不良的发生，消瘦与营养不良也是影响糖尿病患者预后的不利因素，低体重的老年2型糖尿病患者全因死亡率显著增高。

六、加强2型糖尿病患者用药管理

此方面主要为2型糖尿病患者用药依从性管理。通过用药依从性评估和个性化的指导教育，告知用药的必要性和重要性、药物作用特点以及低血糖或高血糖的紧急处理等，制定合理的用药教育方案，可以有效地提高糖尿病患者的用药依从性，延缓并发症的发生，提高患者生存质量。

注射药物管理，尤其是胰岛素，也需特别注意，因其注射方式的不规范能影响患者血糖达标情况。在进行注射类药物管理过程中，要考虑患者的经济能力、教育水平、年龄、影响操作的其他因素等实施个体化注射技术教育，尤其是胰岛素泵使用，要充分告知选择注射部位、胰岛素泵的安装、胰岛素泵报警的处理、意外血糖异常的原因排查（电池、泵故障、管路松动堵塞、储药器破裂、埋植部位硬结感染等）、胰岛素泵耗材使用及护理规范等。

七、其他

（一）戒烟

吸烟有害健康，戒烟能明显减低心血管疾病的发生率和全因死亡率，也能减少糖尿病并发症的发生发展。虽有患者戒烟初期出现食欲增强，血糖升高及体重增加，但随着戒烟时间延长，这些作用会逐渐减弱，全科医生要告知患者虽然有些许不利因素，尤其是早期，但戒烟的所带来的有利影响更加重要。全科医生在了解患者有吸烟史后，评估其吸烟状态以及尼古丁的依赖程度，应该进行吸烟危害性，尤其是对糖尿病患者的不利影响，制定相应的戒烟行为目标，开放戒烟咨询，为患者提供心理和行为支持，在饮食运动治疗方案基础上，制定戒烟计划，定期进行随访。也可联合药物干预（尼古丁替代治疗、安非他酮、伐尼克兰等），若有体重增加情况，可联合减轻体重的降糖药物，提高戒烟成功率。对于戒烟成功者，也要继续进行6～12个月的随访，防止复吸。

（二）不推荐患者饮酒

女性一天饮酒的酒精量不超过15g（相当于350ml啤酒、150ml葡萄酒或45ml蒸馏酒），男性不超过25g，每周饮酒不超过2次。对于药物治疗的糖尿病患者应避免酗酒和空腹饮酒，酒精会增加口服磺脲类药物的糖尿病患者发生低血糖的风险，会掩盖低血糖症状，促进酮体生成。过量饮酒还会增加肝损伤、痛风、心血管疾病和某些癌症发生的风险。

（三）关注压力情绪管理

2型糖尿病患者的压力水平普遍高于健康人群，其压力水平的升高与HbA_{1c}水平显著相关，比如高的压力水平会导致患者较差的服药依从性，压力还可以诱发抑郁，均能影响对血糖的控制。压力管理训练是运用压力管理理论针对压力源所采取的一些积极应对措施，把压力控制在一个合适的水平，而非消除压力。

压力管理训练目前最常用的有4种：①认知行为疗法；②呼吸放松－渐进式肌肉放松训练；③正念减压疗法；④压力接种训练，通过向患者提供有关心理、认知、行为等方面的知识和技能，使其掌握并自觉应用，用以限制及控制对个体身心有不良影响的压力。

全科医生要结合患者个体的疾病特征和行为改变特点等，使自我管理的内容、目标、预期效果等量化表达，与患者一起制定实施计划，要兼顾科学性和个性化，并根据患者行为改变的情况不断调整和优化，使患者有科学健康的生活行为方式，以提高患者生活质量。

（官红梅）

参考文献

[1] 中华医学会糖尿病学分会,糖尿病教育与管理学组.中国2型糖尿病自我管理处方专家共识(2017年版)[J].中华糖尿病杂志,2017,9 (12):740-750.

[2] 张敏,戴海勤.压力管理训练在2型糖尿病患者中的应用[J].临床与病理杂志, 2019,39(2):441-447.

第四节　心理健康管理

心理健康是健康的重要组成部分，主要是指身体、智能及情感上，在与他人的心理健康不矛盾情况下，将个人心境发展成最佳的状态，能保持平静的情绪、敏锐的智能、适应社会环境的行为和气质。在生物—心理—社会医学模式的背景下，心理社会因素与躯体疾病密切相关这一现象，在医学界和心理学界得到广泛的关注，也得到了越来越多患者的重视，如果只单纯治疗疾病本身，却忽视情绪、心理等方面的干预，可能出现病情的反复或复杂化，从而影响治疗效果和疾病预后。

一、心理健康与2型糖尿病关系

随着2型糖尿病人群数量不断增多，临床工作中发现，这些患者不仅有躯体症状的表现，常伴有不同程度的抑郁、焦虑、认知障碍等多种心理问题。糖尿病是慢性终身性疾病，许多患者在确诊时以及后期慢性治疗过程中，尤其出现病情反复或者并发症各种不适，背上沉重的思想包袱，不能正确面对，可导致性格变得敏感、固执，从而使其长期处于焦虑、紧张情绪之中，而情绪波动可影响内分泌系统的调节，进而影响胰岛素的分泌，加重胰岛素抵抗，使其本身病情进一步发展，逐步加重。临床研究观察结果可以发现心理社会因素对糖尿病的发生发展具有重要的影响，因此，对2型糖尿病患者在饮食与运动管理、药物治疗等基础之上，要针对患者的个性特征、不良心理社会因素实施有效的健康教育和心理干预，帮助患者消除疑虑和担忧，减轻心理负担，从而改善不良情绪，使其心理健康和提高生命质量。随着对2型糖尿病患者心理问题关注越来越多，监测和干预糖尿病患者心理健康状况也逐渐成为糖尿病三级预防的主要研究内容之一。

二、影响2型糖尿病患者心理健康因素

影响2型糖尿病心理健康的危险因素主要有以下几点：①年龄：2型糖尿病是一种慢性终身性疾病，其发病率也随着年龄增长而不断上升。随着年龄的增长，老年人身体机能也逐渐衰减，再加上担心失去朋友的陪伴、家人的照顾等情况发生，都会诱发或者加重抑郁或者失望情绪发生，年龄是糖尿病并发抑郁症的危险因素，糖尿病并发抑郁症患者年龄≥65岁比例达到74.42%。②性别：女性情感就男性而言，更加细腻、敏感，也就更易出现情感压力；在女性除了承担社会责任以外，对家庭的付出相对也更多，所以在糖尿病合并抑郁症患者中，女性比例更高，表现出现更多的与糖尿病相关的痛苦和抑郁症状。③婚姻：在糖尿病的教育及管理过程中，如果夫妻双方共同参与，配偶给予患者情感上的支持和鼓励，增强了其治疗疾病的信心，在日常生活中，比如饮食、运动、药物治疗及血糖监测等方面，可以予以有效的提醒和帮助。因此，高质量的婚姻更有利于患者建立正面情绪，促使其更好地适应和应对疾病。④文化程度：2型糖尿病一旦确诊，就应该接受糖尿病相关的个体化教育和指导，但是糖尿病的疾病管理繁琐，涉及较多医学知识，患者文化程度越高就能更好地了解疾病的相关情况并做出更好的应对，也能从家庭和社会中得到的更多的支持，所以文化程度越高，患糖尿病后的适应能力也更好。⑤病程：2型糖尿病是一种慢性终身性疾病，随着病程的延长，并发症也逐渐出现，血糖也越来越难控制，心理负担随之加重，因此多数2型糖尿病患者随着病程的延长，其心理痛苦随之而增加。⑥并发症：随着病程进展，糖尿病患者逐渐显露出各种并发症，特别是肾脏疾病、中风出现，患者需要承担更大的心理压力，而且糖尿病患者合并并发症后，也要承担更多的治疗费用，但是治疗效果并不明显，导致患者心理压力进一步增大。糖尿病并发症的发生、发展不仅严重影响患者的生命质量，也加重了患者及家庭的自我管理、经济及情绪负担。⑦社会支持：在糖尿病全程管理过程中，不仅需要患者自身管理，也需要家人和朋友的帮助和监督，患者可以从社会和家庭的关怀和支持中获取到更快乐的情绪，更好的饮食、运动依从性；糖尿病的同伴支持教育，尤其是病友日常生活中总结出来的方法和实践经验，相互交流，互相之间产生心理安慰和鼓励作用，能够显著提高同伴间血糖管理能力，改善心理状态。2型糖尿病患者获得的社会支持越多，对疾病的适应能力越强。⑧应对方式：患者患病后若随着年龄、病程的进展，仍能够正确、乐观地面对疾病带来的各种挑战，主动了解2型糖尿病的相关知识，寻求周围可利用的资源从而对自己的病情有所帮助。患者这种对疾病的积极应对有利于其心理健康和血糖控制，也能较好地适应患病后的生活，保持健康的心理状态。

三、2型糖尿病患者心理干预目标及评估

心理调控的目的是保持乐观的心情，激励自己坚持糖尿病的治疗计划。全科医生在接诊2型糖尿病患者时，也要重视患者心理状态的评估与干预，根据不同的危险因素，进行个体化的干预。临床上多种评价量表，常用的有：症状自评量表(SCL-90)、焦虑自评量表（SAS)、抑郁自评量表（SDS）用以测查患者的心理健康状况及焦虑、抑郁情绪；生活

事件量表（LES）用以测查环境遭遇等因素对疾病的影响程度，计算1年内实际经历的生活事件再予评分；社会支持评定量表（SSSR）分为主观支持，客观支持和支持利用度三个维度；艾森克个性问卷（EPQ）包括精神质（P）、内外倾（E）、神经质（N）和掩饰倾向（L）四个量表分。

四、2型糖尿病患者心理干预方法

1.正确认知疾病 2型糖尿病患者心理干预的关键就是调整认知、改变行动，全科医生就应该帮助患者要正确对待糖尿病，树立长期与糖尿病作斗争的决心。可让患者积极主动了解2型糖尿病疾病的变化及规律，掌握关于预防或延缓各种糖尿病并发症发生和发展的知识,使其认识到目前糖尿病虽然还不能根治，只能做到有效控制，但只要采取积极的治疗措施，重视饮食管理、体育锻炼和药物治疗，学会自我管理，保持乐观的心态，克服畏难情绪，树立信心，也能享有正常人的寿命和生活质量。

2.摆正态度 在全科医生诊治过程中发现有些2型糖尿病患者不能接纳现实、面对自我，尤其要警惕两种不良倾向，一种是对糖尿病满不在乎，不检查、不治疗，采取听之任之的态度，这是很危险的；另一种是过分担心，终日焦虑不安，悲观消沉，这两种态度都不利于糖尿病病情的控制。对待糖尿病的正确态度是“既来之，则安之”。面对自我，接纳现实，泰然处之，保持乐观开朗，积极地进行综合治疗。

3.稳定情绪 情绪在心理异常中起着核心的作用，所以在帮助2型糖尿病患者恢复心理健康过程中，必要环节就是调整情绪。在2型糖尿病患者整个诊治以及随访过程中，全科医生始终要做到认真倾听，及时发现患者问题所在，帮助2型糖尿病患者稳定情绪。缓解不良情绪的方法如下：①适当宣泄不良情绪。如高歌、痛哭、发脾气，适当发泄以后，要能让患者静下来，随后再冷静思考问题所在，这一过程中对情绪进一步进行了调整；②与人倾诉不良情绪。全科医生尤其是家庭医生，取得患者及其家庭的信任，适当诱导他们吐露心声，即自己对患糖尿病的真实内心感受，全科医生作为倾听者更应耐心地倾听，与其家人、朋友一起，予以患者更多的理解与支持；③以静制动。对于知识型社会成员，全科医生也可建议患者根据个人的兴趣和爱好，选择一些娱乐活动或听听音乐，也可抚花弄草，养鱼遛鸟，或挥毫泼墨，或垂钓山水间，以清静雅致的态度排除沉重的压抑。

4.完善支持系统 2型糖尿病患者并不是孤立的，他也是社会大家庭中的一员，全科医生也要注意给患者建立社会更完善的支持系统。全科医生要利用家庭医生的身份，更好地进行家庭干预，让家庭成员给予患者情感及行为方面的支持，有了家庭的理解、支持以及督促、鼓励，更有利于患者饮食控制、运动管理、自我监督等方面；全科医生也可将这些糖尿病患者组织起来，让其走出家门，扩大交往，建立一些小群体，互相分享交流经验教训总结，互相鼓励、互相支持，更能发挥患者的主观能动性，也是一种简便、有效的方式，对他们长期控制疾病很有益处。

5.心理健康干预 若2型糖尿病患者出现明显心理障碍，则需要在专业训练的咨询者或者治疗者参与下进行专业的心理咨询或治疗。方法上可用以患者为中心的疗法，给予心理支持，注意转变认知，并根据不同情况采用多种专门的心理治疗技术，如合理情绪疗法、系统脱敏和人际交往训练等，充分利用个人潜能，认识自我，克服心理困扰，提高患者的心理承受能力，使其心身症状能够得以消除或缓解；若有心理危机情况，必须进行危机干预，借用简单心理治疗的手段，予以患者适当建议，有计划地解决紧急问题，防止过激行为，恢复其自信心和正确的自我评价，利于安全度过危机。

因此，对2型糖尿病的治疗，除了合理饮食、适度运动、自我监测、药物治疗外，还应改善患者各种不良心理因素，使患者心理也处于健康状态，达到提高生活质量、延长寿命的治疗目的。　　（宦红梅）

参考文献

[1] 张瑞芳,马素慧,陈长香.糖尿病患者心理社会适应的研究进展[J]. 西南国防医药,2019,29(12):1269-1271.
[2] 刘豫鑫,周灵丽. 糖尿病与心理健康[J]. 华中医学杂志,2008,(04): 304-306.
[3] 张会,张德桂,胡桑.2型糖尿病患者自我感受负担自我管理水平及应对方式的调 查分析[J]. 安徽医学,2018,39(8):1004-1007.

第五节　糖尿病管理新兴技术方法

目前我国大部分区域实施的糖尿病管理仍是医院-社区综合管理模式，因人员、时间、地域限制，难以进行高效率、实时的管理和高频率的教育。近十年来，互联网、物联网技术及数字化健康应用程序逐渐向健康管理领域拓展，极大增加了糖尿病健康管理的效率和受众的接受程度，为糖尿病健康管理提供了更多手段和更广阔的前景。

一、体检大数据助力糖尿病健康管理

（一）产生背景

近年来，由于我国居民经济水平、医疗技术和健康教育工作的发展，我国居民疾病预防意识和健康需求逐渐增强，健康体检成为疾病一级和二级预防的主要方式，产生了大数据、高通量的体检数据。利用体检大数据建立糖尿病防治管理平台，有助于早期筛选糖尿病及糖尿病前期人群，制定具有针对性、个性化的健康管理方案，及时干预治疗，并对管理效果进行评估，利用好体检大数据平台，可极大提高糖尿病健康管理效率和管理成效，成为糖尿病防治的主要助力。

（二）体检大数据管理糖尿病的方法

1.每一位体检者具有唯一的可识别标识，确保体检信息与人员的一一对应，同时为交流随访建立了通畅的渠道。

2.建立评估模型，健康管理人员可参照糖代谢异常诊断标准建立评估模型，对健康体检大数据进行结构化分析，利用信息化手段从海量大数据中筛选出不同糖代谢状态人群、

智能化分类及制定干预优先级以及分层健康管理的目标和内容。

3.记录体检者的生活方式、饮食习惯、心理状态、睡眠情况等个人信息，结合血糖分层对糖代谢异常人群进一步分类，制定更有针对性、具体化和个体化的健康管理措施和随访方案。

4.借助信息化手段设置自动随访分析、反馈管理效果，系统可随时根据高危人群健康信息改变，优化健康管理方案。

（三）体检大数据管理糖尿病的意义

基于体检大数据建立糖代谢异常健康管理系统不仅提升了医护人员管理手段的便捷性和高效性，而且为体检者提供了更详尽明确的健康指导，提高了糖尿病患者，尤其是隐匿的糖尿病及前期患者自我预防意识和自我管理技能，有望成为糖尿病防治的“第一道防线”。

二、移动医疗管理糖尿病

（一）产生背景

智能手机有更快速、独立的操作系统，使得信息的获取更为方便快捷，传统电脑大部分功能正逐渐被智能手机替代。健康和医疗管理是移动互联网发展的重要方向，糖尿病等慢性非传染性疾病的管理是移动健康管理的热点。糖尿病患者的移动管理多采用即时社交APP（如微信）和饮食、运动监测APP（如Nike+Run Club、KEEP以及运动手环附属APP）等，以及与家庭医生绑定的社区卫生保健APP等。多项糖尿病移动管理App被证实能有效降低糖尿病及糖尿病前期患者体重及糖化血红蛋白。移动医疗健康技术，有助于对糖尿病患者采用群体化的生活方式干预，提高干预效率。

（二）糖尿病健康管理App

糖尿病移动健康管理App包括饮食、运动等生活方式管理系统和糖尿病综合管理平台。

1.饮食管理App　早期的饮食管理App基于简单的人工智能系统，根据患者偏好、需求和个体情况完成个性化饮食推荐，随着智能手机摄像技术发展，人工智能可结合饮食图像分析系统对食物进行识别、分类及热量估算，糖尿病饮食管理的患者主动性和可操作性大大加强，从而真正地灵活控制总热量摄入。

2.生活方式综合管理App　除饮食管理外，糖尿病健康管理App还可综合记录患者的身体数据、饮食日常和运动成绩，给出健康的生活方式建议、自动提醒、评估和比较运动健身的成效。

3.药物依从性管理App　对药物使用较多的老年患者尤其适用，可以记录患者服药信息，与用药者和家属手机绑定，既帮助患者自身和家属共同监督患者按时服药，同时估算剩余药物，及时提醒患者和家属续药，避免糖尿病患者因药物使用中断导致的血糖波动。

4.互联网+线上线下联合管理模式　“互联网+”糖尿病管理系统包括三个要素：（1）专业的医护团队；（2）糖尿病综合管理App；（3）PC慢病管理系统及数据云平台。通过App，患者可进行线上预约、问诊、糖尿病教育和患者间交流。日常生活中，患者可使用具有蓝牙等无线通信功能的血糖仪、血压计、呼吸监测仪等家用监测设备，监测数据可实时上传至云平台，医患双方可实时掌握患者血糖和综合健康数据，并能根据健康监测结果及时预约线下随访和就诊。“互联网+”糖尿病管理系统中，除内分泌专科医务人员外，多学科团队协同管理的理念正逐步引入，营养、心理、精神、康复科等多科专业人士加入到移动健康管理医护团队，结合专业的健康管理师对用户的生活方式、健康教育、服药依从性、心理疏导等方面进行综合管理，糖尿病移动医疗管理正在向多元化发展。

（三）可穿戴设备糖尿病健康管理

互联网和移动医疗的发展催生了可穿戴健康设备的兴起，它以接触式佩戴的方式，即时采集与人体有关的生理病理信息，融合了多媒体、无线通信、微传感、柔性屏幕、GPS定位系统、虚拟现实、生物识别等最前沿的技术，为健康管理提供了更为新兴高效的手段。糖尿病健康管理的可穿戴设备主要为生活方式监测和血糖监测类。

1.生活方式监测类　如运动手环，记录用户步数、运动量等运动数据。具有“饮食内容物识别技术”的手表，可识别食物类型、估计使用者的热量摄入，从而便于饮食管理；蓝牙耳机也可配备饮食识别的功能，可自动追踪佩戴者的咀嚼速度和摄入食物的量，给出健康饮食建议。

2.血糖监测类　早期的穿戴式血糖监测仪为动态血糖监测系统（Continuous Glucose Monitoring System, CGMS），通过皮下植入葡萄糖探头，感知组织间液的葡萄糖浓度，监测全天血糖变化，根据CGMS的动态血糖图谱，衍生出平均血糖波动幅度、血糖变异性、血糖在适宜范围内时间等多种评价患者血糖波动的指标，并得到了国内外指南的认可和推荐，为专业医务人员评价糖尿病患者血糖提供了更准确的参照标准。近年的穿戴式动态血糖仪更趋于患者使用方便性，通过贴在上臂背侧的传感器感知体液葡萄糖浓度变化，患者可自行操作传感器植入、血糖图谱读取和实时血糖监测。更方便快捷的可穿戴设备还包括智能手表传感器、智能隐形眼镜传感器和智能牙线传感器，分别通过感知汗液、泪液和唾液，监测血液中葡萄糖浓度的变化。

（四）移动医疗管理糖尿病的展望

移动健康的发展日新月异，然而，移动健康在为医疗带来了巨大的便捷性和实时性的同时，几乎完全依赖智能手机功能，因此对某些特殊人群如老年人和残障人士覆盖力度不够。将来移动医疗的发展，除了更多专业性支持外，还应努力提高老年人、残障用户的使用便捷性，更要关注使用者个人隐私的保护。不远的将来，移动健康技术必将日趋完善，移动健康将帮助糖尿病预防建立成本-效益比更高的健康管理体系，成为“健康中国”建设的重大助力。

三、国家标准化代谢疾病管理中心（Metabolic Management Center, MMC）

（一）MMC的产生背景

基于2016年发布的《“健康中国2030”规划纲要》，中国工程院院士、中国医师协会内分泌代谢科医师分会会长宁光教授牵头提出了“一个中心，一站式服务，一个标准”的管理模式，旨在实现糖尿病等代谢性疾病的一站式、规范化、高效化诊疗，同时将代谢性疾病标准化诊疗模式向各级专科、社区、和家庭全方位拓展延续。MMC在中国医师协会倡导下于2016年成立，开创了中国糖尿病及糖尿病因素等代谢紊乱健康管理的创新模式。

（二）MMC的管理模式和内容

MMC的组织架构由全国总中心、区域中心、县域中心、社区中心和“1+X”模式组成，全国总中心为国家代谢性疾病临床医学研究中心（上海），负责制定整体工作方案、技术标准和具体实施计划，同时负责质量管理监督和培训工作。区域中心为市县规模医院，以标准化诊疗规范，诊治代谢性疾病及相关疑难危重症。县域中心由县级以下医院组成，承担轻中度代谢性疾病及并发症的诊疗和随访、管理与之相关联的社区中心。社区中心负责高危人群的筛查、评估、管理及预防，同时承接随访和转诊、为社区的代谢病人群提供医疗看护。

“1+X”指的是一个区域中心或县域中心联动3个以上的基层（乡镇、县级或社区）医院，运作模式以代谢性疾病等慢病管理的分级诊疗和医院-社区联动管理为目标。MMC管理模式中的各级中心和“1+X”模式，各成员单位均采用标准化流程诊治糖尿病、糖尿病前期、肥胖、高血压、高脂血症等代谢性疾病。MMC帮助各级各类医疗机构实现同质化医疗，帮助患者血糖、血压、血脂等全面控制达标，从而降低糖尿病等代谢性疾病的发生率、致残率和病死率，提高生存质量。MMC的管理模式架构见图2-2-5-1。

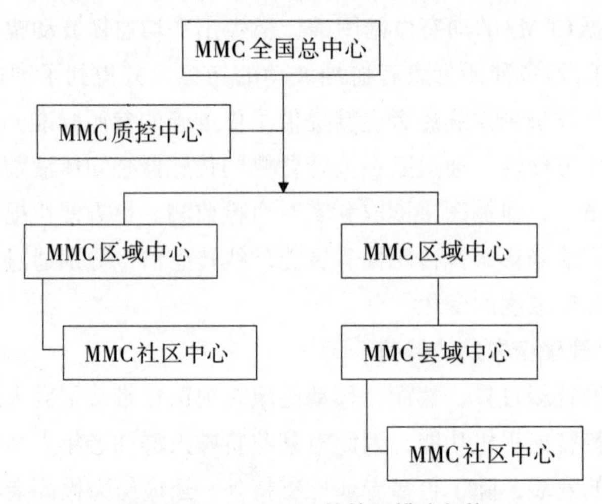

图2-2-5-1　MMC的管理模式架构

（三）MMC对基层糖尿病管理的意义

1. 助力标准化糖尿病管理辐射全国　目前，MMC已覆盖全国30多个省、自治区和直辖市的150多个城市，多项研究证实，MMC管理模式可提高患者自我管理能力、降低血糖、改善血脂。随着MMC在全国范围内的不断拓展，MMC管理模式必将提高代谢性疾病患者管理效率和管理成效。

2. 启发健康管理人员深入思考科学问题　同时随着大数据库的不断完善，MMC管理模式将启发医护人员总结和思考更多临床问题，有助于多方位提高各级医疗机构人员的医疗、科研、教学等综合能力。

3.有助于基层糖尿病分层管理　我国糖尿病患病率已达11.2%，众多的糖尿病患者在基层随访，社区是糖尿病防治的主战场和“要塞”，“1+X”的MMC管理模式，将有助于社区糖尿病管理分级分层标准进一步精细化和全面化，推动全科–专科双向联合和无缝衔接，为全面提高糖尿病防治效果带来新的助力。

四、叙事医学在糖尿病健康管理中的应用

传统生物医学模式下，医务人员往往更注重救助患者身体疾病，患者情感和精神层面的需求常被忽视。事实上，医学的科学性与人文性缺一不可，近年来兴起的叙事医学应用语言和行为体验，体现了生物医学与人文关怀的融合，在现代医学，可以起到相辅相成的效果，尤其对于基层慢性病防治，可以起到事半功倍的效果。

（一）叙事医学的概念

叙事医学最先是由美国学者丽塔·卡蓉在2001年提出的，把其定义为用叙事能力来实践的医学，对患者叙述的故事进行认知、吸收、阐释，并被故事感动，为其提供充满尊重、共情和生机的医疗照护。

【案例】男性，40岁，因“体检发现血糖升高”就诊，以下为医患双方对话。

医生：你好，请问哪里不舒服呀？

患者：上个月体检拿到了报告，说我血糖高，体检医生建议我来查一查是不是糖尿病。

……（医生问诊患者现病史和既往史等基本情况。）

医生：你是做什么工作的，这1年工作很忙吗？

患者：我就是搞IT的，经常熬夜加班，平时吃饭也没准点，有时间就赶紧多吃点，晚上加班也很饿，需要点外卖吃夜宵，而天天坐在电脑前面，没时间动。最近1年公司让我负责几个项目，带着团队加班加点做事，自己也不敢放松啊，压力有点大……

医生：血糖是高了点，但是目前还不能诊断糖尿病，有可能是糖尿病前期，我建议您进一步完善一些检查明确一下。我看您这体重是要控制一下啊，饮食作息不规律、压力大、缺乏运动，会导致肥胖，肥胖才是你问题的根源啊！

患者：我以前是学校篮球队的，前几年下了班还经常打打球，现在工作一忙越来越没时间。我也意识到肥胖这个问题，也想着跑步减肥，但是没跑几天这膝盖又受不了。

医生：呵呵，肥胖都是“工伤”啊！我们医生门诊也是天天坐在电脑前，啤酒肚慢慢就出来了，我自己本来就是看糖尿病肥胖的，更要保持体形。对于我们这种略胖的，跑步太伤膝盖，游泳、站桩、靠墙深蹲都是不错的选择，您近期要安排起来啊。另外一方面就是饮食，我们夜班也经常点外卖，多油多盐，再配一瓶碳酸饮料，那是绝配，但是这样的搭配真是不健康。我自己也在慢慢改变这些不良习惯，还有熬夜、刷手机、吸烟、喝酒等，都是我们日常要注意的。身体才是革命的本钱啊！以上这些你多多注意，等报告出来了再过来看看，肥胖改善了，这血糖的问题也解决了一大半。

患者：好的好的，医生您这么一说还真是给我提个醒，回去就好好地饮食运动，把一些不好的习惯改一改。

这是一则典型的用叙事医学的方式进行开放性问诊的病例。上述医生在对患者一般情况问诊后，通过“聊天”的方式，结合医生自己的体验，不仅深入浅出地把糖尿病的危险因素及基本宣教都纳入谈话中，而且唤起医患双方的共情，便于探讨切实可行的解决方案。

叙事医学核心是共情与反思，具体做法如下：

1.倾听患者述说自己对疾病的期望。

2.引导患者认识自我。鼓励患者说出或者记录下自我管理过程中遇到的困惑和担忧。

3.患者间相互讲解。

4.了解患者与家人的关系，鼓励家属参与。

叙事医学有利于建立和谐的医患关系、了解患者的就诊期望、制定合理的治疗方案、提高患者的依从性并为推动医学领域的人性回归提供一个切入点。

（二）叙事医学在糖尿病管理中的应用

糖尿病作为不可逆的慢性终身性疾病，患者往往除了身体上的痛苦，还承担着巨大的心理压力及其带来的困扰和焦虑等负面影响：担心未来发生并发症、生活方式难以自律、因为生病产生的自责感甚至负罪感、否认患糖尿病的事实、不愿在外打针吃药导致社交障碍等。糖尿病治疗不仅要预防和延缓并发症、同时也要帮助患者消除不良情绪和心理。医护人员可以将糖尿病治疗与叙事医学相融合，通过通俗去专业化的解释，让患者更好地理解糖尿病；也可以通过分享他人控糖经历、成功经验和教训，提高患者控糖自信心；还可以自身经历和体验进行健康知识宣教和人文关怀，提升患者对医护人员的信任度和依从性，提高糖尿病综合防治的效果。

【案例】孙先生，男，65岁，糖尿病半年。因血糖明显升高、尿酮体（++），诊断为“2型糖尿病合并酮症”住院治疗。他坚决拒用胰岛素，认为一旦用就是“上瘾”。

医生以吃饭打比方，反复跟他解释说：“人是铁，饭是钢，吃饭是人正常的生活需求。胰岛素对于稳定血糖来说，就是铁和钢。不管有没有糖尿病，胰岛素在每个人身体内都是正常存在的必需物质。就好比营养不良的人要补充营养素一样，你自己分泌的胰岛素目前不够用，只能暂时外来补充，根本不存在成瘾性的问题。血糖控制好了，生活质量相比得病前不会有大的改变，还会因为高血糖症状的缓解，带给患者更舒适自由的生活。”

如此解释，他接受了胰岛素治疗。后来他看到病房里各种并发症的患者：失明、透析、足部溃疡等，又担心并发症的发生，出院后坚持打胰岛素，但是同时饮食控制过于严格，杜绝外出聚会就餐，社交圈明显缩小。患者完全放弃了原先对品尝和研究美食的爱好，经常感到无所事事，并且时常焦虑并发症发生。同时患者尽管出院后体重明显下降，时有乏力感，但仍每天坚持走1万步以上，疲劳感更甚，更加重患者的心理负担。患者总是觉得与健康时比较大不如前，找不到自身的生活乐趣和人生价值，产生了被疾病击败的感觉，终日郁郁寡欢。

医生随访时，注意到他的情绪变化，完成日常诊疗的同时，对他进行了开导，从人的基本需求告诉他过于严苛的饮食和运动方式可能反而会适得其反，详细解释并发症筛查情况。发挥患者厨艺特长，鼓励他创作低热量的健康美食、介绍他参与社区糖尿病病友会，将各种美食的创作心得与病友们分享讨论。患者逐渐恢复了正常的社交和生活节奏，看到自己的特长被别人赞赏，患者心绪日益开朗，血糖趋于平稳，胰岛素逐渐减量，几个月后停用胰岛素，血糖仍然达标，患者不仅彻底摒弃了胰岛素"成瘾"的错误观念，而且成为了一名志愿者，现身说法，积极参与社区健康教育，帮助更多的糖尿病患者。

本案例巧妙结合了生物医学与叙事医学手段。医生在积极调整胰岛素治疗方式的同时，通过打比方的方式帮助患者正确理解胰岛素治疗，设身处地教育患者掌握正确的生活方式，发挥患者的特长，增强自身价值认同感和自信心，同时鼓励患者讲述自己的故事，心理健康促进了疾病好转，血糖平稳又增强了患者心理自信，患者的身心健康均明显改善，实现了成功的治疗。

已有相关临床研究证实，叙事医学有助于改善糖尿病及其慢性并发症。鲁敏敏等选取中高危糖尿病足患者，组建叙事医学小组，发现参与叙事医学教育的患者血压、血糖水平和足部知识掌握情况好于传统教育模式，提示叙事医学有助于糖尿病足中高危患者危险因素综合管理。李金花等发现叙事医学护理能有效缓解首次注射胰岛素患者的心理负担、更好掌握注射技能、提高遵医行为，对延缓糖尿病及其并发症进展有积极的临床意义。

（三）叙事医学在社区糖尿病管理中的实施

我国大量的糖尿病患者随访在社区进行。全科医生被称为社区居民的"健康守门人"，在糖尿病防治中承担重要任务。基层医护人员不仅要提高自身医学素质、更要具有人文关怀精神和技巧，将传统治疗手段与叙事医学方法相融合，好比是一把钥匙，打开糖尿病防治的"健康之门"。

叙事医学在社区糖尿病管理中的实施，包括构建平行病历、培养叙事能力、做好家庭关怀等几个方面。

1.构建平行病历　平行病历是以非教科书、非技术性语言记录患者的疾病与痛苦经历、体验及主观感受等所形成的新的病案记录形式。平行病历可以没有固定的模式，记录病情演变的同时，梳理患者的感受、困惑及需求，帮助医生充分了解患者的身心特点，为其提供更有效的治疗方案。

前述案例中的孙先生，在书写医学病历同时，平行病历可以参考如下内容记录：首先常规记录患者主诉和现病史、既往史、家族史等。

生活习惯与自理程度：生活自理，有饮用咖啡的习惯。喜欢旅游、看书、做菜。

心理社会评估：教师，退休1年，收入中等。妻子子女均健在，家庭生活和睦。

关注重点：（1）帮助患者建立对胰岛素使用的正确概念。（2）指导患者了解糖尿病并发症。

出院后关注重点：（1）帮助患者采取适宜的生活方式控制血糖。（2）提高患者的自信心，引导患者建立乐观积极的控糖态度。

通过平行病例的梳理，医生可以大致了解患者的感受和意愿，选择治疗方案时更有的放矢，同时关注患者心理、情绪改变，有针对性地作出最适合患者的临床决策。

2.培养叙事能力　1988年，世界卫生组织（WHO）与联合国儿童基金会和联合国开发计划署联合召开了世界医学教育会议，发布了“爱丁堡宣言”，强调医生应作为“一个专心的倾听者、仔细的观察者、敏锐的交谈者和有效的临床医师。”培养良好的叙事能力是“爱丁堡宣言”精神的具体落实，也是成功实施叙事医学的关键。叙事能力的提高需要注意培养以下素质：

（1）用叙事的方式倾听患者对患病的态度。

（2）医护人员要有敏锐的洞察力，从患者的语言、神态、动作中判断患者的心境，提炼重点需关注的心理社会因素。

（3）把握患者叙事的尺度和与患者对话的分寸，既让患者发泄心中的郁闷，又要适时介入患者的叙述，避免沉浸于自身的困惑和悲观情绪、提高自信心。

（4）注重“共情”体验。保持与患者的眼神交流，注意肢体语言，设身处地站在患者的角度看问题，并适时表达自己对患者的理解与支持。

（5）医护人员必须具备扎实的基础知识储备、丰富的临床应用经验和灵活的临床应变能力。在加强医患交流、建立医患信任的基础上，有能力基于专业的角度，为患者提出有效可行的解决方案。如此，方能达到传统诊疗与叙事医学的完美融合，实现“爱丁堡宣言”所倡导的“医学教育的目的是培养促进全体人民健康的医生。”

3.做好家庭关怀　全科医学的基本原则之一是以家庭为单位的健康照顾，并建立以社区为基础的基层医疗保健模式。我们在了解患者个人心理、生理及社会背景的同时，还需充分了解其家庭背景如家庭功能、家庭资源、家庭支持以及家庭压力事件和家庭危机等，从时间及空间、纵向及横向多个维度去了解患者疾病背后的“故事”，为医生的诊疗提供更多的证据支持。医护人员需要引导家属在患者的糖尿病治疗中起积极作用，督促患者能够做到合理饮食，适当锻炼，遵守医嘱，安全用药，坚持自我血糖监测，从而不止给予患者，更给家属提供更多的智慧与勇气，帮助家属陪伴患者勇敢战胜高血糖，延缓并发症进展。

近年以家庭为单位的“1+1+1”签约，已成为上海市全力推广的家庭医生服务模式。“1+1+1”签约不仅促进了全科-专科联合、为家庭医生服务提供更多专业保障；而且从叙事医学角度上看，以家庭为单位的服务模式，有助于推进家庭关怀、引导家庭成员关注和参与糖尿病患者的治疗，为社区糖尿病防治带来事半功倍的效果。

（陈琳）

参考文献

[1] 蔡穗珍,吴俊泉,等.基于体检大数据的糖尿病高危人群管理平台的前期建设[J].福建医药杂志,2019,41(02):143-144.

[2] 闵超.基于专家系统的远程糖尿病管理服务平台的开发与应用[D].南京:东南大学,2014.

[3] 章玮,白正玉.基于大数据糖尿病患者膳食管理系统的设计[J].中国全科学,2021,24(13):1697-1702.

[4] 中国共产党中央委员会,中华人民共和国国务院.“健康中国2030”规划纲要[J].http://www.gov.cn/

[5] 国务院.国务院关于积极推进“互联网+”行动的指导意见[EB/OL].(2015-07-04)[2021-04-13].http://www.gov.cn/ zhengce/content/2015-07/04/content_10002.htm.

[6] 互联网医院糖尿病线上管理中国专家共识[J]. 中国医学前沿杂志(电子版),2021,13(05):15-23.

[7] Everett E, Kane B, Yoo A, et al. A novel approach for fully automated, personalizedhealth coaching for adults with prediabetes: pilot clinical trial[J]. J Med Internet Res, 2018, 20(2): e72.

[8] 李乃适, 张念荣, 李光伟 . 生活方式干预是预防 2 型糖尿病的重要举措[J]. 中华健康管理学杂志, 2013, 7(5): 289-291.

[9] 王卫庆, 王桂侠, 王颜刚,等 . 国家标准化代谢性疾病管理中心建设规范及管理指南[J]. 中华内分泌代谢杂志,2019,(11):907-926.

[10] 朱小玲,何红,张晓义,等 . 叙事医学在糖尿病中、高危足患者健康教育中的应用[J]. 江苏医药,2015,41(11):1330-1332.

[11] 鲁敏敏,张晓义 . 叙事医学教育模式对中高危糖尿病足患者血压、血糖水平和足部知识掌握的影响[J]. 西部中医药,2019,32(02):128-131.

[12] 李金花 . 叙事疗法对首次自行注射胰岛素的糖尿病患者心理负担的影响[J]. 当代护士(下旬刊),2014(04):119-121.

第三章　2型糖尿病的药物治疗

为了改善糖尿病患者的症状，提高他们的生活质量，临床工作者和科研人员不断研究，总结临床经验，改善治疗方案。随着医疗水平的发展，新型药物及制剂不断问世，治疗方法多样化，也更加灵活方便。本章节主要介绍糖尿病的药物治疗情况。

第一节　基层糖尿病治疗困惑和应对策略

糖尿病的治疗需要患者和医生联合管理，共同决策。临床医生根据患者的综合情况进行评估，予以个性化的治疗，同时患者也需要积极依从和配合治疗、改善生活行为方式，并进行自我管理。因此，基层医生在治疗时首先需要纠正患者的认识误区，同时同步更新糖尿病治疗的前沿知识和理念，才能达到治疗方案和效果的不断完善。在阐述糖尿病药物治疗之前，本小节对目前基层糖尿病治疗中医患双方常见的困惑和临床应对方法作汇总分析。

一、患者对胰岛素认识误区

（一）误区1：胰岛素治疗有依赖性。

临床应对：这是临床上患者对胰岛素使用最常见的误解。医生可以结合胰岛素的生理特性解释：胰岛素是体内正常的必须的生理激素，糖尿病患者胰岛素分泌或者胰岛素作用不足，因此需要补充外源性胰岛素。大部分的2型糖尿病患者，属于胰岛素作用不足，一般不需要完全依赖外源性胰岛素，胰岛素作为口服药的补充联合方案，在控制血糖的同时，有助于自身胰岛分泌功能的休息和调整，减少和延缓高血糖造成的脏器损害。随着自身胰岛功能的恢复，部分患者可逐步减少胰岛素用量甚至停用。因此，对大多数2型糖尿病患者来说，不会产生胰岛素治疗依赖性。

（二）误区2：任何情况下胰岛素都不能作为2型糖尿病治疗的起始用药。

临床应对：这种想法是较多糖尿病患者甚至基层医生对胰岛素治疗的偏见。高血糖本身对脏器和胰岛功能均有毒性损伤，而且长期的高糖负荷进一步加重胰岛负担，形成恶性循环，甚至诱发患者胰岛功能衰竭。早期使用胰岛素，帮助患者血糖尽快达标，缓解高血糖毒性；同时有助于保护并修复自身胰岛功能。大量的临床研究已经证实2型糖尿病早期使用短期胰岛素强化治疗，可显著改善患者胰岛功能，部分患者甚至在停用胰岛素后，仅生活方式干预即可良好控制血糖。因此，对有临床适应证的2型糖尿病患者，应及早使用胰岛素。

（三）误区3：胰岛素容易发生低血糖，临床上应尽量避免使用。

临床应对：诚然，低血糖是胰岛素治疗时最常见的不良反应，但胰岛素并不是引起低血糖的唯一药物。口服降糖药物，尤其是胰岛素促泌剂引起的低血糖临床上也并不少见，甚至有些长效磺脲类胰岛素促泌剂，由于作用持续时间长、代谢产物有降糖活性等原因，可能导致临床难以纠正的反复发作的低血糖。因此，并不能将胰岛素与口服降糖药的安全性做简单地比较。而且，低血糖除了与降糖药物有关外，还与胰岛素注射不规范、肝肾功能不全、糖尿病患者未及时进餐、活动量过大、大量饮酒等因素有关。因此，低血糖发生时，不仅要及时调整降糖药物，更要全面排查低血糖原因。对有临床适应证的2型糖尿病患者，应在积极监测血糖的基础上，合理规范使用胰岛素。

（四）误区4：每日注射胰岛素非常麻烦而且疼痛难忍。

临床应对：目前注射胰岛素用的专用针头一般都非常细，而且现在的胰岛素注射针头都经过多次技术处理，且针头含有硅胶润滑涂层，涂层可以让针头更容易刺入皮下，大部分人在注射胰岛素时基本感觉不到疼痛，再搭配专用的胰岛素笔使用，操作简单、携带方便，注射时患者几乎感觉不到疼痛。

需注意下列可能导致注射时疼痛的四种情况：

1.胰岛素从冰箱取出时间过短、温度较低。

2.消毒皮肤的酒精未干即注射。

3.短期内在同一注射点重复注射。

4.重复使用注射针头，针头变钝、弯曲甚至出现倒钩。

以上为基层医生经常面临的患者对糖尿病治疗，尤其是胰岛素的认识误区，基层医生应结合医学背景，耐心通俗地为患者解惑，消除他们的误解和顾虑，医患双方互相理解配合，才能在基层糖尿病防治中取得事半功倍的效果。

二、全科医生在治疗过程中存在的困惑

（一）一般降糖药使用的困惑

1.HbA_{1c} 6.5%以下的患者是否需要药物治疗？

【案例】患者，男性，39岁，生活方式控制，多次测空腹血糖7mmol/L左右，HbA_{1c} 6.4%，无口干、多饮、多尿、消瘦，父母均有糖尿病，身高170cm，体重80kg，BMI27.68kg/m^2。

该患者有糖尿病家族史，糖尿病病程短，预期寿命长，虽然HbA_{1c}达标范围，但空腹血糖仍偏高，且体形偏胖，建议患者在没有禁忌证的情况下，加用二甲双胍或钠-葡萄糖共转运蛋白2抑制剂（SGLT2i）等利于控制体重的降糖药。

2.慢性并发症患者如何调整用药？

【案例】患者，男性，72岁，确诊2型糖尿病10年余，有高血压、冠心病、肾功能不全病史，目前降糖药物：格列美脲 2mg，2次/日，口服；二甲双胍 0.5，3次/日，口服；阿卡波糖100mg，3次/日，口服。门诊多次测空腹血糖8.0～10.0mmol/L，HbA_{1c} 8.6%。

本病例合并心血管疾病等合并症和糖尿病肾病，且血糖控制不达标，临床医生应根据患者具体情况，设定个体化的治疗目标、予以针对性地降糖方案。本章后续的小节将分别

详细阐述各类糖尿病口服和注射类药物的作用机制、适应证和使用注意事项，帮助基层医生把握改变降糖方案的合适时机、制定最佳的调整方案，帮助患者延缓糖尿病慢性并发症进展、提高生存时间和生活质量。

（二）胰岛素使用的困惑

1.医生的水平和经验存在差异

部分全科医生糖尿病诊疗水平有限，或者使用胰岛素的经验不足，害怕发生低血糖，导致需要使用胰岛素的患者胰岛素启用困难。

目前糖尿病患者初始使用胰岛素治疗方案多从二、三级医院内分泌门诊，或者住院后出院继续使用。全科医师以门诊为主，较少给予初始胰岛素治疗方案，经验不足。另一方面，新型胰岛素不断推陈出新，全科医生对各类胰岛素功效掌握不足。实际上，中国大部分的2型糖尿病患者在基层随访治疗，基层医生应做好居民“健康守门人”的工作，与时俱进，学习糖尿病领域重要指南和共识的更新内容，定能助力推进基层糖尿病防治效果。本章第二、第三和第四节将结合最新国内外指南，分别阐述口服降糖药、胰岛素和其他注射类降糖药物的使用要点，帮助基层医生掌握糖尿病治疗前沿知识。

2.胰岛素转换为口服药物治疗的困惑

【案例】患者，女性，39岁，确诊糖尿病8年，既往口服二甲双胍缓释片0.5g，2次/日，瑞格列奈1mg，3次/日，因工作饮食不规律，血糖控制欠佳，HbA_{1c} 9.1%。遂住院调整门冬胰岛素 早6U，中6U，晚6U，餐前皮下注射，德谷胰岛素12U，睡前皮下注射，空腹血糖6～7mmol/L，餐后2h血糖7～9mmol/L。2个月后体重增加2kg，HbA_{1c} 7.1%。应该如何进行监测并调整降糖药物？

该患者胰岛素强化治疗后，血糖控制良好，如胰岛分泌功能有所恢复，应逐渐调整为口服药及生活方式调整为主的降糖方案，本章第三节将叙述胰岛β细胞功能评估的方法和胰岛素治疗的转归方案，帮助基层医生快速掌握胰岛素转换为口服药物的调整策略。

3.新型降糖药物使用的困惑

【案例】患者，女性，64岁，确诊糖尿病10余年，现利拉鲁肽1.8mg，3次/日皮下注射，二甲双胍0.5g，2次/日，无口干、多饮、多尿及消瘦。自诉近期出现中上腹不适，恶心、干呕，无呕吐，无头晕、头痛，无胸闷、胸痛。基层医生对利拉鲁肽的使用和不良反应缺乏经验。

【案例】患者，女性，54岁，确诊糖尿病6年，BMI26.8kg/m^2。既往口服格列美脲4mg，1次/日，二甲双胍0.5g，2次/日，空腹血糖4～6mmol/L，HbA_{1c} 6.5%；三级医院内分泌专科调整降糖方案为：二甲双胍0.5g，2次/日，西格列汀100mg，1次/日，达格列净10mg，1次/日，停格列美脲。

基层随访时患者询问医生为何在自己血糖控制良好的情况下作以上调整，基层医生该如何解释？

社区诊疗中经常遇到对上级医院开具的新型降糖药物了解不足的情况，以至于解释不到位。本章第二、第四节将详细介绍新型降糖药的应用方案，帮助全科医生夯实临床理论基础，从而在实施健康教育时能够更有理有据、晓之以理，从而有助于建立更为和谐的医患关系、共同推动基层糖尿病防治工作。（陈海英）

参考文献

[1] 中华医学会糖尿病学分会. 中国2型糖尿病防治指南(2020版).[J]. 中华糖尿病杂志, 2021,13(4) 315-409.

[2] 中华医学会.基层2型糖尿病胰岛素应用专家共识[J]. 中华全科医师杂志, 2021,20(7):726-736.

[3] 潘晓晖,童南伟. 中外糖尿病防治指南对新诊断2型糖尿病降糖治疗的几个困惑问题[J]. 临床内科杂志, 2018,35(4):286-288.

[4] 葛均波,徐永健,王辰. 内科学[M](第九版)北京:人民卫生出版社,2018.

[5] 纪立农,郭晓惠,黄金,等. 中国糖尿病药物注射技术指南(2016年版)[J]. 中华糖尿病杂志, 2017, 9(2): 79-84.

第二节　口服降糖药物治疗

口服降糖药物在糖尿病治疗中占据重要位置。根据其是否促进胰岛素分泌分为促泌剂、非促泌剂和中药。促泌剂包括磺脲类（SUs）、格列奈类、二肽基肽酶Ⅳ抑制剂（DPP-4i）；非促泌剂包括双胍类、噻唑烷二酮类（TZD）、α-糖苷酶抑制剂、钠-葡萄糖共转运蛋白2抑制剂（SGLT2i）。常见口服降糖药物分类见表2-3-2-1。

表2-3-2-1　口服降糖药物分类

口服降糖药物分类	名称
胰岛素促泌剂	磺脲类、格列奈类、二肽基肽酶Ⅳ抑制剂
非胰岛素促泌剂	双胍类、噻唑烷二酮类、 α-糖苷酶抑制剂、钠-葡萄糖共转运蛋白2抑制剂

一、双胍类

（一）双胍类药物

双胍类药物包括二甲双胍和苯乙双胍。苯乙双胍由于其不良反应较大，临床已不使用。临床上使用的双胍类药物主要是盐酸二甲双胍。美国糖尿病学会、欧洲糖尿病学会以及中华医学会糖尿病分会等专科学会均推荐二甲双胍作为2型糖尿病患者控制高血糖的一线用药和药物联合中的基本用药。二甲双胍为胰岛素增敏剂，主要药理作用包括减少肝脏葡萄糖的输出和改善外周胰岛素抵抗而降低血糖。在我国2型糖尿病人群中，二甲双胍的降糖疗效为糖化血红蛋白(HbA_{1c})下降0.7%～1.0%，在500～2000mg/d剂量范围内，降糖疗效呈现剂量依赖效应。

（二）二甲双胍使用注意事项

1.适应证　用于单纯饮食及体育活动不能有效控制的2型糖尿病患者，尤其是肥胖和伴高胰岛素血症者。

2. 禁忌证　双胍类药物禁用于肾功能不全[血肌酐水平男性＞132.6μmol/L（1.5mg/dl），女性＞123.8μmol/L（1.4mg/dl）或估算的肾小球滤过率（estimatedglomerular filtration rate，eGFR）＜45ml·min^{-1}·（1.73m^{2}）$^{-1}$]、肝功能不全、严重感染、缺氧、接受大手术、酗酒者等。造影检查如使用碘化对比剂时，应暂时停用二甲双胍。

3. 不良反应　主要为胃肠道反应，包括恶心、呕吐、腹胀、腹泻等。因而临床上二甲双胍宜从小剂量开始，特别是老年患者，并根据患者血糖及耐受情况逐渐加量。

4. 注意事项　①长期服用二甲双胍可引起维生素B_{12}水平下降。长期使用二甲双胍者，特别是合并周围神经炎者，可每年测定1次血清维生素B_{12}水平，如缺乏应适当补充维生素B_{12}；②二甲双胍增加体内无氧代谢及乳酸生成，对于部分患者可能增加乳酸性酸中毒发生风险，因而禁用于肝功能不全、严重感染、缺氧（如慢性阻塞性肺气肿、哮喘发作期等）、外周血容量不足、严重心功能不全或接受大手术的患者。主要原因是上述疾患本身伴随代谢性或呼吸性酸中毒或乳酸清除能力下降，服用二甲双胍可能进一步加重体内酸碱代谢平衡紊乱，使病情恶化；③部分患者担心二甲双胍引起肾脏损害，实际上，二甲双胍本身不会导致肾脏损害。但是，如果患者已经出现慢性肾病，临床医生需根据肾小球滤过率情况决定是否使用二甲双胍以及其使用剂量，如肾小球滤过率（eGFR）为45～59ml·min^{-1}·（1.73m^{2}）$^{-1}$，可使用二甲双胍片，剂量宜小，如正在服用二甲双胍者，不需停用，可以适当减量继续使用。此类人群注意定期监测肾功能、eGFR，必要时监测血pH值；④造影检查如使用碘化对比剂时，应暂时停用二甲双胍，在检查完至少48h且复查肾功能无恶化后可继续用药；⑤单独使用二甲双胍不增加低血糖风险，但二甲双胍与胰岛素或胰岛素促泌剂联合使用时可增加发生低血糖的风险，减少胰岛素或胰岛素促泌剂用量，防止低血糖发生；⑥二甲双管对心血管方面也有明确的保护作用，英国前瞻性糖尿病研究（UKPDS）证明，二甲双胍可减少肥胖2型糖尿病患者的心血管事件和死亡风险。国内研究表明二甲双胍可减少伴有冠心病的2型糖尿病患者再发心血管事件风险。

二、磺脲类药物

（一）磺脲类药物

磺脲类药物属于胰岛素促泌剂，主要药理作用是通过刺激胰岛β细胞分泌胰岛素，其作用于β细胞膜上的ATP敏感的钾离子通道（KATP），促进钙离子内流及细胞内钙离子浓度增高，刺激胰岛素释放，增加体内的胰岛素水平而降低血糖。其促进胰岛素分泌的作用不依赖血糖水平。磺脲类药物降低血糖的作用的前提是机体上残存30%以上有功能的β细胞。磺脲类药物可使HbA_{1c}降低1.0%～1.5%。常见的磺脲类药物如见表2-3-2-2。

（二）磺脲类药物使用注意事项

1. 适应证　磺脲类药物可作为单药或联合其他类药物治疗饮食和运动治疗血糖控制不理想的2型糖尿病患者。

2. 禁忌证　1型糖尿病，严重并发症或胰岛β细胞功能衰竭的2型糖尿病，儿童糖尿病，孕妇，哺乳期妇女，大手术围术期，全胰腺切除术后，对该类药物过敏或有严重不良反应者。

表2-3-2-2　目前临床常用的磺酰脲类药物主要特点

名称	片剂量（mg）	剂量范围（mg/d）	服药次数（每天）	作用时间（小时）	肾脏排泄（%）
格列苯脲	2.5	2.5～15.0	1～2	16～24	50
格列吡嗪	5	2.5～30.0	1～2	8～12	89
格列吡嗪控释片	5	5～20	1	6～12	
格列齐特	80	80～320	1～2	10～20	80
格列齐特缓释片	30	30～120	1	12～20	
格列喹酮	30	30～180	1～2	8	5
格列美脲	1，2	1～8	1	24	60

3.不良反应　①低血糖：最常见，常发生于老年患者（60岁以上）、肝肾功能不全或养不良者，药物剂量过大、体力活动过度、进食不规则或减少、饮含酒精饮料等为常见诱因；②体重增加；③皮肤过敏：皮疹、皮肤瘙痒等；④消化系统：上腹不适、食欲减退等，偶见肝功能害、胆汁淤滞性黄疸；⑤心血管系统：某些磺脲类药物可减弱心肌缺血的预处理能力，可能会对心血管系统带来不利影响，但目前尚无资料证实会增加2型糖尿病患者心血管疾病的发病率和病死率。一项心血管结局试验（CVOT）显示，格列美脲组与利格列汀组的主要不良心血管事件发生风险差异无统计学意义，但格列美脲组低血糖发生率高于利格列汀组。

4.注意事项　各种磺脲类药物虽存在作用强度的差别（格列美脲最强），但相同片数的各种磺脲类药物临床效能大致相似，各种磺脲类药物最大剂量时降糖作用也大致一样。建议从小剂量开始，早餐前半小时次服用，根据血糖逐渐增加剂量，剂量较大时改为早、晚餐前两次服药，直到血糖达到良好控制。格列吡嗪和格列齐特的控释药片，也可每天服药一次。一般来说，格列本脲作用强、价廉，但低血糖风险较高而目前临床使用渐少；格列吡嗪、格列齐特和格列喹酮作用温和，较适合用于老年人；轻度肾功能减退时几种药物均仍可使用，中度肾功能减退时宜使用格列喹酮，重度肾功能减退时[eGFR < 30ml·min^{-1}·（1.73m^2）$^{-1}$]格列喹酮也不宜使用。应强调不宜同时使用两种磺脲类药物，也不宜与其他胰岛素促分泌剂（如格列奈类）合用。

三、格列奈类药物

（一）格列奈类药物

格列奈类药物为非磺脲类胰岛素促泌剂，其作用于β细胞膜上的ATP敏感的钾离子通道（KATP），是一类快速作用的胰岛素促分泌剂，主要通过刺激胰岛素的早时相分泌而降低餐后血糖，具有吸收快、起效快和作用时间短的特点，主要用于控制餐后高血糖，也有一定的降空腹血糖作用。此类药物需在餐前和餐时服用，可使HbA_{1c}降低0.5%～1.5%。我国上市的有瑞格列奈、那格列奈和米格列奈。

（二）格列奈类药物使用注意事项

1.适应证　同磺酰脲类药物，较适合2型糖尿病早期餐后高血糖阶段或以餐后血糖为主的老年患者，可单独使用或与其他降糖药联合应用（磺脲类除外）。

2.禁忌证　与磺脲类药物相同。

3.不良反应　常见于低血糖和体重增加，但低血糖的风险程度较磺脲类轻。

4.注意事项　①瑞格列奈，为苯甲酸衍生物，常用剂量为每次0.5～4mg，每天3次；②那格列奈：该药是D-苯丙氨酸衍生物，常用剂量每次60～120mg，每天3次；③米格列奈，常用剂量每次10～20mg，每天3次。

四、噻唑烷二酮类药物

（一）噻唑烷二酮类药物（Thiazolidinediones, TZD）

TZD主要通过增加靶细胞对胰岛素作用的敏感性而降低血糖。目前我国上市的TZD主要有罗格列酮和吡格列酮及其与二甲双胍的复方制剂。在我国2型糖尿病患者中，TZD可使HbA_{1c}下降0.7%～1.0%。常用药物及剂量如表2-3-2-3。

表2-3-2-3　常用TZD类药物特点

化学名	片剂量（mg）	剂量范围（mg/d）	作用时间（小时）	主要不良反应
罗格列酮	4	4～8	1（达峰时间）	体重增加、水肿
吡格列酮	15，30	15～45	2（达峰时间）	体重增加、水肿

（二）噻唑烷二酮类药物使用注意事项

1.适应证　通过饮食和运动控制不佳的2型糖尿病患者，单用二甲双胍或磺脲类药物控制不佳的2型糖尿病患者。

2.禁忌证　有心力衰竭（纽约心脏学会心功能分级Ⅱ级以上）、活动性肝病或氨基转移酶升高超过正常上限2.5倍、严重骨质疏松和有骨折病史的患者应禁用本类药物。

3.不良反应　TZD的常见不良反应是体重增加和水肿，与胰岛素联合使用时更易出现。TZD的使用可增加与骨折和心力衰竭风险。

4.注意事项　①TZD单独使用时不增加低血糖风险，但与胰岛素或胰岛素促泌剂联合使用时可增加低血糖风险；②使用TZD前必须常规检测肝功能，对有肝病或肝功能损害者不宜使用，服用TZD者必须定期监测肝功能。

五、α-糖苷酶抑制剂

（一）α-糖苷酶抑制剂

α-糖苷酶抑制剂通过抑制碳水化合物在小肠上部的吸收而降低餐后血糖，适用于以碳水化合物为主要食物成分的餐后血糖升高的患者。推荐患者每日2～3次，餐前即刻吞服或与第一口食物一起嚼服。国内上市的α-糖苷酶抑制剂有阿卡波糖、伏格列波糖和米格列醇。在中国2型糖尿病人群中，α-糖苷酶抑制剂可以使HbA_{1c}降低0.50%。α-糖苷酶抑制剂可单独使用，也可以与双胍类、磺脲类、TZD或胰岛素联合使用。常用α-糖苷酶抑制剂特点见表2-3-2-4。

（二）α-糖苷酶抑制剂使用注意事项

1.适应证　适用于以碳水化合物为主要食物成分的餐后血糖升高的糖尿病患者。

表2-3-2-4　常用α-糖苷酶抑制剂特点

化学名	每片剂量（mg）	剂量范围（mg/d）	主要不良反应
阿卡波糖	50，100	100~300	胃肠道反应
伏格列波糖	0.2	0.2~0.9	胃肠道反应
米格列醇	50	100~300	胃肠道反应

2.禁忌证　禁用于有明显消化和吸收障碍的慢性胃肠功能紊乱患者、有因肠胀气可能恶化的疾患（如严重疝气、肠梗阻和肠溃疡）者、对该类药物过敏者等。

3.不良反应　胃肠道反应如腹胀、排气等，从小剂量开始，逐渐加量是减少不良反应的有效方法。

4.注意事项　①单独服用本类药物通常不会发生低血糖。用α-糖苷酶抑制剂的患者如果出现低血糖，治疗时需使用葡萄糖或蜂蜜，而食用蔗糖或淀粉类食物纠正低血糖的效果差；②在冠心病伴糖尿病高危的人群中进行的研究显示，阿卡波糖不增加受试者主要复合心血管终点事件风险，但能减少糖尿病高危向糖尿病转变的风险。

六、二肽基肽酶Ⅳ抑制剂（Dipeptidyl peptidaseⅣ inhibitor, DPP-4i）

（一）二肽基肽酶Ⅳ抑制剂

DPP-4i是新型促胰岛素分泌药物，通过抑制二肽基肽酶Ⅳ而减少GLP-1在体内的失活，使内源性GLP-1水平升高2~3倍而增强肠促胰岛素效应。GLP-1以葡萄糖浓度依赖的方式增加胰岛素分泌，抑制胰高糖素分泌。同时具有抑制食欲、延缓胃排空、增加饱腹感等作用。目前在国内上市的DPP-4i为西格列汀、沙格列汀、维格列汀、利格列汀和阿格列汀。DPP-4i既可降低餐后血糖又可降低空腹血糖。多项临床研究显示：去除安慰剂效应后DPP-4i能使空腹血糖降低0.5~1.0mmol/L，餐后2 h血糖降低2.0~3.0mmol/L，能使HbA_{1c}降低0.5%~0.9%，平均降低0.7%。国内外研究显示该类药物降糖效果与基线HbA_{1c}有关，即基线HbA_{1c}水平越高，降低血糖和HbA_{1c}的绝对幅度越大。多项荟萃分析显示，5种DPP4i降低血糖的疗效相似。

（二）DPP-4i使用注意事项

1.适应证　成人2型糖尿病。

2.禁忌证　1型糖尿病。

3.不良反应　主要有鼻咽炎、头痛、上呼吸道感染等，其他一些很少见的不良反应有血管神经性水肿、超敏反应、肝酶升高、腹泻、咳嗽、淋巴细胞绝对计数降低等。

4.注意事项　①DPP-4i胃肠道反应轻微，具有良好的耐受性。该类药物对体重没有明显的影响，不增加低血糖、肿瘤、关节炎、骨折、心血管不良事件风险及死亡风险；②在肝功能不全方面，利格列汀在轻度、中度和重度肝功能不全时均可使用且不需调整剂量。沙格列汀在肝功能不全时亦无需调整剂量。西格列汀在轻、中度肝功能不全患者中（Child-pugh积分≤9）不需调整剂量，在重度肝功能不全（Child-pugh积分＞9）无用药经验，不推荐使用。维格列汀不可用于给药前血清丙氨酸氨基转移酶或血清天门冬氨酸氨基转移酶大于正常值上限3倍的患者，肝病患者应慎用阿格列汀。③在肾功能不全方面，轻度肾功能不全，即肌酐清除率（CrCI）≥50ml/min时（相应的血清肌酐水平男性≤1.7mg/dl，女性≤1.5mg/dl），西格列汀不需调整剂量；中度肾功能不全，即CrCI≥ 30ml/min但 < 50ml/min时，西格列汀剂量减半，即调整为50mg qd；重度肾功能不全，即CrCI < 30ml/min时，西格列汀剂量减为正常的1/4，即25mg qd。维格列汀、沙格列汀和阿格列汀在轻度肾功能不全时一般不需减量，维格列汀在中、重度肾功能不全及尿毒症时用法调整为50mg qd，沙格列汀在中、重度肾功能不全及尿毒症患者剂量减半（2.5mg qd），阿格列汀在中度肾功能不全时剂量减半（12.5mg qd），在重度肾功能不全及终末期肾病时剂量减为1/4（6.25mg qd）。利格列汀在轻、中、重度肾功能不全均可使用，且无需调整剂量。

DPP-4i药物临床使用经验：①对有二甲双胍禁忌证或对二甲双胍不耐受的2型糖尿病患者及老年2型糖尿病患者可给予DPP-4i单药治疗；②对于基线HbA_{1c}较高的2型糖尿病患者，DPP-4i可作为起始联合治疗的选择；③对二甲双胍或其他降糖药治疗血糖不达标的2型糖尿病患者，尤其是餐后血糖控制不佳者，可联合DPP-4i；④在其他口服降糖药出现不良反应（尤其是低血糖）时，可考虑选用DPP-4i；⑤DPP-4i与胰岛素及胰岛素促泌剂联合应用时应注意低血糖风险，可适当减少胰岛素及胰岛素促泌剂的剂量；⑥不推荐在有胰腺炎病史的患者中使用；⑦DPP-4i如果在使用过程中患者出现疑似胰腺炎的症状，建议停用DPP-4i并作相应处理；⑧对有心衰危险因素的患者，在沙格列汀和阿格列汀治疗期间应观察患者有否心衰的症状和体征，如出现心衰，应规范处理并停用这两种药物。

表2-3-2-5 5种国内上市的DPP-4i抑制剂在国内获批的适应证

治疗方案	西格列汀	维格列汀	沙格列汀	利格列汀	阿格列汀
单药治疗	√	√	√	√	√
+ 二甲双胍	√	√	√	√	√
+ 磺脲类	√	√			√
+ TZD		√			√
+ 胰岛素	√	√	√		√
+ 二甲双胍 + 磺脲类	√			√	√
+ 二甲双胍 + TZD					
+ 二甲双胍 + 胰岛素	√	√			

七、钠-葡萄糖共转运蛋白2抑制剂（Sodium-glucose co-transporter 2 inhibitor, SGLT2i）

（一）钠-葡萄糖共转运蛋白2抑制剂

SGLT2i通过抑制肾脏对葡萄糖的重吸收，降低肾糖阈，从而促进尿糖排出而起到降血糖的作用。值得一提的是，该作用在血糖较低时较弱，从而减少了低血糖风险。目前在我国上市的SGLT2i有恩格列净、达格列净、卡格列净和艾托格列净。SGLT2i可单药使用，也可以联合二甲双胍等药物。单药治疗能降低HbA_{1c} 0.5% ~ 1.2%，在二甲双胍基础上联合治疗可降低HbA_{1c} 0.4%～0.8%。SGLT2i还有一定的减轻体重和降压作用。SGLT2i可使体重下降0.6～3.0kg。

（二）SGLT2i使用注意事项

1.适应证　SGLT2i可单用或联合其他降糖药物治疗成人2型糖尿病。

2.禁忌证　目前在1型糖尿病、青少年及儿童中无适应证。

3.不良反应　SGLT2i单药治疗不增加低血糖风险，但与胰岛素或胰岛素促泌剂联用时则增加低血糖风险。因此，SGLT2i与胰岛素或胰岛素促泌剂联用时应下调胰岛素或胰岛素促泌剂的剂量。

4.注意事项　①血压降低：部分患者出现血压下降，特别是已经接受降压治疗的患者，应注意监测血压变化。对于血容量不足的患者如高血糖高渗状态恢复期、大量利尿剂脱水者，宜暂缓该类药物使用；②泌尿系统和生殖系统感染；③糖尿病酮症酸中毒(DKA)，DKA可发生在血糖轻度升高或正常时，多存在DKA诱发因素或属于DKA高危人群。如怀疑DKA，应停止使用SGLT2i，并对患者进行评估，立即进行治疗；④SGLT2i在轻、中度肝功能受损（Child-PughA、B级）患者中使用无需调整剂量，在重度肝功能受损(Child-PhghC级）患者中不推荐使用。SGLT2i不用于eGFR＜$30ml \cdot min^{-1} \cdot (1.73m^2)^{-1}$的患者。此外，用药过程中还应警惕急性肾损伤。

SGLT2i类药物在一系列大型心血管结局及肾脏结局的研究中显示了心血管及肾脏获益，主要获益包括：①心血管获益：EMPA-REGOUTCOME和CANVAS研究显示，恩格列净和卡格列净使MACE（心血管死亡、非致死性心肌梗死、非致死性卒中）风险降低14%；②心力衰竭住院终点：国外研究显示，恩格列净、卡格列净、达格列净和艾托格列净均有效降低2型糖尿病患者的心力衰竭住院风险；③肾脏结局终点：CRENDENCE研究显示，卡格列净降低肾脏主要终点（终末期肾病、血清肌酐倍增、肾脏或心血管死亡）风险达30%；达格列净和慢性肾脏病不良结局预防（DAPA-CKD）研究显示，达格列净使主要终点（eGFR下降≥50%、终末期肾病或因肾衰竭死亡）风险降低39%。尽管如此，对于终末期肾病不宜使用该类药物。

八、中药降糖药物

（一）中药降糖药物

中药降糖药物包括消渴丸、参芪降糖颗粒、通脉降糖胶囊等，消渴丸在临床上主要用于治疗气阴两虚所致的消渴病，具有养阴补肾，益气生津的作用，能够改善多饮、多尿、乏力、多食、消瘦等糖尿病患者的症状。参芪降糖颗粒主要用于治疗气阴两虚、脾肾不足的糖尿病，有健脾补肾、益气养阴的作用。脉络瘀阻的消渴病患者，可以选用通脉降糖胶囊治疗，有活血化瘀、养阴清热的作用。

（二）中药降糖药物注意事项

在使用中药降糖前须详细阅读药品说明书。避免同时应用同一作用机制药物，不同作用机制的药物可2种或3种联合应用。

表2-3-2-6 肝功能不全药物选择

分级	磺脲类	格列奈类	GLP-1	DPP4i	二甲双胍	AGI	TZD	SGLT2i
轻度	±	√	√	√	√	√	√	√
中～重度	×	×	×	×	×	±	×	×

表2-3-2-7 肾功能不全药物选择

分级	磺脲类	格列奈类	GLP-1	DPP4i	二甲双胍	AGI	TZD	SGLT2i
轻度	±	√	√	√	√	√	√	√
中度	±	√	×	±	×	√	√	×
重度	×	√	×	利格列汀	×	×	×	×

九、案例分析

【案例1】孙先生，52岁，1月前因“头晕不适”在门诊就诊，查空腹血糖7.8mmol/L，餐后2小时血糖14.4mmol/L，HbA_{1c} 8.1%，追问病史，患者无明显口干、多饮、多食、体重减轻等表现，否认糖尿病家族史。查体提示BMI29.8kg/m^2，腰围112cm。初步诊断：2型糖尿病，肥胖症（腹型肥胖）。

案例分析：该患者为中年男性，体型肥胖，餐后2小时血糖＞11.1mmol/L，HbA_{1c}＞6.5%，考虑2型糖尿病。首先建议饮食控制以及适当运动来控制血糖，并予以口服药物二甲双胍片0.5g bid po起始。如果单纯生活方式干预+二甲双胍片治疗3个月不能使血糖控制达标，可根据是否合并动脉粥样硬化性心血管疾病（Atherosclerotic cardiovascular disease, ASCVD）及ASCVD危险因素、心力衰竭、慢性肾脏病进行分层。如合并上述并发症或危险因素，可考虑使用SGLT2i开始药物治疗。对于无上述并发症者，可考虑联合磺脲类、α-糖苷酶抑制剂等口服药物。必要时给予GLP-1注射治疗（具体见本章第四小节）。

【案例2】骆先生，50岁，有糖尿病病史半年，服用二甲双胍片1000mg，2次/日，3个月。1周前复查空腹血糖5.8mmol/L，餐后2小时血糖10.6mmol/L，HbA_{1c} 6.8%，空腹C肽1.1nmol/ml，餐后2小时C肽4.5nmol/ml。

案例分析：该患者为中年男性，糖尿病病程较短，无心脑血管疾病及低血糖病史，预期寿命较长，参照《中国2型糖尿病防治指南》，目前空腹血糖达标，餐后2小时血糖＞10.0mmol/L，HbA_{1c}可采取更严格的控制目标，建议6.5%以下，故该患者餐后2小时血糖及HbA_{1c}需要进一步调节达标，同时避免低血糖风险。可考虑加用α-糖苷酶抑制剂类药物，如阿卡波糖片100mg，3次/日 餐时。

【案例3】张女士，56岁，糖尿病病史1年，平时二甲双胍片1000mg，2次/日。近期复查空腹血糖7.2mmol/L，餐后2小时血糖12.7mmol/L，HbA_{1c} 7.8%，空腹C肽1.5nmol/ml，餐后2小时C肽3.2nmol/ml。

案例分析：该患者为中年女性，糖尿病病程较短，有一定的胰岛β细胞功能，空腹、餐后血糖和HbA_{1c}均未达标，应同时控制空腹和餐后血糖。可加用二肽基肽酶Ⅳ抑制剂，如西格列汀片/沙格列汀片等。

【案例4】高先生，78岁，有糖尿病病史12年，平时预混胰岛素 早30U 晚28U餐前30分钟皮下注射，二甲双胍吡格列酮片0.5/15mg，2次/日。此次因口干、多饮症状加重，胃纳欠佳就诊，查空腹血糖14.7mmol/L，餐后2小时血糖18.9mmol/L，HbA_{1c} 9.8%，血酮体0.7mmol/L，空腹C肽0.7nmol/ml，餐后2小时C肽1.2nmol/ml。加用阿卡波糖片100mg，3次/日，达格列净片10mg，1次/日。空腹及餐后2小时血糖明显下降，但血酮体升高达3.5mmol/L。停用达格列净后血酮体下降。

案例分析：钠-葡萄糖共转运蛋白2抑制剂类药物适合于具有一定胰岛β功能的2型糖尿病患者，然而临床使用时需注意血糖正常的糖尿病酮症酸中毒发生（Euglycemia diabetic ketoacidosis,EDKA），即血糖＜11.1mmol/L发生代谢性酸中毒，血酮和尿酮阳性，SGLT2i相关的EDKA发生机制可能与SGLT2i促进尿糖排出增加导致体内脂肪分解作用增加有关。对于病程较长、胰岛β细胞功能不佳、有反复糖尿病酮症酸中毒发生、胃纳不佳者，使用SGLT2i时注意排除糖尿病酮症酸中毒。临床上对于该类患者不宜选用该类药物，如使用的话，注意监测血酮体、尿酮体等治疗。　（雷涛，鲁郡）

参考文献

[1] 中华医学会;中华医学会杂志社,中华医学会全科医学分会,中华医学会《中华全科医师杂志》编辑委员会,等. 2型糖尿病基层诊疗指南(实践版·2019)[J]. 中华全科医师杂志,2019,18(9): 810-818.

[2] 中华医学会糖尿病学分会. 中国2型糖尿病防治指南(2020年版)[J]. 中华糖尿病杂志. 2021;13(4): 315-409.

[3] 中国医师协会内分泌代谢科医师分会. DPP- 4 抑制剂临床应用专家共识[J]. 中华内分泌代谢杂志, 2018,34(11): 899-903.

[4] 包薇萍,刘超. 钠-葡萄糖协同转运蛋白-2抑制剂有效性和安全性再认识[J]. 国际内分泌代谢杂志,2018, 38(03):183-187.

第三节　胰岛素规范使用

胰岛素是最有效的降糖药物之一，近年国家医保目录不断纳入最新的胰岛素类似物制剂，以完善糖尿病治疗需求、提升国民健康水平。全科医生被称为国民健康“守门人”，基层是糖尿病防治的主战场，基层医生需要掌握胰岛素治疗的相关知识及时了解最新进展。本节将分别介绍胰岛素的分类、不同胰岛素的治疗方案起始和调整以及胰岛素治疗注意事项等，阐述糖尿病患者胰岛素的规范使用。

一、胰岛素分类和适应证

（一）生理胰岛素分泌

正常生理状态下，胰岛素分泌模式包括基础胰岛素分泌和餐时胰岛素分泌。基础胰岛素为胰岛细胞24小时持续分泌的胰岛素，控制基础状态下的血糖；餐时胰岛素为进餐促发的内源性胰岛素分泌，保持餐后血糖平稳。糖尿病患者表现为胰岛素绝对缺乏或相对作用不足，胰岛素生理分泌模式受损，导致血糖升高。

（二）胰岛素的分类

人工合成的胰岛素通过模拟生理胰岛素分泌模式，补充糖尿病患者基础和餐时胰岛素不足，使血糖控制平稳。根据模拟基础或餐时分泌的作用特点和作用时间，胰岛素制剂可以分为：餐时胰岛素、基础胰岛素、预混胰岛素和双胰岛素类似物。根据来源和化学结构不同，胰岛素制剂分为动物胰岛素、人胰岛素和胰岛素类似物。常用胰岛素制剂的分类和作用时间见表2-3-3-1和表2-3-3-2。本小节将根据不同作用特点阐述常用胰岛素分类和用法。

表2-3-3-1 常用胰岛素分类

按来源分类	动物胰岛素	人胰岛素	胰岛素类似物
制备来源	猪、牛的胰腺	基因工程	基因工程
特点	为第一代胰岛素，价格低廉，但容易过敏、产生胰岛素抗体	与人胰岛素结构相同，需餐前30～45分钟注射	通过对结构进行修饰，改变胰岛素的理化性质，使之更符合生理胰岛素分泌特点

表2-3-3-2 常用胰岛素制剂及作用特点

	胰岛素制剂	起效时间	峰值时间	作用持续时间（h）
餐时胰岛素	短效人胰岛素（RI）	15～60min	2～4h	5～8
	超短效胰岛素类似物			
	门冬胰岛素	10～15min	1～2h	4～6
	赖脯胰岛素	10～15min	1.0～1.5h	4～5
	谷赖胰岛素	10～15min	1～2h	4～6
基础胰岛素	中效人胰岛素（NPH）	2.5～3h	5～7h	13～16
	长效胰岛素（PZI）	3～4h	8～10h	20
	长效胰岛素类似物			
	地特胰岛素	3～4h	3～14h	24
	甘精胰岛素U100	2～3h	无峰	30
	超长效胰岛素类似物			
	德谷胰岛素	1h	无峰	42
	甘精胰岛素U300	6h	无峰	36
预混胰岛素	预混人胰岛素（30R，70/30）	0.5h	2～12h	14～24
	预混人胰岛素（40R）	0.5h	2～8h	24
	预混人胰岛素（50R）	0.5h	2～3h	10～24
	预混胰岛素类似物			
	门冬胰岛素30	10～20min	1～4h	14～24
	门冬胰岛素50	15 min	30～70 min	16～24
	赖脯胰岛素25	15 min	30～70 min	16～24
	赖脯胰岛素50	15 min	30～70 min	16～24
双胰岛素类似物	德谷门冬双胰岛素70/30	10～15 min	1.2 h	＞24

1.餐时胰岛素　包括短效人胰岛素和超短效（速效）胰岛素类似物，模拟生理胰岛素餐后分泌高峰，一般餐前注射，以控制餐后血糖。短效人胰岛素也称常规人胰岛素，与生理性餐时胰岛素分泌模式相比，短效人胰岛素起效较慢，故须在进餐前30～45min皮下注射，以使胰岛素的作用峰值与餐后血糖高峰同步。与短效人胰岛素比较，超短效胰岛素类似物起效更快，一般在餐前即时注射，也可在餐后立即注射，同时其达峰和峰值持续时间更短，引起延后性低血糖的风险更低。

短效人胰岛素和超短效胰岛素类似物（门冬胰岛素、赖脯胰岛素等）可用于糖尿病急性并发症或者皮下输注胰岛素泵。糖尿病急性并发症又称高血糖危象，包括糖尿病酮症酸中毒和高血糖高渗综合征，常引起血糖显著升高（>13.9mmol/L）、水电解质和酸碱平衡紊乱等代谢障碍，患者需及时转诊上级医院，通常以连续静脉输注短效人胰岛素的给药方式逐步降低血糖，在严密监测血糖基础上同时联合补液、支持治疗等综合治疗措施。皮下输注胰岛素泵为胰岛素强化治疗方案，以持续皮下输注胰岛素的方式，模拟胰岛素的生理性分泌模式，从而控制高血糖。

2.基础胰岛素　包括中效人胰岛素（NPH）、长效胰岛素（PZI）和长效/超长效胰岛素类似物，主要控制非餐时的基础血糖水平。NPH也称中性鱼精蛋白锌胰岛素，由人胰岛素锌晶体与鱼精蛋白结合，在皮下形成结晶，延长胰岛素作用时间，使之缓慢起效和解离。NPH作用曲线具有明显的峰值，与生理胰岛素分泌模式比较，作用持续时间相对较短。PZI也称精蛋白锌胰岛素，在我国使用较少，作用持续时间较NPH长，但作用曲线同样具有明显的峰值。NPH和PZI均为混悬液，注射前需充分混匀，注射到皮下后可能由于药物吸收不稳定且血药浓度会出现峰值，与生理基础胰岛素分泌模式比较，降糖作用往往难以持续平稳。长效/超长效胰岛素类似物较NPH和PZI，能更好地模拟生理基础胰岛素分泌，无明显的血药峰值，注射前无需混匀，每日注射1次能维持药效≥24h，与NPH和PZI比较，作用时间更持久且平稳，低血糖（尤其夜间低血糖）风险更低。

长效胰岛素类似物包括甘精胰岛素U100（100U/ml）和地特胰岛素，超长效胰岛素类似物包括德谷胰岛素和甘精胰岛素U300（300U/ml）。作用时间最长的是德谷胰岛素，半衰期约25h，作用时间为42h。甘精胰岛素U300半衰期约19h，作用时间为36h。与长效胰岛素类似物（甘精胰岛素U100）相比，超长效胰岛素类似物血糖变异性更低。

3.预混胰岛素　包括预混人胰岛素和预混胰岛素类似物，可以同时提供基础及餐时胰岛素，但其实际成分仅有一种胰岛素，只是加入了不同比例的鱼精蛋白，鱼精蛋白与短效胰岛素或超短效胰岛素类似物结合，延缓了胰岛素的吸收，使一部分餐时胰岛素（50%、70%、75%）变成中效成分。预混胰岛素作为一种制剂可以兼顾空腹血糖和餐后血糖的控制，通常在餐前注射。预混胰岛素在注射前需要充分混匀，预混人胰岛素需餐前30min注射，而预混胰岛素类似物可餐前即刻注射。预混人胰岛素每日1～2次注射，预混胰岛素类似物可以每日3次注射。

4.双胰岛素类似物　由超短效和超长效胰岛素类似物组成的双胰岛素类似物制剂。目前临床使用的德谷门冬双胰岛素是由30%门冬胰岛素和70%德谷胰岛素组成的可溶性双胰岛素类似物制剂，其中30%餐时胰岛素成分——门冬胰岛素可快速起效控制餐后高血糖，70%的基础胰岛素成分——德谷胰岛素能更好地控制基础血糖水平。与预混胰岛素类似物（门冬胰岛素30）比较，使用德谷门冬双胰岛素每日2次治疗，确证性低血糖和夜间确证性低血糖的估计发生率分别降低了43%和47%。双胰岛素类似物在使用前无需混匀，可通过增加注射次数满足进一步的治疗需求，因此在治疗时更为灵活，有助于提高胰岛素治疗患者的依从性。

（三）胰岛素应用适应证

胰岛素适用于：1型糖尿病和2型糖尿病患者；糖尿病合并急性或者慢性并发症患者（如感染、糖尿病酮症酸中毒、糖尿病肾病、肝功能不全等）；手术、妊娠和分娩者；新发病且与1型糖尿病鉴别困难的患者；以及某些特殊类型糖尿病患者。

对于新诊断和已确诊治疗中的糖尿病患者，符合以下情况时可以起始胰岛素治疗。

1. 新诊断2型糖尿病患者的起始治疗时机

（1）新诊断的2型糖尿病患者伴有明显的高血糖症状，HbA_{1c}≥9.0%或空腹血糖≥11.1mmol/L，发生酮症或酮症酸中毒，首选胰岛素治疗。

（2）如果分型困难，很难与1型糖尿病鉴别时，亦应首选胰岛素治疗。

2. 已确诊2型糖尿病治疗中的患者起始治疗时机

（1）2型糖尿病患者在生活方式干预和足量口服降糖药联合治疗3个月后，血糖仍未达到控制目标时。

（2）出现无明显诱因的体重显著下降时。

（3）围手术期、妊娠期、合并感染的糖尿病患者。

（4）住院期间血糖持续≥10.0mmol/L的糖尿病患者可以启用胰岛素治疗。

二、胰岛素治疗方案

（一）胰岛素起始方案

具有胰岛素应用适应证的糖尿病患者，医生可根据患者具体情况，选用适宜的胰岛素起始方案。起始胰岛素治疗时，通常选用的胰岛素制剂为基础胰岛素、预混胰岛素（类似物）或双胰岛素类似物。

1. 基础胰岛素治疗方案

【案例1】范先生，66岁，主诉“反复多尿、多饮、多食10年余，控制不佳1月”。患者于13年前在体检时查空腹血糖14mmol/L，自述有腹胀，尿频症状，诊断为“2型糖尿病”，给予二甲双胍0.5g/次，3次/日，未定期监测血糖，后因尿频加重，加用格列吡嗪5mg/次，3次/日，患者平素间断服用降糖药物，血糖控制一般。5年前患者有双下肢疼痛、麻木症状，偶有胸闷心悸，有间断泡沫尿，每晚夜尿1～2次，既往住院期间诊断糖尿病周围神经病变、糖尿病视网膜病变。近1月来，患者血糖升高明显，空腹血糖8.4mmol/L，餐后血糖15～19mmol/L。患者无头晕、头痛，无咳嗽、咳痰、畏寒发热，无恶心呕吐，无大小便失禁、意识丧失，近半年体重无明显变化。

体格检查：身高163cm；体重61kg；BMI23.0kg/m²；血压120/80mmHg。

辅助检查：空腹血糖8.9mmol/L，糖化血红蛋白（HbA_{1c}）8.5%；尿常规：尿糖（++），蛋白阴性，酮体阴性。

诊断：2型糖尿病；糖尿病周围神经病变；糖尿病视网膜病变。

（1）该患者是否具有胰岛素应用适应证？

该患者为老年男性，糖尿病病程较长，口服降糖药控制血糖未达标，HbA_{1c} 8.5%，空腹及餐后血糖均控制不佳；合并糖尿病慢性并发症（糖尿病视网膜病变和周围神经病变）；因此符合胰岛素应用适应证。

（2）应选择何种胰岛素治疗？

起始基础胰岛素的适用人群和方案：使用≥1种口服降糖药规范治疗3个月以上，血糖仍未达标（HbA_{1c}≥7.0%）的2型糖尿病患者；新诊断2型糖尿病患者若有高血糖（空腹血糖≥11.1mmol/L或HbA_{1c}≥9.0%）或伴明显高血糖症状，也可起始基础胰岛素治疗；对于空腹血糖升高明显、不能保证规律进餐、易发生低血糖的患者，适合起始长效或超长效胰岛素类似物，特别是老年患者。

该患者为老年男性，既往病史反映治疗依从性欠佳，可以继续使用当前口服降糖药，联合起始每日一次注射的基础胰岛素。

（3）基础胰岛素如何起始？

1)NPH的起始剂量建议为0.1～0.2U·kg^{-1}·d^{-1}或10U/d，通常在睡前注射；若患者忘记注射，不建议追加注射以减少低血糖风险。

2)长效胰岛素类似物建议0.1～0.2U·kg^{-1}·d^{-1}；若HbA_{1c}＞8.0%，可0.2～0.3U·kg^{-1}·d^{-1}起始；若体重指数（BMI）≥25kg/m²，则可0.3U·kg^{-1}·d^{-1}起始。通常在睡前注射；若患者忘记注射，不建议追加注射以减少低血糖风险。

3)超长效胰岛素类似物起始剂量建议为0.1～0.2U·kg^{-1}·d^{-1}或10U/d，其疗效不受给药时间点的影响，但最好每天在相同的时间点注射。若患者忘记注射，不建议追加注射以减少低血糖风险。

该患者降糖治疗方案为：德谷胰岛素12U，1次/日，睡前皮下注射；二甲双胍片0.5g，3次/日。

（4）基础胰岛素如何调整剂量？

1)NPH治疗的2型糖尿病患者，通常根据空腹血糖水平调整胰岛素用量，每3～5天调整1次，每次调整1～4U，直至空腹血糖达标。若空腹血糖未达标而出现夜间低血糖，可更换为长效胰岛素类似物或超长效胰岛素类似物。

2)对起始长效胰岛素类似物或超长效胰岛素类似物治疗的2型糖尿病患者，根据空腹血糖水平调整胰岛素用量。推荐医生指导患者进行简便易行的“2-0-2剂量调整原则”，即空腹血糖达到目标值，不调整；空腹血糖低于目标值下限时，基础胰岛素剂量减去2U；空腹血糖超过目标值，增加2U胰岛素剂量。每3～7天调整1次，直至空腹血糖达到个体化血糖控制目标。基础胰岛素最大剂量通常为0.5～0.6U·kg^{-1}·d^{-1}。

3)一般非妊娠成人空腹血糖控制目标通常为4.4～7.0mmol/L；老年患者需根据具体情况评估低血糖风险，进行分层管理、施行个体化血糖控制目标，健康状态良好老年患者空腹血糖控制目标值为5.0～8.3mmol/L，健康状态中等的空腹血糖目标值为5.6～8.3mmol/L，健康状态差的空腹血糖目标值为5.6～10.0mmol/L，尤其健康状态差的老年糖尿病患者可适当放宽空腹血糖控制目标，但应基于以下原则：不因血糖过高而出现明显的糖尿病症状或增加感染风险或高血糖危象。基础胰岛素治疗患者的血糖监测方案见表2-3-3-3。

表2-3-3-3 基础胰岛素治疗患者的血糖监测方案

血糖监测	空腹	早餐后	午餐前	午餐后	晚餐前	晚餐后	睡前
未达标							
每周3d	×						
复诊前1d	×	×		×		×	×
已达标							
每周3次	×	×				×	
复诊前1d	×	×		×		×	×

注：×：需测血糖的时间

（5）基础胰岛素如何转换方案？

基础胰岛素治疗3个月后，如果空腹血糖控制理想但HbA_{1c}不达标，或基础胰岛素的日剂量达到最大（通常为0.5～0.6U·kg^{-1}·d^{-1}）而血糖仍未达标，应考虑调整胰岛素治疗方案。可根据患者实际情况，选择基础胰岛素方案联合1～3次餐时胰岛素方案、转换为预混胰岛素每日2～3次或转换为双胰岛素类似物每日1～2次皮下注射。

（6）基础胰岛素是否可以与口服药联合使用？

在继续当前口服降糖药方案的基础上，联合皮下注射基础胰岛素，可以不必停用胰岛素促泌剂。基础胰岛素可联合使用二甲双胍等非胰岛素促泌剂。

2.预混胰岛素治疗方案

【案例2】王女士，56岁，主诉“发现血糖升高3月”。患者因反复外阴瘙痒就诊于妇科，尿糖（++++），空腹血糖10.7mmol/L，有口干、多尿，无胸闷、心悸、无手足麻木，无恶心、呕吐，无头晕、头痛，无咳嗽、咳痰、畏寒发热，3月内体重下降3kg。生活方式控制联合二甲双胍片0.5g，2次/日，空腹血糖维持于9mmol/L。

体格检查：身高158cm；体重57kg；BMI22.83kg/m^2；血压130/180mmHg。

辅助检查：空腹血糖9.7mmol/L，2h餐后血糖18.2mmol/L，HbA_{1c}9.2%；尿常规：尿糖（++++），蛋白阴性，酮体阴性。

诊断：2型糖尿病。

（1）该患者是否具有胰岛素应用适应证？

患者中老年女性，在生活方式干预和口服降糖药联合治疗3个月后，血糖仍未达到控制目标；出现无明显诱因的体重显著下降，符合胰岛素应用适应证。

（2）应选择何种胰岛素治疗？

起始预混胰岛素的适用人群和方案：对于餐后血糖与餐前血糖相比增幅较大（>3mmol/L）、进餐较规律且每日1～2顿主餐碳水化合物较多的2型糖尿病患者、在生活方式及口服降糖药物较大剂量治疗后HbA_{1c}≥7.0%，适合起始预混胰岛素每日1～2次注射方案。

该患者餐后血糖较餐前血糖升高幅度较大，正常规律进餐，适合每日2次预混胰岛素治疗。

（3）预混胰岛素如何起始？

预混胰岛素起始一般为1～2次/日，餐前皮下注射。每日1次预混胰岛素的起始剂量一般为$0.2U·kg^{-1}·d^{-1}$，晚餐前注射；每日2次预混胰岛素的起始剂量一般为$0.2～0.4U·kg^{-1}·d^{-1}$，按1∶1的比例分配到早餐前和晚餐前。

若患者忘记注射预混胰岛素，不建议追加注射，以避免发生严重的低血糖风险。

该患者降糖治疗方案为：预混胰岛素类似物（门冬胰岛素30）早12U，晚8U，早晚餐前立即注射；由于患者餐后血糖显著升高，予口服阿卡波糖片50mg，3次/日，联合生活方式控制。

（4）预混胰岛素如何调整剂量？

1）每日1次预混胰岛素晚餐前注射方案：根据空腹血糖水平调整胰岛素用量，通常每3～5天调整1次，每次调整1～4U，直至空腹血糖达标。

2）每日2次预混胰岛素早晚餐前注射方案：根据空腹血糖和晚餐前血糖分别调整晚餐前和早餐前的胰岛素用量，每3～5天调整1次，每次调整的剂量为1～4U，直至空腹和晚餐前血糖达标。

3）预混胰岛素类似物每日3次注射方案：根据睡前和三餐前血糖水平调整剂量，每3～5天调整1次，直至血糖达标。通常为$0.2～0.4U·kg^{-1}·d^{-1}$，按2∶1∶2分配到早餐前、午餐前和晚餐前，应用时要根据患者具体情况决定预混胰岛素类似物的类别、日总剂量和三餐前剂量的分配比例，并注意剂量优化，严密监测低血糖事件。若患者血糖仍无法控制满意或频发低血糖，建议转诊上级医院改胰岛素强化治疗方案。

4）一般非妊娠成人空腹血糖控制目标参照基础胰岛素治疗方案，餐后血糖控制的目标暂无充分的临床证据或指南依据进行推荐，可根据HbA_{1c}对应的餐后平均血糖水平确定餐后血糖控制目标，即HbA_{1c} 6.5%～6.99%对应血糖9.1mmol/L，HbA_{1c}7.0%～7.49%对应血糖9.8mmol/L，HbA_{1c}7.5%～7.99%对应血糖10.5mmol/L，HbA_{1c}8.0%～8.5%对应血糖11.4mmol/L。每日2次预混胰岛素治疗患者的血糖监测方案见表2-3-3-4。

表2-3-3-4　每日2次预混胰岛素治疗患者的血糖监测方案

血糖监测	空腹	早餐后	午餐前	午餐后	晚餐前	晚餐后	睡前
未达标							
每周3d	×				×		
复诊前1d	×	×		×		×	×
已达标							
每周3次	×				×	×	
复诊前1d	×	×		×		×	×

注：×：需测血糖的时间

（5）预混胰岛素如何转换方案？

当每日1次预混胰岛素日剂量达到30U，或治疗≥3个月血糖仍不达标，或在剂量调整过程中血糖波动较大，则可改为预混胰岛素每日2次，早晚餐前注射。若预混胰岛素每日2次方案午餐后血糖控制不佳，可考虑调整为预混胰岛素类似物每日3次注射，或双胰岛素类似物每日2次注射。

（6）预混胰岛素是否可以与口服药联合使用？

单独使用胰岛素的主要不良反应是低血糖和体重增加。推荐采用胰岛素与口服降糖药联合方案，以增加降糖疗效，同时减少低血糖和体重增加的不良反应。二甲双胍与胰岛素联用可减少体重增加，减少外源性胰岛素用量；α-葡萄糖苷酶抑制剂与胰岛素联用可在有效改善血糖的同时，减少胰岛素使用剂量和体重增加的幅度；因此，在无禁忌证的2型糖尿病患者中可采用二甲双胍或α-葡萄糖苷酶抑制剂与胰岛素联用。其他非胰岛素促泌剂均可与预混胰岛素联用，但需关注低血糖风险。胰岛素促泌剂（磺脲类和格列奈类）可发生低血糖和体重增加的不良反应，因此，除基础胰岛素外，不建议胰岛素和促泌剂联合使用。

3. 双胰岛素类似物治疗方案

案例1中的范先生，因口服降糖药控制血糖未达标，HbA_{1c} 8.5%，空腹及餐后均控制不佳，合并糖尿病视网膜病变和周围神经病变，应用德谷胰岛素16U，1次/日，联合二甲双胍片0.5g，3次/日，3个月后空腹血糖控制于6.0mmol/L左右，餐后2h血糖控制于13.0mmol/L左右。

辅助检查：空腹血糖5.1mmol/L，2h餐后血糖13.5mmol/L，HbA_{1c}8.2%。

（1）该患者应该如何调整治疗方案？

德谷门冬双胰岛素适用人群：

1）每日1次德谷门冬双胰岛素适用人群：①2型糖尿病患者在生活方式和口服降糖药联合治疗3个月 HbA_{1c}≥7.0%；②对于已使用基础胰岛素或预混胰岛素每日1次治疗的患者，若血糖仍控制不达标且频繁出现低血糖或患者不希望增加每日注射次数或需灵活注射时间。

2）每日2次德谷门冬双胰岛素适用人群：①新诊断2型糖尿病患者HbA_{1c}≥9.0%或空腹血糖≥11.1mmol/L同时伴明显高血糖症状可考虑实施短期（2周至3个月）胰岛素强化治疗；②基础胰岛素联合口服降糖药治疗3个月后HbA_{1c}≥7.0%，且患者出现≥2餐的餐后血糖升高；③采用每日1或2次的预混胰岛素治疗，血糖未达标且上调剂量后频繁出现低血糖；④基础胰岛素联合2～3针餐时胰岛素治疗且血糖控制平稳时，在了解患者胰岛β细胞功能和治疗意愿的前提下可转为每日2次德谷门冬双胰岛素治疗，可以减少注射次数。

该患者已使用基础胰岛素每日1次治疗3个月，空腹血糖达标，但餐后血糖仍不达标，可以转换为德谷门冬双胰岛素每日1次注射。

（2）如何从其他种类的胰岛素转换为双胰岛素类似物？

1）每日1次的基础胰岛素治疗一般情况下，等剂量转换为每日1次的德谷门冬双胰岛素治疗，总剂量不变；超过每日1次的基础胰岛素治疗患者，等剂量转换为每日2次的德谷门冬双胰岛素治疗，总剂量不变。

2）每日1次预混胰岛素的患者，等剂量转换为每日1次的德谷门冬双胰岛素，总剂量不变；每日＞1次预混胰岛素注射的患者，等剂量转换为每日2次的德谷门冬双胰岛素，总剂量不变。从预混胰岛素转为德谷门冬双胰岛素时，在综合考虑患者的个体化情况后，部分患者（低血糖发生风险高）的德谷门冬双胰岛素的起始剂量也可比之前的预混胰岛素剂量降低10%～20%。

若忘记注射德谷门冬双胰岛素，建议在当天下一次主餐时补充所漏掉的剂量，此后恢复平时的给药方案，当天2次注射的给药时间间隔应＞4h。对于每日只有一次主餐或遗漏注射后当天无主餐（如遗漏了晚餐前注射）的患者，可在第二天按原治疗计划给药，不建议为了弥补遗漏剂量而额外给药。

该患者可以按照原先基础胰岛素的剂量，等剂量转换为德谷门冬双胰岛素每日1次主餐前注射。降糖方案调整为：德谷门冬双胰岛素16U，早餐前注射，联合二甲双胍片0.5g，3次/日。

（3）双胰岛素类似物如何调整剂量？

1）每日1次主餐前注射方案，通常根据空腹血糖调整剂量直至达标。简易“2-0-2剂量调整法”为：如果血糖达到目标值，则不用调整剂量；如果血糖高于或低于目标值，则剂量增加2U或减少2U。每日2次注射方案，可参照“预混胰岛素每日2次早晚餐前注射方案”调整。

2）临床实践中，每日1次双胰岛素类似物治疗空腹血糖控制目标值和血糖监测方案可以参照“1.基础胰岛素治疗方案”；每日2次注射方案的剂量调整方法可以参照“2.预混胰岛素治疗方案”。

（4）双胰岛素类似物如何转换？

每日1次的德谷门冬双胰岛素治疗日剂量达到$0.5U \cdot kg^{-1} \cdot d^{-1}$或30～40U，餐后血糖仍控制不佳，或患者每天有两次主餐时，可考虑拆分为每日2次注射。全天剂量可按照1∶1分配于两次主餐前注射，并参照血糖进一步调整剂量，根据前3天的晚餐前血糖来调整当天早餐或午餐的注射剂量；根据当天和前2天的早餐前血糖来调整当天晚餐前的注射剂量。每日2次注射的给药时间间隔应＞4h。

（5）双胰岛素类似物是否可以与口服药联合使用？

德谷门冬双胰岛素可联合使用二甲双胍、二肽基肽酶Ⅳ抑制剂、α葡萄糖苷酶抑制剂、吡格列酮或钠葡萄糖共转运蛋白2抑制剂等药物。在使用德谷门冬双胰岛素的基础上需联用钠葡萄糖共转运蛋白2抑制剂时，德谷门冬双胰岛素剂量应降低10%～20%。与吡格列酮联用时，如果出现心力衰竭、严重水肿和骨折应停用吡格列酮。当使用每日1次的德谷门冬双胰岛素治疗时，如需与磺脲类药物联用，可适当减少磺脲类药物的剂量，二者不要在同餐给药。当使用每日2次的德谷门冬双胰岛素治疗时，不建议与胰岛素促泌剂联用。

（二）短期胰岛素强化治疗方案

胰岛素强化治疗是指在饮食控制和运动疗法的基础上，通过每日多次皮下注射胰岛素，或使用胰岛素泵持续皮下输注胰岛素(continuous subcutaneous insulin infusion,CSII)，使血糖获得满意控制的治疗方法。

短期胰岛素强化治疗的适用人群和方案：新诊断2型糖尿病患者如果HbA_{1c}≥9.0%或空腹血糖≥11.1mmol/L伴明显高血糖症状的；如果已使用一种口服降糖药或两种降糖药联合治疗仍明显的高血糖（如HbA_{1c}≥9.0%或空腹血糖≥11.1mmol/L）乃至酮症（指尿酮体呈强阳性，血酮体升高但尚未出现更严重的代谢性酸中毒），亦可直接给予短期胰岛素强化治疗，治疗时间在2周～3个月为宜，治疗目标为空腹血糖4.4～7.0mmol/L，非空腹血糖＜10.0mmol/L，可暂时不以HbA_{1c}达标作为治疗目标。

短期胰岛素强化治疗方案可以选择基础+餐时胰岛素每日1～3次注射、预混胰岛素每日2～3次注射或CSII，一般建议基层医生转诊至上级医院进行。

经过短期胰岛素强化治疗后的2型糖尿病患者，大部分患者的胰岛β细胞功能和胰岛素抵抗可获得不同程度的改善，部分年轻、无严重并发症、胰岛β细胞功能尚好的口服药治疗失效的患者能恢复对原有口服药的敏感性，短期强化治疗后可以调整为原来的口服降糖药治疗方案；部分患者强化后需要基础胰岛素联合口服降糖药治疗方案，年龄小、BMI高、强化治疗期间餐时胰岛素用量较低、具有一定的胰岛β细胞功能的患者更适合转换为此方案；对于肥胖的2型糖尿病患者，可以序贯以胰高血糖素样肽-1受体激动剂（GLP-1RA）联合治疗为主的模式进行血糖的后续管理。对于病程较长、血糖水平较高、胰岛功能较差[如空腹C肽＜0.4nmol/L（正常低值），刺激后＜0.6nmol/L]的患者，则可能需要序贯以每天2次以上的胰岛素治疗方案。

三、胰岛β细胞功能评估和胰岛素治疗患者转归

胰岛素治疗患者血糖控制达标后，可以继续使用目前胰岛素治疗方案，恢复原来降糖方案或简化治疗方案。胰岛β细胞是产生和分泌胰岛素的最主要细胞，合理评估胰岛β细胞功能是判断糖尿病患者预后、选择长期合适降糖方案的重要依据，临床上常根据血糖、血胰岛素和C肽水平等指标对β细胞功能进行简易评估。

（一）评价胰岛β细胞功能的常用方法

1.HOMA-β指数　计算公式：血空腹胰岛素水平（μU/ml）×20/[空腹血糖（mmol/L）-3.5]，反映基础胰岛素的分泌功能，但空腹状态胰岛素水平只能反映基础胰岛素分泌，不能反映葡萄糖或进餐刺激下胰岛β细胞储备功能。HOMA-β指数一般适用于大样本流行病学研究。

2.胰岛素释放试验　于OGTT同步测空腹、30、60、120、180分钟的血糖和胰岛素水平，与生理状态的胰岛素分泌曲线比较。糖代谢正常人血胰岛素分泌高峰一般出现于30～60分钟，与血糖高峰同步出现，峰值为基础值5～10倍，2～3h恢复到基础水平。通常情况下，胰岛素缺乏的患者基础胰岛素分泌低下，餐后胰岛素分泌呈低平曲线，峰值不显著。2型糖尿病可因胰岛素抵抗或分泌不足状态，呈现高胰岛素血症、分泌高峰延迟或峰值低下等表现。临床检测条件有限的情况下，也可以参照空腹和餐后2h血糖、胰岛素水平，简易评估患者胰岛素分泌的储备功能。

3. 血C肽水平　使用胰岛素治疗的糖尿病患者，血胰岛素水平可能受到外源性胰岛素影响，不能准确反映自身胰岛素分泌功能。C肽是胰岛β细胞的分泌产物，与胰岛素同步产生，几乎不被肝脏摄取，在血中与自身分泌的胰岛素比值恒定，不受外源性胰岛素的影响，因此使用胰岛素治疗的糖尿病患者，应检测血C肽水平，如口服葡萄糖耐量试验同步检测C肽释放试验，操作方法同胰岛素释放试验，能更准确地反映内源性胰岛素的分泌情况、评价胰岛β细胞功能。

（二）胰岛素治疗患者转归

当患者使用胰岛素控制血糖达标后，医生需要结合患者的既往病史、胰岛β细胞功能及其他个体情况，为后续治疗提供较为可靠的依据和参考。

1. 对于原先使用单纯口服降糖药治疗效果不佳，长病程、胰岛β细胞功能差或有严重并发症或合并症的患者，可以继续目前胰岛素治疗方案。

2. 对于具有一定病程的2型糖尿病患者，胰岛素治疗可使胰岛β细胞功能部分恢复，可尝试简化治疗方案，如减少每日胰岛素注射次数或改变胰岛素制剂剂型。

3. 部分年轻、无严重并发症、胰岛β细胞功能尚好的口服降糖药治疗失效患者，胰岛素治疗后可恢复对原有口服降糖药的敏感性，可以回归到原来的口服药治疗方案。

四、基层胰岛素治疗患者的转诊

以下情况应及时转诊至上级医院：

（一）在胰岛素剂量调整期间，患者血糖波动大，1～2U的胰岛素剂量变化便可导致患者出现明显低血糖或者高血糖。

（二）患者的胰岛素剂量已用至>1.0U·kg^{-1}·d^{-1}或>100U/d，但血糖仍未控制达标。

（三）患者出现高血糖危象（如糖尿病酮症酸中毒、高血糖高渗状态），而基层医疗机构经验有限无法救治时。

五、特殊人群胰岛素应用

（一）肾功能不全患者

肾功能不全，尤其慢性肾脏疾病（CKD）3b～5期患者[GFR<45ml·min^{-1}·（1.73m^2）$^{-1}$]，肾脏对胰岛素降解能力减弱，易发生低血糖，应选用短效或者超短效胰岛素减少低血糖发生，同时应加强血糖监测，及时调整胰岛素用量；进行评估时也需注意，因此类患者多存在贫血或红细胞寿命缩短，糖化血红蛋白多被低估，可选用果糖胺，同时监测空腹以及餐后血糖以全面了解血糖控制情况。

（二）慢性肝功能不全

肝功能不全患者肝糖原合成和储备不足，餐后血糖较空腹血糖更易升高，容易出现空腹状态低血糖，甚至是夜间低血糖。一般情况下，选用短效胰岛素制剂，三餐前注射，尽量不要在睡前注射中、长效胰岛素，如果确有必要，剂量也不宜过大，同时要注意加强血糖监测，尤其是夜间血糖。

（三）服用糖皮质激素的糖尿病患者

上午一次性顿服糖皮质激素的患者，激素影响的主要是午餐后到睡前这一时段的血糖，主要表现为午餐后及晚餐后的血糖较高，夜间及清晨可能出现血糖偏低。医生需要加强患者午餐后到睡前这一时段的血糖控制，如增加午餐及晚餐前短效胰岛素用量，以对抗激素的升糖作用，同时注意夜间低血糖。

（四）妊娠期胰岛素使用

可用于妊娠期的胰岛素，包括所有的人胰岛素（短效、中效及预混人胰岛素）、胰岛素类似物（门冬胰岛素、赖脯胰岛素、地特胰岛素）。妊娠期间胎盘引起的胰岛素抵抗导致餐后血糖升高更显著，如空腹及餐后血糖均升高，推荐基础（中效/地特胰岛素）联合三餐前餐时胰岛素治疗，不推荐预混胰岛素。

（五）老年糖尿病胰岛素使用

老年糖尿病患者应综合评估合并症和并发症，确定个体化血糖控制目标和治疗策略。对预期寿命较长、认知功能完整的老年患者，可以HbA_{1c} < 7.5%为合理的控制目标；对于合并多种慢性疾病、轻中度认知功能障碍、低血糖风险较高、中等长度的预期寿命，HbA_{1c} < 8.0%为合理的控制目标；有限的预期寿命，健康状况较差的老年患者，HbA_{1c}控制目标为 < 8.5%。老年患者使用胰岛素时，要充分考虑患者胰岛素治疗的获益、使用的便利性和可能出现的问题，还需要斟酌患者的视力、双手配合精细操作的能力、出现低血糖时的自我应对能力等因素。老年糖尿病患者合并症通常较多，应该在安全的基础上合理使用胰岛素，应首选基础胰岛素治疗，避免复杂的治疗方案；同时采取合理的降压、调脂、减少心血管危险因素等综合管理方案。不同健康状况分层的老年糖尿病患者血糖、血压、血脂治疗方案见表2-3-3-5。

表2-3-3-5 不同健康状况分层的老年糖尿病患者血糖、血压、血脂治疗方案

健康状况分层	HbA_{1c}目标	空腹或餐前血糖 (mmol/L)	睡前血糖 (mmol/L)	血压 (mmHg)	血脂
健康	< 7.5%	5.0 ~ 7.2	5.0 ~ 8.3	< 140/90	健康和复杂或中等程度的健康患者，使用他汀类药物，除非有禁忌证或不能耐受
复杂或中等程度的健康	< 8.0%	5.0 ~ 8.3	5.6 ~ 10.0	< 140/90	
非常复杂或健康状况较差	< 8.5%	5.6 ~ 10.0	6.1 ~ 11.1	< 150/90	评估使用他汀类药物的获益（二级预防为主）

（陈琳）

参考文献

[1] 中华医学会糖尿病学分会. 中国2型糖尿病防治指南 (2020版)[J]. 中华糖尿病杂志, 2021,13(4): 315-409.

[2] 中华医学会. 2型糖尿病基层诊疗指南(实践版・2019)[J]. 中华全科医师杂志, 2019,18 (9): 810-818.

[3] 中华医学会. 基层2型糖尿病胰岛素应用专家共识[J]. 中华全科医师杂志, 2021,20(7): 726-736.

[4] 国家老年医学中心. 中国老年糖尿病诊疗指南(2021年版)[J]. 中华糖尿病杂志, 2021,1 (13): 14-46.

[5] 李延兵,等.2型糖尿病短期胰岛素强化治疗临床专家指导意见[J]. 药品评价 .2017,14(9): 5-13.

[6] 朱大龙,赵维纲,匡洪宇,等.德谷门冬双胰岛素临床应用专家指导意见[J].中华糖尿病杂志,2021,13(7):695-701.

[7] 中华医学会糖尿病学分会.中国血糖监测临床应用指南(2015年版)[J].中华糖尿病杂志,2015,7(10): 603-613.

[8] 邢小燕. 合理应用胰岛素有利于推动良好的血糖管理[J]. 中华全科医师杂志 . 2019,18(1): 6-8.

第四节　其他注射制剂

随着2型糖尿病病理生理机制研究的不断深入，2型糖尿病的发病机制从传统的胰岛素分泌不足和胰岛素抵抗，扩展到至少涉及8种病理生理缺陷，包括胰岛β细胞分泌功能低下、肌肉组织葡萄糖摄取减少、胰岛α细胞过度激活导致胰高血糖素水平升高、肝糖输出增加、脂代谢紊乱、肠促胰岛素作用受损、肾脏葡萄糖排出减少、神经递质功能紊乱等。近年研究发现，肠促胰岛素作用，不仅降低血糖，同时可改善糖尿病多种代谢紊乱和并发症，基于肠促胰素的新型降糖药物胰高血糖素样肽-1受体激动剂（Glucagon-like peptide-1 receptor agonist,GLP-1RA）通过皮下注射，能从糖尿病发生的多个病理生理缺陷干预糖代谢紊乱，降糖同时干预糖尿病多重危险因素、低血糖风险低。本小节将介绍GLP-1受体激动剂的作用机制、分类、用法、使用注意事项、降糖外作用。

【案例】陆女士，60岁，主诉"反复多尿、口干3年"，患者3年前诊断为"2型糖尿病"，予二甲双胍0.5g，3次/日；格列美脲片4mg，1次/日；达格列净片10mg，1次/日；甘精胰岛素30U，睡前皮下注射/日；空腹血糖控制在9.0mmol/L。近2月体重增加6公斤，无头晕、恶心、呕吐，无手足麻木，无腰酸、腰痛。

体格检查：身高160cm；体重75kg；BMI29.3kg/m^2；血压140/90mmHg。

辅助检查：空腹血糖9.9mmol/L，糖化血红蛋白（HbA_{1c}）9.0%。肝功能：谷丙转氨酶70U/L，谷草转氨酶80U/L，γ氨基酰基转移酶110U/L。血脂代谢：总胆固醇6.0mmol/L，甘油三酯3.2mmol/L，高密度脂蛋白胆固醇1.3mmol/L，低密度脂蛋白胆固醇3.6mmol/L。肝炎病毒相关检查：阴性。空腹C肽0.85nmol/L，自身免疫抗体：阴性。

诊断：2型糖尿病；血脂代谢紊乱；高血压；肝功能异常。

1.该患者如何调整治疗方案？

该患者已应用较大剂量基础胰岛素联合多种口服降糖药，血糖仍未达标，方案调整可以考虑：①基础胰岛素改为预混胰岛素或者双胰岛素类似物；②胰岛素强化治疗；③胰岛素联合其他治疗方案。

该患者目前已联合使用多种降糖药物，合并基础胰岛素治疗，血糖控制不佳。可以选择胰岛素强化治疗。但患者体形肥胖，而胰岛素本身有体重增加的不良反应，患者空腹C肽0.85nmol/L，提示胰岛素分泌虽然不足，但尚有一定的自身胰岛素分泌功能，当前已使用较大剂量胰岛素，血糖未达标，同时体重明显增加，提示患者可能存在胰岛素抵抗，仅选择外源性胰岛素加量或者胰岛素强化治疗可能难以控制血糖达标，而且可能加重高胰岛素血症、导致体重增加等不良反应。患者已联合使用胰岛素、胰岛素促泌剂和非胰岛素促泌剂等多种药物，血糖控制仍不佳，合并肥胖，考虑到患者胰岛自身分泌功能不佳，故不宜再增加胰岛素促泌剂剂量或种类，可以基础胰岛素联合使用GLP-1受体激动剂，以增加肠促胰素效应、保护残存的胰岛β细胞功能。

该患者降糖方案调整：格列美脲2mg，1次/日；达格列净片10mg，1次/日；吡格列酮二甲双胍片，每次1粒，2次/日；德谷胰岛素注射液20U，1次/日；利拉鲁肽注射液1.2mg，1次/日。考虑到患者同时存在显著高血糖和胰岛素抵抗，予以加用了GLP-1受体激动剂（利拉鲁肽注射液），增加了胰岛素增敏剂(吡格列酮)以提高胰岛素作用，减少了外源性胰岛素和胰岛素促泌剂的剂量。

2.该患者转归：患者调整方案3天后，监测空腹血糖7.0mmol/L，餐后2h血糖13mmol/L，患者自觉食欲明显下降，无恶心、呕吐，无头晕、头痛、心慌、手抖。两周后监测空腹血糖5.5mmol/L，餐后2h血糖8.3mmol/L，予以停格列美脲，监测空腹血糖6.3mmol/L，餐后2h血糖9.3mmol/L，两个月后复查空腹血糖7.0mmol/L，HbA_{1c}7.5%，体重下降5kg。

本案例治疗过程，体现了GLP-1受体激动剂联合基础胰岛素和口服降糖药，通过肠促胰素机制改善胰岛素分泌同时干预糖尿病多种代谢紊乱，且未引起低血糖风险升高，同时胰岛素减量、减轻患者体重，不仅成功帮助患者血糖达标，而且有助于改善肥胖及其相关的代谢紊乱。

一、GLP-1受体激动剂的作用机制

20世纪60年代，研究发现与静脉注射葡萄糖相比，口服葡萄糖摄入能激发更多的胰岛素分泌，提示了胃肠道在促进胰岛素分泌中的作用，被称为“肠促胰素效应”，2型糖尿病患者中这种肠促胰素效应减退，与肠促胰素分泌不足有关。生理情况下，膳食刺激肠道细胞分泌多肽类激素，包括胰高血糖素样肽-1（glucagon-like peptide,GLP-1）和葡萄糖依赖性促胰岛素多肽（Glucose-dependent insulin stimulating polypeptide, GIP），统称为肠促胰素。GLP-1为肠促胰素中主要的促进胰岛素分泌因子，同时作用于多个胰岛素作用靶器官，通过肝脏、胃肠道、胰腺、脂肪组织、神经内分泌等组织，综合发挥代谢调节作用。2型糖尿病患者肠促胰素效应不足，主要表现为GLP-1水平下降；而GIP的促胰岛素分泌作用相对较弱，对代谢调节作用的研究证据较少，因此，目前临床上使用的肠促胰素类药物均为基于GLP-1研发。

GLP-1受体广泛分布于全身多个器官或组织，包括胰腺、肾脏、心脏、血管内皮、胃肠道、肺部、垂体、中枢神经系统等，故GLP-1具有多重代谢效应，包括减慢胃排空、抑制食欲、抑制胰岛β细胞凋亡、抑制胰高血糖素分泌、以葡萄糖依赖的方式促进胰岛素合成和分泌、增进外周组织葡萄糖利用以及减少肝糖输出等。然而，天然GLP-1半衰期很短，仅为1～2min，被分泌到血液循环中后被二肽基肽酶4快速分解而失去促胰岛素分泌活性。人工合成的GLP-1类似物通过结构的修饰，保留了与体内GLP-1受体结合的特性，同时延长其半衰期，与肠道自身分泌的天然GLP-1相比，能够在有效结合GLP-1受体发

挥生物学效应的同时，不易被体内的降解酶快速降解，保持体内有效的GLP-1水平，从而发挥稳定的降糖作用。此外，研究人员从美洲毒蜥唾液中提取Exendin-4也具有激动GLP-1受体和抑制GLP-1降解的作用。人工合成的GLP-1类似物和Exendin-4因能激动GLP-1受体发挥作用，被统称为GLP-1受体激动剂。

近年大量研究证实，GLP-1受体激动剂干预糖尿病多种代谢紊乱，降糖同时可减重、改善血脂紊乱、调节肝脏葡萄糖代谢、抑制胰高血糖素分泌，同时有助于保护胰岛β细胞功能、延缓糖尿病慢性并发症进展，且不易发生低血糖，这类药物已成为2型糖尿病治疗的主要选择之一，尤其适用于肥胖、合并胰岛素抵抗或作用不足的2型糖尿病患者。

二、GLP-1受体激动剂分类

根据药代动力学特征的差异，GLP-1受体激动剂分为短效（半衰期2~5h）、长效（半衰期>12h）两类。短效GLP-1受体激动剂包括艾塞那肽、贝那鲁肽和利司那肽，半衰期较短，血药浓度呈一过性升高，间歇性地激活GLP-1受体，发挥靶器官或组织的代谢调节作用。除利司那肽外，短效GLP-1受体激动剂需要每日2~3次，餐前注射，促胰岛素分泌的作用较弱，但减慢胃排空作用较强，因此主要降低餐后血糖。长效GLP-1受体激动剂半衰期相对较长，注射后血药浓度缓慢升高，对GLP-1受体的激活作用为持续性，促进胰岛素分泌作用较强，而延缓胃排空作用较弱，因此降低空腹血糖的作用更佳。长效GLP-1受体激动剂包括每日注射1次的利拉鲁肽以及每周注射1次的艾塞那肽周制剂、司美格鲁肽和洛塞那肽，周制剂建议两次给药间隔时间超过3天。常用GLP-1受体激动剂临床用法见表2-3-4-1。

表2-3-4-1 常用GLP-1受体激动剂临床剂型及用法

	艾塞那肽	贝那鲁肽	利司那肽	利拉鲁肽	度拉糖肽
分类	短效GLP-1RA			长效GLP-1RA	
半衰期	2.4h	11min	3h	13h	108~112h
用量	起始5μg，常规10μg	起始0.1mg，常规0.2mg	起始10μg，常规20μg	起始0.6mg，常规1.2~1.8mg	0.75~1.5mg
用法	2次/天，早餐和晚餐前60min内皮下注射	3次/日，餐前5min皮下注射	每日任何一餐前60min内皮下注射	1次/日，任意时间皮下注射	
注射部位	可选择大腿、腹部或上臂				

	艾塞那肽周制剂	司美格鲁肽	洛塞那肽
分类	周制剂GLP-1RA		
半衰期	2.4h分次释放	160h	104~121h
用量	2mg	起始剂量0.25mg，常规0.5mg	起始0.1mg，常规0.2mg
用法		每周1次，任意时间皮下注射	
注射部位		可选择大腿、腹部或上臂	

三、GLP-1受体激动剂使用注意事项

（一）禁忌证

GLP-1受体激动剂禁用于以下几种情况：

1.对该产品活性成分或任何其他辅料过敏者；

2.有甲状腺髓样癌病史或家族史；

3.多发性内分泌腺瘤病2型。

（二）不良反应

1.*胃肠道反应* GLP-1受体激动剂最常见的不良反应为胃肠道不适，包括恶心、呕吐、腹泻、腹痛、消化不良、食欲下降等。大多数胃肠道反应发生在GLP-1受体激动剂治疗的开始阶段，为轻至中度，症状严重程度和发生频率通常会随治疗时间延长而减轻，一般不需终止治疗。GLP-1受体激动剂胃肠道反应呈剂量依赖性，为减少胃肠道反应，可从小剂量起始，逐渐加量。在患者可耐受的情况下，尽量避免停药。合并胃轻瘫等明显消化道症状的患者，应谨慎使用GLP-1受体激动剂。

2.*低血糖* GLP-1受体激动剂单独使用不会导致低血糖，但与其他可导致低血糖的药物联合应用时，发生低血糖的风险可能增高。与导致低血糖药物联用时，应适当减少相关药物的剂量，有助于减少低血糖风险。在联合使用GLP-1受体激动剂与磺脲类药物或胰岛素时，应告知患者在高危作业如驾驶或操作机械时，应关注低血糖风险，并准备好相关预防措施。

3.*产生GLP-1抗体* 研究发现，艾塞那肽治疗后，患者可能会产生抗艾塞那肽抗体，利拉鲁肽治疗患者约8.6%产生抗体，然而，抗体形成并不一定导致疗效降低。在利司那肽的临床试验中观察到，24周主要治疗期结束后，32.2%患者抗体为阳性，76周治疗期结束时，44.7%患者抗体浓度高于定量下限，但抗体状态阴性或阳性的治疗者，治疗后HbA_{1c}较基线的变化均相似。临床上如观察到GLP-1受体激动剂疗效不佳，在调整降糖方案同时，可尝试换用GLP-1受体激动剂剂型。

四、GLP-1受体激动剂与心血管风险和糖尿病并发症

（一）GLP-1受体激动剂改善合并心血管疾病糖尿病患者预后

除胰腺和胰岛素作用靶器官外，GLP-1受体广泛存在于心脏中。GLP-1受体激动剂与心脏受体结合后，可以调节血压、抑制炎症发生、减轻缺血再灌注，从而保护心血管功能。此外，GLP-1受体激动剂还可以通过调节血脂、减轻体重等作用，间接性地改善糖尿病合并心脏疾病患者预后。大量循证医学研究证据表明，GLP-1受体激动剂在伴有心血管疾病或心血管高危风险的2型糖尿病患者，可以减少心血管疾病死亡和全因死亡风险。《中国2型糖尿病防治指南》推荐，合并动脉硬化性心血管疾病（Arteriosclerotic cardiovascular disease, ASCVD）或心血管高危风险（年龄55岁以上合并以下至少1项：颈动脉、下肢动脉或冠状动脉狭窄超过50%；左心室肥厚）的2型糖尿病患者，不论HbA_{1c}是否达标，只要没有禁忌证，都应在生活方式干预和二甲双胍治疗基础上，加用具有ASCVD获益的

GLP-1受体激动剂或SGLT2抑制剂。

（二）GLP-1受体激动剂改善糖尿病肾脏病

GLP-1受体激动剂可降低2型糖尿病患者尿白蛋白。GLP-1受体激动剂还可通过促使近端肾小管对尿钠的排泄，降低机体内水和盐的摄入，从而对肾脏产生保护作用。此外，GLP-1受体激动剂可通过降低2型糖尿病患者体重，使患者产生饱腹感及抑制胃肠系统的功能（如降低肠蠕动及胰腺外分泌腺的分泌等），间接保护肾脏。

临床研究发现，GLP-1受体激动剂可明显抑制患者尿中转化生产因子-β1和Ⅳ胶原蛋白的产生，且保护肾功能作用与GLP-1的血糖控制无关。这一发现提示GLP-1受体激动剂的肾脏的保护作用可能不依赖于通过改善血糖而起作用，而是直接对肾脏具有保护作用。研究发现，GLP-1受体激动剂能够影响肾脏的血流动力、增加肾脏致密斑内钠的分布，从而恢复由于血糖升高引起的管球反馈机制的紊乱，促使肾脏入球动脉血管的收缩，降低肾小球毛细血管渗透静水压，对肾脏起到保护作用。

《中国2型糖尿病防治指南》推荐，合并慢性肾脏病（CKD）的2型糖尿病患者，不论其HbA_{1c}是否达标，只要没有禁忌证，都应在生活方式干预和二甲双胍治疗基础上，加用具有CKD获益的GLP-1受体激动剂或SGLT2抑制剂。

（三）GLP-1受体激动剂改善糖尿病周围神经病变

GLP-1受体不仅分布在胰腺，也广泛表达于周围神经组织。研究发现，GLP-1受体激动剂提高周围神经的运动与感觉神经传导速度，可能有助于改善2型糖尿病患者感觉异常、麻木、运动障碍等周围神经病变症状。对于痛性周围神经病变，GLP-1受体激动剂可能通过刺激脊髓和小胶质细胞释放β内啡肽，作用于神经元阿片受体而产生镇痛作用。此外，GLP-1受体激动剂可显著提高反应性充血指数，提示GLP-1受体激动剂可改善血管内皮舒张功能，从而产生舒张血管作用，从而改善糖尿病周围神经缺血及其相关的代谢紊乱，有助于糖尿病周围神经病变早期防治。

（四）GLP-1受体激动剂改善糖尿病视网膜病变

GLP-1及其受体在人类视网膜中亦有丰富的表达，而且GLP-1受体的表达数量甚至高于在肠道中检测到的数量，这为GLP-1受体激动剂治疗糖尿病视网膜病变提出了可能性。除了通过直接加强血糖、改善糖尿病视网膜病变进展以外，GLP-1受体激动剂还通过辅助控制血压、血脂，改善2型糖尿病患者视网膜血管微循环。此外，研究发现，GLP-1受体激动剂可以抑制视网膜血管内皮生长因子、保护眼底视神经，为GLP-1受体激动剂改善糖尿病视网膜病变，提出新的作用机制。

（五）GLP-1受体激动剂改善非酒精性脂肪肝

肝脏糖脂代谢异常不仅参与2型糖尿病发病机制，而且导致非酒精性脂肪肝发生发展。GLP-1受体激动剂能缓解胰岛素抵抗、改善炎症反应等功能，从而减少肝脏脂肪堆积和细胞损伤，减轻非酒精性脂肪进展。研究表明，GLP-1受体激动剂能够显著减轻2型糖尿病患者的肝脏脂肪含量和炎症反应，甚至减缓肝纤维化进程，从而减轻和预防非酒精性脂肪肝进展。

GLP-1受体激动剂通过葡萄糖依赖性的降糖模式，在有效控制血糖的同时还有较好的安全性，在控制血糖的同时，低血糖风险低，同时减轻体重、调节血脂、改善胰岛素抵抗、干预2型糖尿病多种代谢紊乱和氧化炎症损伤，可能有助于延缓和预防2型糖尿病多种并发症进展。GLP-1受体激动剂的心血管和肾脏保护作用，已经得到了《中国2型糖尿病防治指南》的认可和推荐，GLP-1受体激动剂的其他降糖外的靶器官保护作用，也已被大量临床研究证实，该类药物已成为目前临床常用的糖尿病治疗药物。随着基层糖尿病基本治疗药物不断扩充纳入新型的治疗药物，基层医生也有必要与时俱进，随时了解新型的糖尿病治疗药物，保持与国内外最新前沿治疗方案接轨，共同推动基层糖尿病及其并发症防治。

（陈琳）

参考文献

[1] 王晓晨,敖娜,都健.GLP-1及其类似物心血管保护作用的机制[J].国际心血管病杂志,2014,41(01):27-29.

[2] 纪立农,邹大进,洪天配,等.GLP-1受体激动剂临床应用专家指导意见[J].中国糖尿病杂志,2018,26(05):353-361.

[3] Defronzo RA. Banting Lecture. From the triumvirate to the ominousoctet: a new paradigm for the treatment of type 2 diabetes mellitus[J].Diabetes. 2009;58(4):773-795.

[4] Skov J. Effects of GLP-1 in the kidney[J]. Rev Endocr Metab Disord. 2014,15(3):197-207.

[5] Hern á ndez C, Bogdanov P, Corraliza L, et al. Topical Administration of GLP-1 Receptor Agonists Prevents Retinal Neurodegeneration in ExperimentalDiabetes[J].Diabetes.2016;65(1):172-187.

[6] Petit JM, Cercueil JP, Loffroy R, et al. Effect of Liraglutide Therapy on Liver Fat Content in PatientsWith Inadequately Controlled Type 2 Diabetes:TheLira-NAFLDStudy[J].J Clin Endocrinol Metab,2017,102(2):407-415.

第四章　2型糖尿病慢性并发症及心血管疾病的管理

长期高血糖及其合并的代谢机制紊乱，累及全身多系统血管、神经、脏器，导致靶器官损伤和多种慢性并发症。糖尿病慢性并发症包括糖尿病肾脏病、糖尿病眼病、神经病变、下肢动脉病变、心肌病变、性功能障碍等。糖尿病是心血管疾病的独立危险因素，糖尿病患者常伴有高血压、血脂紊乱等心血管疾病危险因素，导致动脉粥样硬化性心血管疾病和心力衰竭，是糖尿病患者的主要死亡原因。本章主要论述2型糖尿病常见的慢性并发症及心血管疾病的健康管理。

第一节　常见慢性并发症及心血管疾病概述

本节主要介绍糖尿病常见的慢性并发症和糖尿病心血管疾病的临床表现和临床诊疗要点。

一、糖尿病肾病

（一）概述

糖尿病肾病是由于长期患糖尿病而导致的肾脏结构和功能障碍，可累及肾小球、肾小管和肾间质。糖尿病肾病是糖尿病患者最重要的合并症之一，我国的发病率亦呈上升趋势，大约三分之一的糖尿病患者患有糖尿病肾病，已成为终末期肾脏病的第二位原因，仅次于各种肾小球肾炎。由于其存在复杂的代谢紊乱，一旦发展到终末期肾脏病，往往比其他肾脏疾病的治疗更加棘手，因此及时防治对于延缓糖尿病肾病的意义重大。糖尿病肾病致病危险因素包括吸烟、过量饮酒、不控制饮食、年龄增长、长病程、高血糖、高血压、腹型肥胖、高脂血症、高尿酸、环境污染等。糖尿病肾病诊断依据为尿白蛋白升高和估算的肾小球滤过率（eGFR）降低，尽早进行严格的血糖、血压、血脂、体重控制，选择有肾脏获益的药物，定期随访和多学科联合治疗可预防糖尿病肾病发生和发展，提高生活质量，延长患者生命。

（二）临床表现

糖尿病肾病早期可无明显症状，主要的临床改变为微量蛋白尿，可为间断性或运动后微量蛋白尿。早期一般没有水肿、纳差，出现低蛋白血症前，可有轻度水肿。随着病情发展，出现持续大量蛋白尿、低蛋白血症，严重水肿，提示病情加重甚至已至终末期。2型糖尿病患者很多伴有高血压，临床发现蛋白尿时较多合并高血压，可出现头晕、头痛、头胀、手足麻木症状。糖尿病肾病病情发展具有异质性。部分患者病情较轻，仅表现微量蛋白尿，大多数患者肾功能正常，部分患者早期出现少量蛋白尿，但是病情发展迅猛，可以快速出现大量蛋白尿，肾功能明显减退，最终出现肾功能衰竭，甚至终末期肾病。肾功能减退的患者，可出现程度不同的贫血，表现为头晕、心悸、胸闷、活动后气促。累及心血管系统可以出现胸闷、胸痛、心悸、活动后气促、下肢水肿症状，甚至心功能不全、心肌梗死。累及神经系统可出现手足麻木、皮肤瘙痒、刺痛、感觉异常等周围神经病变症状。累及心脏、消化、泌尿系统自主神经时可出现心悸、体位性低血压、多汗、无汗、腹泻与便秘，尿频、尿急、小便淋漓不尽症状。糖尿病肾病往往同时合并有视网膜病变。当糖尿病肾病进展时，视网膜病变常加速恶化。

（三）要点提示

1.病程　2型糖尿病T2DM患者在患病5～10年后若血糖控制不佳出现肾脏病变。如短期内出现大量蛋白尿、血尿或肾功能及肾小球滤过率显著下降，需要考虑其他原因导致的肾脏病变。

2.典型的临床症状　包括：病程较长的糖尿病、合并视网膜病变、出现蛋白尿而无血尿、eGFR逐渐下降。如果eGFR下降而无明显蛋白尿时，需要考虑其他原因导致的肾功能损害。

3.同时合并其他糖尿病微血管病变　糖尿病肾病发病基础为微血管病变，若临床出现糖尿病视网膜病变或周围神经病变，更支持糖尿病肾病诊断。

二、糖尿病眼病

（一）概述

2型糖尿病显著增加多种眼病疾病的发生率，如白内障、眼底出血、青光眼、玻璃体浑浊、黄斑变性、视网膜脱落、缺血性视神经病变等。糖尿病视网膜病变（Diabetic retinopathy, DR）特别是增殖期DR，是糖尿病患者特异性的眼部病变，可区别于其他疾病所导致的眼病。DR的发生风险与糖尿病病程长短、高糖状态、血压升高和血脂代谢紊乱相关，糖尿病合并妊娠也对DR有影响。亚临床甲状腺功能减退、缺乏及时规律的眼部检查、青春期、吸烟等均会增加DR的发生风险。遗传与DR高度相关。DR患者多发现微动脉瘤，这是与糖尿病合并其他眼底病变的主要鉴别点。DR常与糖尿病肾病同时发生。糖尿病患者合并微量白蛋白尿，若确诊DR，应考虑糖尿病肾病。

（二）临床表现

1.DR　包括非增殖性糖尿病视网膜病变（nonproliferative diabetic retinopathy, NPDR）和增殖性视网膜病变（proliferative diabetic retinopathy, PDR），在糖尿病眼病中最为多见，病情也最严重，易导致视力减退甚至失明。根据国内研究，2型糖尿病患者病程在10年约有一半出现视网膜病变，病程超过15年约80%出现病变。随着糖尿病患者年龄增长，疾病进展，发病率随之升高。早期可能无明显临床症状，眼底检查早期表现为微动脉，随着病情进展，可出现眼底出血、新生血管形成等表现。糖尿病黄斑水肿（diabetic macular edema，DME）可发生于NPDR或PDR患者，是导致视力下降的重要原因。DME表现为：视网膜毛细血管内皮层面的血-视网膜内屏障破坏导致血管渗漏、渗出液在视网膜层间积存，黄斑区局限或弥散的视网膜层增厚。

2.白内障　糖尿病性白内障包括真性糖尿病性白内障和糖尿病的老年性白内障。青少年糖尿病患者并发的白内障叫作真性糖尿病性白内障。该病发病率较低，临床表现通常是双眼同时发病，病情进展迅猛，白内障可在数日、甚至在2天之内完全成熟。老年人患糖尿病后，随着血糖升高，晶状体混浊的程度和速度随之加重，最终形成老年性白内障。

3.波动性屈光不正　糖尿病患者早期口渴、多饮、多尿、消瘦症状并不明显，因此许多患者患有糖尿病并不自知，当出现视物模糊、视力变化时，必须排除糖尿病眼病。糖尿病患者视力出现变化，同时监测血糖，若波动明显，这就是波动性血糖增高。当糖尿病急性发病或病情加重，血糖升高明显，房水渗透压减低，患者突然近视或原有的老花症状减轻。血糖降低时，又可恢复为正视眼，或又需要佩戴老花镜。因此，血糖波动性变化会造成视力的波动性变化。屈光改变一般都是暂时性的，无需佩戴眼镜，待血糖控制良好，常可恢复到原来的屈光水平。该病病情特点为发病突然，恢复缓慢。

4.青光眼　开角型青光眼在2型糖尿病患者中多见，也称慢性单纯性青光眼。多于中年以上发病，青年人亦可发生，常为双侧性，起病慢，眼压逐渐升高，房角始终保持开放，早期无明显症状，晚期视力视野有显著损害，诊断容易延误，因此早期筛查极为重要。发病早期有轻微头痛、眼痛、视物模糊及虹视等，经休息后自行缓解，较多误认为是视力疲劳导致病情延误。中心视力可长时间维持不变，疾病早期可出现视野缺损，随病程延长，在长期高眼压的压迫作用下，视神经逐渐萎缩。视野随之缩小、消失，最终失明。疾病晚期，瞳孔轻度扩大，虹膜萎缩。

5.眼球运动神经麻痹　糖尿病患者长期血糖升高会导致动脉粥样硬化，导致负责眼睑神经血供的小血管缺血，部分糖尿病患者血糖控制不佳影响颅神经出现如外展神经或动眼神经病变，出现复视、眼睑下垂、眼球运动障碍。当糖尿病患者突然出现眼睑下垂，睁眼困难，要高度怀疑糖尿病动眼神经病变，及时就诊，以免延误诊治。

6.缺血性视突病变　又称血管性假性视乳头炎，多见于老年患者，单眼或双眼先后发病。临床表现为视力和视野突然变化。视物模糊，视力下降至失明，视野初始为鼻下方扇形缺损，继而进展成偏盲或向心性缩窄，有时可与生理盲点相连。发病原因为营养视神经前段的小血管发生循环障碍，睫状后短动脉回归支闭塞，或视神经软脑膜血管受累，使视乳头供血不足，发生急性缺血、缺氧而水肿，眼压过低或过高，可使视乳头小血管的灌注压与眼压失去平衡，也可引起视乳头水肿。

7.虹膜睫状炎　2型糖尿病患者特别是青少年糖尿病患者出现眼痛、眼红、畏光流泪、视物模糊临床症状，要及时就诊排除急性虹膜睫状炎诊断。

（三）要点提示

糖尿病眼病要注意以下事项：

1.临床症状多样　糖尿病眼部病变除了视网膜病变以外，还包括白内障、波动性屈光不正、青光眼、眼球运动神经麻痹、缺血性视突病变、虹膜睫状炎等多种疾病，临床诊疗时思路要开阔。

2.及早诊疗　糖尿病眼病如及早诊疗可以避免视力减退和失明，因此临床需要把握好2型糖尿病发病后3～5年窗口期，定期评估，控制好血糖，预防眼部并发症。

三、糖尿病神经病变

（一）概述

糖尿病神经病变是糖尿病最常见的慢性并发症。2型糖尿病患者神经病变发病风险与病程长短、血糖控制情况、肥胖、胰岛素抵抗和慢性炎症等密切相关，病程较长尤其超过10年以上的患者易出现明显的神经病变症状、体征。糖尿病神经病变以远端对称性多发性神经病变（Distal symmetry of polyneuropathy, DSPN）最具代表性。

（二）糖尿病神经病变的分型及临床表现

1.弥漫性神经病变

（1）DSPN：典型临床表现为两侧肢体远端对称性针刺样疼痛、麻木、瘙痒、蚁爬感、感觉异常等，严重者可出现下肢疼痛甚至全身疼痛。

（2）自主神经病变：可影响心血管、胃肠道、代谢、生殖泌尿、汗腺、瞳孔等器官系统，临床表现静息时行动过速、运动不耐受、直立性低血压、胃轻瘫、腹泻、便秘，体温调节、泌汗异常及无症状低血糖、瞳孔运动功能障碍等症状。

2.单发神经病变　可影响单颅神经或周围神经。累及动眼神经最为常见，表现为上睑下垂，累计面神经则出现面瘫，累及外展神经表现为眼球固定，累及三叉神经可出现面部疼痛、听神经出现听力损害等。单发周围神经损伤可累及尺神经、正中神经、股神经和腓总神经等。同时累及多个单神经的神经病变为多灶性单神经病变，需与多发性神经病变相鉴别。

3.神经根神经丛病变　以腰段多发神经根神经丛病变多见，临床表现为单侧、以肢体近端为主的剧烈疼痛，伴有单侧、近端肌无力、肌萎缩。

4.糖尿病自主神经病变

（1）心血管自主神经病变：临床表现为静息性心动过速、运动不耐受、直立性低血压、晕厥、无痛性心肌梗死、猝死等。基层医院可以采用心率变异检测仪及24h动态血压监测、变化体位血压测定等检查手段来明确诊断。

（2）消化系统自主神经病变：临床表现为食管运动功能障碍如吞咽困难、呃逆、糖尿病性胃轻瘫、便秘及腹泻、大便失禁等症状。糖尿病性胃轻瘫需与幽门梗阻及其他消化系统疾病进行鉴别。胃电图、核素扫描等有助于诊断 。C^{13}呼气试验具有一定诊断价值。

（3）泌尿生殖系统自主神经病变：膀胱功能障碍临床表现为排尿困难、尿失禁、尿潴留、尿路感染等。膀胱超声检查可判定膀胱容量、残余尿量等，如残余尿量异常增多，可诊断糖尿病神经源性膀胱。生殖系统自主神经病变与男性性功能障碍和女性性欲减退、性交疼痛相关。

（4）其他自主神经病变：表现为泌汗减少或无汗，可导致手足干燥开裂，出现继发皮肤感染。无症状性低血糖，病因为支配内分泌腺体的自主神经发生病变，导致发生低血糖时应激激素如儿茶酚胺、生长激素等分泌减少或迟缓，患者对低血糖无反应，低血糖不易恢复，或加重低血糖发作的频次和不利影响。

（三）要点提示

2型糖尿病神经病变需要注意以下事项：

1. 临床表现隐匿　糖尿病弥漫性神经病变早期症状轻微，目前患者对糖尿病并发症了解不够，非常容易忽视。因此基层医师需要有足够的警惕，及时进行评估和诊断，预防神经并发症。

2. 体格检查的重要性　全科医生在临床工作中需要认识体格检查的重要性，因工具较易取得，且不依赖于仪器设备，可以提高检出率。临床工作中详细询问病史、症状，结合体格检查如压力觉、震动觉、温度觉、针刺痛觉、踝反射5项检查，可早期确诊糖尿病周围神经病变。温度觉、针刺痛觉可早期发现小纤维神经病变，压力觉、震动觉、踝反射可早期发现大纤维神经病变。

3. 窗口期及时评估　糖尿病神经病变晚期症状加重，治疗困难，患者往往难以忍受，例如肢体疼痛、糖尿病足。神经源性膀胱、泌汗异常到晚期处理也非常困难。因此临床需要把握好2型糖尿病发病后3～5年窗口期，定期评估，控制好血糖，可预防神经病变。

四、糖尿病心肌病

（一）概述

2型糖尿病性心肌病是指临床排除高血压性心脏病、冠状动脉粥样硬化性心脏病及其他心脏疾病，导致心肌广泛灶性坏死。发病基础为血糖、血脂代谢紊乱及心脏微血管病变，早期临床表现轻度心功能异常如胸闷、心肌、活动后气促，往往不为患者或医生所重视，晚期出现心力衰竭、心律失常及心源性休克，严重者甚至出现心源性猝死，治疗较为困难。

（二）临床表现

1. 充血性心力衰竭　为糖尿病心肌病的主要临床表现。

2. 心律失常和心绞痛　长期血糖代谢紊乱可导致心肌灶性坏死、纤维瘢痕形成，引起心肌电生理特性不均一性而导致心律失常。表现为室性早搏及室速、心房颤动、病窦综合征、房室传导阻滞等，主要呈各种室性心律失常。

3. 心绞痛　糖尿病心肌病患者由于弥漫性心肌壁内小血管病变，发生小冠状动脉阻塞，常导致心绞痛发生。

（三）要点提示

2型糖尿病心肌病需要注意以下事项：

1. 全科医师需提高警惕　目前因对糖尿病心肌病的研究不够深入，同时对糖尿病并发症的症状和危害的宣传较少，无论患者还是基层医师对此病了解都较少。糖尿病患者出现亚临床的心功能异常，心力衰竭、心律失常及心源性休克都要考虑本病可能。

2.排他性诊断　糖尿病心肌病需要排除高血压心脏病、冠心病及风湿性心脏瓣膜病等其他心脏病方可诊断。

五、2型糖尿病下肢动脉病变

（一）概述

下肢动脉病变（Lower limb artery disease, LEAD）是外周动脉疾病之一，主要表现为下肢动脉的狭窄或闭塞。糖尿病患者更常累及股深动脉及胫前动脉等中小动脉。发病基础主要是动脉粥样硬化、动脉炎、栓塞。随年龄增长、病程延长，LEAD的患病率升高，糖尿病患者发生LEAD的危险性增加2倍。我国两次糖尿病足调查结果显示，糖尿病足合并LEAD者分别为62.9%和59.0%，表明糖尿病合并LEAD是糖尿病足溃疡发生的重要病因之一。与糖尿病神经病变导致的足溃疡相比，LEAD导致的足溃疡病情更重，预后更差，表现为复发率高，截肢率增加1倍。

糖尿病患者若长期血糖紊乱，可出现内皮功能的损害、氧化应激、炎症因子增加，启动血管动脉粥样硬化进程，从而导致LEAD、冠状动脉疾病和脑血管疾病等动脉血栓性疾病同时发生，故LEAD一旦诊断，往往提示CAD和脑血管疾病。LEAD可导致下肢缺血性溃疡和截肢，同时发生心血管事件的风险明显增加，死亡率更高。LEAD患者的主要死亡原因是心血管事件。踝肱指数越低，预后越差，下肢多支血管受累者较单支血管受累者预后更差。

我国目前对于LEAD宣传不够广泛、医患重视程度不够、治疗往往延误、多学科联合治疗协调不足、专业性需要进一步加强，因此还需全社会去共同努力，提高LEAD诊治水平。

（二）临床表现

早期无明显症状，随着病变进展，患者可有下肢间歇跛行症状，进一步进展为静息痛，趾端出现坏疽。下肢皮肤可表现为营养不良、肌肉萎缩，皮肤干燥弹性差，皮温下降，色素沉着，肢端动脉搏动减弱或消失。

（三）要点提示

1.加强重视　患者、基层医护对此仍然不够重视，目前大多数医院无专职糖尿病医护人员，LEAD致死、致残率仍然较高，需要加强投入和重视。

2.早期介入　LEAD对机体的危害除了导致下肢缺血性溃疡和截肢外，更重要的是如果患者发生急性冠脉综合征、急性脑梗死、脑出血，轻则生活质量下降、后遗症出现残疾，严重时导致死亡，出现难以挽回的后果。因为危害性大，晚期疗效较差，预防比治疗更重要。一旦确诊，早期正规治疗疗效更佳。

六、2型糖尿病足病

（一）概述

糖尿病足病（Diabetic foot disease, DFU）是糖尿病严重和治疗费用高的慢性并发症之一，严重者可以导致截肢和死亡。DFU患者的年死亡率为14.4%，而截肢（包括大截肢和小截肢）后的5年死亡率高达40%。因此，预防和治疗糖尿病足极为重要，可明显降低截肢率及死亡率。

（二）临床表现

目前最常用的分级方法主要是Wagner分级（表2-4-1-1）和Texas分级（表2-4-1-2）。Wagner分级方法应用最为广泛。Texas分级可以更全面评估创面感染和缺血情况，在评价创面的严重性和预测肢体预后方面更有优势。

表2-4-1-1　不同Wagner分级糖尿病足的临床表现

Wagner 分级	临床表现
0级	无溃疡，但有危险因素
1级	足部表浅溃疡，无感染征象，突出表现为神经性溃疡
2级	较深溃疡，常合并软组织感染，无骨髓炎或深部脓肿
3级	深部溃疡，有脓肿或骨髓炎
4级	局限性坏疽（趾、足跟或前足背），其特征为缺血性坏疽，通常合并神经病变
5级	全足坏疽

表2-4-1-2　不同Texas分级糖尿病足的临床特征

Texas分级及分期	临床特征
分级	
0级	足部溃疡史
1级	表浅溃疡
2级	溃疡累及肌腱
3级	溃疡累及骨和关节
分期	
A期	无感染和缺血
B期	合并感染
C期	合并缺血
D期	感染和缺血并存

（三）要点提示

1.预防重于治疗　定期检查和识别糖尿病足病危险因素，如血糖、血脂紊乱，高血压、肥胖，心脑血管疾病史，识别出这些危险因素，并加以良好控制；必要的糖尿病足健康教育；穿着合适的鞋袜；对引起溃疡的因素及时纠正。

2.定期检查　每年对糖尿病患者进行全面的足部检查，详细询问是否有并发症史，评估是否存在周围神经病变的症状（如疼痛、烧灼、麻木感）和下肢血管疾病（行走困难、跛行）以尽早发现溃疡和截肢的危险因素。

3.全面评估　检查应包括皮肤视诊、评估足部畸形、神经评估（10g尼龙丝试验和针刺或振动觉试验或踝反射）、血管评估（下肢和足部血管搏动）。

4. 多学科协作诊治　基层医务人员需要了解糖尿病足病转诊或会诊指征。当发现以下病情，如下肢皮肤颜色的急剧变化、局部疼痛加剧并有红肿等炎症表现、新发溃疡、原有的浅表溃疡恶化并累及软组织和（或）骨组织、播散性的蜂窝组织炎、全身感染征象、骨髓炎等，应及时转诊至上级医院就诊。内外科、骨科联合诊治可提高疾病诊治成功率，改善预后。

七、2型糖尿病合并男性性功能障碍

（一）概述

与同龄一般人群相比，性功能障碍在糖尿病人群中发病更早、发病率明显增加。男性糖尿病患者长期血管神经损伤，同时合并性腺轴、肌肉、情绪等因素的影响，易导致性功能障碍。糖尿病患者常见的性功能障碍包括：性欲减退、勃起和射精功能障碍、高潮障碍。

（二）临床表现

1. 性欲减退　男性糖尿病患者常存在雄激素水平下降、雄激素受体数目和敏感性降低、下丘脑和垂体分泌的促性腺激素释放激素、黄体生成素和卵泡生成素等激素减少，诱发性欲减退。

2. 勃起功能障碍　长期高血糖导致的血管、神经、海绵体平滑肌损伤等，导致阴茎血流和功能受损、甚至畸形，引起勃起功能障碍。

3. 射精功能障碍　糖尿病泌尿生殖系统自主神经病变、膀胱尿道括约肌和盆底肌受损，导致早泄、逆行射精、延迟射精或不射精等射精障碍。糖尿病患者促甲状腺激素及游离甲状腺素浓度降低，可能与射精功能障碍有关。

4. 性高潮缺乏　糖尿病患者自主神经损伤和五羟色胺等传递愉悦情绪的神经递质减少和受体敏感性降低，导致性高潮缺乏。

（三）要点提示

1. 发病率高　国外的一项荟萃分析显示，糖尿病合并勃起功能障碍患病率达到52.5%，其中1型糖尿病为37.5%，2型糖尿病为66.3%。国内的一项对糖尿病患者的多中心研究显示，勃起功能障碍发生率达75.1%。

2. 多重发病机制　糖尿病男性功能障碍临床归类于泌尿生殖系统自主神经病变，但发病机制与血流动力学障碍、血管内皮功能损伤、肌肉和细胞外基质结构和功能受损、性激素和其他内分泌激素不足以及心理因素均相关。临床诊治时需要多方考虑、改善多重代谢因素。

3. 多学科协作　2型糖尿病患者常合并肥胖、高血压、睡眠呼吸障碍等多系统疾病，均与男性性功能障碍相关，同时糖尿病前期患者亦可出现性功能障碍。基层诊治糖尿病患者时，需综合评估，适当关注合并多重代谢因素男性糖尿病患者的生活质量，出现异常时，需及早多学科综合诊治，干预血糖、肥胖、血压以及血管神经病变等多重代谢紊乱危险因素。

八、糖尿病心血管疾病

（一）概述

糖尿病患者的心血管疾病主要包括动脉粥样硬化性心血管疾病（ASCVD）和心力衰竭，其中ASCVD包括冠心病、脑血管疾病和周围血管疾病，目前2型糖尿病患者的主要死亡原因为心血管疾病。糖尿病是心血管疾病的独立危险因素，糖尿病患者常合并高血压、血脂紊乱等心血管疾病的重要危险因素，导致心血管疾病的风险明显增加。临床研究提示，严格控制血糖对减少2型糖尿病患者的心血管疾病发生及其死亡风险有一定作用，但不能明显改善预后，尤其是病程较长、高龄和已经发生过心血管疾病或伴有多个心血管风险因素的患者。然而，对血糖、血压、血脂、体重、低血糖风险等多重危险因素的综合干预可显著降低糖尿病患者心血管疾病的发生和死亡风险。研究显示，SGLT2抑制剂显著改善2型糖尿病患者的心力衰竭住院风险，尤其是合并ASCVD的患者（具体内容详见本篇第三章第二节）。

（二）临床表现

1.冠心病　糖尿病患者长期血糖控制不佳可导致弥漫性冠状动脉狭窄，随着病情进展，继而出现为心绞痛、急性冠脉综合征、心肌梗死、心源性休克、猝死等严重疾病。需要警惕的是，由于糖尿病患者长期血糖控制不佳亦可累及心脏自主神经导致病变，所以对早期一些轻微症状无法感知，仅仅表现为疲乏、劳力性呼吸困难、胃肠道症状等症状而未及时就诊。

（1）临床症状：①心悸：静息时心悸，亦可因心律失常引起。②头晕：直立后头晕，由直立性低血压引起，为交感神经功能受损表现。③心绞痛：可表现为典型或不典型的心绞痛。出现充血性心力衰竭症状则表现为气急、口唇发绀、水肿。约10%～20%的糖尿病下肢动脉病变患者出现间歇性跛行。

（2）体征：体格检查时可发现心脏扩大、心律失常、心音减弱。心力衰竭时肺底可闻及湿性啰音，下肢凹陷性水肿。

2.脑血管疾病

（1）脑动脉硬化：一般发生在病程较长的糖尿病患者，主要表现为头晕、头痛、记忆力下降、反应迟钝、失眠、焦虑、烦躁症状。体检多无神经系统阳性体征。

（2）无症状脑卒中：包括无症状脑梗死，无症状脑出血。往往无临床症状或症状轻微，体检或就诊过程中无意中被发现。

（3）急性脑血管病：主要表现为急性脑梗死，以中小动脉梗死和多发性病灶多见，临床症状仅表现为口齿含糊、肌力轻微下降、记忆力减退、反应迟钝，但因患者血管条件较差，病情可反复发作，若不及时干预，逐渐加重，预后不佳。

（三）要点提示

1.早期临床表现隐匿　糖尿病心脑血管疾病早期症状轻微，非常容易忽视。因此基层医师需要有足够的警惕意识，及时进行评估和诊断。

2.发病率高　糖尿病是心血管疾病的独立危险因素，糖尿病患者常伴有高血压、血脂紊乱等心血管疾病的重要危险因素，心脑血管疾病发病率高。

3.病程相关　目前较多患者对糖尿病及心脑血管并发症不够了解和重视，对血糖及心脑血管相关危险因素控制不佳，随着病程延长，心脑血管疾病增多，对病程较长患者，出现心悸、头晕、气急、记忆力下降、口齿含糊、肢体偏瘫、意识障碍，必须排除心脑血管疾病。

4.全面评估　临床对于病程较长的糖尿病患者或有心脑血管疾病危险因素的必须进行全面评估，定期进行血生化检查、血管彩超、心脏彩超，动态心电图，冠脉CTA，头颅核磁共振、头颅血管核磁共振。必要时可以行心脏血管、脑血管造影以早期发现心脑血管疾病。

（李华）

参考文献

[1] Marre M, Chatellier G, Leblanc H, et al. Prevention of diabetic nephropathy withenalapril in normotensive diabetics with microalbuminuria[J]. BMJ, 1988,297(6656):1092-1095.

[2] 中华医学会糖尿病学分会视网膜病变学组.糖尿病视网膜病变防治专家共识[J].中华糖尿病杂志,2018, 10(4): 241-247.

[3] 中华医学会糖尿病学分会微血管并发症学组.中国糖尿病肾脏病防治指南(2021年版）[J].中华糖尿病杂志, 2021, 13(8): 762-784.

[4] Kouidrat Y, Pizzol D, Cosco T, et al. High prevalence of erectile dysfunction in diabetes: A systematic review and meta-analysis of 145 studies[J]. Diabet Med, 2017, 34(9): 1185-1192.

[5] Yang G, Pan C, Lu J. Prevalence of erectile dysfunction among Chinese men with type 2 diabetes mellitus[J]. Int J Impot Res, 2010, 22(5):310-317.

第二节　常见慢性并发症和心血管疾病的筛查与评估

2型糖尿病慢性并发症的筛查与评估非常重要。本节主要介绍糖尿病慢性并发症筛查、诊断、临床评估方法。

一、糖尿病肾病

1型糖尿病患者一般确诊5年后才会发生糖尿病肾病，2型糖尿病患者在诊断时即可伴有糖尿病肾病。2型糖尿病患者早期往往症状轻微，很多患者没有明显口渴、多饮、多尿、消瘦症状，确诊时已发病数年。因此，2型糖尿病患者确诊时即应筛查肾脏病变，随后每年应至少筛查1次，筛查内容包括尿常规、尿白蛋白/肌酐比值（urinary albumin to creatinine ratio, UACR）和血肌酐（计算eGFR）。及早定期筛查有助于发现糖尿病肾脏病变，同时与其他疾病引起肾脏病变进行鉴别，为早期防治糖尿病肾病提供帮助。2型糖尿病患者发病年龄越小（即40岁之前诊断），患糖尿病肾病的风险明显升高 。

（一）筛查内容

1. *尿白蛋白*　最有价值、最简便的检测方法为随机尿测定UACR，24h尿白蛋白定量对诊断有帮助，但流程比较复杂，基层医院往往应用较少。检测随机尿标本的白蛋白水平同时需要测量尿肌酐，可以避免水化引起的尿液浓度变化，减少出现假阴性和假阳性结果。24h尿白蛋白排泄率（urinary albumin excretion rate, UAER）反映24h尿白蛋白排泄总量及速率，诊断价值与UACR相当，可以在UACR变异较大时使用。筛查UACR同时建议测定尿常规以排除其他原因的肾损害。

2. eGFR　采用酶法检测18岁以上成人血肌酐水平，使用慢性肾脏病流行病学合作研究（CKD-EPI）或肾脏病膳食改良试验（MDRD）公式计算eGFR。对于妊娠、急性肾功能衰竭、截肢、截瘫、严重肥胖或营养不良、严格素食者不适用公式计算eGFR，应采用其他方法综合评估肾损害情况。

3. *肾小管损害标志物*　包括血胱抑素C、尿β2微球蛋白、尿α1微球蛋白、尿视黄醇结合蛋白、尿中性粒细胞明胶酶相关脂质运载蛋白等。

4. *其他*　彩色多普勒超声观察肾脏结构、功能、血管和血流动力学变化等。

（二）筛查方式

随机尿UACR≥30mg/g为尿白蛋白排泄增加。在3～6个月内重复检查UACR，3次中有2次尿白蛋白排泄增加，排除感染等因素即可诊断白蛋白尿。临床上常将UACR 30~300mg/g称为微量白蛋白尿，UACR＞300mg/g称为大量白蛋白尿。UACR升高与eGFR下降、心血管事件、死亡风险增加密切相关。UACR测定存在较多影响因素，如感染、发热、显著高血糖、未控制的高血压、24h内运动、心力衰竭、月经等，评价结果时需排除以上因素。

使用慢性肾脏病流行病学合作研究（CKD-EPI）或肾脏病膳食改良试验（MDRD）公式计算eGFR。当患者eGFR＜$60ml\cdot min^{-1}\cdot(1.73\ m^2)^{-1}$时，可诊断为GFR下降。eGFR下降与心血管疾病、死亡风险增加密切相关。我国的研究显示，轻度的eGFR下降即可增加心血管疾病风险。

（三）筛查时机

1型糖尿病患者确诊糖尿病5年后、2型糖尿病患者在确诊时就需筛查尿微量白蛋白及血肌酐，可以尽早发现肾脏病变，早期糖尿病肾病治疗效果明显，为防治糖尿病肾病抢占有利时机。

（四）诊断

1. *临床诊断标准*　在明确糖尿病为肾脏损伤病因，并排除其他原因引起的慢性肾脏病（CKD）基础上，至少具备下列任一项者：

（1）3～6个月内3次检测UACR，其中至少2次UACR≥30mg/g或UAER≥30mg/g（≥20μg/min）。

（2）eGFR < 60ml·min^{-1}·(1.73 m^2)$^{-1}$，持续3个月以上。

（3）肾活检符合糖尿病肾病的病理表现。

（4）如果出现以下情况糖尿病肾病可能性小，需要转诊至肾脏科诊治，包括：①血尿、蛋白尿伴血尿、管型尿；② eGFR短时间内迅速下降；③眼底检查未发现糖尿病视网膜病变（尤其是1型糖尿病）；④短期内UACR明显增高或出现肾病综合征症状。糖尿病肾病的诊断金标准为肾穿刺活检后病理诊断，但不推荐常规进行，在肾损害病因难以明确时可以使用。

2. 临床分期　糖尿病肾病诊断明确后，可根据eGFR进一步评估CKD严重程度。肾脏病改善全球预后指南（KDIGO）建议联合CKD分期（G分期法）和白蛋白尿分期（A分期法）对糖尿病肾病进行分期评估（表2-4-2-1和表2-4-2-2）。

表2-4-2-1　肾功能G分期法

CKD分期	肾脏损害程度	eGFR[ml·min^{-1}·(1.73 m^2)$^{-1}$]
1期（G1）	肾脏损伤伴eGFR正常	≥90
2期（G2）	肾脏损伤伴eGFR轻度下降	60 ~ 89
3a期（G3a）	eGFR轻中度下降	45 ~ 59
3b期（G3b）	eGFR中重度下降	30 ~ 44
4期（G4）	eGFR重度下降	15 ~ 29
5期（G5）	肾衰竭	<15或透析

表2-4-2-2　肾功能A分期法

白蛋白尿分期	UACR（mg/g）
A1	< 30
A2	30~300
A3	> 300

3. CKD进展风险评估和复查频率　糖尿病肾病临床分期后，需综合G分期和A分期评估CKD进展风险，根据风险建议患者每年复查尿白蛋白和eGFR的频率（表2-4-2-3）。

表2-4-2-3　按eGFR和UACR分类的CKD进展风险及每年复查频率（风险等级/每年复查频次）

CKD分期	白蛋白尿分期		
	A1	A2	A3
1期（G1）	低（如有CKD）/1	中/1	高/2
2期（G2）	低（如有CKD）/1	中/1	高/2
3a期（G3a）	中/1	高/2	极高/3
3b期（G3b）	高/2	极高/3	极高/3
4期（G4）	极高/3	极高/3	极高/4
5期（G5）	极高/4	极高/4	极高/4

二、糖尿病视网膜病变

（一）筛查内容

定期眼底检查为糖尿病视网膜病变（包括糖尿病黄斑水肿）的主要筛查手段。2型糖尿病患者在诊断后应立即进行眼底检查和其他方面的眼科检查。1型糖尿病患者在确诊5年内要做全面的眼科检查。

（二）筛查方式

临床应用免散瞳眼底照相机，拍摄2张以上以黄斑及视乳头为中心的角度为45°的眼底后极部彩色照片进行分级诊断。对于筛查中发现的中度及中度以上的非增殖期糖尿病视网膜病变及增殖期糖尿病视网膜病变患者应转诊眼科进一步诊治。

人工智能（Artificial intelligence, AI）近年迅速发展，目前已成为糖尿病视网膜病变的筛查和分级诊断的重要辅助工具。采用AI的自动眼底筛查技术，诊断糖尿病视网膜病变的准确度为90%～98%，具有极高的特异性和灵敏性。

（三）筛查时机

2型糖尿病患者确诊后即应进行全面眼科检查以筛查眼病。1型糖尿病患者在诊断后的5年内应进行全面眼科检查。糖尿病视网膜病变和糖尿病肾病往往同时发生，因此2型糖尿病患者发生糖尿病肾病时须进行眼底检查排除糖尿病视网膜病变。无糖尿病视网膜病变者以后至少每1～2年复查1次，有糖尿病视网膜病变者则应增加检查频率。

（四）诊断和分级

结合糖尿病眼病的临床表现（详见本章第一节），进行全面的眼科检查，按照2002年国际眼病学会糖尿病视网膜病变分级、糖尿病黄斑水肿标准，可以进行诊断。

目前采用2002年国际眼病学会糖尿病视网膜病变、糖尿病黄斑水肿（DME）分级标准进行评估管理。（表2-4-2-4和表2-4-2-5）

表2-4-2-4 糖尿病视网膜病变的国际临床分级标准（2002年版）

病变类型	散瞳眼底检查所见
无明显视网膜病变	无异常
非增殖型糖尿病视网膜病变	
轻度	仅有微动脉瘤
中度	不仅存在微动脉瘤，还存在轻于重度非增殖型糖尿病视网膜病变的表现
重度	出现以下任何1个表现，但尚无增殖型糖尿病视网膜病变。包括： （1）4个象限中所有象限均有多于20处视网膜内出血； （2）在2个以上象限有静脉串珠样改变； （3）在1个以上象限有显著的视网膜内微血管异常
增殖型糖尿病视网膜病变	出现以下1种或多种体征，包括新生血管形成、玻璃体积血或视网膜前出血

三、糖尿病神经病变

（一）筛查内容

病史、症状，神经系统临床体征、结合神经传导速度，有助于诊断远端对称性多发性神经病变（DSPN）。心血管、消化道、泌尿生殖道等自主神经病变等筛查需结合各类相关神经功能检测手段。

表2-4-2-5 糖尿病黄斑水肿严重程度分级标准

病变严重程度	眼底检查所见
无明显糖尿病黄斑水肿	后极部无明显视网膜增厚或硬性渗出
有明显糖尿病黄斑水肿	后极部有明显视网膜增厚或硬性渗出
轻度	后极部存在部分视网膜增厚或硬性渗出，但远离黄斑中心
中度	视网膜增厚或硬性渗出接近黄斑，但未涉及
重度	黄斑中心视网膜增厚或硬性渗出涉及黄斑中心

（二）筛查方式

1.神经系统临床体征　常用压力觉、震动觉、温度觉、针刺痛觉、踝反射等5项检查。温度觉、针刺痛觉可反映小纤维神经病变，压力觉、震动觉、踝反射反映大纤维神经病变。

（1）压力觉：嘱受检者闭目，将10g尼龙单丝置于其双足拇趾背侧，加力使其弯曲，保持1～2秒，每侧重复4次，未感知压力为异常，记录未感知到压力的总次数，≥5次为异常。

（2）振动觉：嘱受检者闭目，将振动的128 Hz音叉柄置于双足大脚趾背面的骨隆突处，询问能否感觉到音叉的振动，并注意持续的时间，持续时间较正常缩短，为振动觉减退；未感觉到振动，为振动觉缺失。每侧做3次，受检者一侧有2次以上检查异常即判断为阳性。如患者在第1趾远端趾骨不能感觉到振动，应将测试位置向近端移动，如内外踝、胫骨结节。

（3）踝反射：受检者仰卧位或俯卧位，屈膝90°，或跪于椅面上。检查者左手使其足背屈，右手持叩诊锤叩击跟腱，足不能跖屈者，为踝反射消失；跖屈不明显，为减弱；轻触碰即有跖屈，则为亢进。双侧踝反射同时减弱或消失判断为阳性。

（4）温度觉：嘱受检者闭目，分别将温度觉检查仪两端（金属端温度感觉为凉、聚酯端温度感觉为热）置于足背部皮肤任意一点，注意避开胼胝、溃疡、瘢痕和坏死组织等部位，保持1～2秒，询问患者感觉，无法辨别温度差异为异常，一侧异常即为阳性。

（5）针刺痛觉：嘱受检者闭目，用大头针由远端向近端、均匀轻刺患者足背皮肤，询问患者感觉。是否存在痛觉消失（感觉不到疼痛）或痛觉过敏（感觉异常疼痛），任意一侧异常即为阳性。

2.神经肌电图检查　保持室内环境温暖、安静、舒适。测定双侧正中神经、尺神经、胫神经、腓总神经、腓肠神经、腓浅神经的神经传导速度(NCV)，是否存在传导速度减慢。

3.心血管自主神经病变检查方法

（1）静息时心率：心血管自主神经病变静息时心率大于90次/分。

（2）深呼吸时每分钟心率差：患者平卧位，分别计算深呼及深吸时每分钟心率的差

(呼吸差)，正常人50岁以下呼吸差大于15次/分，50～60岁大于10～15次/分，若小于10次 /分为异常。

（3）乏氏动作反应指数。嘱患者深吸气后掩鼻闭口用力作呼气动作，即乏氏动作15秒，然后放松自然呼气10秒，同时记录心电图，测定在乏氏动作后最大的R-R间期与乏氏动作时最小的R-R间期的比值，为乏氏动作反应指数。正常人应大于或等于1.21，若小于或等于1.10为异常。

（4）立卧位时每分钟心率差。记录平卧位Ⅱ导联心电图后，于5秒钟内迅速立起，并继续记录心电图。测定立位时与卧位时R-R间期，计算出立位与卧位时每分钟心率之差(立卧差)。正常大于15次/分，若小于15次/分为异常。

（5）直立性低血压试验：若站位的收缩压较卧位时下降大于30mmHg以上为直立性低血压。

4.消化系统自主神经功能检查　胃排空的闪烁图最敏感，目前临床应用最多。

5.泌尿系统自主神经功能检测　可行膀胱超声测定残余尿量，神经源性膀胱残余尿量增加，一般大于50ml。尿流动力学检测。用尿道流量计、膀胱测压、神经传导速度和国际前列腺症状计分来评价尿道-膀胱的自主神经功能可发现异常。

（三）筛查时机

2型糖尿病患者确诊时和1型糖尿病患者诊断5年后，应进行糖尿病神经病变筛查，筛查频率每年至少1次。

（四）诊断

1. 糖尿病远端对称性多发性神经病变（DSPN）

（1）糖尿病诊断明确。

（2）神经病变出现在糖尿病确诊后。

（3）典型临床表现为两侧肢体远端对称性针刺样疼痛、麻木、瘙痒、蚁爬感、感觉异常等，严重者可出现下肢疼痛甚至全身疼痛。

（4）需要与其他病因引起的神经病变进行鉴别诊断，如颈腰椎病变、脑梗死、格林-巴利综合征；严重动静脉血管性病变（静脉栓塞、淋巴管炎）等；维生素B12缺乏；感染（如人类免疫缺陷病毒等）；药物尤其是化疗药物引起的神经毒性作用以及肾功能不全引起的代谢毒物对神经的损伤。神经肌电图检查在鉴别诊断中具有非常重要的作用。

（5）DSPN诊断分层：DSPN临床症状隐匿，缺乏特异性的体征和肌电图表现，往往难以直接临床确诊，一般需要同时结合临床症状、神经系统体征和神经传导速度等，对患者进行分层诊断。（表2-4-2-6）

1）确诊DSPN：有DSPN的症状或体征，同时神经传导速度降低。

2）临床诊断DSPN：有DSPN的症状和1项阳性体征或有2项以上（含2项）阳性体征伴或不伴症状。

3）疑似DSPN：有DSPN的症状但无体征或无症状但有1项阳性体征。

4）亚临床DSPN：无症状和体征，仅神经传导速度降低。

表2-4-2-6 DSPN的诊断分层

诊断	症状	阳性体征（项）	神经传导速度
明确诊断	√	√	↓
临床诊断	√	1	–
	√/×	2及以上	–
疑似	√	×	–
	×	1	–
亚临床	×	×	↓

注：DSPN表示糖尿病远端对称性多发性神经病变；√表示有，×表示无，–表示未查；↓表示下降

2. 糖尿病自主神经病变

（1）心血管自主神经病变：临床表现为静息性心动过速、直立性低血压、晕厥、心律失常、无痛性心肌梗死、心脏骤停或猝死等。可以采用心血管反射试验、心率变异性及体位变化时血压测定、24 h动态血压监测等检查来明确诊断。

（2）消化系统自主神经病变：临床表现为吞咽困难、呃逆、胃轻瘫、便秘及腹泻等。糖尿病性胃轻瘫需与幽门梗阻及其他消化系统疾病进行鉴别。胃电图、胃排空核素检查可帮助诊断。

（3）泌尿生殖系统自主神经病变：膀胱功能障碍表现为排尿障碍、尿失禁、尿潴留、尿路感染等。超声检查可判定膀胱容量、残余尿量等，有助于诊断糖尿病神经源性膀胱。

（4）其他自主神经病变：表现为泌汗减少或无汗，可导致手足干燥开裂，出现继发皮肤感染。无症状性低血糖，患者对低血糖无反应，低血糖不易恢复，长期可对患者造成不利影响。

四、糖尿病心肌病筛查与评估

（一）筛查内容

超声心动图、心电图、X线胸片等，必要时心脏介入检查、心率变异性检测（HRV）、心功能检查、心肌活检。

（二）筛查方式

1. 超声心动图　表现为左室舒张功能障碍。2型糖尿病患者临床无活动后气促、水肿等明显心功能不全表现时，已发现左室舒张功能异常，比收缩功能异常出现早且明显。当糖尿病患者出现充血性心衰时，超声心动图可见心脏扩大、左室收缩运动障碍、左室收缩功能受损等扩张型心肌病的表现。

2. 心电图　常见窦性心动过速、ST-T改变及各种心律失常，左室高电压等。

3. 胸片　多数糖尿病性心肌病患者心脏大小正常，若出现心力衰竭或伴高血压的患者可见左心室增大。

4. 介入性心导管检查　糖尿病心肌病患者一般有左室舒张末压（LVEDP）升高，舒张末容积（LVEDV）正常或增加，LVEDP/LVEDV升高，提示左室僵硬度升高和左室舒张功

能下降。部分患者出现每搏排出量和射血分数降低、左室收缩运动弥漫性减弱。

5.心率变异性检测　大约一半患者24小时内心率变异性减弱或消失。糖尿病患者24小时血压波动消失，即夜间无血压低谷，病因为夜间交感神经兴奋升高，导致糖尿病患者夜间心血管病变多发，死亡率提高。

6.心脏自主神经功能检测　临床上可评估糖尿病患者自主神经病变的严重程度。

7.心功能检查　糖尿病心肌病患者心室肌大部或全部受累，心室收缩能力普遍下降，心室壁顺应性降低，心肌收缩不协调。

（三）筛查时机

2型糖尿病诊断时即应行以上心功能检查。

（四）诊断

糖尿病性心肌病目前尚无统一的诊断标准，以下情况可供参考：

1.糖尿病诊断明确。

2.出现活动后气促、下肢水肿、不能平卧、夜间阵发性呼吸困难等心功能不全症状。

3.心脏扩大伴心脏收缩功能受损，心脏无扩大者则有舒张功能障碍。

4.排除了高血压心脏病、冠心病及风湿性心脏瓣膜病等其他心脏病引起的心衰。

5.心肌活检可确诊。

6.如果同时发现合并有其他微血管病变，如视网膜、肾脏病变、神经病变可帮助诊断。

五、糖尿病下肢动脉病变筛查与评估

（一）筛查内容

1.高危因素筛查　下肢动脉病变(LEAD)高危因素包括糖尿病长病程、高血压、高脂血症、合并心脑血管病变、吸烟等。

2.症状和体征筛查　判定临床是否有缺血性静息痛、间歇性跛行。查体是否有下肢皮肤改变、颈动脉和股动脉是否有血管杂音、触诊足背动脉和胫后动脉是否有搏动减弱等。

3.下肢动脉缺血缺氧情况和形态功能检查　包括踝肱指数（Ankle humerus index, ABI）、下肢氧分压测定、血管超声和造影成像等。

（二）筛查方式

1.外周动脉体征检查　对踝部动脉搏动进行触诊及股动脉杂音听诊，具有极高准确性；如果患者无下肢缺血症状、无阳性体征、动脉搏动正常可排除LEAD，但如果有异常，应进行ABI及血管彩超检查。

2.ABI　ABI是指踝部动脉收缩压与肱动脉收缩压的比值，TBI是指足趾动脉收缩压与肱动脉收缩压的比值。ABI与TBI对评估下肢缺血有较大价值，可用于LEAD筛查。

3.经皮氧分压测定(Transcutaneous oxygen, $TcPO_2$)　$TcPO_2$为无创检测方法，可反映糖尿病足或CLI患者下肢氧代谢状况，是目前最常用的检测组织血液灌注水平可靠的方法。$TcPO_2$可用于评估大血管病变及微血管灌注障碍的严重程度，判断患者是否需要进行血管再通，并预测治疗效果及溃疡愈合的概率。$TcPO_2$一般检测部位为足背、膝下及膝上10cm处的腿前外侧，正常人足背$TcPO_2$ > 40mmHg；如 < 30mmHg提示周围血液供应不足，足部易发生溃疡，或已有的溃疡难以愈合；如$TcPO_2$ < 20mmHg，足溃疡几乎没有愈合的可能。

4.*血管超声* 血管超声检查操作简便、重复性好，易为患者接受。当彩超检查提示管腔狭窄、彩色血流明显充盈缺损或动脉已闭塞时，LEAD可以确诊。

5.影像学检查

（1）数字减影血管造影技术：糖尿病LEAD诊断金标准。

（2）计算机断层动脉造影：诊断LEAD常用的无创性检查，可以清晰地显示斑块的分布、形态及血管的狭窄程度，临床上应用广泛。

（3）核磁共振动脉造影：是LEAD常用的无创性诊断方法。

（三）筛查时机

大于50岁的2型糖尿病患者，应该常规进行LEAD的筛查。这类糖尿病患者筛查频率为每年1次以上。如存在糖尿病足病，必需对动脉病变进行全面检查及评估。筛查路径见图2-4-2-1 。

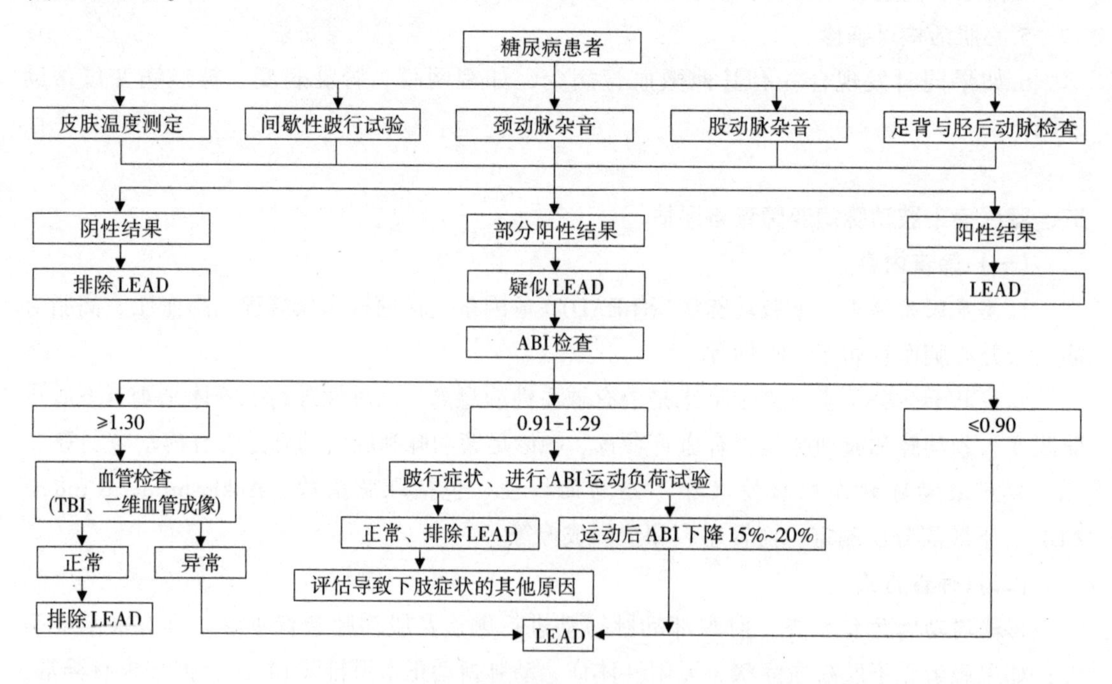

图2-4-2-1 糖尿病患者筛查LEAD的流程图

（四）诊断

糖尿病合并LEAD的诊断依据包括：

1.糖尿病诊断明确；

2.临床出现下肢动脉狭窄或闭塞的症状和体征；

3. 如ABI≤0.90，LEAD可以诊断；

4. 运动时出现下肢不适并且静息ABI≥0.90的患者，如踏车平板试验后ABI下降15%～20%，LEAD可诊断；

5. 下肢血管彩超、CTA、MRA和DSA检查发现下肢动脉有狭窄或闭塞病变；

6. 静息ABI < 0.40或踝动脉压 < 50mmHg或趾动脉压 < 30mmHg，应考虑严重肢体缺血（Critical limb ischemia, CLI）的诊断。

(五)评估

LEAD 确诊后，临床上常用的评估方法有以下两种。

1. 根据临床症状的Fontaine 分期评估　见表2-4-2-7。

表2-4-2-7　LEAD的Fontaine分期

分期	临床评估
Ⅰ期	无症状
Ⅱa期	轻度间歇性跛行
Ⅱb期	中至重度间歇性跛行
Ⅲ期	缺血性静息痛
Ⅳ期	缺血性溃疡或坏疽

2. 根据ABI数值评估　ABI正常参考值定义为1.00～1.30，0.91～0.99为临界状态，ABI > 1.30提示动脉钙化，ABI≤0.90可诊断LEAD。ABI > 0.70～0.90，为轻度动脉病变，> 0.40～0.70为中度动脉病变，ABI≤0.40为重度动脉病变（见表2-4-2-8）。

表2-4-2-8　根据ABI数值评估动脉病变严重程度

动脉病变的严重程度	ABI值
正常	1.00～1.30
临界状态	0.91～0.99
下肢动脉病变	≤0.90
轻度	0.70～0.90
中度	>0.40～0.70
重度	≤0.40

六、糖尿病足病筛查与评估

(一)筛查内容

1. 下肢血管病变症状和体征检查　详细了解既往大血管及微血管病变的病史；有无下肢疲劳和跛行；腘动脉、踝动脉、足背动脉搏动是否有减弱。

2. 周围神经病变症状和体征检查

3. 足部检查

(二）筛查方式

1. 下肢血管病变症状和体征检查　观察双足颜色和形态是否有异常，皮肤是否存在淤血、紫斑，脚的外形、脚趾和趾甲是否畸形、变硬变厚；是否存在皮肤破损、溃疡、胼胝

(硬茧)、鸡眼等。用手指触诊足背动脉搏动，如果清晰有力，说明血管状况良好；如果摸不到或搏动细弱，说明足背动脉供血不足，需要排除足背动脉上端有大动脉血管狭窄或闭塞。

2.周围神经病变症状和体征检查　检查压力觉等5项神经系统体征（详见本小节“三、糖尿病神经病变”），其中压力觉检查建议采取“高危足”评估方法：将10g尼龙单丝置于大拇趾足底面和第1、3、5跖骨头，加力使其弯曲，保持1～2s，如上述部位有溃疡、坏疽、茧或瘢痕，则在其周围皮肤进行测试。有任一位置压力感受障碍，考虑为“高危足”。

3.足部检查　有否畸形、胼胝、溃疡、肤色变化。

（三）诊断和分期

根据糖尿病患者足部出现感染、溃疡或组织的破坏，可以做出诊断。目前临床上根据Wagner分级和Texas分级（详见本章第一节）进行评估。一旦出现皮肤颜色青紫、发黑，明显疼痛、红肿、新发溃疡、原有的浅表溃疡恶化并累及软组织感染、蜂窝组织炎、发热、脓毒血症、骨髓炎等，应该及时转诊至上级医院。

七、糖尿病心血管疾病和危险因素的筛查与评估

(一)筛查内容

应每年至少一次评估糖尿病患者的心血管危险因素，包括超重与肥胖、高血压、血脂紊乱、白蛋白尿、吸烟、早发心脑血管病家族史等。

(二)筛查方式

若发现心血管疾病危险因素，应立即进行相关检查：包括颈部、下肢血管彩超，心脏彩超，动态心电图，冠脉CTA，头颅核磁共振、头颅血管核磁共振。必要时可以行心脏血管、脑血管造影以早期发现心脑血管疾病，提前介入改善预后。

(三)诊断

1.心血管疾病　患者有糖尿病病史，临床出现胸闷、胸痛、活动后气促症状，结合冠脉CTA、冠状动脉造影等检查结果。

2.脑血管病　患者有糖尿病病史，临床出现言语含糊、肌力下降、眩晕、记忆力减退、意识障碍等症状体征，结合颈部血管彩超，脑多普勒超声，头颅核磁共振、头颅血管核磁共振等检查结果。

(四)糖尿病患者心血管危险分层

1.危险分层　根据患者是否有冠状的脉粥样硬化性心血管疾病（ASCVD）病史（包括既往心肌梗死或不稳定型心绞痛、稳定型心绞痛、冠状动脉血运重建术后、卒中和短暂性脑缺血发作以及外周动脉疾病)，糖尿病患者心血管危险性可分为：（1）高危：无ASCVD的糖尿病患者；（2）极高危：有明确ASCVD病史的糖尿病患者。

2.ASCVD高危因素　年龄≥55岁伴以下至少1项：冠状动脉或颈动脉或下肢动脉狭窄≥50%，左心室肥厚。

ASCVD高危的糖尿病患者，需积极一级和二级预防；有ASCVD病史或ASCVD高危因素的糖尿病患者，应选择合适的药物综合干预（详见本章第三节）。

（李华）

参考文献

[1] Jiang G, Luk A, Tam C, et al. Progression of diabetic kidney disease and trajectory of kidney function decline in Chinese patients with type 2 diabetes[J].Kidney Int,2019, 95(1):178 187.

[2] Parving HH, Gall MA, Skøtt P, et al. Prevalence and causes of albuminuria in non insulin dependent diabetic patients[J]. Kidney Int, 1992, 41(4): 758 762.

[3] Zhao Z, Ji L, Zheng L, et al. Effectiveness of clinicalalternatives to nerve conduction studies for screening fordiabetic distal symmetrical polyneuropathy:amulti center study[J]. Diabetes Res ClinPract, 2016, 115:150 156.

[4] Spallone V. Update on the impact, diagnosis andmanagement of cardiovascular autonomic neuropathy indiabetes: what is defined, what is new, and what is unmet[J]. Diabetes Metab J, 2019, 43(1): 3 30.

[5] Ji L, Hu D, Pan C, et al. Primacy of the 3B approach to control risk factors for cardiovascular disease in type 2diabetes patients[J]. Am J Med, 2013, 126(10): 925e11 22.

第三节 常见慢性并发症及心血管疾病危险因素的健康管理

2型糖尿病慢性并发症和心血管疾病早期防治管理非常重要，需要针对多重代谢危险因素，实行综合健康管理。本节主要阐述糖尿病常见慢性并发症及心血管危险因素的综合干预和健康管理。

一、2型糖尿病肾病健康管理

（一）生活方式管理

1.健康教育 加强对糖尿病患者的健康教育，对预防糖尿病肾病非常重要。

教育内容包括：重视疾病、自我教育管理、对糖尿病肾病的危险因素进行良好控制（包括戒烟、限酒、避免过多能量摄入、合理运动，严格控制血糖、血压、血脂、尿酸、体重，以及避免接触环境污染物等）、2型糖尿病肾病的筛查频率为每年至少1次，正规治疗、监测、随访。

2.生活方式干预

（1）改变不良生活方式：如合理控制体重、糖尿病饮食、戒烟及适当运动等。

（2）营养：对非终末期的患者，推荐蛋白摄入量为0.8g·kg^{-1}·d^{-1}。蛋白摄入过多（如＞1.3g·kg^{-1}·d^{-1}）可导致蛋白尿升高、肾功能减退、心血管及死亡风险增加，低于0.8g·kg^{-1}·d^{-1}的蛋白摄入并不能减慢疾病的发展。对已开始透析的患者蛋白摄入量可适当增加，以免出现营养不良。我国2型糖尿病肾病患者一般维生素D水平偏低，维生素D治疗可有助于尿白蛋白/肌酐比值（UACR）下降，但无证据表明可延缓糖尿病肾病发展。蛋白质首选优质动物蛋白，如鸡蛋、牛奶、肉、鱼、虾等，可应用复方α-酮酸治疗。适量进食碳水化合物，少食含碳水化合物高的食物，如马铃薯、香蕉、面等；控制钠盐摄入，少于6g/d，可使高血压患者获益。有严重高血压、水肿明显患者每日食盐摄入量少于2～3g/d；低胆固醇饮食，少吃动物内脏。减少饱和脂肪酸摄入，特别是油炸食品；增加纤维素及粗纤维摄入，如多食白菜、芹菜、空心菜、红薯藤等蔬菜。

（3）运动：运动方式应选择接触性、激烈程度较低的运动，可以起到消耗热量的效果，同时安全，避免受伤。特别是多应用下肢肌肉的运动，如快走、慢跑、广播操、瑜珈、气功、太极拳、交谊舞等。

（4）体重管理：对超重、肥胖患者需要减轻体重，可降低血压、血脂，减轻胰岛素抵抗，明显改善糖尿病肾病患者预后。对体重较低人群则需要增加营养，尤其蛋白质的摄入，同时避免应用降低体重的药物。

（二）综合干预管理

1. 干预目标

（1）血糖控制目标：目前循证医学研究已证明，血糖控制良好可减少糖尿病微血管并发症的发生发展。因此控制血糖一定要严格达标，空腹血糖应＜6.1mmol/L，餐后血糖应＜8.0mmol/L，糖化血红蛋白＜6.5%～7%。对于年龄较大，病情较重的患者，血糖、糖化血红蛋白的控制目标可适当放宽。

（2）血压控制目标：把血压控制到合理程度可延缓糖尿病肾病的发生和进展。2型糖尿病肾病患者血压应控制 在130/80mmHg（1mmHg=0.133kPa）以下。

（3）血脂控制目标：低密度脂蛋白胆固醇＜2.60mmol/L，甘油三酯＜1.70mmol/L，高密度脂蛋白胆固醇＞1.04mmol/L（男）或＞1.30mmol/L（女）。

2. 干预方案

（1）血糖控制具体方案：选择治疗方案时优先选择具有肾脏保护作用的控糖药物。循证医学研究结果显示，钠-葡萄糖共转运蛋白2抑制剂（SGLT2i）有降糖之外的肾脏保护作用。在血清肌酐（eGFR）≥45ml·min^{-1}·(1.73 m^2)$^{-1}$的2型糖尿病肾病患者中使用SGLT2i，能够降低蛋白尿，延缓糖尿病肾病进展和（或）降低心血管事件的风险。

胰高糖素样肽-1受体激动剂（GLP-1RA）可以降低2型糖尿病肾病患者新发大量白蛋白尿的风险，可以在eGFR≥30ml·min^{-1}·(1.73 m^2)$^{-1}$的患者中使用。利拉鲁肽被证实有循证医学依据。临床医师需要根据肾功能情况（eGFR）调整降糖药物的剂量。eGFR＜45ml·min^{-1}·(1.73 m^2)$^{-1}$时禁用二甲双胍，慎用SGLT2i、DPPIVi。可以考虑利格列汀（不受肝肾功能影响）、瑞格列奈、格列喹酮（从肾脏排泄少）等药物，严重肾功能不全患者则考虑胰岛素治疗。

（2）血压控制具体方案：对2型糖尿病患者，伴高血压且UACR＞300mg/g或eGFR＜60ml·min^{-1}·(1.73 m^2)$^{-1}$，可应用血管紧张素转化酶抑制剂（ACEI）或血管紧张素Ⅱ受体拮抗剂（ARB）类药物治疗以减少心血管事件，延缓肾病进展，包括终末期肾病的发生。对伴高血压且UACR为30～300mg/g的糖尿病患者，首选ACEI或ARB类药物治疗。治疗期间应定期随访UACR、eGFR、血钾水平，调整治疗方案。用药2个月内血清肌酐升高幅度＞30%常常提示肾缺血，须停用ACEI或ARB类药物。

对不伴高血压、UACR和eGFR正常的糖尿病患者，不推荐使用ACEI或ARB类药物进行糖尿病肾病一级预防。不推荐联合使用ACEI和ARB类药物。

（3）血脂控制具体方案：将降低低密度脂蛋白胆固醇作为首要目标，临床首选他汀类调脂药物。如果空腹甘油三酯＞5.7mmol/L，先口服降低甘油三酯的药物如非诺贝特200mg/d，以预防急性胰腺炎的发生。

3.基层健康管理要点

（1）严格而合理的控制血糖、控制血压，能够预防糖尿病肾病的发生和延缓疾病进展。

（2）对糖尿病伴高血压且 UACR＞300mg/g 或 eGFR ＜60ml·min^{-1}·(1.73 m^{2})$^{-1}$或UACR为30～300mg/g的糖尿病患者，选择降压药物时ACEI或ARB类药物作为首选。

（3）对于2型糖尿病肾病患者，使用SGLT2i可以降低蛋白尿，降低新发肾病和终末期肾病风险，延缓糖尿病肾病进展 和（或）降低心血管事件的风险，具有肾脏保护作用。胰高糖素样肽-1受体激动剂（GLP-1RA）能够降低新发大量白蛋白尿的风险，可考虑在eGFR≥30ml·min^{-1}·(1.73 m^{2})$^{-1}$的患者中使用。

（4）对于2型糖尿病肾病患者，蛋白摄入量为0.8g·kg^{-1}·d^{-1}，终末期肾病患者可适当增加蛋白摄入量。

（5）随访：2型糖尿病肾病每年检查尿微量白蛋白、eGFR、血钾。

（6）转诊：2型糖尿病肾病患者出现以下情况：①糖尿病肾病进展终末期，进行血液透析、腹膜透析治疗；②临床不考虑糖尿病肾病，如短期内肾功能明显恶化、大量蛋白尿、肾脏影像学表现异常、血压难以控制等，需转诊至上级医院。

【案例1】王先生，60岁，主诉“反复口渴、多饮、多尿8年，发现泡沫尿3年”，患者8年前诊断为“2型糖尿病”，予二甲双胍0.5g，3次/日；格列齐特缓释片60mg，1次/日；西格列汀100mg，1次/日；空腹血糖控制在9.0mmol/L。近3年来发现泡沫尿，伴腰酸、腰痛，体重增加6kg，无头晕、恶心、呕吐，无手足麻木。

体格检查：身高160 cm；体重75kg；BMI 29.29kg/m^{2}；血压140/90mmHg。

辅助检查：空腹血糖10.9mmol/L，糖化血红蛋白9.5%。肝功能：谷丙转氨酶60U/L，谷草转氨酶70U/L，γ氨基酰基转移酶100U/L。肾功能：血肌酐105μmol/l，预估肾小球滤过率66.42ml·min^{-1}·(1.73 m^{2})$^{-1}$。血脂代谢：总胆固醇6.2mmol/L，甘油三酯2.2mmol/L，高密度脂蛋白胆固醇1.3mmol/L，低密度脂蛋白胆固醇4.6mmol/L。肝炎病毒相关检查：阴性。空腹C肽3.6ng/ml。尿微量白蛋白/肌酐比值5200mg/g。

诊断：2型糖尿病肾病G2A3期；高脂血症；肥胖症；肝功能异常。

该患者如何调整治疗方案？该患者已应用3种口服降糖药，其中包括磺脲类药物、双胍类药物，血糖仍未达标，方案调整可以考虑：①能够控制血糖，同时尽量避免低血糖；

②能够减轻体重，减轻胰岛素抵抗；③能够减轻蛋白尿，肾脏获益的药物。

患者体形肥胖，提示患者可能存在胰岛素抵抗，胰岛素促泌剂有体重增加等不良反应，选择胰岛素强化治疗可能难以控制血糖达标，而且可能加重胰岛素大量使用带来的体重增加等不良反应。可选择GLP-1受体激动剂增加肠促胰素效应、改善血糖，同时减轻体重，减少蛋白尿。SGLT2i可以降低蛋白尿，具有肾脏保护作用，该药物也可减轻体重。

该患者降糖方案调整：利拉鲁肽1.8mg，1次/日；达格列净片10mg，1次/日；二甲双胍片，每次1000mg，2次/日；考虑到患者同时存在显著高血糖和胰岛素抵抗，同时有大量蛋白尿，提示肾脏损害。予以加用了GLP-1受体激动剂（利拉鲁肽注射液），SGLT2i达格列净片，可以使血糖达标，减少蛋白尿，减低体重，增加了胰岛素敏感性。

该患者转归：患者调整方案3月后，监测空腹血糖5.8mmol/L，餐后2h血糖7.2mmol/L，患者自觉食欲明显下降，无恶心、呕吐，无头晕、头痛、心慌、手抖。糖化血红蛋白6.5%，体重下降10kg，UACR506mg/g。

本案例治疗过程，体现了GLP-1受体激动剂联合SGLT2i、二甲双胍口服降糖药，通过肠促胰素机制、改善血流动力学、减少能量生成等机制改善血糖控制，且未引起低血糖，同时改善胰岛素抵抗、减轻患者体重，蛋白尿明显降低，提示肾脏保护作用，而且有助于血脂代谢紊乱，降低血压。病情得到明显好转，患者比较满意。

二、2型糖尿病眼病健康管理

（一）生活方式管理

1.健康教育　通过对糖尿病患者及其家属的健康教育，使他们能够了解2型糖尿病眼病的高危因素，帮助患者建立良好的生活习惯，遵循有效的随访计划，从而预防糖尿病眼病的发生和发展。教育内容包括：重视疾病、自我教育管理、对糖尿病眼病的危险因素进行良好控制。预防糖尿病眼病需要定期眼科检查，正规治疗、监测、随访。

2.生活方式干预

（1）改变不良生活方式：如合理控制体重、糖尿病饮食、戒烟及适当运动。

（2）营养：按照糖尿病饮食原则治疗。

（3）运动：适当进行运动，可以降低血糖，提高胰岛素敏感性。包括慢走、快跑、做广播操、太极拳、游泳等运动。

（二）综合干预管理

1.干预目标　严格控制血糖、血压和血脂可预防糖尿病眼病的发生，减慢病情的进展（参考糖尿病肾病干预目标）。

2.干预方案

（1）非诺贝特可用于治疗糖尿病视网膜病变（DR），减缓DR进展，从而降低非增殖性视网膜病变、眼底出血、视网膜脱落的发生概率。

（2）轻中度的非增殖性DR患者可进行内科治疗，包括：抗氧化、改善微循环类药物，如羟苯磺酸钙、胰激肽原酶；中医治疗，如丹参、银杏叶制剂等。

（3）增殖性DR抗血管内皮生长因子注射治疗有效。

（4）严重（威胁视力的）DR可以使用糖皮质激素局部治疗。

（5）阿司匹林可以使用，并不会增加视网膜出血的风险。

（6）高危增殖期DR患者及某些严重非增殖期DR患者可使用激光光凝术治疗，可以延缓病情进展。DR严重时可行激光治疗，必要时可行玻璃体切除手术。妊娠可使DR病情加重，激光光凝术可用于治疗孕期重度非增殖期糖尿病视网膜病变（NPDR）和增殖期视网膜病变（PDR）。

3.基层健康管理要点

（1）治疗DR需严格控制血糖、血压和血脂。

（2）转诊：中度及以上的NPDR及PDR患者需转诊眼科。

（3）随访：2型糖尿病患者应每半年进行一次眼部筛查；轻度NPDR患者每年1次，中度NPDR患者每3~6个月1次，重度NPDR患者每3个月1次；黄斑水肿患者筛查频率每3个月1次。

【案例2】吴女士，50岁，主诉“反复多尿、多饮、多食10年余，视力下降2月”。患者于10年前在体检时查空腹血糖7mmol/L，自述有口渴、多饮、多尿症状，诊断为“2型糖尿病”，先后给予阿卡波糖50mg/次，3次/日，后加用西格列汀100mg/次，1次/日，未定期监测血糖，患者平素间断服用降糖药物，血糖控制不佳。2月前患者突然出现视物模糊，视力下降，空腹血糖8.4mmol/L，餐后血糖11~13mmol/L。眼科眼底检查：视网膜出血，建议控制血糖后眼科激光光凝治疗。

体格检查：身高160cm；体重65kg；BMI25.39kg/m^2；血压120/80mmHg。

辅助检查：空腹血糖8.9mmol/L，糖化血红蛋白9.0%。肝功能：谷丙转氨酶40U/L，谷草转氨酶33U/L，γ氨基酰基转移酶45U/L。肾功能：血肌酐65μmol/l，预估肾小球滤过率88.94ml·min^{-1}·(1.73m^2)$^{-1}$。血脂代谢：总胆固醇4.2mmol/L，甘油三酯3.2mmol/L，高密度脂蛋白胆固醇1.3mmol/L，低密度脂蛋白胆固醇1.6mmol/L。空腹C肽1.5nmol/ml。尿微量白蛋白/肌酐比值520mg/g。

诊断：2型糖尿病；糖尿病视网膜病变（非增殖型重度）；糖尿病肾病G2A3期；高脂血症。

该患者如何调整治疗方案？该患者目前糖尿病视网膜病变（非增殖型重度）诊断明确，目前急需尽快控制血糖，眼科激光光凝治疗，所以治疗方案调整：①尽快控制血糖；②调脂治疗；③眼科激光手术。

该患者降糖方案调整：①胰岛素强化治疗，门冬胰岛素4U三餐前，甘精胰岛素16U，1次/晚；阿卡波糖100mg，3次/日；②非诺贝特200mg，1次/日；③与眼科联合治疗。

该患者转归：患者入院3天后，监测空腹血糖5.8mmol/L，餐后2h血糖8.5mmol/L，转眼科手术治疗。3个月后随访一般情况良好，予甘精胰岛素+口服降糖药物治疗。本案例治疗过程，体现DR患者需要胰岛素强化治疗尽快控制血糖，同时与眼科进行多学科联合诊治。避免了玻璃体出血、失明后果。

三、糖尿病神经病变健康管理

（一）生活方式管理

1.健康教育　教育内容包括：重视疾病、自我教育管理、严格控制糖尿病神经病变的高危因素（包括改变不良生活习惯、高血糖、高血压、血脂紊乱、超重和肥胖），需要定期筛查，正规治疗、监测、随访。

2.生活方式干预

（1）改变不良生活方式：如合理控制体重、糖尿病饮食、戒烟及适当运动等。

（2）营养：按照糖尿病饮食原则治疗。

（3）运动：应选择低强度运动，改善血糖同时也避免受伤。快走、慢跑、气功、太极拳、交谊舞、广播操、瑜伽等运动较为适宜。

（二）综合干预管理

1.干预目标　严格控制血糖达标，避免长期高糖环境对神经系统的损害。减少血糖波动，空腹血糖应＜6.1mmol/L，餐后血糖应＜8.0mmol/L，糖化血红蛋白＜6.5%～7%。同时应用修复神经、改善微循环、缓解疼痛药物，症状往往可以得到改善。

2.干预方案

（1）病因治疗

1）修复神经：常用药物有维生素B_{12}、神经生长因子等。

2）改善微循环：糖尿病神经病变发生的病理生理基础主要是长期处于高糖环境中，出现微循环障碍、微血管狭窄甚至闭塞，周围神经缺血缺氧导致神经损害。因此，扩张血管、改善血液高凝状态和微循环，可使糖尿病神经病变的临床症状得到极大缓解。常用药物为前列腺素E1、贝前列素钠、西洛他唑、己酮可可碱、胰激肽原酶、活血化瘀类中药等。

（2）针对发病机制

1）抗氧化应激：通过抑制脂质过氧化，增加神经营养血管的血流量，增加神经Na^+-K^+-ATP酶活性，保护血管内皮功能。常用药物为α-硫辛酸。

2）醛糖还原酶抑制剂：糖尿病可引起多元醇通路过度激活，醛糖还原酶抑制剂通过作用于醛糖还原酶而抑制多元醇通路。常用药物为依帕司他。

（3）针对疼痛：糖尿病神经病变患者晚期往往出现肢体疼痛，严重可引起失眠、抑郁，治疗比较困难。治疗糖尿病神经病变疼痛的药物包括：

1）抗惊厥药：包括普瑞巴林、加巴喷丁、丙戊酸钠和卡马西平等。

2）抗抑郁药物：包括度洛西汀、文拉法辛、阿米替林、丙米嗪和西肽普兰等。

3）其他：阿片类药物（曲马多和羟考酮）和辣椒素等。阿片类药物不良反应是具有成瘾性和发生其他并发症的风险。

（4）糖尿病自主神经病变的治疗

1）胃轻瘫：低纤维、低脂肪膳食，可短期使用胃动力药（如甲氧氯普胺、多潘立酮等），质子泵抑制剂如奥美拉唑治疗有效 。

2）神经源性膀胱：溴吡斯的明治疗有效。必要时留置导尿。

3）勃起功能障碍：对血糖进行严格控制，改善高血压和血脂异常等其他危险因素，主要治疗药物为5型磷酸二酯酶抑制剂。

3.基层健康管理要点

（1）早期诊断、早期治疗可取得较好疗效。

（2）严格控制血糖可预防糖尿病神经病变的发生发展。

（3）临床如果出现糖尿神经病变疼痛，可以选择普瑞巴林、加巴喷丁或度洛西汀起始治疗。

（4）随访与转诊：糖尿病神经病变筛查时间为2型糖尿病明确诊断时，1型糖尿病在诊断后5年后，随后至少每年筛查1次。无症状者建议通过体格检查做出诊断，有条件可进行神经电生理检查。建议在临床工作中联合应用踝反射、针刺痛觉、震动觉、压力觉、温度觉5项检查来筛查糖尿病弥漫性神经病变（DSPN）。病情严重时可转诊上级医院进一步治疗。

【案例3】张女士，78岁，主诉“反复口渴、多饮、多尿18年，肢体麻木5年，反复恶心、呕吐1年”，患者18年前诊断为“2型糖尿病”，予二甲双胍0.5g，3次/日；格列美脲4mg，1次/日；空腹血糖控制在8～10.0mmol/L。近5年来出现肢体麻木、皮肤瘙痒，伴腰酸、腰痛，近1年来出现纳差，反复恶心、进食后呕吐，消瘦明显。

体格检查：身高160cm；体重52kg；BMI20.31kg/m^2；血压120/80mmHg。

辅助检查：空腹血糖11.9mmol/L，糖化血红白10.5%。肝功能：谷丙转氨酶32U/L，谷草转氨酶40U/L，γ氨基酰基转移酶70U/L。肾功能：血肌酐65μmol/l。血脂代谢：总胆固醇4.2mmol/L，甘油三酯1.2mmol/L，高密度脂蛋白胆固醇1.3mmol/L，低密度脂蛋白胆固醇1.6mmol/L。肝炎病毒相关检查：阴性。空腹C肽1.06ng/ml。尿微量白蛋白/肌酐比值52mg/g。肌电图：弥漫性周围神经病变。

诊断：2型糖尿病周围神经病变；糖尿病性胃轻瘫。

该患者如何调整治疗方案？该患者治疗方案调整需要考虑：①能够控制血糖，同时尽量避免低血糖；②能够改善糖尿病周围神经病变症状如麻木；③能够改善糖尿病性胃轻瘫症状。

患者为老年女性，糖尿病病程较长，已应用2种口服降糖药，其中包括磺脲类药物、双胍类药物，血糖仍未达标，体型较瘦，提示胰岛功能减退，结合C肽结果，考虑首选基础胰岛素（甘精胰岛素）+口服降糖药物（患者老年，进食少，口服降糖药物选用西格列汀+阿卡波糖）。选择胰岛素治疗可以补充胰岛素不足，控制血糖，改善营养状况，增加体重。

营养神经：甲钴胺针剂，抗氧化应激：硫辛酸针剂，活血化瘀、改善微循环：前列地尔针剂、银杏叶针剂。醛糖还原酶抑制剂：依帕司他。

改善胃轻瘫：质子泵抑制剂如奥美拉唑针剂，胃动力药多潘立酮。

该患者治疗方案调整：甘精胰岛素16U皮下注射，1次/晚；西格列汀片100mg，1次/日；

阿卡波糖胶囊，每次100mg，3次/日；考虑到患者同时存在糖尿病周围神经病变和胃轻瘫，同时应用甲钴胺，硫辛酸、前列地尔、银杏叶针剂、依帕司他。质子泵抑制剂如奥克针剂40mg静推，2次/日，胃动力药多潘立酮20mg，3次/日。

该患者转归：患者调整方案3个月后，监测空腹血糖6.1mmol/L，餐后2h血糖8.2mmol/L，肢体麻木、恶心、呕吐症状明显缓解，无头晕、头痛、心慌、手抖。糖化血红蛋白6.5%，体重增加3kg。

本案例治疗过程，体现了基础胰岛素+口服降糖药物优势。选择胰岛素治疗可以补充胰岛素不足，控制血糖，改善营养状况，增加体重。同时低血糖风险明显降低，高糖毒性明显缓解。为改善糖尿病神经病变病生理打下基础。同时根据指南采用营养神经、抗氧化应激、活血化瘀、改善微循环、醛糖还原酶抑制剂治疗。针对胃轻瘫采用质子泵抑制剂如奥美拉唑针剂，胃动力药多潘立酮治疗病情得到明显好转，患者比较满意。

四、糖尿病下肢动脉病变(LEAD)、糖尿病足病健康管理

（一）生活方式管理

1.健康教育　筛查LEAD的高危因素并给予早期干预，改变不良生活习惯，对于防治LEAD具有重要作用。教育内容包括：重视疾病、自我教育管理、对糖尿病下肢血管病变的危险因素进行良好控制（如合并心脑血管病变、高脂血症、高血压、吸烟或糖尿病病程5年以上）、对于大于50岁的糖尿病患者，应该常规每年一次进行LEAD的筛查，正规治疗、监测、随访。

糖尿病足患者及其家属的教育内容包括：每天足部外观检查，尤其是足趾间；定期洗脚；洗脚时水温低于37℃；不宜用热水袋、电热器等物品保暖足部；避免足部受伤；避免修剪指甲损伤皮肤；穿合适鞋袜。

2.生活方式干预　就诊不良生活习惯：如合理控制体重、糖尿病饮食、戒烟、限酒等 。

3.糖尿病性LEAD的预防　糖尿病性LEAD的规范化防治包括3个部分，即一级预防（防止或延缓LEAD的发生）、二级预防（LEAD已经发生，改善症状，延缓LEAD的进展）和三级预防（血运重建，降低截肢和心血管事件发生）。

4.糖尿病足病的预防　对2型糖尿病患者定期检查是否存在糖尿病足病的危险因素；发现高危因素并予以纠正；对患者及其家属和医务人员进行糖尿病足健康教育；穿着合适的鞋袜；避免足部受伤。

（二）综合干预管理

1.干预目标　严格控制血糖、血压、血脂，有适应证者给予抗血小板治疗。

2.干预方案

（1）糖尿病下肢动脉病变有症状患者，应用小剂量阿司匹林75～100mg/d。对于足部皮肤完整的缺血型患者，进行运动康复锻炼，最有效的运动为平板运动或走步。对于间歇性跛行患者，可使用血管扩张药物如前列地尔、贝前列腺素钠、西洛他唑、己酮可可碱、活血化瘀类中药等。内科治疗无效时，需行外科手术治疗和血管腔内治疗。

（2）足溃疡感染的处理

1）抗感染：进行溃疡创面细菌培养和药敏试验，再选择抗生素 。

2）清创：采用水凝胶清创较纱布敷料、外科清创或蛆虫清创有效。溃疡局部负压吸引治疗可促进溃疡愈合。患足减压（包括减压鞋垫、糖尿病足鞋等）可避免复发。

3. 物理治疗　高压氧治疗能够降低大截肢率。

4. 基层健康管理要点

（1）预防比治疗更为重要。

（2）正规的健康教育可以使患者和家属、医务人员认识到控制血糖的重要性，避免危险因素，预防LEAD和糖尿病足的发生发展。

（3）需要多学科协作诊治提高疗效。

（4）随访：糖尿病患者大于50岁，LEAD的筛查每年一次，对血糖、血压、血脂定期监测。糖尿病患者出现足溃疡、坏疽，必需进行动脉病变检查。每年对糖尿病患者进行全面的足部检查。

（5）转诊：内科治疗无效时，需行外科手术治疗和血管腔内治疗。糖尿病足严重时需转诊上级医院相关专科治疗。

【案例4】张先生，56岁，主诉“反复多尿、多饮、多食20年余，血糖控制不佳6月伴左足红肿”。患者于23年前在体检时查空腹血糖8mmol/L，自述有口渴、多饮、多尿症状，诊断为“2型糖尿病”，先后给予二甲双胍0.5g/次，3次/日，后加用格列齐特60mg/次，3次/日，未定期监测血糖，患者平素间断服用降糖药物，血糖控制不佳。6个月前患者出现血糖升高明显，空腹血糖10.4mmol/L，餐后血糖15～19mmol/L。伴左侧大足趾红肿、破溃、渗出，患者时有畏寒、发热，伴纳差。无恶心呕吐，无大小便失禁、意识丧失，近半年体重减轻3kg。就诊于外院停口服降糖药物，给予优泌林30/70早12U，晚8U皮下注射治疗。有高血压病史，不规则口服苯磺酸氨氯地平5mg，1次/日。

体格检查：身高170cm；体重60kg；BMI20.76kg/m^2；血压120/80mmHg。左足大足趾发黑、破溃、有脓性分泌物流出，有恶臭。

辅助检查：空腹血糖11.9mmol/L，糖化血红蛋白9.5%；尿常规：尿糖（++），蛋白阴性，酮体阴性。空腹C肽0.89nmol/L。肝功能：白蛋白28g/L。肾功能正常。

诊断：2型糖尿病；糖尿病足4级；高血压。

该患者如何调整治疗方案？该患者病程较长，病情较重，糖尿病足4级诊断明确，目前当务之急是控制左足趾坏疽，避免病情恶化，挽救生命：①尽快控制血糖；②精准抗感染治疗；③加强营养；④若左足趾坏疽严重，尽快骨科会诊行截肢手术，避免感染蔓延造成脓毒血症，保留生命。

该患者降糖方案调整：①胰岛素强化治疗，门冬氨酸4U三餐前，甘精胰岛素12U，1次/晚；②行足部分泌物培养+药敏试验，提示肺炎克雷伯杆菌感染，予以亚胺培南1g静滴，q8h；③加强营养，静滴人血白蛋白10g/隔日1次；④请骨科会诊建议行左足趾截肢手术。

该患者转归：患者入院3天后，监测空腹血糖6.8mmol/L，餐后2h血糖9.2mmol/L，转骨科手术治疗。1个月后随访一般情况良好，予甘精胰岛素+口服降糖药物治疗。正规口服阿司匹林、他汀类、甲钴胺、依帕司他药物治疗。

本案例治疗过程，体现糖尿病足病患者需要胰岛素强化治疗尽快控制血糖，同时加强抗感染治疗，增加营养，同时进行多学科联合诊治。为病情赢得了时间，最终预后较好。在门诊严格按照指南进行随访，病情得到明显好转，患者比较满意。

五、糖尿病心血管疾病及危险因素健康管理

（一）生活方式管理

1.健康教育　心血管疾病是糖尿病患者的主要死亡原因。因此，加强对糖尿病患者的健康教育，对预防糖尿病心脑血管疾病，改善预后，降低糖尿病患者死亡率非常重要。教育内容包括：重视疾病、自我教育管理、对糖尿病心脑血管的危险因素进行良好控制（包括吸烟、冠心病家族史、超重与肥胖、高血压、血脂紊乱、慢性肾病、白蛋白尿等）、每年对2型糖尿病患者进行危险因素筛查，正规治疗、监测、随访。

2.生活方式干预

（1）饮食：按照糖尿病饮食原则治疗。保持健康生活方式，少吃油炸食品、动物内脏，可预防高脂血症及动脉粥样硬化的发生。每日钠盐摄入量不高于5～6g，合并高血压、心衰者更应严格限制钠摄入量。

（2）运动：运动方式应选择低强度、短时间的运动。建议中等强度的有氧运动（快走、骑自行车、游泳等），每周150min，可适度安排阻抗运动。当血糖控制极差（血糖波动过大、血糖过高或反复低血糖）、合并严重心脑血管疾病（急性冠脉综合征、严重心律失常、短暂脑缺血发作等）、出现急性并发症、合并急性感染等情况时禁忌运动。

（3）戒烟限酒：吸烟会增加糖尿病、心血管疾病和早发死亡风险，而戒烟则可降低整体心血管和全因死亡风险，因此对糖尿病合并心血管疾病患者进行常规教育，告知患者吸烟的危害、戒烟的益处以及戒烟的措施等。对吸烟者应鼓励戒烟，并评估患者吸烟的状态及尼古丁依赖程度，从而制定相应的戒烟目标。不推荐糖尿病患者饮酒。

（4）心理健康：减轻精神压力，保持心理平衡及乐观积极的生活态度不仅有利于血糖的控制，也有助于改善心血管疾病患者的预后。

（二）综合干预管理

1.干预目标

（1）控制血糖：血糖控制目标应个体化。对于预期寿命较长、病情较轻患者应严格控制血糖，糖化血红蛋白<6.5%～7%。病情较重，并发症较多或老年患者，糖化血红蛋白控制目标可适当提高。合并严重心血管疾病、预期寿命短的患者，推荐糖化血红蛋白控制目标为<8.5%。

（2）控制血压：糖尿病患者血压应控制在130/80mmHg以下。对于老年或伴严重冠心病的糖尿病患者，可适当放宽降压目标值。控制在140/90mmHg以下；80岁以上患者或有严重慢性疾病（如需要长期护理，慢性疾病终末期）者，血压可控制在

150/90mmHg以下。

（3）调节血脂：进行调脂药物治疗时，将降低低密度脂蛋白胆固醇作为治疗目标（动脉粥样硬化性心血管疾病风险等级高危，低密度脂蛋白胆固醇＜2.6mmol/L；动脉粥样硬化性心血管疾病风险等级极高危，甘油三酯＜1.8mmol/L）。如果同时合并高甘油三酯血症，可同时使用他汀类和贝特类药物。如果空腹甘油三酯≥5.7mmol/L，先使用降低甘油三酯的药物如贝特类，可以预防急性胰腺炎发生。

（4）抗血小板治疗：当2型糖尿病患者出现动脉粥样硬化性心血管疾病，可单独或联合使用小剂量阿司匹林，替代药物为氯吡格雷。阿司匹林在预防糖尿病心血管疾病慎用，因为可能增加出血风险，心血管获益较小。

2.干预方案

（1）控制血糖：首选低血糖风险较少的药物：如二甲双胍、DPP-4i、α-糖苷酶抑制剂、SGLT2i、GLP-1RA等，胰岛素首选基础胰岛素或门冬德谷双胰岛素治疗。早期联合：2型糖尿病诊断后3～5年为治疗窗口期，需要抓住时机。联合2～3种不同作用机制的药物可以使血糖长期达标，有助于长期心血管风险降低。糖尿病合并动脉粥样硬化性心血管疾病或高危因素的患者，无论血糖是否达标，建议使用SGLT2i或GLP-1RA。糖尿病合并心力衰竭的患者，建议使用SGLT2i。

（2）控制血压：对于糖尿病合并高血压患者可选择五类降压药物[血管紧张素转换酶抑制剂（angiotensin-converting enzyme inhibitor, ACEI）、血管紧张素Ⅱ受体阻滞剂（angiotensin Ⅱ receptor blocker, ARB）、利尿剂、钙通道阻滞剂、β受体阻滞剂]。首选ACEI或ARB药物，必要时联用钙通道阻滞剂、小剂量利尿剂或选择性β受体阻滞剂。

（3）调节血脂：起始宜应用中等强度他汀，适当调整剂量。若胆固醇水平不能达标，联用其他调脂药物（如依折麦布），极高危患者若他汀联合依折麦布4～6周后仍不达标，可加用前蛋白转化酶枯草溶菌素/kexin 9型抑制剂，能获得安全有效的调脂效果，可进一步降低心血管风险。空腹甘油三酯≥5.7mmol/L者首先使用降低甘油三酯的药物。

（4）抗血小板治疗：最常用的药物为阿司匹林。对于年龄≥50岁且合并至少1项主要危险因素（早发动脉粥样硬化性心血管疾病家族史、高血压、血脂异常、吸烟或慢性肾脏病/蛋白尿），无出血高风险的患者，推荐应用阿司匹林治疗。不推荐在动脉粥样硬化性心血管疾病低危患者（如＜50岁患者，糖尿病不伴动脉粥样硬化性心血管疾病危险因素）中应用阿司匹林。中危患者（非老年患者伴1个或多个危险因素，或老年患者不伴危险因素）是否应用需要临床具体评估。对于＞70岁的老年人（伴或不伴有糖尿病）阿司匹林作为一级预防出血风险大于获益。年龄不足16岁的患者禁止使用阿司匹林。

阿司匹林的推荐剂量是75～150mg/日，如存在阿司匹林过敏，可应用氯吡格雷替代，氯吡格雷推荐剂量是75mg/日。急性冠脉综合征或冠状动脉支架植入者，需联用氯吡格雷/替格瑞洛与阿司匹林至少1年。

3.基层健康管理要点

（1）对高血糖、高血压、高脂血症、肥胖等多重危险因素进行综合管理可显著降低糖尿病患者心脑血管疾病和死亡风险。

（2）GLP-1RA和SGLT2i可以使动脉粥样硬化性心血管疾病患者获益。

（3）正确使用他汀和阿司匹林可降低心脑血管疾病风险。

（4）随访：每年评估心脑血管疾病的危险因素，评估的内容包括心脑血管病史、年龄、吸烟、高血压、高脂血症、肥胖特别是腹型肥胖、早发心脑血管疾病的家族史、慢性肾脏病（尿白蛋白升高）、心律失常（尤其心房颤动）。对血压控制情况进行监测。血脂情况每年进行监测（包括总胆固醇、甘油三酯、低密度脂蛋白胆固醇、高密度脂蛋白胆固醇）。

（5）转诊：病情严重时，尤其急性冠脉综合征、脑卒中时需转诊至专科医院或上级医院进一步治疗。

【案例5】贾先生，66岁，主诉“反复多尿、多饮、多食10年余，血糖控制不佳6月”。患者于13年前在体检时查空腹血糖10mmol/L，自述有口渴、多饮、多尿症状，诊断为“2型糖尿病”，给予二甲双胍0.5g/次，3次/日，未定期监测血糖，后加用格列齐特60mg/次，3次/日，患者平素间断服用降糖药物，血糖控制一般。5年前患者出现胸闷心悸，劳累后胸痛，心内科行冠脉造影检查明确诊断“冠心病”行支架置入术。近1月来，患者血糖升高明显，空腹血糖8.4mmol/L，餐后血糖15～19mmol/L。患者无头晕、头痛，无咳嗽、咳痰、畏寒发热，无恶心呕吐，无大小便失禁、意识丧失，近半年体重无明显变化。

体格检查：身高180cm；体重75kg；BMI23.14kg/m^2；血压120/80mmHg。

辅助检查：空腹血糖10.9mmol/L，血红蛋白8.5%；尿常规：尿糖（++），蛋白阴性，酮体阴性。空腹C肽：0.6nmol/L。

诊断：2型糖尿病；糖尿病周围神经病变；糖尿病视网膜病变；冠心病；高血压。

该患者如何调整治疗方案？该患者病程较长，应用2种口服降糖药，其中包括磺脲类药物、双胍类药物，血糖仍未达标，方案调整可以考虑：①能够控制血糖，同时尽量避免低血糖；②能够心血管获益，减轻动脉粥样硬化性心血管疾病及死亡风险。

患者体形肥胖，提示患者可能存在胰岛素抵抗，胰岛素促泌剂有体重增加等不良反应，选择胰岛素强化治疗可能难以控制血糖达标，而且可能加重胰岛素大量使用带来的体重增加等不良反应。可选择GLP-1受体激动剂增加肠促胰素效应、改善血糖，同时减轻体重，减少蛋白尿。SGLT2i可以降低蛋白尿，具有肾脏保护作用，该药物也可减轻体重。

该患者降糖方案调整：利拉鲁肽1.8mg，1次/日；达格列净片10mg，1次/日；二甲双胍片，每次1000mg，2次/日；考虑到患者同时存在显著高血糖和胰岛素抵抗，同时有大量蛋白尿，提示肾脏损害。予以加用了GLP-1受体激动剂（利拉鲁肽注射液），SGLT2i达格列净片，可以使血糖达标，减少蛋白尿，减低体重，增加了胰岛素敏感性。

该患者转归：患者调整方案3个月后，监测空腹血糖5.8mmol/L，餐后2h血糖7.2mmol/L，患者自觉食欲明显下降，无恶心、呕吐，无头晕、头痛、心慌、手抖。血红蛋白6.5%，体重下降10kg，尿微量白蛋白/肌酐比值：506mg/g。

本案例治疗过程，体现了GLP-1受体激动剂联合SGLT2i、二甲双胍口服降糖药，通过肠促胰素机制、改善血流动力学、减少能量生成等机制改善血糖控制，且未引起低血糖，同时改善胰岛素抵抗、减轻患者体重，蛋白尿明显降低，提示肾脏保护作用，而且有助于血脂代谢紊乱，降低血压。病情得到明显好转，患者比较满意。

（李华）

参考文献

[1] 中华医学会糖尿病学分会，中华医学会内分泌学分会．中国成人2型糖尿病合并心肾疾病患者降糖药物临床应用专家共识[J]. 中华内分泌代谢杂志, 2020, 36(06): 458-468.

[2] Sripal Bangalore, Robert Fakheri, Bora Toklu, et al. Diabetes mellitus as a compelling indication for use of renin angiotensin systemblockers: systematic review and meta analysis of randomized trials[J]. BMJ, 2016,352: i1525.

[3] Marso SP, Hiatt WR. Peripheral arterial disease in patients with diabetes[J]. J Am Coll Cardiol, 2006, 47(5): 921 929.

第四节　中医药技术干预

2型糖尿病可归于中医"消渴"范畴。消渴是以多饮、多食、多尿、消瘦。或尿有甜味为主要临床表现的一种疾病。中医学对该病的认识可追溯到成书于春秋战国时期的《黄帝内经》。《内经》最早提出了本病的病因、病机、症状表现、预后转归及防治调护。张仲景的《金匮要略》提出消渴病专方，并设专篇探讨白虎加人参汤、肾气丸对消渴之症的临床应用疗效。巢元方《诸病源候论》、张从正《儒门事亲》对消渴的变证详加描述，进一步认识到消渴者多见疮痈、聋盲、疮癣、痤痱、肺痿劳嗽。戴思恭《证治要诀》明确提出上消、中消，下消之分类。《证治准绳》在此基础上，补充说明了三消的症状区别。后世，程国彭《医学心悟·三消》以此提出的三消分治"治上消者，宜润其肺，兼清其胃"；"治中消者，宜清其胃，兼滋其肾"；"治下消者，宜滋其肾，兼补其肺"。各医家不断学习完善，并沿用至今。近年来提出的消瘅、脾瘅分类、郁热虚损分期、态靶结合治疗体系及三型辨证等，更是在经典基础上融入了现代医学特色。

目前中医药技术干预2型糖尿病已经普及，中医药防治糖尿病的指南也在不断优化。中华中医药学会2007年发布的《糖尿病中医防治指南》在糖尿病领域起到了较好的指导作用，2016年糖尿病联盟组织编写的《糖尿病中医药临床循证实践指南》，通过对中医药治疗糖尿病以及并发症提出更为权威的建议，2017年世界中医药学会联合会内分泌专业委员会承担的《国际中医药糖尿病诊疗指南》，推进了中医药专病的国际标准化，2020版《中国2型糖尿病防治指南》中更是单列糖尿病的中医药治疗，在糖尿病前期、糖尿病并发症等目前临床缺乏有效特效治疗手段的病种中，推荐中医药治疗方案。

随着糖尿病防治工作的不断体系化，社区慢病全程管理的作用逐渐凸显。本章节综合《中药新药临床研究指导原则（第2版）》、《糖尿病中医药临床循证实践指南（2016版）》和《糖尿病中医防治指南（2011版）》的内容，选取适用于基层糖尿病及其并发症防控的中医适宜方案，为社区更好的开展中医综合治疗提出建议。

一、2型糖尿病中医药干预原则及措施

中医认为糖尿病多由情志失调、饮食失节、久坐少动、劳倦内伤、禀赋异常所致。在2021年发表的《2型糖尿病病证结合诊疗指南》中提到本病病位五脏均有所涉及，辨证当根据分期明虚实。本病早期以肺胃实证为主，中期以虚实夹杂，后期以肝肾虚证为主。但病程中多兼夹痰、湿、浊、瘀等致病因素，病证变化多端。

我们以《糖尿病中医药临床循证实践指南（2016版）》为参考，从热、郁、虚、损进行辨证论治。治疗中，既要防燥热伤阴，也要及早注意到各种致病因素引起的脉络损伤，除内治法外，还可通过外治法通达气机，活血通络防病传变。

（一）内治法

1.中医汤药

（1）热

1）胃郁热证

症状：胀闷痞满，面色发红，体型肥胖，郁闷烦躁，饥不欲食，口干口苦，便干溲黄，舌红苔黄，脉弦数。

治法：开郁清热。

方药：大柴胡汤（《伤寒论》）。柴胡、黄芩、半夏、枳实、白芍、大黄、生姜。

2）痰热互结证

症状：体胖腹胀，心胸烦闷，胸脘痞满，口干口苦，口渴喜冷，便干溲黄，舌胖红，苔黄腻，脉弦滑。

治法：清热化痰

方药：小陷胸汤（《伤寒论》）。黄连、半夏、全瓜蒌、枳实。

3）肠道湿热证

症状：脘腹痞满，大便黏滞，或腹泻不爽，粪质秽臭，小便短黄，口干不欲饮，或口气秽臭，舌体胖大或边有齿痕，苔黄腻，脉滑数。

治法：清利湿热。

方药：葛根芩连汤（《伤寒论》）。葛根、黄连、黄芩、炙甘草。

（2）虚

热盛伤津证

症状：口渴，口苦，多饮，尤喜冷饮，多食，多尿，多汗，易感疲倦乏力，小便短赤，大便干结或便秘，舌干红，苔黄燥，脉洪大而虚或细数。

治法：清热益气生津。

方药：白虎加人参汤（《伤寒论》）或消渴方（《丹溪心法》）加减。石膏、知母、太子参、天花粉、生地、黄连、葛根、麦冬、藕汁、蜂蜜。

（3）损

1）肝肾阴虚证

症状：尿频，浑浊不清，白如米泔，凝如膏糊，视物不清，或失明，腰膝酸软，眩晕

耳鸣，五心烦热，口干咽燥，多梦遗精，皮肤干燥、瘙痒，舌红少苔，脉细数。

治法：滋补肝肾。

方药：杞菊地黄丸（《医级》）。枸杞、菊花、熟地、山萸肉、山药、茯苓、丹皮、泽泻。

2）阴阳两虚证

症状：尿频，夜尿尤甚，浑浊不清，状如脂如膏，甚至饮一溲一，五心烦热，口干咽燥，精疲乏力，耳轮干枯，面色黧黑；腰膝酸软，头晕，畏寒怕冷，四肢不温，阳痿，滑精，闭经，下肢浮肿，甚波及全身，舌淡，苔干白，脉沉细无力。

治法：滋阴补阳。

方药：金匮肾气丸（《金匮要略》）。制附子、桂枝、熟地、山萸肉、山药、泽泻、茯苓、丹皮。

2. 中成药

中成药需在医生的指导下使用，不可自行服用。临床有无糖颗粒剂、胶囊剂、浓缩丸、胶剂、栓剂、贴膏剂或片剂等多种类型药物。

（1）津力达颗粒：用于2型糖尿病气阴两虚兼瘀血证，一次9g，3次/日。

（2）消渴丸：用于2型糖尿病气阴两虚，肾气不足证，一次5～10丸，2～3次/日，饭前15～20分钟。

（3）天芪降糖胶囊：用于2型糖尿病气阴两虚证，一次5粒，3次/日。

3. 外治法

（1）耳穴压丸

功用：理气化痰、活血化瘀。

适应证：2型糖尿病的辅助治疗。

取穴：胰、三焦、肾上腺、交感、内分泌。口渴多饮者，加屏尖、肺点;多食易饥者，加胃、外鼻穴；多尿者，加膀胱、肾、尿道穴。

操作方法：结合病情及患者反应，确定主、辅穴位，每次取4～6穴。用酒精棉球擦拭消毒。左手扶持耳郭，右手用镊子将粘有王不留行籽药豆的胶布贴压于穴位并按揉，以穴位微微酸痛为宜。耳穴贴压期间早中晚及睡前各捻揉或按压耳穴压豆处3～5分钟，以达到耳朵产生酸胀疼痛感并发红发热为度；双耳交替贴压，每次选择单耳进行操作，2天后替换另一侧。

禁忌证：耳部皮肤过敏、破溃者。

（2）传统功法

运动治疗方面，中医传统治疗如太极拳、八段锦、五禽戏等均有一定作用。其中，2型糖尿病患者锻炼五禽戏、八段锦可改善血糖、血脂和糖化血红蛋白水平。另有研究显示，太极拳锻炼有助于控制其血糖及血脂水平，增强胰岛功能，改善胰岛素抵抗，提高患者生活质量。

二、2型糖尿病慢性并发症中医干预的具体方案

糖尿病并发症多由痰、火、瘀、毒久积于内，津亏液耗，气血运行不畅，脉络不通形成。若风阳夹痰，上冲犯脑，蒙蔽清窍，则出现头痛、头晕、昏厥等类似于中风迹象；若心脉痹阻，则出现胸痹、心痛、惊悸等心脏疾病表现；若湿热湿浊下注，损伤经脉筋骨，病久溃烂引起类似于糖尿病足的脱疽表现。若湿浊痰瘀等病理产物上蓄于眼络、下侵肾络、周及皮络，涉及多个部位的络脉病变，导致诸多并发症的出现损害了机体。

糖尿病并发症在中医中并无一一向对的病名，临床常根据所表现的症状进行归类。如糖尿病合并心脏病属于中医“胸痹”、“心悸”等范畴；糖尿病肾病可以归入“尿浊”、“水肿”、“癃闭”等；糖尿病视网膜病变可归入“雀目”、“白内障”、“暴盲”等；糖尿病周围神经病变可归入“痹症”、“痿症”、“血痹”等；糖尿病足可归入“脱疽”等范畴。

病机上以五脏虚衰为本，痰、火、瘀、毒为标，虚实相夹。临证以八纲、脏腑辨证理论为指导，辨别虚实，治以扶正、驱邪，标本同治。注重中医治未病思想，既病防变，延缓糖尿病并发症的发生、发展。

（一）糖尿病合并心脏病

糖尿病合并心脏病多为本虚标实，病位在心，治疗中需顾护肝脾肾三脏，用药灵活采取通络药物来达到内外兼治的良好疗效。病到后期，虚中夹实，病变丛生，则宜标本兼顾，攻补兼施。临床中需能识别脱证之先兆，如突然出现的大量出汗、心慌心悸加重、手足不温，甚则昏仆不知人事等，必须尽早干预，选用益气固脱之品，积极抢救。

1. 中医汤药

（1）气阴两虚证

症状：心胸憋闷，时作时止，心悸心慌，神疲乏力，短气多汗，口渴欲饮，舌偏红或舌淡暗，少苔，脉虚数或细弱无力或结代。

治法：益气养阴，活血通络。

方药：生脉散（《内外伤辨惑论》）合丹参饮（《医宗金鉴》）。太子参、麦冬、五味子、丹参、檀香、砂仁、三七。

（2）痰浊阻滞证

症状：胸部闷痛，痛引肩背，心下痞满，困扰心神，易感疲倦，气短乏力，肢体重着，屈伸不利，体型肥胖，痰多，舌体胖大或边有齿痕，舌质淡或暗淡，苔厚腻或黄腻，脉弦滑。

治法：化痰宽胸，宣痹止痛。

方药：瓜蒌薤白半夏汤（《金匮要略》）合涤痰汤（《济生方》）。瓜蒌、薤白、半夏、白酒、干姜、制南星、陈皮、枳实、茯苓、石菖蒲、竹茹、人参、甘草等。

（3）心脉瘀阻证

症状：心痛，痛如针刺或痛如刀绞，痛引肩背、内臂，入夜尤甚，胸闷心悸，舌质紫暗，脉细涩或结代。

治法：活血化瘀，通络止痛。

方药：血府逐瘀汤（《医林改错》）。桃仁、当归、红花、赤芍、牛膝、川芎、柴胡、桔梗、枳壳、生地黄、甘草。

（4）阴阳两虚证

症状：眩晕耳鸣，心悸气短，汗出量大，畏寒怕冷，四肢不温，甚则晕厥，舌淡，苔薄白或如常，脉弱或结代。

治法：滋阴补阳，化瘀通脉。

方药：炙甘草汤（《伤寒论》）合参附汤（《妇人良方》）。炙甘草、生地黄、人参、桂枝、生姜、阿胶、麦冬、火麻仁、当归。

（5）心肾阳虚证

症状：心痛如绞，胸痛彻背，心胸烦闷，气短懒言，心悸怔忡，自汗出，四肢逆冷，面色觥白，舌质淡或紫暗，苔白，脉沉细或沉迟。

治法：益气温阳，通络止痛。

方药：参附汤（《校注妇人良方》）合真武汤（《伤寒论》）。人参、制附子、白术、茯苓、白芍。

（6）水气凌心证

症状：气喘，咳嗽吐稀白痰，夜寐不能平卧，心悸气促，动辄尤甚，形寒肢冷，小便短少，面色苍白或见青紫，全身或局部水肿，舌淡胖，苔白滑，脉沉细或结代。

治法：温阳利水。

方药：葶苈大枣泻肺汤（《金匮要略》）合真武汤（《伤寒论草》）。干姜、制附子、茯苓、白术、人参、白芍、桂枝、五加皮。

2. 中成药

（1）通心络胶囊：用于冠心病心绞痛属心气虚弱，瘀阻血络证，一次2~4粒，3次/日。

（2）参松养心胶囊：用于冠心病室性早搏属气阴两虚，心络瘀阻证。一次2~4粒，3次/日。

（3）芪苈强心胶囊：用于轻、中度心力衰竭属阳气虚乏，水瘀互结证。一次4粒,3次/日。

（二）糖尿病肾病

糖尿病肾病的基本特征为本虚标实，发病早期，以肝肾阴虚为主，后逐渐出现肾气亏虚；发病中期阴损及阳，伤及心脾，脾肾阳虚，水湿内停；晚期，肾阳衰败，湿浊毒邪内蕴。糖尿病肾病以气阴两虚为本，痰瘀、水湿为标。治疗上以滋阴养气、和血通络为基本原则。根据临床不同的症候表现，进行相应的健脾、温阳、养血、活血、行水、利湿、化浊、解郁等治疗。此外中药灌肠是特色疗法之一。

1. 内治法

（1）中医汤药

1）气阴两虚证

症状：小便不清，神疲乏力，少气懒言，咽干口渴，头晕，眠差，心烦心悸，手足心热，或尿频尿多，舌瘦薄，质红或淡红，苔少而干，脉沉细无力。

治法：益气养阴。

方药：参芪地黄汤（《沈氏尊生书》）加减。党参、黄芪、茯苓、熟地、山药、山萸肉、丹皮、泽泻。

2）肝肾阴虚证

症状：小便浑浊，头晕目眩，双目干涩，耳内鸣响，五心烦热，腰膝酸痛，小便短少，舌红少苔，脉细数。

治法：滋补肝肾。

方药：杞菊地黄丸（《医级》）加减。枸杞、菊花、熟地、山萸肉、山药、茯苓、泽泻、丹皮。

3）气血两虚证

症状：小便混浊，神情困倦，气短乏力，面色发白或萎黄，头晕目眩，唇甲色淡，心悸失眠，腰膝酸痛，舌淡脉弱。

治法：补气养血。

方药：当归补血汤（《兰室秘藏》）合济生肾气丸（《济生方》）加减。黄芪、当归、附子、肉桂、熟地、山药、山萸肉、茯苓、丹皮、泽泻。

4）脾肾阳虚证

症状：小便混浊，形寒肢冷，腰膝酸冷，躯干浮肿，下肢尤甚，面色苍白，小便清长，夜尿增多，或五更泄泻，舌淡体胖有齿痕，脉沉迟无力。

治法：温肾健脾。

方药：附子理中丸（《太平惠民和剂局方》）合真武汤（《伤寒论》）。附子、干姜、党参、白术、茯苓、白芍、甘草。

5）变证

①浊毒犯胃证

症状：恶心欲吐，头晕目眩，口干口苦，心烦不寐，全身或局部浮肿，或小便不行，舌淡暗，苔白腻，脉沉弦或沉滑。

治法：降逆化浊。

方药：旋覆代赭汤（《伤寒论》）合小半夏加茯苓汤（《金匮要略》）或黄连温胆汤（《六因条辨》）。旋覆花、代赭石、甘草、党参、半夏、生姜、大枣、猪苓、茯苓、泽泻、白术、桂枝。

②溺毒入脑证

症状：精神恍惚，双眼无神，甚则昏迷，或突发抽搐，鼻衄，齿衄，舌淡紫有齿痕，苔白厚腐腻，脉沉弦滑数。

治法：开窍醒神，镇惊息风。

方药：石菖蒲郁金汤（《温病全书》）送服安宫牛黄丸（《温病条辨》）加减。石菖蒲、郁金、栀子、连翘、竹叶、竹沥、灯心草、菊花、丹皮。

③水气凌心证

症状：气喘，甚则张口抬肩，坐卧不安，心悸怔忡，肢体浮肿，下肢尤甚，咳吐稀白痰，舌淡胖，苔白滑，脉细小短促无根或结代。

治法：温阳利水，泻肺平喘。

方药：葶苈大枣泻肺汤（《金匮要略》）合五苓散（《伤寒论》）或生脉散（《医方考》）加减。葶苈子、大枣、茯苓、桂枝、泽泻、白术、桂枝、甘草、附子、干姜、黄芪、麦冬、五味子。

（2）中成药

1）芪药消渴胶囊：用于糖尿病肾脏气阴不足证，口服，6粒/次，3次/日。

2）三黄益肾颗粒：用于糖尿病肾脏疾病气阴两虚、血瘀湿浊证，冲服，1袋/次，2次/日。

3）金水宝胶囊：用于糖尿病肾脏疾病Ⅲ、Ⅳ期慢性肾功能不全，口服，每次3粒，3次/天。

4）黄葵胶囊：用于慢性肾炎湿热证,口服，5粒/次，3次/日。

5）肾炎康复片：用于糖尿病肾脏疾病气阴两虚、脾肾不足证，口服，5片/次，3次/日。

6）百令胶囊：用于糖尿病肾脏疾病慢性肾功能不全,口服，每次1～2.5g，3次/日。

2. 外治法

糖尿病肾病的中医治疗除中药内服外，还包括保留灌肠、直肠滴注、穴位贴敷等治疗方法。

（1）中药灌肠

1）中药灌肠方一：白花蛇舌草、生牡蛎、蒲公英、生大黄。100ml保留灌肠，灌肠后保留2小时以上，每日1次。共治疗8周。

2）中药灌肠方二：生大黄、煅牡蛎、制附子、丹皮、槐米。100ml保留灌肠，保留灌肠，灌肠后保留2小时以上，1～2次/天，共治疗4周。

（2）直肠滴注：大黄、黄芪、丹参、红花、茯苓、泽泻、枳壳、生地黄。加减：兼面有瘀斑、肢体疼痛，呈固定针刺样疼痛等偏瘀血者，加用桃仁、红花、当归；兼见头身困重、胸闷恶心、尿多浊沫等偏湿重者，加半夏、土茯苓。150ml保留灌肠，共治疗4周。

(3）穴位敷贴：肾俞、脾俞、足三里、三阴交，穴位敷贴于上述穴位，每次4～6小时，每周2次。

（三）糖尿病眼病

糖尿病眼病以眼底出血、渗出、水肿、增殖为主要临床表现。其主要病机为气血阴阳失调，肝肾亏虚为本，脉络瘀阻、痰浊凝滞为标。以益气补阳，固表养阴，肝肾双补治其本；化瘀通络，消痰散结治其标。临证首当辨全身虚实、寒热，根据眼底出血长短，酌加化瘀通络之品。早期眼部多无自觉症状，视力正常或轻度减退，出血以凉血化瘀为主，出血停止14天后以活血化瘀为主，后期加用化痰软坚散结之剂，若出现明显的视力下降，视物不清或暴盲，应尽快于眼科治疗。

1. 内治法

（1）中医汤药

1）阴虚燥热，目络不利证

症状：视力正常或稍减退，目睛干涩，口舌干燥，消谷善饥，舌红苔薄黄，脉细数。

治法：滋阴清热。

方药：玉泉丸（《景岳全书》）合白虎加人参汤（《伤寒论》）。人参、麦门冬、黄芪、茯苓、石膏、甘草等。

2）气阴两虚，脉络瘀阻证

症状：目涩无泪，视物不清，或眼前黑花飘舞，精神疲惫，全身无力，口干咽燥，舌淡红、苔薄白或舌红少苔、脉细而无力。

治法：益气养阴，活血通络。

方药：生脉散（《医学启源》）合杞菊地黄丸（《医级》）。党参、麦冬、五味子、枸杞子、菊花、熟地黄、山茱萸、泽泻、牡丹皮等。

3）肝肾亏虚，目络失养证

症状：视物模糊，目睛干涩，头晕耳鸣，腰膝酸软，肢体麻木，大便干结，舌暗红少苔，脉细涩。

治法：滋补肝肾，润燥通络。

方药：六味地黄丸（《小儿药证直诀》）。熟地黄、山茱萸、牡丹皮、茯苓等。

4）肝阳上亢，热伤目络证

症状：骤然视物模糊或视力下降，或黑影遮睛，头晕目眩，情绪急躁，心烦易怒，目赤面红，舌红少苔，脉弦。

治法：平肝明目，清热凉血。

方药：犀角地黄汤（《温病条辨》）合天麻钩藤饮（《杂病证治新义》）。水牛角、生地黄、牡丹皮、赤芍、天麻、钩藤等。

（2）中成药治疗（非增殖期糖尿病视网膜病）

1）芪明颗粒：用于气阴两虚证、肝肾不足、目络瘀滞证，1袋/次，3次/日。

2）杞菊地黄丸：用于肝肾阴亏证，8丸/次，3次/日。

（3）中药茶饮：枸杞、桑叶、菊花、苦瓜、苦荞泡茶。用于糖尿病视网膜病变早期患者。

2.外治法

（1）针刺

取穴：患侧攒竹、丝竹空、瞳子髎，双侧太溪、照海、太冲。

功效：益肾滋阴、补肝养血并兼顾清热通络。

适应证：糖尿病视网膜病变肝肾阴虚证。

禁忌证：晕针者，皮肤过敏、破溃者。

（2）热敏灸

取穴：睛明、太阳穴、三阴交。

功效：益气养阴，行气活血。

适应证：糖尿病视网膜病变气阴两虚证。

禁忌证：晕针者，皮肤过敏、破溃者。

（3）眼周穴位按摩

取穴：睛明、鱼腰、攒竹、丝竹空、太阳穴、四白穴。

功效：疏通经络。

适应证：糖尿病视网膜病变。

禁忌证：哺乳期、妊娠期妇女。

（四）糖尿病周围神经病变

糖尿病周围神经病变治疗当辨别虚实，总以气虚、阴虚，甚或阴阳两虚为本虚；以瘀血、痰浊等为标实，脉络不通而见肌肤不仁、刺痛等表现。其中，瘀血既是病理产物，又是致病因素，治疗过程中，要酌情选加化瘀通络之品，取其以通为补、以通为助之义。本病除口服、注射等常规的内治法外，还可熏洗、针、灸等外治法，内外同治，以提高疗效。

1. 内治法

（1）中医汤药

1）气虚血瘀证

症状：肢麻，有蚁行感，四肢末端多呈间歇性刺痛，下肢为主，日轻夜重，神疲乏力，少气懒言，动则汗出，腹泻或便秘，舌淡暗，或有瘀点，苔薄白，脉细涩。

治法：补气活血，化瘀通痹。

方药：补阳还五汤(《医林改错》)或黄芪桂枝五物汤(《金匮要略》)加减。黄芪、当归尾、赤芍、地龙、川芎、红花、桃仁，桂枝、生姜、大枣。

2）阴虚血瘀证

症状：肢麻，腿足拘挛，酸胀疼痛，或伴有灼热，入夜为甚，五心烦热，寐差多梦，肤干，咽燥，腰膝酸软，头晕耳鸣，大便秘结，舌质嫩红或暗红，苔花剥少津，脉细数或细涩。

治法：滋阴活血，柔筋缓急。

方药：芍药甘草汤(《伤寒论》)。或桃红四物汤(《医宗金鉴》)。白芍、甘草、当归、熟地、川芎、白芍 、桃仁、红花。

3）痰瘀阻络

症状：肢体麻木不仁，本有肢痛，痛处固定不移，或肌肤紫暗、肿胀，肢体困倦，头重如裹，昏蒙不清，心胸烦闷，体胖腹胀，口黏乏味，食欲不振，大便黏滞，舌质紫暗，舌胖边齿痕，苔白厚腻，脉沉滑或沉涩。

治法：化痰通瘀。

方药：双合汤(《杂病源流犀烛》)加减。或白芥子散《妇人良方》加减。当归、川芎、白芍、生地、陈皮、姜半夏、白茯苓、桃仁、红花、白芥子、甘草、白芥子、木鳖子、没药、桂心、木香。

4）肝肾亏虚证

症状：肢体骨节屈伸不利，痿软无力，甚者肌肉萎缩，腰膝酸软，骨松齿摇，头晕耳鸣，舌质淡，少苔或无苔，脉沉细无力。

治法：滋补肝肾，益精填髓。

方药：六味地黄丸(《小儿药证直诀》)合虎潜丸《丹溪心法》。熟地黄、酒萸肉、牡丹皮、山药、茯苓、泽泻、虎胫骨、牛膝、陈皮、熟地、锁阳、龟板、干姜、当归、知母、黄柏、白芍。

5）阳虚寒凝证

症状：肢体麻痛，遇寒加重，下肢为甚，昼轻夜重，神疲少气，乏力懒言，腰膝酸软，舌质暗淡或有瘀点，苔白滑，脉沉紧。

治法：温经散寒，通络止痛。

方药：当归四逆汤(《伤寒论》)合阳和汤(《外科全生集》)。当归、桂枝、芍药、细辛、通草、甘草、大枣、熟地、肉桂、白芥子、姜炭、麻黄、鹿角胶。

6）湿热阻络证

症状：肢体沉重，麻木不仁，伴有灼热疼痛，脘腹痞满，口腻不渴，心烦口苦，面色晦垢，大便黏滞，小便黄赤，舌红苔黄腻，脉滑数。

治法：清热利湿，活血通络。

方药：四妙散(《成方便读》)加减合当归拈痛汤(《医学启源》)加减。白及、白蔹、木鳖子、桑螵蛸、羌活、甘草、茵陈、防风、苍术、当归、知母、猪苓、泽泻、升麻、白术、黄芩、葛根、人参、苦参。

(2）中成药

1）木丹颗粒：益气活血，通络止痛。口服，每次1袋，3次/日。禁忌证：孕妇禁用。

2）糖脉康颗粒：益气活血，通络止痛。口服，每次1袋，3次/日。禁忌证：孕妇禁用。

2.外治法

(1）针灸

1）气虚血瘀证：内关、膈俞、气海、足三里、三阴交、胰俞、肺俞、合谷、血海等。

2）阴虚血瘀证：肝俞、肾俞、胰俞、足三里、三阴交、太溪、曲池、合谷等。

3）痰瘀阻络证：合谷、曲池、脾俞、胰俞、血海、足三里、三焦俞、三阴交、丰隆、解溪、太冲、梁丘等。

4）肝肾亏虚证：肝俞、脾俞、肾俞、胰俞、足三里、三阴交、承山、伏兔等。

5）阳虚寒凝证：外关、曲池、肾俞、命门、腰阳关、关元、环跳、阳陵泉、阴陵泉、绝骨、照海、足临泣、胰俞、手三里等。

6）湿热阻络证：大椎、阴陵泉、曲池、内庭、合谷、三阴交、太溪、养老等。

7）艾灸：取穴太溪、三阴交、足三里、合谷、曲池、涌泉、承山、委中、太冲、行间等。

（2）推拿

以按法、压法、摩法、搓法、拍法、引伸法等手法直接作用于机体，刺激患者相应穴位，调理脏腑功能，疏通经络，行气活血，提高肢体末端皮肤温度和敏感性，促进血液循环，加快新陈代谢，利于神经功能的改善，具有良好的整体效应。

（3）穴位注射

1）黄芪注射液，用于气虚血瘀证、痰瘀阻络证、阳虚寒凝证。

2）丹红注射液，用于气虚血瘀证、痰瘀阻络证。

（4）熏洗法

1)四藤一仙汤外洗方：鸡血藤、海风藤、络石藤、钩藤、威灵仙、生黄芪、桂枝白芍，用于气虚血瘀证、阴虚血瘀证、肝肾亏虚证、痰瘀阻络证。

2)糖痛外洗方加减：黄芪、桂枝、川芎、姜黄、川牛膝，用于阳虚寒凝证、痰瘀阻络证。

（5）传统功法：适度练传统功法，如太极拳、五禽戏、气功、易筋经等，长期练习对于肌肉、骨骼、关节和机体的平衡能力均有改善，起到外调经络、内畅气机、强筋健骨、安神定志的功效，有效缓解肢体麻木、疼痛、乏力等症，改善外周神经传导功能，降低足底胼胝发生率，适用于各期糖尿病周围神经病变患者。推荐每日练习30分钟。

（五）糖尿病下肢血管病变（包括糖尿病足）

本病或因阴伤耗气不能推动血液，或因阴虚耗血，胶着成瘀，或因寒邪凝滞脉络，营卫壅滞，郁久化热，或患肢破损，外感邪毒，热毒蕴结则为肢端坏疽继发感染，而致肉腐、筋烂、骨脱。辨证以正虚为本，以邪实为标，是本虚标实的错综复杂证候。据皮肤是否溃破分别设立了具有防治结合、内外结合特色的治疗，在糖尿病下肢血管病变尤其是足病的防治诊疗中发挥了一定作用。

1. 内治法

（1）中医汤药

1）未溃期

①气虚血瘀证

症状：下肢酸胀无力，肢端麻木，可有针刺样疼痛，入夜间加重，局部皮色紫暗或有瘀斑，少气懒言，乏力疲倦，语声低微。舌淡紫或有瘀斑，脉细涩或弦紧。

治法：益气活血，通络止痛。

方药：补阳还五汤(《医林改错》)加减。黄芪、当归尾、川芎、桃仁、赤芍、地龙、红花等。

②血虚寒凝证

症状：下肢冷痛，久行加重，休息后疼痛缓解，肿胀麻木，肤色不变或苍白，畏寒喜暖，面色暗淡无华，口淡不渴。舌淡，苔白，脉沉细涩，趺阳脉弱。

治法：温阳散寒，补血通滞。

方药：当归四逆汤(《伤寒论》)加减。当归、桂枝、芍药、细辛、甘草、通草、大枣等。

③湿热毒盛证

症状：患足局部红、肿、热、痛或有皮下积液、有波动感，周边呈实性漫肿。舌质红绛，苔黄腻，脉滑数。

治法：清热利湿，活血解毒。

方药：五味消毒饮(《医宗金鉴》)加减。金银花、野菊花、蒲公英、紫花地丁、紫背天葵子等。

2）已溃期

①湿热毒蕴，筋腐肉烂证

症状：足局部红、肿、热、痛，或伴皮下污秽臭味积液、有波动感，疾病发展速度快，严重时可累全足及小腿，舌质红绛，苔黄腻，脉滑数，趺阳脉可触及或减弱。

治法：清热利湿、活血化瘀

方药：四妙勇安汤（《验方新编》）：元参、金银花，当归，甘草等。

②热毒伤阴，瘀阻脉络证

症状：足局部红、肿、热、痛，伴溃烂，神疲乏力，心烦易怒，口渴喜冷饮，舌质暗红或红绛，苔薄黄或灰黑，脉弦数或洪数，趺阳脉可触及或减弱。

治法：清热解毒、养阴活血

方药：顾步汤（《外科真诠》）：黄芪、人参、石斛、当归、银花、牛膝、菊花、甘草、公英、紫花地丁等。

③气血两虚，络脉瘀阻证

症状：足创面腐肉已清，肉芽生长缓慢，久不收口，周围组织红肿已消或见疮口脓汁清稀较多，迁延不愈，下肢麻木、疼痛，状如针刺，夜间尤甚，疼痛部位固定，足部皮肤感觉迟钝或消失，皮色暗红或见紫斑，舌质淡红或紫暗或有瘀斑，苔薄白，脉细涩，趺阳脉弱或消失。

治法：益气补血、活血通络

方药：人参养荣汤（《三因极一病证方论》）：人参、白术、茯苓、甘草、陈皮、黄芪、当归、白芍、熟地黄、五味子、桂心、远志等。补阳还五汤（《医林改错·卷下·瘫痿论》）生黄芪、当归尾、赤芍、地龙、川芎、红花、桃仁等。

④肝肾阳虚，络脉痰阻证

症状：病变见足局部、骨和筋脉溃口色暗，肉色暗红，久不收口，腰膝酸软，双目干涩，耳鸣耳聋，手足心热或五心烦热，肌肤甲错，口唇舌暗，或紫暗有瘀斑，舌瘦苔腻，脉沉弦。

治法：调补肝肾，化痰通络。

方药：六味地黄丸（《小儿药证直诀》）加减。熟地、山药、山萸肉、丹皮、茯苓、三七粉（冲）、鹿角片、地龙、穿山甲、枳壳。

⑤脾肾阳虚，痰瘀阻络证。

症状：足部发凉，皮温低，皮肤苍白或紫暗，冷痛，沉而无力，间歇性跛行或剧痛，夜间更甚，严重者趾端干黑，逐渐扩大，腰酸，畏寒肢凉，肌肉消瘦，全身乏力，舌淡苔白腻，脉沉迟无力或细涩，趺阳脉弱或消失。

治法：温补脾肾，化痰通脉。

方药：金匮肾气丸（《金匮要略》）加减。制附子、桂枝、地黄、山药、山萸肉、黄精、枸杞、三七粉（冲）、水蛭粉（冲）、海藻。

（2）中成药

1）木丹颗粒：益气活血，通络止痛。口服，每次1袋，3次/日。禁忌证：孕妇禁用。

2）龙血竭胶囊：活血散瘀，消肿止痛，收敛止血，敛疮生肌。口服，每次4～6粒，3次/日。

3）脉络舒通颗粒：清热解毒，化瘀通络，祛湿消肿成。每次1袋，3次/日。禁忌证：孕妇禁用，肝肾功能不全及有出血性疾病或凝血机制障碍者慎用。

2.外治法

中药浸泡熏洗适用于糖尿病足wagner 0-3级，将中药煎煮后，其药液在患处先熏后洗。足浴前可根据足溃疡程度行清创换药，趁药液热时，先用药热气熏蒸患处。有条件可浸泡至踝关节上约10cm，浸泡期间结合穴位按摩，取穴足三里、阳陵泉、血海、三阴交、太冲、涌泉等。

注意事项：

（1）足浴需注意水温，38～40℃，不可过热；浸泡时间在15～20分钟，不可过久。

（2）酒后、过饥、过渴、极度疲劳等状态下不宜进行足浴。

（3）若出现足部不适，应立即停止熏洗，并由专业医师观察调整方案。

临床常根据患者不同的症状表现选用不同功效的足浴方：

1）温通经脉方：适用于肾阳亏虚、寒邪阻络者。推荐方药：桂枝、细辛、红花、苍术、土茯苓、黄柏、百部、苦参、毛冬青、忍冬藤、木通、肉桂等。

2）清热解毒、活血化瘀方：适用于局部红、肿、热、痛明显，热毒较甚者。推荐方药：大黄、毛冬青、枯矾、马勃、元明粉、半枝莲、冬凌草等。

（雷涛，鲁郡）

参考文献

[1] 周仲瑛.新世纪全国高等中医药院校规划教材《中医内科学》（供中医类专业用）[M].第2版.北京:中国中医药出版社，2007:329-335

[2] 刘文,倪青.论脾瘅理论与三型辨证[J].北京中医药,2017,36(06):516-518.

[3] 苟筱雯,赵林华,何莉莎,等.从态靶辨证谈中医治疗2型糖尿病的用药策略[J].辽宁中医杂志,2020,47(04):1-4.

[4] 庞国明,倪青,张芳,等.2型糖尿病病证结合诊疗指南[J].中医杂志,2021. 62(04):361-368.

[5] 仝小林.糖尿病中医药临床循证实践指南[M].北京：科学出版社, 2016.

[6] 吴以岭,高怀林,贾振华,等.糖尿病合并心脏病中医诊疗标准[J].世界中西医结合杂志,2011.6(05):455-

460.
[7] 毛静远,吴永健,史大卓.中成药治疗冠心病临床应用指南(2020年)[J].中西医结合心脑血管病杂志,2021.19(09):1409-1435.
[8] 中华医学会糖尿病学分会微血管并发症学组.中国糖尿病肾脏病防治指南(2021年版)[J].中华糖尿病杂志,2021.13(08): 762-784.
[9] 段俊国,金明,接传红.糖尿病视网膜病变中医防治指南[J].中国中医药现代远程教育,2011.9(04):154-155.
[10] 方朝晖,吴以岭,赵进东.糖尿病周围神经病变中医临床诊疗指南(2016年版)[J].中医杂志,2017.58(07):625-630.
[11] 王秀阁,倪青,庞国明.糖尿病周围神经病变病证结合诊疗指南[J].中医杂志, 2021.62(18):1648-1656.
[12] 中华医学会糖尿病学分会,中华医学会感染病学分会,中华医学会组织修复与再生分会.中国糖尿病足防治指南(2019版)(Ⅴ)[J].中华糖尿病杂志,2019(06):387-397.

第五章　2型糖尿病急性并发症的健康管理

糖尿病急性并发症一般起病比较急，危害大，严重时危及生命甚至导致死亡。另外，2型糖尿病急诊中低血糖症最为常见。2型糖尿病急性并发症主要有糖尿病酮症酸中毒、高血糖高渗状态以及糖尿病乳酸酸中毒。

第一节　低血糖症

低血糖症是接受降糖药物治疗的糖尿病患者最常见的急性并发症之一。低血糖给患者带来身心不适，严重低血糖诱发心脑血管意外甚至可危及生命，同时，反复发作的低血糖也是阻止血糖达标的主要障碍之一。低血糖症多见于老年患者、使用胰岛素及胰岛素促分泌药物、食欲欠佳、肝肾功能不全以及合并胃肠道疾病患者。

一、临床表现

低血糖症存在多种临床表现，与血糖水平、血糖下降的速度、患者年龄以及合并其他疾病状态等有关。轻度低血糖可以无症状，典型表现主要为交感神经兴奋症候群，如心悸、出汗、头昏、手抖、饥饿感等，中重度低血糖可出现中枢神经抑制症状，如判断力下降、认知障碍、甚至昏迷、脑神经不可逆性损伤等。老年患者发生低血糖时常不典型，交感神经兴奋症候群缺失，可表现为行为异常，甚至直接进入昏迷状态。如发生低血糖时无相关临床症状，称为无症状性低血糖。对于无症状低血糖患者，需要考虑其可能存在长期的反复低血糖，要注意询问病史。

二、低血糖分级

低血糖分类很多，主要根据血糖水平和患者临床症状来分类。2020年中华医学会糖尿病学分会在新版《中国2型糖尿病防治指南》中将低血糖分为以下3级：

1. 1级低血糖　血糖<3.9mmol/L且≥3.0mmol/L。

2. 2级低血糖　血糖<3.0mmol/L。

3. 3级低血糖　指严重低血糖，需要他人帮助才能纠正低血糖，往往伴有意识障碍和（或）躯体改变，其具体血糖范围存在较大的个体差异，目前未列出特定血糖界限。

三、导致低血糖的常见降糖药物

临床上导致低血糖的常见药物包括胰岛素和胰岛素促泌剂（包括磺脲类和非磺脲类）。其他药物如二甲双胍、吡咯列酮、糖苷酶抑制剂类、二肽基肽酶Ⅳ抑制剂（DPP-4i）类、胰高糖素样肽-1受体激动剂（GLP-1RA）和钠-葡萄糖共转运蛋白2抑制剂（SGLT2i）等单独使用低血糖风险很低，但和胰岛素及胰岛素促泌剂联用时则加大低血糖风险和严重程度。

四、低血糖的诊断标准

对非糖尿病患者，低血糖的诊断标准为血糖<2.8mmol/L；而接受降糖药物治疗者血糖<3.9mmol/L就可诊断低血糖。部分患者血糖不低于3.9mmol/L但出现心慌、出冷汗、饥饿感等低血糖表现，称为低血糖症状，多见于长期高血糖者接受降糖治疗早期。

五、低血糖的处理

对轻度到中度的低血糖且患者神志清楚者，可以进食水果糖、巧克力、饼干、馒头等食物，或者口服含糖饮料等即可缓解。对于药物性低血糖，纠正低血糖同时应及时停用相关药物或减少药物剂量。使用α-糖苷酶抑制剂（如阿卡波糖、伏格列波糖）的患者如果出现低血糖，治疗时需使用葡萄糖、蜂蜜或牛奶，不宜食用蔗糖或淀粉类食物。对于重症者和疑似低血糖昏迷者，应及时测定指末血糖，及时给予50%葡萄糖液60～100ml静推，继以5%～10%葡萄糖液静滴，低血糖顽固发作可加用地塞米松5mg和（或）胰高血糖素0.5～1mg肌肉或静脉注射。意识丧失者，忌喂食以免误入呼吸道。对于严重低血糖，特别是使用中长效磺脲类药物、长效胰岛素或合并肝肾功能不全者，低血糖纠正后短期内可反复出现低血糖，需要严密监测血糖24～48小时。

六、低血糖双向转诊

社区在接诊糖尿病患者时，如出现心慌、手抖、出冷汗等典型症状或其他非典型低血糖症状，或者出现神志改变者，均应怀疑低血糖症，并快速做出诊断及给予抢救。全科医生对于低血糖原因一时难以确定、需要进一步监测血糖如动态血糖监测或者怀疑严重低血糖伴随严重心脑血管疾患者需要向上级医院转诊。上级医院在解除低血糖因素、优化降糖方案、血糖控制稳定后，可向社区卫生服务中心转诊进行后续随访和跟踪（见低血糖双向转诊处理流程图2-5-1-1）。

七、预防

糖尿病患者低血糖的预防包括糖尿病宣教、临床医师合理用药以及规律监测血糖等方面。对于糖尿病合并心脑血管疾病、病程长、胰岛功能差、消瘦以及有严重低血糖发作史的患者，是重点观察对象。

1.宣教 宣教对象包括患者及其家属同伴等，掌握识别低血糖常见表现，和自救方法等。理论上讲每个糖尿病患者都有低血糖发生风险。

2.改变不良生活习惯 不规律饮食、不适当运动与低血糖发生关系密切，糖尿病患者需要注意以下几点：①定时定量进餐，如果纳差甚至不能进食应减少甚至停用降糖药；②增加运动则相应增加进食；③酒精可导致并加重低血糖，醉酒还会掩盖低血糖症状，应限酒。

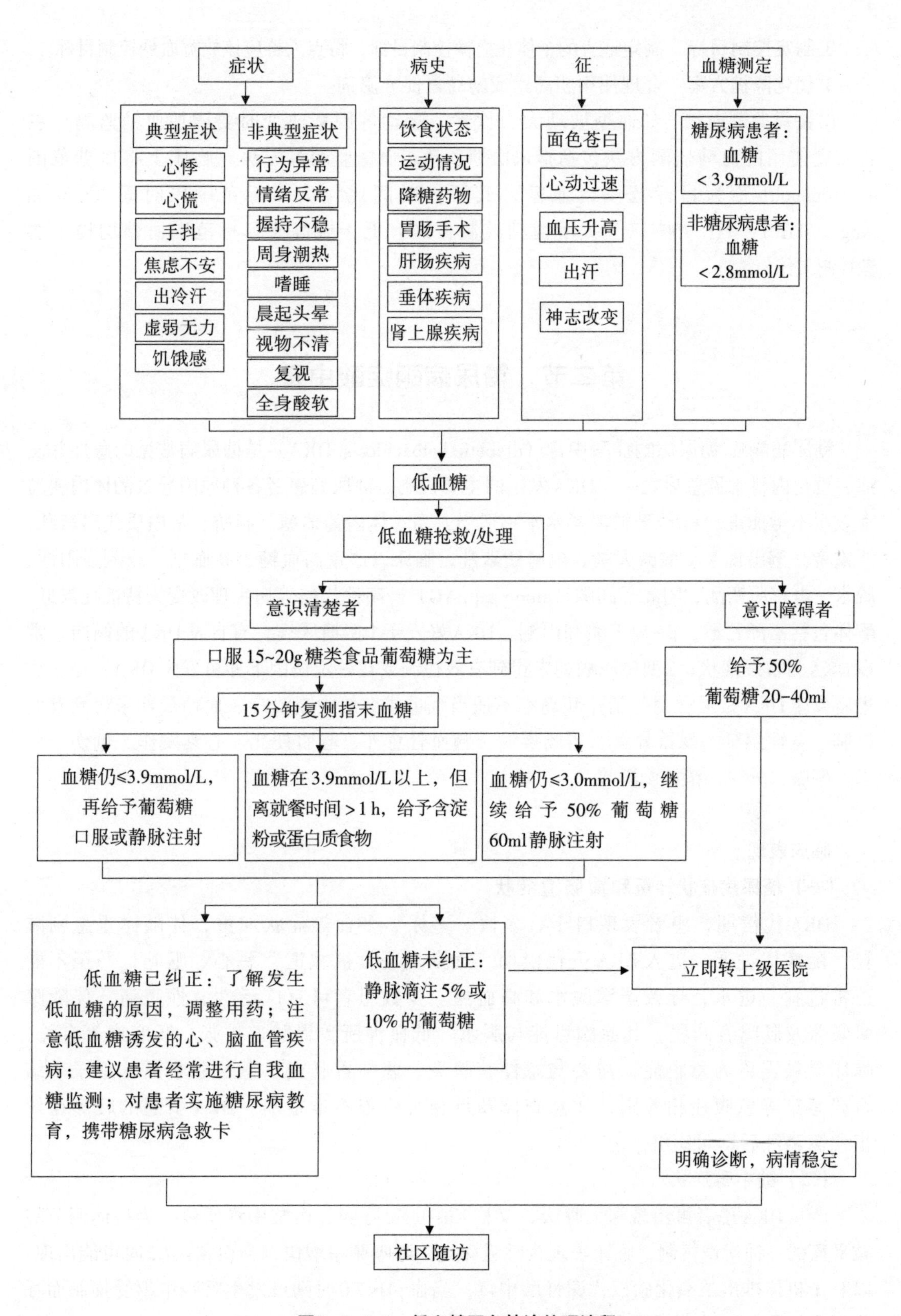

图2-5-1-1　低血糖双向转诊处理流程

3. 制定控制目标 制定适宜的个体化血糖控制目标，特点人群应该放宽血糖控制目标。

4. 优化降糖方案 合理使用胰岛素或胰岛素促分泌剂。

5. 按需监测血糖 如血糖波动大、饮食、运动等因素改变时要增加血糖监测。患者家庭使用的血糖监测方法包括指末血糖、动态血糖监测等方法。临床上将血糖范围4～10mmol/L称为目标范围内血糖，其所占时间比例为目标范围内时间（time in range，TIR），TIR 70%以上提示血糖控制良好。低于或高于目标范围血糖均提示血糖控制欠佳。

第二节 糖尿病酮症酸中毒

糖尿病酮症/糖尿病酮症酸中毒（diabetic ketoacidosis, DKA）是糖尿病常见的急性并发症，也是内科常见急症之一。DKA发生的主要机制是糖尿病患者各种原因导致的体内胰岛素效用不足加重，和/或升糖激素水平不适当升高，体内葡萄糖、脂肪、蛋白质代谢紊乱，严重者甚至出现水、酸碱失衡、电解质紊乱，临床以严重高血糖、高血酮、尿酮强阳性、脱水、电解质紊乱、阴离子间隙（anion gap, AG）升高性代酸等病生理改变为特征症候群。酮体包括乙酰乙酸、β-羟丁酸和丙酮。DKA好发于1型糖尿病，有自发DKA的倾向，常以DKA为首发症状；2型糖尿病如未得到有效控制或在一定诱因下亦可发生DKA。糖尿病患者发生DKA常见诱因包括：胰岛素不适当减量或突然中断治疗、血糖长期未得到有效控制、急性感染、暴饮暴食、胃肠疾病、脑血管意外、心肌梗死、心衰发作、创伤、手术、妊娠、分娩、精神刺激等。

一、临床表现

（一）糖尿病症状加重和胃肠道症状

DKA代偿期，患者表现口干、多饮、多尿、多食等症状加重，伴随体重急剧减轻。随病情进展，进入DKA失代偿期，逐渐出现食欲减退、恶心、呕吐，乃至不能正常进食、进水，导致严重脱水和高血糖。少数患者可有广泛性急性腹痛，伴随腹肌紧张及肠鸣音减弱，其原因可能与脱水、低血钾所致胃肠道扩张、肠麻痹等有关。临床易被误诊为急腹症，需要与急性胰腺炎、急性胃肠炎、急性胆囊炎、泌尿系结石或感染等急腹症相鉴别，注意查体及行相关检查不难鉴别。DKA引起的腹痛在纠正代谢紊乱后即可缓解。

（二）酸中毒症状

严重DKA患者可出现深大呼吸，又称Kussmaul呼吸，由酸中毒所致，为机体调节酸碱平衡的一种代偿机制，临床表现为呼吸深大，呼吸频率增快，当血pH<7.2时可能出现，以利于机体排出二氧化碳以代谢性酸中毒；当血pH<7.0时则可发生呼吸中枢受抑制而呼吸麻痹。重度DKA者呼吸中可有类似烂苹果味。

（三）脱水和（或）休克

脱水是DKA常见症状，也是严重危及患者生命的重要因素之一。脱水可导致外周循环障碍、加剧高血糖和代谢性酸中毒等。轻度脱水可无明显临床症状，中、重度DKA患者常有脱水症状和体征。脱水发生机制包括高血糖导致大量渗透性利尿，酸中毒时大量排出细胞外液中的Na^+，使脱水进一步加重。当脱水量达体重的5%时，患者可有脱水征，如皮肤干燥及弹性减退，眼球及两颊下陷，眼压低，口舌干燥。如脱水量超过体重的15%时，则可有外周循环衰竭，心率加快、脉搏细弱、血压及体温下降、少尿甚至无尿等，如抢救不及时可死亡。全科医生要注意观察患者神志、眼窝是否深陷、皮肤弹性、血压、尿量等来初步判定脱水程度。

（四）意识障碍

意识障碍也是DKA常见的临床表现。轻症可无明显意识改变。早期意识障碍表现为精神不振，头昏头痛，继而烦躁不安或嗜睡，逐渐进入昏睡，各种反射由迟钝甚而消失，终至进入昏迷。意识障碍与严重脱水、血浆渗透压增高导致脑细胞脱水及缺氧等对脑组织功能产生不良影响有关。此外，血中酮体尤其是乙酰乙酸浓度过高，可能与昏迷的产生关系密切。

（五）诱发疾病的表现

糖尿病酮症酸中毒诱发病均有其自身的特殊表现，应予以注意识别，避免与DKA相互混淆或相互掩盖而延误诊治。老年患者注意排除心脑血管疾病。对于发热患者除了考虑常见的肺部感染、泌尿系感染外，还需要注意隐匿部位感染，如肝脓肿、肾周感染、真菌感染等。

二、实验室及其他检查

首选的实验室检查应包括：血糖、血酮体、血气分析、尿酮体、血常规、肾功能、血电解质、尿常规等。血糖多在16.7mmol/L以上。血酮体＞3mmol/L。尿酮体阳性。丙酮无肾阈，若酮体产生过多而肾功能无障碍时，尿酮虽然阳性，但血酮可不高，临床上无酮血症。值得注意的是，DKA早期以乙酰乙酸和β羟丁酸为主，尿酮体可能阴性。血浆CO_2结合力降低90%以下，血pH值降低。糖尿病酮症酸中毒时多数患者肾功能会有所降低，甚或出现血肌酐升高。若有发热等感染迹象还应进行血、尿和咽部分泌物的细菌培养以及相应的影像学检查。怀疑心脑血管意外的还应进行心肌酶谱、心电图、头颅CT扫描等检查。

三、诊断

结合患者既往病史、临床症状、体征以及实验室检查，诊断并不困难。如血酮体升高（血酮体≥3mmol/L）或尿糖和酮体阳性（++以上）伴血糖增高（血糖＞13.9mmol/L），血pH（pH<7.3）和（或）HCO_3^-＜18mmol/L，无论有无糖尿病病史，都可诊断为DKA。极少数患者出现血糖并未显著升高（血糖＜11.1mmol/L），但存在血酮体升高，血pH下降，是为血糖正常的糖尿病酮症酸中毒（Euglycemic diabetic ketoacidosis，EDKA）。

表2-5-2-1　糖尿病酮症酸中毒（DKA）的诊断标准

DKA	血糖 (mmol/L)	动脉血 pH	血清 HCO_3^-(mmol/L)	尿酮体	血清酮体	血浆有效渗透压	阴离子间隙(mmol/L)	神经状态
轻度	>13.9	7.25 ~ 7.30	15 ~ 18	阳性	阳性	可变	> 10	清醒
中度	>13.9	7.00 ~ 7.25	10 ~ 15	阳性	阳性	可变	>12	清醒/嗜睡
重度	>13.9	< 7.00	<10	阳性	阳性	可变	>12	木僵/昏迷

四、治疗

DKA的治疗原则包括快速补液以恢复血容量、纠正脱水状态，胰岛素降糖，维持电解质及酸碱平衡，消除DKA诱因，防治伴发病，降低死亡率。对无酸中毒的糖尿病酮症患者，及时补充液体和给予胰岛素治疗，直到血糖稳定和酮体消失。

（一）补液

补液对于挽救患者生命、快速纠正脱水、恢复血容量和肾灌注、降低血糖和清除酮体有积极意义。补液速度应先快后慢，先生理盐水后糖水的原则。补液途径包括静脉途径和经口补液，意识清醒患者鼓励多饮水，意识不全、昏迷者可留置胃管灌注温生理盐水或温开水，但要注意少量缓慢灌注，避免呕吐而造成误吸，不宜用于有呕吐、胃肠胀气和上消化道出血者。开始补液宜快，在1~2小时内输注0.9%氯化钠1000 ~ 2000ml，前4小时输入所计算失水量1/3的液体，以便尽快补充血容量、改善周围循环和肾功能。要在第1个24h内补足预先估计的液体丢失量。老年患者、有心血管疾病病史者等经口补液较为安全。临床需要根据血压、24小时出入量等指标判断补液是否有效。对有心、肾功能不全者，应避免过快输液，在补液过程中要监测血浆渗透压，并实时评估患者的心脏、肾脏、神经系统状况，防止补液过快诱发心衰等情况。当DKA患者血糖 ≤ 11.1mmol/L时，须补充5%葡萄糖并继续胰岛素治疗，并按每2 ~ 4g葡萄糖加入1U胰岛素。直至血酮、血糖均得到控制。适度补充葡萄糖有利于抑制体内酮体生成以降低血酮体水平。在DKA治疗过程中，纠正高血糖的速度一般快于酮症，血糖降至13.9mmol/L、DKA得到纠正（pH >7.3，HCO_3^->18.0mmol/L）的时间分别约为6h和12h。

（二）胰岛素

对于糖尿病酮症且无明显脱水者，可采用皮下注射速效胰岛素或者静脉注射胰岛素方法，有条件的医院可采用胰岛素泵（Continuous Subcutaneous Insulin Injection, CSII）或者静脉泵予以胰岛素输注。对于已经发生DKA的患者，或者出现明显脱水、血容量不足者，需采用小剂量胰岛素连续静脉滴注方案作为DKA的标准治疗。

小剂量胰岛素静脉滴注的速度按每小时每公斤体重0.1U计算，使血清胰岛素浓度恒定达到100 ~ 200uU/ml，这个浓度范围的胰岛素水平有利于抑制脂肪分解和酮体生成以及有较强的降低血糖效应，而促进钾离子向细胞内转移的作用较弱。对于体型消瘦、体重较轻以及血糖水平下降者需及时下调胰岛素剂量，以避免低血糖发生。胰岛素静脉输注过程中需严密监测血糖，根据血糖下降速度调整输液速度以保持血糖每小时下降3.9 ~ 6.1mmol/L。

若第1小时内血糖下降不足10%，或有条件监测血酮时，血酮下降速度＜0.5mmol/（L·h），且脱水已基本纠正，则增加胰岛素剂量1U/h。当DKA患者血糖降至11.1mmol/L时，应减少胰岛素输入量至0.02～0.05U/（kg·h），并开始给予5%葡萄糖液，并根据血糖来调整胰岛素量，使血糖维持在8.3～11.1mmol/L，至DKA缓解。DKA缓解标准参考如下：血糖＜11.1mmol/L，血酮＜0.3mmol/L，血清HCO_3^-≥15mmol/L，血pH值＞7.3，阴离子间隙≤12mmoL/L。DKA是否缓解需要根据血糖、血酮体水平，而一般不根据尿酮值来确定DKA的缓解，因尿酮在DKA缓解时仍可持续存在。DKA缓解、外周微循环恢复后可转换为胰岛素皮下注射。需要注意的是，为防止DKA再次发作和反弹性血糖升高，胰岛素静脉滴注和皮下注射之间可重叠1～2小时。

（三）纠正电解质紊乱

常见的为低钾血症。DKA患者绝大多数体内存在钾缺乏，但血钾浓度可以有多种表现，包括高钾血症、血钾正常和低钾血症。钾缺乏机制包括摄入不足、高葡萄糖血症利尿伴随钾流失、肾素－血管紧张素－醛固酮系统激活、大量补液稀释以及胰岛素滴注可导致钾离子向细胞内转运等。在开始胰岛素及补液治疗后，若患者的尿量正常，血钾＜5.2mmol/L即应静脉补钾，一般在每升输入溶液中加氯化钾1.5～3.0g，以维持血钾水平在4~5mmol/L之间。治疗前已有低钾血症，尿量≥40ml/h时，在补液和胰岛素治疗同时必须补钾。严重低钾血症可危及生命，若发现血钾＜3.3mmol/L，应优先进行补钾治疗，当血钾升至3.3mmol/L时再开始胰岛素治疗，以免发生致死性心律失常、心脏骤停和呼吸肌麻痹。临床上还需要根据低钾血症严重程度制定补钾量，轻度低钾血症者每天补充8g（按氯化钾计算）；中度低钾血症者8~16g，重度低钾血症每日补充量16g以上。对于补钾剂量较大者，可联合经口补钾，常用的有氯化钾溶液或者氯化钾缓释片。

（四）纠正酸中毒

临床上不主张积极补碱。DKA患者在胰岛素治疗后会抑制酮体产生，进而纠正酸中毒。如无循环衰竭，一般无需额外补碱。但严重的代谢性酸中毒可能会引起心肌受损、脑血管扩张、严重的胃肠道并发症以及昏迷等严重并发症。如pH≤6.9可适当补碱治疗。每2小时测定1次血pH值，直至其维持在7.0以上。补碱宜慢，防止过量。

（五）去除诱因和治疗并发症　如休克、感染、心力衰竭和心律失常、脑水肿和肾衰竭等。

五、DKA的预防

我国的研究结果显示，当随机血糖超过19.05mmol/L（血清酮体≥3mmol/L）时，即预警DKA。良好的血糖控制，预防并及时治疗感染等其他伴随疾病是预防DKA的关键。

六、DKA双向转诊

DKA病情严重，社区全科医生做出临床诊断，根据严重程度给予初步处理，包括补液、小剂量胰岛素静脉滴注，并向上级医院转诊。轻症患者可直接向上级医院转诊。上级医院根据DKA诊疗规范进行抢救治疗，血酮消失，血糖恢复稳定，并制定出院治疗方案，再转社区卫生服务中心进行后续治疗和监测。DKA转诊见图2-5-3-1。

七、DKA患者社区长期管理对策

DKA患者再次发生DKA的风险显著增加。社区需要加强患者血糖监测、后期跟踪。

（一）纳入家庭医生团队慢病管理体系。

（二）加强对患者及其家属糖尿病知识宣教，增强糖尿病患者和家属对DKA的认识。

（三）帮助患者建立健康的生活方式，合理饮食，适当运动，避免过于剧烈的运动。

（四）DKA患者在病情缓解后的数周至数月后，应定期测定C肽水平监测β细胞功能。

（五）根据患者病情，制定个体化的管理策略，加强随访，提高患者依从性，加强血糖监测，不随意中断和减少胰岛素使用量。在应激状况下，及时调整胰岛素的用量，避免出现胰岛素的不足。

（六）预防DKA发生的危险因素，如避免漏打胰岛素或漏服药；注意预防感染。

（七）有报道使用SGLT2i后出现DKA，故而使用此药物时需加强对患者的随访，如出现劳累、恶心/呕吐、腹痛等症状，即使血糖水平处于正常或接近正常水平，此时全科医生应高度警惕是否发生酮症酸中毒，及时转诊。

八、案例分析

【案例】黄先生，52岁，有糖尿病病史3年，平时西格列汀片100mg，1次/日，阿卡波糖片100mg，3次/日，血糖控制欠佳。近1月出现“口干、多饮、多尿”症状加重，伴体重减轻6kg，在门诊就诊。查体：神志清，精神软，全身皮肤干燥，脱水貌，身高172cm，体重59kg，BMI 19.9kg/m²。查空腹血糖20.1mmol/L，糖化血红蛋白11.2%，血酮体5.2mmol/L，尿酮体（+++），尿糖（++++），血pH7.25，BE −11.4mmol/L。针对该患者，考虑什么诊断？如何抢救？后期完善哪些检查？

案例分析：该患者发病于中年，口服药物血糖控制欠佳，近期出现糖尿病“三多一少”症状加重，查血糖显著升高，合并血酮体升高，血pH值呈酸性，BE −11.4mmol/L，该患者诊断考虑2型糖尿病性酮症酸中毒。该患者需要按照DKA进行抢救治疗，酮症纠正后需要完善胰岛β细胞功能及胰岛自身抗体检查，并建议患者皮下注射胰岛素治疗。

第三节　高渗高血糖综合征

高渗高血糖状态（Hyperglycemic hyperosmotic syndrome, HHS）是糖尿病最严重的急性并发症之一，临床以极度高血糖而无明显DKA、血浆渗透压显著升高、重度脱水和意识障碍甚或昏迷为特征。该症多见于高龄患者，特别是独居、脑卒中后遗症者、缺乏家庭陪伴者，约30%～40%的患者既往无糖尿病病史。

一、临床表现

HHS起病隐匿，从起病到出现意识障碍往往需要1～2周，偶尔急性起病。起病初期可出现口渴、多尿和乏力等症状加重，多食可不明显，病情加重后出现纳差。主要临床表现为脱水和神经系统两组症状和体征。当血浆渗透压 >320mOsm/L时，患者即可以出现淡漠、嗜睡等精神症状；当血浆渗透压 >350mOsm/L时，则会出现定向力障碍、幻觉、上肢拍击样粗震颤、偏瘫、失语、昏迷和病理征等，临床需要与脑卒中等疾病进行鉴别。

二、诊断

HHS诊断需要结合临床表现和实验室检查。HHS的实验室诊断参考标准包括：

1. 血糖 ≥ 33.3mmol/L；
2. 有效血浆渗透压 ≥320mOsm/L；
3. 血清 HCO_3^- ≥18mmol/L或动脉血pH ≥7.30；
4. 尿糖呈强阳性，而血酮体及尿酮阴性或为弱阳性；
5. 阴离子间隙 < 12mmol/L。

三、治疗

HHS病情较DKA更为危重，其患者多高龄且伴发症多，死亡率很高，因而强调早期预防、早识别和及时治疗。治疗原则与DKA相似，主要包括大量补液以纠正脱水；持续小剂量胰岛素静滴；纠正水、电解质代谢失衡；以及去除诱因和治疗伴发疾病。HHS缓解主要表现为患者意识状态恢复正常、脱水得到纠正、血渗透压水平下降至正常以及血糖得到有效控制等。

（一）补液

HHS失水比DKA更为严重，补液量更多，24h总的补液量可达6000~10000ml。推荐0.9%氯化钠溶液作为首选。补液速度与DKA治疗相仿，第1小时给予1000~1500ml，随后补液速度根据脱水程度、血渗透压、尿量等进行调整。对于少数患者在补足液体后血浆渗透压不再下降或血钠升高时，可考虑给予0.45%氯化钠溶液静滴。HHS患者补液本身即可使血糖下降，当血糖下降至16.7mmol/L时需补充5%含糖液，直到血糖得到控制。经胃肠道补液是一种安全有效的补充液体的方法，特别对于高龄合并心功能不全者尤其如此，同时经胃肠道补水对于降低血浆渗透压有积极作用。因而对于补液量较大者或血浆渗透压较高者，如无禁忌可留置胃管以进行胃肠道补液。

（二）胰岛素治疗

HHS胰岛素使用原则与DKA治疗基本相同，一般来说HHS患者对胰岛素较为敏感，胰岛素用量相对较小，胰岛素剂量需要及时调整。推荐以0.1U /（kg·h）持续静脉输注。当血糖降至16.7mmol/L时，应减慢胰岛素的滴注速度至0.02～0.05U /（kg·h），同时续以葡萄糖溶液静滴，并不断调整胰岛素用量和葡萄糖浓度，使血糖维持在13.9～16.7mmol/L。脱水状态及血渗透压恢复正常、病情好转或恢复饮食者，可更改为皮下胰岛素多次注射进行血糖控制。

（三）补钾

HHS患者多存在缺钾，补钾原则与DKA相同。治疗过程中注意检测血钾水平，及时补充钾盐。

（四）其他治疗

包括一般支持治疗、生命体征监测，去除诱因，纠正休克，防止低血糖和脑水肿、预防压疮、口腔护理等。

（五）HHS分级诊疗

HHS病情较DKA更为严重，死亡率更高，全科医生对于高度怀疑或已确诊为HHS者，给予补液等初步抢救性处理同时，向上级医院转诊。后期病情缓解、血糖恢复稳定，再转社区卫生服务中心进行后续治疗和监测。转诊流程见图2-5-3-1 。

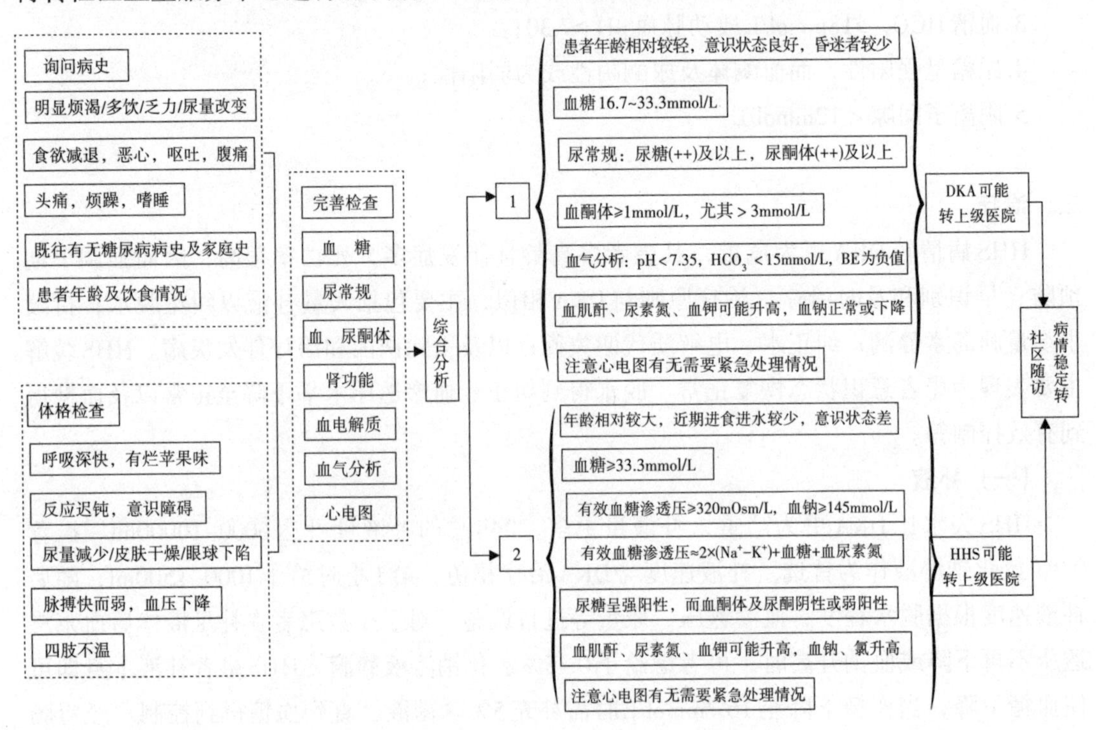

图2-5-3-1 DKA和HHS双向转诊流程

（雷涛，鲁郡）

参考文献

[1] 中华医学会,中华医学会杂志社,中华医学会全科医学分会,等．2型糖尿病基层诊疗指南(实践版·2019)[J]. 中华全科医师杂志,2019,18(9):810-818.

[2] 中华医学会糖尿病学分会．中国2型糖尿病防治指南(2020年版)[J]. 中华糖尿病杂志,2021,13(4):315-409.

[3] 石琳娜,龚利花,王娟,等．钠-葡萄糖协同转运蛋白-2抑制剂致2型糖尿病患者非高血糖型酮症酸中毒一例[J]. 中华全科医师杂志,2021,20(9):1008-1010.

第三篇

2型糖尿病与合并症的健康管理

第一章 2型糖尿病合并肿瘤的健康管理

近年来糖尿病和肿瘤的患病率逐年升高，严重威胁人类的健康。其中恶性肿瘤是一种高消耗性疾病，糖尿病是一种慢性消耗性疾病，可诱发多种并发症。当二者并存时，相互作用，加重病情，严重影响患者生活质量及生存时间。据研究报道，恶性肿瘤患者中约17%的患者伴有糖尿病和血糖异常升高。因此，2型糖尿病合并肿瘤患者的健康管理应当被高度重视。

第一节 糖尿病与肿瘤的相关性

糖尿病和肿瘤都是十分古老的疾病，最早文字记载可追溯至公元前2500年，古埃及医生在纸莎草上记载了糖尿病症状与肿瘤现象，这是世界上已知最早的医学实用文献。在不断地与疾病做斗争的过程中，人们开始总结疾病的基本病征，为后人的研究奠定了非常详实的基础。伴随着人类历史的发展，对疾病的认识逐渐加深，医疗技术的突飞猛进，我们逐渐掀开糖尿病、肿瘤神秘的面纱，医护人员如今可以做到及时确诊糖尿病患者并使他们得到治疗，预防并发症的发生；能确诊部分肿瘤疾病，通过手术、化疗、放疗等手段延长患者寿命、减轻痛苦，部分人群甚至能达到临床治愈。

近年来糖尿病和肿瘤的患病率急剧增加，严重影响人民的健康。随着我国经济高速发展及老龄化时代的来临，糖尿病和恶性肿瘤的发病率逐年递增。因此，基层诊疗应给予糖尿病合并恶性肿瘤高度重视。

一、恶性肿瘤定义与分类

恶性肿瘤根据来源不同，分为癌、肉瘤等，来源于上皮细胞的称之为癌，来源于间叶细胞组织的称之为肉瘤。恶性肿瘤的一个共同特点，是可以通过血液、淋巴管和种植而发生各个脏器的转移，或侵犯周围的组织脏器导致多脏器功能的不全甚至衰竭。

二、中国肿瘤发病现状

由于人口老龄化、工业化、城市化进程的加剧，生活方式的改变，中国肿瘤的发病数和死亡数在持续增加。2019年，国家癌症中心发布的全国癌症统计数据显示，累计新发恶性肿瘤392.9万例/年，死亡233.8万例/年，发病率190.64/10万，0~74岁累计发病率为21.44%。恶性肿瘤患者的发病率随年龄的增加快速升高，主要集中在60岁以上。2014年世界卫生组织国际癌症研究署报告，我国癌症发病数占全球的22%。在184个国家及地区中，中国癌症发病率位居第68位，为中等偏上水平。

三、糖尿病与肿瘤的相关性

近年来，糖尿病并发恶性肿瘤的发病率也在逐年增加，世界范围内，肿瘤为第2位的致死原因，糖尿病为第12位致死原因，他们之间可能存在的关联吸引众多学家进行相关研究。现有研究表明，糖尿病患者恶性肿瘤发病率高于非糖尿病人群。部分肿瘤也可能累及糖代谢，诱发糖尿病，主要集中在内分泌系统、消化系统、生殖系统，如乳腺、胰腺、肝脏、结直肠肿瘤等。糖尿病合并肿瘤的死亡率是非糖尿病肿瘤患者的1.41倍，与无糖尿病的肿瘤患者相比，合并糖尿病的肿瘤患者预后也普遍较差。

2型糖尿病与恶性肿瘤两者之间存在有共同的危险因素，如吸烟、肥胖、年龄等。其中，年龄是2型糖尿病合并肿瘤的独立危险因素，2型糖尿病合并肿瘤患者的患病率与年龄正相关。因此需重点关注年龄40岁以上、存在肥胖、吸烟及家族史等高危人群，同时进行糖尿病和恶性肿瘤的筛查、诊断。对于已确诊糖尿病合并恶性肿瘤患者，如何做到有效控制更是重中之重。

四、糖尿病患者合并恶性肿瘤发病机制

最近十年研究认为，糖尿病患者合并恶性肿瘤可能与以下机制有关。

（一）高血糖

长期高血糖状态导致毛细血管基底膜增厚，通透性下降，细胞线粒体呼吸酶受损，有氧代谢呼吸膜发生功能障碍，无氧酵解加强，糖酵解能力较差的细胞无法存活，而恶性肿瘤细胞糖酵解能力较强，通过自然淘汰，存活的细胞可能转变为肿瘤细胞。恶性肿瘤细胞新陈代谢旺盛，高血糖状态为其提供能量，促进肿瘤增殖。

（二）高胰岛素血症

2型糖尿病的病因之一是胰岛素抵抗，胰岛素作用的靶细胞对胰岛素的敏感性下降，胰岛β细胞代偿性增加胰岛素分泌，表现为高胰岛素血症，此时胰岛素的生理性促有丝分裂作用可能被进一步放大演变成病理作用，成为促细胞增殖和变异的促生长因子，导致肿瘤的发生。胰岛素样生长因子（insulin-likegrowth factor-1,IGF-1）有更强的促有丝分裂和抗细胞凋亡作用，胰岛素水平升高时，胰岛素可结合并激活IGF-1受体，同时胰岛素减少肝脏合成IGF-1结合蛋白，使循环中游离IGF-1升高。

（三）血管内皮生长因子（vascular endothelial growth factor，VEGF）

VEGF的正常生理作用是促使新生血管形成，近年来研究发现糖尿病人群中VEGF显著高于正常人群对照组，当促血管生长因子显著高于抗血管生长因子时，血管生长失控，为肿瘤生长和新生毛细血管提供营养条件，促进肿瘤血管新生。

（四）免疫机制

糖尿病患者存在细胞免疫调节功能紊乱，T淋巴细胞亚群比例失调，免疫监视作用减弱，从而导致恶性肿瘤的发生率增高。

（五）药物

早期证据表明二甲双胍与减低肿瘤的风险相关，外源性的胰岛素与增加的肿瘤风险相

关。同时胰岛素促泌剂磺脲类药物的促肿瘤风险也增加了1.2～1.3倍，与使用胰岛素的肿瘤发生风险相当。引起肿瘤风险增加的机制，可能与增加体内循环的胰岛素水平有关（肿瘤风险不是选择治疗方案的主要考虑因素，权威机构均声明糖尿病患者不可停用胰岛素，糖尿病不治疗危害更大）。

（六）肿瘤治疗过程中对糖尿病的影响

1.治疗恶性肿瘤所使用的化疗药物如顺铂、环磷酰胺、长春碱类和紫杉类等，本身可以直接毒害胰腺，这种损伤会导致胰腺β细胞分泌的胰岛素直接少，导致血糖升高，而加重糖尿病的代谢紊乱。

2.糖酵解中有3个关键酶，即己糖激酶、磷酸果糖激酶、丙酮酸激酶的活性易被化疗药物抑制，使葡萄糖的消耗减少。

3.瘤患者抗肿瘤所使用的部分化疗药物可直接引起肝细胞的损害，影响肝脏对葡萄糖的摄取及转化。

4.化疗患者普遍进食减少，导致糖原、脂肪和蛋白的分解增多从而进一步升高血糖。

5.化疗期间为预防化疗药物严重的过敏反应及毒副作用，常在短时间内应用大量糖皮质激素来预防和干预，糖皮质激素可抑制葡萄糖的氧化磷酸化，降低机体组织对葡萄糖的利用，并且可以促进糖异生致血糖的升高，同时抑制肾小管对糖的重吸收，促进血糖升高。

6.恶性肿瘤患者在化疗中出现的恶心、呕吐、畏寒、发热等急性反应会使机体处于应激状态，导致糖耐量下降，加之很多患者因化疗而使用的粒细胞及巨核细胞集落刺激因子等均可诱发糖尿病产生。

（七）共同的危险因素

年龄、性别、饮食和运动、超重和肥胖、吸烟是糖尿病及肿瘤共同的危险因素，防止肥胖、选择低热量和高膳食纤维饮食及适当地运动可以降低糖尿病和肿瘤的发病风险，降低糖尿病患者的发病率，对提高患者的生活质量和生存率都有至关重要的作用。

（马文燕）

参考文献

[1] 中国疾病预防控制中心.中国慢性病及其危险因素监测报告[M].北京:军事医学科学出版社.2009.

[2] 中华医学会糖尿病学分会.中国2型糖尿病防治指南(2020年版)[J].中华糖尿病杂志.2021;13(4):315-409.

[3] 韩丽媛,华启航,张莉娜,等.糖尿病与恶性肿瘤关系的研究进展[J].实用肿瘤学杂志,2013,27(127):440-443.

第二节　糖尿病合并肿瘤的社区健康管理

糖尿病合并恶性肿瘤患者，如何做到肿瘤和血糖的有效管理控制更是基层健康管理的难点。基层治疗的重点在于改善患者的生活质量、遏制肿瘤的迅速进展、预防糖尿病急性并发症和严重慢性并发症。糖尿病合并肿瘤患者的社区健康管理涵盖以下内容。

一、健康评估

糖尿病合并肿瘤患者血糖控制目标、治疗路径、用药禁忌与普通糖尿病患者有较大差异。社区健康评估内容包括：评估患者营养状况和体重变化，是否发生脱水、恶液质、感染等可能诱发急性并发症的情况；如患者不便反复抽取静脉血，建议以多次指末血糖监测评估血糖控制是否达标；评价患者抗肿瘤治疗方案与血糖波动相关性；评估低血糖风险，对已经发生的低血糖，评价其与肿瘤和目前降糖方案的相关性；评估目前降糖方案的有效性和安全性；评估糖尿病相关并发症如肾病、血管神经病变等对抗肿瘤药物的影响；病情和抗肿瘤方案变化时，评估调整降糖目标和方案。

二、饮食管理

肿瘤患者在手术，放、化疗过程中，需要加强营养，防止负氮平衡，使很多合并肿瘤的糖尿病患者无所适从。因此糖尿病合并肿瘤患者应提倡个性化营养处方，优化饮食结构，控制血糖、血脂、血压及体重，合理膳食。

正常体重患者饮食管理原则与一般糖尿病患者类似，但需适当增加优质蛋白质和新鲜蔬菜水果摄入。

消瘦的患者，如血糖偏高，可以在调整降糖方案的基础，适当增加热量摄入，同时注意优化三大营养素结构，尤其增加优质蛋白占总热量比例，必要时口服低糖或无糖的肠内营养制剂。

超重或肥胖患者，应选用低热量、高营养密度的食物，减少动物性食物和碳水化合物摄入。

三、血糖管理

肿瘤前期病情较稳定的糖尿病患者，需积极管理控制血糖、血脂、血压等相关指标。可参照《中国2型糖尿病防治指南》建议的综合控制目标，空腹血糖4.4～7.0mmol/L，糖化血红蛋白≤7.0%，或根据病情配合肿瘤治疗方案调整用药和目标值。具体药物选择需结合患者病情，严格把握各类药物适应证及禁忌证，尽可能避免低血糖发生及血糖大幅度波动。

四、社区辅助治疗

2型糖尿病患者合并恶性肿瘤，抗肿瘤治疗方案既定，病情无加重的情况下，应积极予以缓解疼痛、咳嗽、吐泻等相关临床症状的对症治疗，于社区卫生服务中心随访治疗时，可选择中医康复、心理疏导等多种辅助治疗方案，同时注意监测血糖，以减轻病痛和血糖波动的相互影响。

糖尿病合并肿瘤患者常受癌痛、放疗、化疗等因素的影响，容易出现高血糖、低血糖以及酮症酸中毒等急性并发症，同时易发生心血管事件及靶器官损伤。因此，糖尿病合并肿瘤患者应在抗肿瘤治疗的同时，尽可能避免血糖波动。基层医生需关注糖尿病合并肿瘤，必要时及时转上级医院就诊。

（马文燕）

参考文献

[1] 许曼音.糖尿病学[M].2版.上海:上海科学技术出版社,2010:12-16.

第三节 安宁疗护

【案例】患者，万女士，78岁。因肝区疼痛伴进行性黄疸2月就诊中山医院青浦分院，经CT、血甲胎蛋白等相关检查明确诊断肝癌伴多发转移，患者属肿瘤晚期老年人，决定放弃手术及介入等积极抗肿瘤治疗。既往有糖尿病病史5年，平时口服阿卡波糖50mg，每日3次，格列齐特缓释片60mg，1次/日，空腹血糖控制在7～8mmol/L之间，几乎不监测糖化血红蛋白。近2月停口服降糖药，住院期间曾用胰岛素治疗（门冬胰岛素6U三餐前皮下注射，精蛋白生物合成人胰岛素注射液4U睡前皮下注射）出院后由于饮食不规律，家属担心出现低血糖反应，自行停用胰岛素。目前空腹血糖13.4mmol/L，糖化血红蛋白10.4%，该患者就诊于社区，是否能将该患者纳入安宁疗护小组？如何对其进行社区安宁疗护？

一、安宁疗护的定义

安宁疗护（临终关怀）是指社会人士（医生、护士、社会工作者、志愿者以及政府和慈善团体人士等）帮助那些失去治愈价值的临终患者控制疼痛，并提供全面身、心照顾与支持，同时帮助家属接受现实和给予心灵慰藉及哀伤辅导。安宁疗护更尊重临终患者的生命、权利和尊严，视生理肉体痛苦与精神灵性同等重要，相对而言更关注精神和心灵。同样亦尊重临终患者的基本人权，包括自主权、知情权等。

安宁疗护是一套组织化的医护照料方案，帮助临终患者无痛苦、有尊严地度过生命的最后时刻。临终是人的生命必经的一个阶段，安宁疗护在于让临终者舒适无憾地走到生命的终点，同时为临终者的亲属提供社会的、心理的和精神上的支持，帮助他们以科学健康的观念和态度认识和处理面临的现实，送走亲人，做好善后。安宁疗护关注的重心不在积极的治疗而在关怀照顾，其基本目的是通过姑息医疗、临终护理照顾、心灵慰藉，提高临终阶段的生命质量。这是优化死亡状态的一种重要方式。

二、安宁疗护的专业发展趋势

随着疾病谱的改变和老龄化需要，社区安宁疗护将从以下几个方面发展。

（一）服务对象由以晚期恶性肿瘤终末期患者为主要对象，转换为包括所有慢性病终末期以及高龄老衰的临终患者。

（二）社区安宁疗护服务场所从以医院为主要场所逐渐转移为社区服务机构，老年护理院及家庭为主要场所。

（三）社区安宁疗护的重点

以照料关怀为重点，完善关怀服务质量，保障体系，提高关怀服务的质量和水平，提高临终患者及其家属的满意度。

（四）社区安宁疗护专业人员角色不断扩大，安宁疗护队伍除了医护人员外，将扩大到社会志愿者和社会工作者，将根据安宁疗护发展情况，设立社区安宁疗护专家和护理专家，高级临终关怀咨询者，护理照料专家，临终关怀管理者等角色。

（五）社区安宁疗护教育

社区临终关怀服务体系将进一步完善，出现多层次、多元化的临终关怀教育体系以及培训网络，国家应在高等医护学校（院）开设临终医学和临终护理教学课程，提供临终关怀岗位、培训和继续教育，培养更多专业人员。

（六）社区安宁疗护实践

将以理论为指导，专业性将越来越强，临终关怀适宜技术的应用会越来越多。

（七）社区安宁疗护管理

管理的科学化、标准化程度越来越高，临终关怀法规不断完善，标准化将逐步取代经验管理。

（八）社区安宁疗护科学研究

理论研究进一步深入，研究方法会出现多元化趋势，社会评价、定量研究和定性研究等综合应用将推动临终关怀科研发展。

三、安宁疗护纳入指征

糖尿病合并恶性肿瘤患者疾病发展迅速，生存期较短，生存质量差，为最大限度帮助患者解除躯体痛苦和心理症状，选择比较充实、舒服的生活，更好地使患者平静地离开人间，我们建立肿瘤晚期糖尿病患者的安宁疗护，规范准入准出标准。

（一）上海市安宁疗护模式

上海市安宁疗护模式是指社区“三床”联动和双向转诊的社区临终关怀模式，“三床”即“家庭病床、护理病床、临终关怀病床”，临终关怀团队根据患者病情发展变化，给予不同的照护。家庭型临终关怀，以家庭作为治疗护理场所，选择适宜在家庭环境下治疗的病种，让患者在熟悉的环境中接受医疗和护理，减轻家庭经济负担和人力负担；护理病床，选择不属于临终阶段，但需要护理或居家有困难的患者，让患者在护理病房得到相应的医疗及照护；临终护理病床，选择处于临终阶段的患者，尽可能地减轻临终患者生理、心理和心灵上的痛苦，使患者有尊严地走完人生最后的旅程。

1.住院病房服务　通过住院的形式可为患者提供专业化的临终护理服务，常见于以下患者：患者症状需要密切评估及观察；患者的居家环境不适宜养病而且家中也无人可以照料；患者选择在医院死亡。它一般通过由多学科专业人员组成的临终护理单元的形式提供。

2.日间护理服务　为出院患者提供日间舒缓治疗和康乐活动，减轻家属在照顾患者方面的压力。通常的服务有艺术、手工、厨艺、保健、按摩、休闲活动等。

3.居家护理服务　由临终关怀团队根据患者病情及需求定期上门巡诊。工作内容：①症状控制；②心理疏导；③居住环境及照护情况的评估；④了解照顾者及孩子的情况(如有问题转介到心理学家、社会工作者、职业治疗师)；⑤帮助患者预约门诊、安排医生探访。

（二）社区居家安宁疗护准入标准

以下4类准入要求需全部满足时，才可纳入居家安宁疗护。

1.对病种的准入要求　确诊恶性肿瘤合并糖尿病患者。

2.对生存期的准入要求　预期存活期寿命＜90d，KPS评分＜50分，(见附件1：表3-1-4-2)综合医院建议转入安宁疗护治疗的患者，上述3个条件只要满足任意一条，即满足了居家安宁疗护对生存期的准入要求。

3.对症状的准入要求(满足其中一条即可)

（1）疼痛：NRS(疼痛数字评分法)≥3分。(见附件2：表3-1-4-2)

（2）血糖控制不佳：视网膜病变、周围神经病、末梢循环缺血、低血糖症状、糖化血红蛋白≥6.0%。

（3）高热：腋温≥38.5℃，或口腔温度≥39.1℃。

（4）尿量：患者出现尿潴留或24h内尿量＜400ml。

（5）便秘：连续三天未解大便或大便明显干硬。

（6）食欲不佳、厌食、头晕、麻木、口臭、口干、口腔溃疡、呼吸困难、脱水、皮肤瘙痒、皮肤溃烂、睡眠障碍、抑郁（出现症状，即可作为安宁疗护介入时机）。

（7）烦躁、焦虑：SAS（焦虑自评量表）＞50分；愤怒：诺瓦克愤怒量表＞56分。(量表见第三篇第四章)

（8）生活质量：QOL(生活质量评估量表)＜40分。(见附件3：表3-1-4-3)

（9）社会需求：遗嘱设立、公正、法律咨询、医疗护理问题咨询。

（10）居丧（针对家属)：患者家属提出哀伤辅导需求。

4.对患者及家属主观意愿的准入要求　当患者知晓自身病情且有民事行为能力时，患者同意且根据《民法通则》排序在第一位的有监护能力的患者监护人同意，即可纳入；当患者不知晓自身病情或没有民事行为能力时，根据《民法通则》排序在第一位的有监护能力的患者监护人同意，即可纳入。

（三）社区居家和机构安宁疗护服务对象的准出标准

以下3个准出要求中，只要有一处符合，服务对象即可退出社区居家安宁疗护。

1.*对患者和家属主观意愿的准出要求*　当患者知晓自身病情且有民事行为能力时，只要患者要求退出，即可退出；当患者不知晓自身病情或没有民事行为能力时，根据《民法通则排序》在第一位的有监护能力的患者监护人要求退出，即可退出。

2.*对症状的准出要求*　出现“症状缓解、消失或可自行控制”、“服务对象要求积极治疗原发疾病”或“社区居家安宁疗护不能有效控制症状”时，均可退出社区居家安宁疗护。

3.*对患者死亡的准出要求*　患者确认生理死亡，且其家属无哀伤辅导、丧葬指导等需求时，可退出社区居家安宁疗护。

四、如何进行安宁疗护(非药物治疗)

安宁疗护实践以临终患者和家属为中心，以多学科协作模式进行，主要内容包括疼痛及其他症状控制，舒适照护，心理、精神及社会支持等。

（一）舒适护理

医院中护士对患者的生活护理等工作，要求医护人员具有娴熟的护理技术和热情的护理态度，搞好基础护理，解除临终患者躯体上的痛苦等症状。

1.*病室环境管理*

（1）室内温度、湿度适宜。

（2）保持空气清新、光线适宜。

（3）病室物体表面清洁，地面不湿滑，安全标识醒目。

（4）保持病室安静。

（5）更换清洁被套及枕套，指导患者及家属正确使用床单位辅助设施。

（6）指导患者了解防跌倒、防坠床、防设伤等安全措施。

2.*饮食和运动*　纳入安宁疗护的糖尿病合并恶性肿瘤患者，营养消耗大，食欲不佳，能量需求与血糖控制难以平衡，可适当放宽血糖控制指标。

进行营养评估时，推荐使用肿瘤患者营养评估量表（Patient-generated Subjective Global Assessment,简称PG-SGA）（见附件4）作为患者特异性营养状况评估工具，根据PG-SGA评分将患者分为无营养不良、可疑营养不良、中度营养不良及重度营养不良，进行个体化的营养治疗，在治疗过程中，也要不断进行再评估，了解营养治疗效果，及时调整膳食搭配。

鉴于不推荐对安宁疗护患者使用创伤性操作，在除非必要的情况下，如食管癌患者吞咽困难，可进行鼻肠管喂养，大部分患者优先推荐自主进食，定时定量，少食多餐，富含营养、易于吞咽的食物，荤素搭配，增加水果蔬菜摄入量，以满足患者能量、蛋白质需要量。

在患者身体状况允许的条件下，建议患者在家属或护工的陪同下进行适当强度的运动，无活动障碍的患者每周不少于3次，每日适量运动，以出汗为好。卧床患者建议进行适合的运动(包括手、腿、头颈部及躯干的活动)，肌肉减少的老年患者提倡抗阻运动。

3.*口腔护理*

（1）评估患者的病情、意识、配合程度。

（2）观察口、口腔黏膜、牙龈、舌有无异常；口腔有无异味；牙齿有无松动，有无活动性义齿。

（3）清洁牙齿表面、部、舌面、舌下及硬腭部，遵医嘱处理口腔黏膜异常。

（4）有活动性义齿的患者协助清洗义齿。

（5）告知患者口腔护理的目的和配合方法。

（6）指导患者正确的漱口方法。

4.肠内营养的护理

（1）评估患者病情、意识状态、营养状况、合作程度。

（2）评估管饲通路情况、输注方式，有无误吸风险。

（3）观察并记录输注量以及输注中、输注后的反应。

（4）携带喂养管出院的患者，告知患者及家属妥善固定喂养管，输注营养液或特殊用药前后，应用温开水冲洗喂养管。

（5）告知患者喂养管应定期更换。

（6）营养液现配现用，粉剂应搅拌均匀，配制后的营养液密闭放置在冰箱冷藏，24小时内用完，避免反复加热。

（7）长期留置鼻胃管或鼻肠管者，每天用油膏涂拭鼻腔黏膜，轻轻转动鼻胃管或鼻肠管，每日进行口腔护理，定期(或按照说明书)更换喂养管，对胃造口、空肠造口者，保持造口周围皮肤干燥、清洁，定期更换。

（8）特殊用药前后用约30毫升温水冲洗喂养管，药片或药丸经研碎、溶解后注入喂养管。

（9）避免空气输注入胃，引起胀气。

5.留置导尿管的护理

（1）评估患者年龄、意识状态、心理状况、自理能力、合作程度及耐受力。

（2）评估尿道口及会阴部皮肤黏膜状况。保持引流通畅，避免导管受压、扭曲、牵拉、堵塞等。

（3）保持尿道口清洁，女性患者每日消毒擦拭外阴及尿道口，男性患者消毒擦拭尿道口、龟头及包皮，每天1～2次。排便后及时清洗肛门及会阴部皮肤。

（4）及时倾倒尿液，观察尿液的颜色、性状、量等并记录，遵医嘱送检。

（5）定期更换引流装置、更换尿管。

（6）拔管后注意观察小便自解情况。

（7）告知患者防止尿管受压、脱出的注意事项。

（8）告知患者离床活动时的注意事项。

（9）注意患者的主诉并观察尿液情况，发现尿液混浊、沉淀、有结晶时，应及时处理。

（10）避免频繁更换集尿袋，以免破坏其密闭性。

6.排尿异常的护理

（1）排尿性状异常：评估患者病情、意识、自理能力、合作程度，了解患者治疗及用药情况。

1）了解患者饮水习惯、饮水量，评估排尿次数、量、伴随症状，观察尿液的性状颜色、透明度等。

2）评估膀胱充盈度、有无腹痛、腹胀及会阴部皮肤情况；了解患者有无尿管、尿路造口等。

3）了解尿常规、血电解质检验结果等。

4）记录24小时出入液量和尿比重，监测酸碱平衡和电解质变化，监测体重变化。

5）根据尿量异常的情况监测相关并发症的发生。

（2）尿失禁

1）保持床单清洁、平整、干燥。

2）及时清洁会阴部皮肤，保持清洁干爽，必要时涂皮肤保护膜。

3）根据病情采取相应的保护施，可采用纸尿裤、尿套、尿垫、集尿器或留置尿管。

（3）尿潴留的护理

1）诱导排尿，如调整体位、听流水声、温水冲洗会阴部、按摩或热敷耻骨上区等，注意保护隐私。

2）留置导尿管定时开放，定期更换。

3）告知患者尿管夹闭训练及盆底肌训练的意义和方法。

4）留置尿管期间，注意尿道口清洁。

5）尿失禁时注意局部皮肤的护理。

7.排便异常的护理

（1）评估患者心脑血管、消化系统病情。

（2）了解患者排便习惯、次数、量，便的颜色、性状，有无排便费力、便意不尽等。

（3）了解患者饮食习惯、治疗和检查、用药情况。

（4）指导患者增加纤维食物摄入，适当增加饮水量。

（5）指导患者按摩腹部，鼓励适当运动。

（6）指导患者每天训练定时排便，协助患者餐前、便前、便后洗手。

（7）观察记录生命体征、出入量等。记录排便的次数和粪便性状，必要时留取标本送检。腹泻者注意观察有无脱水、电解质紊乱的表现。

（8）指导照护者正确使用通便药物，必要时灌肠处理。

（9）保持会阴部及肛周皮肤清洁干燥，评估肛周皮肤有无破溃、湿疹等，必要时涂皮肤保护剂。

（10）做好会阴及肛周皮肤护理，评估肛周皮肤有无破溃、湿疹等，必要时涂皮肤保护剂。

（11）指导患者根据病情和以往排便习惯，定时排便，进行肛门括约肌及盆底肌肉收缩训练。

（二）心理支持和人文关怀

心理支持的目的是恰当应用沟通技巧与患者建立信任关系，引导患者面对和接受疾病状况，帮助患者应对情绪反应，鼓励患者和家属参与，尊重患者的意愿做出决策，让其保持乐观顺应的态度度过生命终期，从而舒适、安详、有尊严地离世。

1. 心理社会评估　临终患者的心理发展特点有五个阶段，否认，愤怒，协议，抑郁和接纳，临终患者的心理发展个体差异很大，如年龄差异、性别差异、个性差异、认知差异和文化差异等，不同的个体在不同的阶段有不同的体验。临终患者心理需要一些临终患者在生命的最后时刻会有一些特殊的要求和愿望，此时医护人员和家属应尽一切可能满足他们的心理需求。

（1）收集患者的一般资料。包括年龄、性别、民族、文化程度、信仰、婚姻状况、职业环境、生活习惯等。

（2）收集患者的主观资料。包括患者的认知能力、情绪状况及行为能力，社会支持系统及其利用；对疾病的主观理解和态度以及应对能力。

（3）收集患者的客观资料。通过体检评估患者生理状况，患者的睡眠、饮食方面有无改变等。评估患者的病情、意识情况，理解能力和表达能力。

2. 帮助患者应对情绪反应　情绪是发自内心的，属于个人的主观感受，负面的情绪可以降低身体的免疫力。情绪会经疏导或因其他因素而减轻，未经疏导的情绪则可能压抑或转移，长期起来累积下来，容易伤害自己或他人。医护人员及家属应该根据患者的具体情况用安慰开导或支持性言语解除临终患者的苦闷与恐惧，消除烦闷、萎靡、敌意等不良心理。

（1）评估患者的心理状况和情绪反应。

（2）应用恰当的评估工具筛查和评估患者的焦虑、抑郁程度及有无自杀倾向。（具体见第三篇第四章）

（3）鼓励患者充分表达感受。

（4）正确识别患者的焦虑、抑郁、恐惧和愤怒的情绪，帮助其有效应对。

（5）提供安宁、隐私的环境，减少外界对情绪的影响。

（6）恰当用沟通技巧表达对患者的理解和关怀(如倾听、触摸等)。

（7）鼓励家属陪伴，促进家属和患者的有效沟通。

（8）指导患者使用放松技术减轻焦虑，如深呼吸、放松训练、听音乐等。

（9）帮助患者寻找团体和社会的支持。

（10）指导患者制定现实可及的目标和实现目标的计划。

（11）如患者出现愤怒情绪，帮助查找引起愤怒的原因，给予有针对性的个体化辅导。

（12）如患者有明显抑郁状态，请心理咨询或治疗师进行专业干预。

（13）如患者出现自杀倾向，应及早发现，做好防范，预防意外发生。

（14）尊重患者的权利，维护其尊严。

3.社会支持系统　社会支持组织是建立在社会网络结构上，运用一定物质和精神手段，对社会弱势群体进行无偿帮助的群体。社会支持是临终关怀的一个重要方面。

（1）社会工作者应成为患者与照顾者间彼此情感的支持、协助沟通、聆听害怕及其感受，短时间陪伴患者，使照顾者可以暂时休息，增强患者和照顾者的信心

（2）在社会支持过程中，为患者提供心理疏导和情感支持，并给予全方位关怀，评估患者的人际关系状况。精神支持能防止晚期患者抑郁、多虑、内疚和责备等负面消极情绪的传递。有助于减轻或缓解晚期患者对死亡和濒死恐惧及压力。

（3）观察患者在医院的适应情况，家属的支持情况。给予患者家属关怀照顾，提供个案悲伤辅导服务，同时所提供的物质资助可以缓解患者某些生活方面的顾虑。对患者家属进行教育，让家属了解治疗过程，参与其中部分心理护理。

（4）根据患者疾病的不同阶段选择不同的社会支持方式，鼓励患者亲朋好友多陪在患者身边，予以鼓励。

（5）指导患者要积极地寻求社会支持，充分发挥社会支持的作用。调动社会各界的力量和积极性，为晚期患者和其家属提供社会资源。

4.死亡教育　中国社会需要死亡教育，死亡教育可以帮助人们树立科学的唯物主义的生死观，使人们对待“优死”像对待“优生”、“优活”一样，给予同样重视，在全社会普及死亡教育，可以打破死亡话题的社会禁忌，促进科学、文明、进步和提高人口素质。

死亡教育帮助临终患者逐步形成对死亡的正确认识，理解死亡，正视死亡，使之平静地度过临终阶段，敢于正视现实，安然地接受死亡。

帮助临终患者家属树立正确的死亡观，正视亲人的死亡，通过接受死亡教育，使老年人和临终患者意识到时间的宝贵，并做好死亡前的准备，让生命发挥出应有的效率和价值。

临终关怀工作者特别是医护人员在向临终患者及其家属实施死亡教育的同时，本身也在接受死亡教育，有利于临终关怀工作者与临终患者及其家属形成一个在死亡和濒死态度上互相促进的良性循环过程。

（1）评估患者的性别、年龄、受教育程度、疾病状况、应对能力、家庭关系等影响死亡态度的个体和社会因素。评估患者对死亡的态度。

（2）尊重患者的知情权利，建立相互信任的治疗性关系，引导患者面对和接受当前疾病状况，坦诚沟通关于死亡的话题，不敷衍不回避。

（3）帮助患者获得有关死亡、濒死相关知识，引导患者正确认识死亡。评估患者对死亡的顾虑和担忧，给予针对性的解答和辅导。引导患者回顾人生，肯定生命的意义。

（4）鼓励家属陪伴和坦诚沟通，适时表达关怀和爱。允许家属陪伴，与亲人告别。

（5）死亡教育的主要内容应该包括：安宁护理原则与程序，生死问题，谈话与教育，生命意义回顾、镇痛与心灵照顾，心理测验与支持、音乐治疗运用。

5.医患沟通

（1）患者的意识状态和沟通能力。

（2）患者和家属对沟通的心理需求程度。

（3）倾听并注视对方眼睛，身体微前倾，适当给予语言回应，必要时可重复患者语言。

（4）适时使用共情技术，尽量理解患者情绪和感受，并用语言和行为表达对患者情感的理解和愿意帮助患者。语速缓慢清晰，用词简单易理解，信息告知清晰简短，注意交流时机得当。

（5）陪伴时，对患者运用耐心、鼓励性和指导性的话语，适时使用治疗性抚触。表情亲切、态度诚恳。

6.尊重患者权利

（1）评估患者是否由于种族、文化和信仰的差异而存在特殊的习俗。

（2）评估患者知情权和隐私权是否得到尊重。

（3）为患者提供医疗护理信息，包括治疗护理计划，允许患者及其家属参与医疗护理决策、医疗护理过程。

（4）尊重患者的权利和意愿，尊重患者的价值观与信仰。

（5）诊疗过程中保护患者隐私，平等地对待患者。

7.哀伤辅导　在死亡发生之后的居丧时间，死者家属将经受巨大的悲伤体验。促进死者家属及时的宣泄、释放悲伤最有效的办法是和他们保持一种真诚的关系，让他们有说话的机会，能毫无禁忌地讲关于死者的事情，不要说一些空洞甚至伤害哀伤者的陈词滥调。在交谈中，主要是倾听，要用关切的神情、温柔的目光、体贴的动作、得体的语言对待他们，使他们感受到温暖，使死者家属减轻悲伤。

（1）观察家属的悲伤情绪反应及表现

（2）评估患者家属心理状态及意识情况，理解能力和表达能力和支持系统。

（3）提供安静、隐私的环境。

（4）在尸体料理过程中，尊重逝者和家属的习俗，允许家属参与，满足家属的需求。

（5）陪伴、倾听，鼓励家属充分表达悲伤情绪。

（6）采用适合的悼念仪式让家属接受现实，与逝者真正告别。

（7）鼓励家属参与社会活动，顺利度过悲伤期，开始新的生活。

（8）采用电话、信件、网络等形式提供居丧期随访支持，表达对居丧者的慰问和关怀。

（9）充分发挥志愿者或社会支持系统在居丧期随访和支持中的作用。

（10）悲伤具有个体化的特征，其表现因人而异，医护人员应能够识别正常的悲伤反应。

（11）重视对特殊人群如丧亲父母和儿童居丧者的支持。

五、肿瘤晚期糖尿病安宁疗护控制目标

选择合适用药，减轻家属经济负担。首先肿瘤晚期合并糖尿病患者应进行姑息治疗。姑息治疗并不是完全放弃治疗，姑息治疗是对于所患疾病已经治疗无效的患者积极全面地

医疗、照顾。这些患者有活动的进行性进展的疾病，他们的预后不佳，因此对疼痛、其他症状以及心理、社会等问题的控制是首要的，治疗的重点在于改善患者的生活质量。且肿瘤晚期患者的症状繁杂，而且也不会是某个症状单独出现，常见的有疼痛、感染、压疮、恶心、呕吐、水肿、胸腔积液、腹腔积液、昏迷、便秘、肠梗阻、疲乏、谵妄、出血等。对于上述症状，我们需予以治疗，尤其是疼痛。

（一）疼痛

疼痛是晚期肿瘤患者最常见的症状，作为安宁疗护的医务人员，我们需要对患者疼痛进行评估，选择合适的方案，需要注意以下几个原则。

1.无创给药　可选择口服、皮肤、肛门、黏膜等给药的途径。

2.按时用药　有规律按规定时间给药，而不是按需给药。

3.按阶梯用药　应根据患者疼痛程度由轻到重，按顺序选择不同强度的止痛药；由弱到强，除非是重度疼痛患者可以直接选择镇痛药物。

4.个体化原则

5.注意具体细节　同时必须积极处理失眠及药物不良反应。对于恶心呕吐、纳差等症状的患者可以止吐、抑制胃酸等对症处理，如需静脉补液，严格控制液量，以免加重水肿。

（二）血糖

其次是血糖控制，肿瘤晚期合并糖尿病患者是肿瘤晚期患者的特殊类型，因为合并糖尿病，使患者血糖控制更加复杂。

这类患者进食量少，同时肿瘤侵袭脏器，导致糖异生等代偿机制不足，因此尤其要注意防止低血糖。晚期肿瘤患者常低血糖自知症状不明显，护理人员需留意患者是否有大汗、心跳加快、反应迟钝等低血糖症状，及时测量血糖。另一方面，晚期肿瘤患者可能对测指末血糖比较抗拒，因此，医护人员需要适当平衡测血糖频次，建议每天常规测早晚餐前两次指末血糖。

糖尿病合并恶性肿瘤患者，饮食上不建议食用含糖较高食物，其他食物种类、数量不作严格控制，同时对血糖和糖化的控制目标明显放宽，一般糖化血红蛋白≤8.0%（选自2型糖尿病基层诊疗指南2019版）即可。

对于饮食稳定无禁忌的患者可以选择口服药，对饮食不规律同时血糖波动较大的患者宜选餐时注射的短效胰岛素。

大部分患者进入临终状态，由于进食量明显减少，可能不需要用降糖药物血糖也能达标。另外我们需要重视患者及家属心理支持，要有同理心，了解患者及家属的期望，并尊重他们的选择。

通过上述措施，能明显减少肿瘤晚期合并糖尿病患有的治疗费用，减轻家属经济负担，病人也可以免去过度治疗带来的痛苦，安详走完人生最后一程。

本小节开头案例中的万女士，肝癌晚期合并糖尿病，血糖控制不佳，符合纳入社区安宁疗护的标准，患者现空腹血糖13.4mmol/L，糖化血红蛋白10.4%，为减少糖尿病急性并发症风险，建议餐时胰岛素治疗，胰岛素注射时间可以不必每日固定，建议根据患者进餐时间调整，监测餐前指末血糖。

随着人口老龄化的到来，疾病终末期和死亡是我们人类必须面对的问题，先进的医疗技术的发展虽然延长人的寿命，但不分具体情况、甚至不顾临终状态患者的意愿，让濒临死亡的患者在无望的抢救中痛苦地死在医院病床上是不人道的。

社区安宁疗护的根基在于提高生命末期的生活质量，减少费用且能让患者无痛苦走完人生最后一程，并给患者家庭提供支持，包括亲人离世后的悲恸辅导。

虽然我们有些方面做得不是尽善尽美，但我们需要在工作中不断完善，更好地为终末期患者尤其肿瘤合并糖尿病患者提供帮助，适当医疗及心理支持，让他们有尊严地离开这个世界，生命的意义在于精彩和尊严。“生如夏花之璀璨，死如秋叶之静美。”泰戈尔这句优美的诗道尽人生的真谛。

附件

附件1

表3-1-4-1 KPS评分表

评分	标准
100	正常，无主诉，无疾病依据
90	能正常活动，有轻微症状及体征
80	可勉强进行正常活动，有一些症状及体征
70	生活能自理，但不能从事正常工作
60	生活尚能自理，有时需人扶助
50	需要一定的帮助和护理
40	生活不能自理，需特殊照顾
30	生活严重不能自理，需住院治疗
20	病情危重，需住院积极支持治疗
10	病危，临近死亡

附件2

表3-1-4-2 NRS评分表

疼痛等级	标准
无痛	0分，无痛
轻度疼痛（1-3分）	翻身、咳嗽、深呼吸时疼痛
中度疼痛（4-6分）	平卧时有疼痛，影响睡眠
重度疼痛（7-10分）	翻转不安，无法入睡，无法忍受

附件3

表3-1-4-3　生活质量评分量表（QOL）

表现	评分	标准
食欲	1分	几乎不能进食
	2分	进食量<正常1/2
	3分	食量为正常的1/2
	4分	食量略少
	5分	食量正常
精神	1分	很差
	2分	较差
	3分	有影响，但时好时坏
	4分	尚好
	5分	正常，与病前相同
睡眠	1分	难以入睡
	2分	睡眠很差
	3分	睡眠差
	4分	睡眠略差
	5分	大致正常
疲乏	1分	经常疲乏
	2分	自觉无力
	3分	有时常疲乏
	4分	有时轻度疲乏
	5分	无疲乏感
疼痛	1分	剧烈疼痛伴被动体位疼痛
	2分	重度疼痛
	3分	中度疼痛
	4分	轻度疼痛
	5分	无痛
家庭理解与配合	1分	完全不理解
	2分	差
	3分	一般
	4分	家庭理解及照顾好
	5分	好
同事理解与配合	1分	完全不理解，无人照顾
	2分	差
	3分	一般
	4分	少数人理解关照
	5分	多数人理解关照

自身对癌症的认识	1分	失望，完全不配合
	2分	不安，勉强配合
	3分	不安，配合一般
	4分	不安，但能较好配合
	5分	乐观，有信心
日常生活	1分	卧床
	2分	能活动，多半时间需卧床休息
	3分	能活动，有时卧床休息
	4分	正常生活，不能工作
	5分	正常生活工作
治疗的副作用	1分	严重影响日常生活
	2分	影响日常生活
	3分	经过治疗不影响生活
	4分	未对症治疗不影响日常生活
	5分	不影响日常生活
面部表情		

注：生活质量满分为60分，良好的为51分，较好的为41~50分，一般为31~40分，差为21~30分，生活质量极差的为小于20分

附件4

肿瘤患者营养评估量表（Patient-generated Subjective Global Assessment,简称PG-SGA）评分工作表。

作为患者特异性营养状况评估工具，包括评分PG-SGA病史问卷表，工作表-1（使用BOX 1计算分数），工作表-2（使用BOX 5计算分数），工作表-3（使用BOX 6计算分数），工作表-4（使用BOX 7计算分数），工作表-5（包括使用BOX 3、BOX 4）进行整体评估分级、总体评量，根据PG-SGA评分将患者分为无营养不良、可疑营养不良、中度营养不良及重度营养不良，进行个体化的营养治疗。

工作表-1　体重丢失的部分（评分BOX 1）

1月内体重丢失	分数	6月内体重丢失
10%或更大	4	20%或更大
5%～9.9%	3	10%～19.9%
3%～4.9%	2	6%～9.9%
2%～2.9%	1	2%～5.9%
0%～1.9%	0	0%～1.9%

工作表-2 疾病和年龄的评分标准（评分BOX 5）

分类	分数
恶性肿瘤（cancer）	1
艾滋病（AIDS）	1
肺性或心脏恶病质	1
褥疮、开放性伤口或瘘	1
创伤	1
年龄≥65岁	1

工作表-3 代谢应激状态的评分（评分BOX 6）

应激状态	无（0）	轻度（1）	中度（2）	高度（3）
发热	无	37.2~38.3℃	38.3~38.8℃	≥38.8℃
发热持续时间	无	＜72h	72h	＞72h
糖皮质激素用量（强的松/d）	无	＜10mg	10-30mg	≥30mg

工作表-4 体格检查（评分BOX 7）

	无消耗（0）	轻度消耗（1+）	中度消耗（2+）	重度消耗（3+）
脂肪	0	1+	2+	3+
眼窝脂肪垫	0	1+	2+	3+
三角肌皮褶厚度肋下脂肪	0	1+	2+	3+
肌肉	0	1+	2+	3+
颞肌	0	1+	2+	3+
肩背部	0	1+	2+	3+
胸腹部	0	1+	2+	3+
四肢	0	1+	2+	3+
体液	0	1+	2+	3+
踝部水肿	0	1+	2+	3+
骶部水肿	0	1+	2+	3+
腹水	0	1+	2+	3+
总体消耗的主观评估	0	1	2	3

患者提供的主观整体营养状况评测表：

Soored Patlent-Generated Subjectlve Global Assessment(PG-SGA)

PG-SQA病史问卷表

PG-SGA设计中的Box1-4由患者来完成，其中Box1和3的积分为每项得分的累加，Box2和4的积分基于患者核查所得的最高分。

工作表-5 PG-SGA整体评估分级

	A级(营养良好)	B级(中度或可以营养不良)	C级(严重营养不良)
体重	无丢失或近期增加	1月内丢失5%（或6月10%）	1月内>5%（或6月>10%）
营养摄入	无不足或近期明显改善	不稳定或不增加确切的摄入减少	不稳定或不增加严重摄入不足
营养相关的症状 功能	无或近期明显改善 摄入充分无不足或明显改善	存在营养相关的症状Box3 中度功能减退或近期加重Box4	存在营养相关的症状Box3 严重功能减退或近期明显加重Box4
体格检查	无消耗或慢性消耗但近期有临床改善	轻-中度皮下脂肪和严重的皮下组织和肌肉消耗	明显营养不良体征消耗、水肿

1.体重（见工作表1）

我现在的体重是 _ _ _公斤

我的身高是_ _ _米

1个月前我体重是_ _ _ _公斤

6个月前我的体重是_ _ _公斤

最近2周内我的体重：

□下降（1）□无改变（0）□增加（0）

Box1评分：________

2.膳食摄入（饭量）

与我正常饮食相比，上个月的饭量：

□无改变（0）

□大于平常（0）

□小于平常（1）

我现在饮食：

□普食但少于正常饭量（1）

□固体食物很少（2）

□流食（3）

□仅为营养添加剂（4）

□各种食物都很少（5）

□仅依赖管饲或静脉营养（6）

Box2评分：________

3.症状

最近2周我存在以下问题影响我的饭量：

□没有饮食问题（0）

□无食欲，不想吃饭（3）

□恶心（1）　□呕吐（3）

□便秘（1）　□腹泻（3）

□口腔疼痛（2）　□口腔干燥（1）

□味觉异常或无（1）□食物气味干扰（1）

□吞咽障碍（2）　□早饱（1）

□疼痛;部位?(3)________

□其他**（1）

**例如：情绪低落，金钱或牙齿问题

Box3评分：________

4.活动和功能

上个月我的总体活动情况是：

□正常，无限制（0）

□与平常相比稍差，但尚能正常活动（1）

□多数事情不能胜任，但卧床或坐着的时间不超过12小时（2）

□活动很少，一天多数时间卧床或坐着（3）

□卧床不起，很少下床（3）

Box4评分：________

Box 1-4的合计评分（A）：

5. 疾病及其与营养需求的关系（见工作表2）

所有相关诊断（详细说明）：

原发疾病分期：Ⅰ Ⅱ Ⅲ Ⅳ 其他

年龄

评分（B）：

6. 代谢需要量（见工作表3）

评分（C）：

7. 体格检查　（见工作表4）

评分（D）：

患者姓名：　　年龄：　　住院号：　　临床医生：　　记录日期：

营养支持的推荐方案

根据PG-SGA总评分确定相应的营养干预措施，其中包括对患者及家属的教育指导、针对症状的治疗手段如药物干预、恰当的营养支持。

0-1 此时无需干预，常规定期进行营养状况评分

2-3 有营养师、护士或临床医生对病人及家属的教育指导，并针对症状和实验室检查进行恰当的药物干预

4-8 需要营养干预及针对症状的治疗手段

≥9 迫切需要改善症状的治疗措施和恰当的营养支持

（马文燕）

参考文献

[1] 施永兴,张静.临终关怀学概论[M].上海:复旦大学出版社,2015.

[2] 中华人民共和国国家卫生和计划生育委员会.安宁疗护实践指南(试行)[S].2017.

[3] 中国抗癌协会.肿瘤营养治疗通则[J].肿瘤代谢与营养电子杂志, 2016(1):6.

第二章　2型糖尿病合并感染的健康管理

2型糖尿病是一种以高血糖为特征的慢性代谢性疾病，持续的高血糖会对人体免疫系统产生不利影响，使糖尿病患者的白细胞功能受损，导致机体防御功能减弱而易并发各种感染。感染是糖尿病患者出现急危重症的重要诱因或直接原因之一，而重症又导致血糖难以控制并加重感染，形成恶性循环。感染会加重糖代谢紊乱，不仅可诱发酮症酸中毒等糖尿病急性并发症，同时也是糖尿病患者的重要死因。因此加强对2型糖尿病合并感染患者的管理，有助于早期控制病情，以减少不良预后。

第一节　糖尿病与感染的相关性

糖尿病患者容易合并各种感染，且感染较重、不易控制。目前的研究认为，糖尿病患者由于T淋巴细胞和B淋巴细胞功能下降、中性粒细胞的吞噬和杀菌能力降低及氧化－抗氧化失衡，导致其抗感染能力减弱，是其容易合并各种感染的主要机制。

糖尿病患者合并的各种感染中，以呼吸道感染最为常见，其次为泌尿道感染、胆道感染、皮肤及软组织感染、结核等。除了常见感染外，糖尿病患者还易合并一些特殊类型的感染，如恶性外耳道炎、气肿性肾盂肾炎和膀胱炎、鼻脑毛霉菌病、坏死性筋膜炎等，这些特殊类型的感染一旦发生，进展快，病死率高。长期的血糖控制不佳、糖尿病病程长、高龄、营养不良以及合并其他慢性疾病如慢性呼吸系统疾病、慢性肾脏疾病、心力衰竭等是糖尿病患者合并感染的危险因素。

肺部感染是糖尿病患者最常见的呼吸道感染，美国疾控中心的数据报告显示糖尿病患者发生肺部感染的发生率是普通人群的6倍；国外对2型糖尿病合并肺部感染患者的流行病学调查研究显示，肺部感染发生率和死亡率随着糖尿病患者病程的增加而呈上升趋势；我国糖尿病患者合并肺炎的发病率高，与非糖尿病患者相比，前者合并肺部感染的发病率和病死率较高；糖尿病也是肺部感染患者住院治疗的危险因素，在糖尿病患者中因肺炎导致住院者占26%；且糖尿病是肺部感染患者病死率增高的独立危险因素，在糖尿病晚期直接死亡原因中肺炎占8%。

泌尿道感染在糖尿病患者中也非常常见，且独立于年龄、性别及尿路结构异常等因素。英国的大规模临床研究显示，糖尿病患者尿路感染的发病率远高于非糖尿病患者（46.9% vs 29.9%），而且与非糖尿病患者相比，任何年龄段的2型糖尿病患者均有发生尿路感染的较高风险。糖尿病女性患者无症状性菌尿的患病率也显著高于非糖尿病患者(26% vs 6%)。

糖尿病患者由于病程较长，往往合并微血管及周围神经病变，使皮肤黏膜处于慢性脱水、缺氧和营养不良的状态，皮肤弹性减退、表皮纤薄，导致皮肤易损、易裂，再生能力与抗感染的屏障作用均降低，成为细菌侵入的缝隙，因此糖尿病患者极易发生皮肤及软组织的感染，而糖尿病足感染是最常见的感染类型。糖尿病足患者由于长时间的神经病变和血管病变，导致创面经久难愈，极易并发感染。糖尿病足溃疡患者合并感染发生率高，40%～70%的足溃疡患者就医时已经发生了感染，轻度感染患者中约有25%会发展为严重深部感染。糖尿病足感染是导致糖尿病患者病情恶化、截肢和死亡的最重要原因之一，也是住院和医疗费用增加的常见原因。

糖尿病患者合并特殊病原体感染如结核的机会也显著升高。WHO已经确定糖尿病是肺结核容易复发、重要且易被忽视的危险因素。糖尿病患者的固有免疫和获得性免疫功能均受损，不仅增加了结核的易感性，也能激活潜伏的结核分枝杆菌感染而导致结核的发病率增高。糖尿病患者结核的发病率显著高于非糖尿病患者，根据结核病发病的病因分析，成人结核病患者中约有15%是由糖尿病引起。而最近的研究显示，全球10个糖尿病发病率最高的国家中有8个结核高负担国家。糖尿病除了增加结核发生的危险性，也使活动性结核的发生风险、结核严重程度及常规结核治疗失败的风险增加。有研究发现，相较普通结核病患者，结核合并糖尿病患者死亡风险比例为1.89，复发风险比例为3.89。

（刘瑶）

第二节　糖尿病合并感染的类型及特点

一、糖尿病患者的常见感染

呼吸道感染、泌尿道感染、皮肤及软组织感染、消化系统感染、结核等是糖尿病患者常见的合并感染类型，其中肺部感染是糖尿病患者最常见的合并感染，约占糖尿病合并感染的50%。

（一）呼吸系统感染

在糖尿病患者合并的呼吸系统感染中最常见的是肺炎。高血糖是引发肺部感染的重要因素，尤其是男性、糖尿病病程≥10年、长期血糖控制不佳的患者，其发生肺部感染的风险明显增加。此外，糖尿病患者合并神经病变引起的胃肠动力不足及胃食管反流，或糖尿病合并脑血管病变引起吞咽困难导致误吸均会增加肺部感染的风险。糖尿病合并肺部感染者，病原体以细菌多见，其次为病毒和真菌。与普通肺部感染者相比，糖尿病合并肺部感染患者具有住院率高、症状不典型、合并症多等临床特点。

1. 细菌性感染　肺炎链球菌、流感嗜血杆菌、肺炎克雷伯菌、金黄色葡萄球菌等是2型糖尿病合并社区获得性肺炎（community acquired pneumonia，CAP）的常见病原体，而糖尿病合并医院获得性肺炎（hospital—acquired pneumonia，HAP）的常见病原体则为铜绿假单胞菌、鲍曼不动杆菌、碳青霉烯耐药肺炎克雷伯菌和耐甲氧西林金黄色葡萄球菌（methicillinresistant Staphylococcus aureus，MRSA）。糖尿病患者易发生金黄色葡萄球菌及肺炎克雷伯菌性肺炎可能与这些病原体在鼻咽部和口咽部定植增加有关。

糖尿病合并CAP时，可表现为感染性疾病的临床特征，如发热、咳嗽、咳痰、胸痛等症状，体格检查可闻及肺部啰音，实验室检查可有血白细胞及中性粒细胞比例升高、C反应蛋白或降钙素原升高等，影像学常表现为肺部片状或斑片状影、实变影等。部分糖尿病合并肺部感染患者的症状并不典型，不伴有发热或呼吸道症状，而更容易出现意识障碍等非典型症状，而且影像学检查更容易出现多叶肺炎、肺脓肿及胸腔积液。

糖尿病合并CAP患者较普通CAP患者更容易合并其他系统的基础疾病，出现菌血症和急性代谢性并发症（如酮症酸中毒）的风险明显高于非糖尿病患者，是导致其住院时间增加、病情较重和预后较差的原因之一，糖尿病合并CAP患者不论短期还是长期死亡率均显著高于非糖尿病患者。

2. *病毒感染* 糖尿病与多种病毒性肺炎感染及死亡的发生密切相关，其中流感病毒和腺病毒是糖尿病患者易感的呼吸道病毒，在流感流行季节的重症流感染患者往往合并糖尿病。在全球范围内流行的新型冠状病毒性肺炎患者中约有50%存在慢性基础疾病，主要为心脑血管疾病以及糖尿病，在危重症患者中合并糖尿病的比例达22.2%，糖尿病患者合并新冠肺炎死亡率显著高于非糖尿病人群。

糖尿病合并病毒感染者，临床症状多表现为发热、乏力、肌肉酸痛、咳嗽等，但与非糖尿病患者相比，合并糖尿病的感染者具有更高的重症率和死亡率。糖尿病合并病毒感染患者更容易进展为重症，多出现进行性呼吸困难和（或）低氧血症，严重者快速进展为急性呼吸窘迫综合征、感染性休克、多器官功能衰竭等。影像学检查多表现为双肺多发磨玻璃影、浸润影，严重者可出现肺实变。

3. *真菌感染* 糖尿病患者合并侵袭性肺真菌感染的发病率较低，但预后差，病死率高。常见的引起侵袭性肺真菌感染的病原体有曲霉菌、念珠菌和隐球菌。糖尿病患者由于免疫功能降低、高糖环境和广谱抗生素的应用，机会性病原体感染风险增加，易合并肺部真菌感染。肺真菌病临床表现多样，缺乏特异性，早期诊断困难，影像学上多表现为以胸膜为基底的楔形影、单发或多发结节、团块影等，可有空洞。

（二）泌尿道感染

泌尿道感染是仅次于呼吸道感染的糖尿病患者合并症。糖尿病患者尿糖较高，是良好的培养基，为细菌和真菌的生长繁殖提供了有利条件；糖尿病病程较长的患者多合并植物神经病变，易发生尿潴留，也增加了泌尿系感染的机会。女性糖尿病患者较男性更易合并尿路感染，而且随着年龄增加而发病率升高，可能和女性尿道的解剖学特点、绝经后雌激素水平下降等因素相关。

糖尿病合并尿路感染患者的病原菌与其他复杂性尿路感染相似，革兰阴性杆菌仍是导致糖尿病患者发生尿路感染的最重要致病菌，尤以大肠埃希菌最为常见，其次是革兰阳性球菌。近年来随着抗生素的滥用，耐药菌增加，大肠埃希菌的多重耐药菌株较前明显增多。真菌的感染也日益增加，除了与糖尿病患者自身免疫功能降低有关外，也可能与不合理使用抗菌药物有关。

糖尿病合并尿路感染患者的临床症状以尿频、尿急、尿痛等膀胱刺激征为主，但也有一部分患者无膀胱刺激症状，仅表现为无症状性菌尿，尤以女性多见。糖尿病合并尿路感染患者有时可出现严重并发症，如肾盂肾炎、肾及肾周脓肿、肾乳头坏死和败血症。

（三）皮肤及软组织感染

糖尿病合并皮肤及软组织感染的病原体有细菌、真菌和病毒。金黄色葡萄球菌、链球菌等是皮肤黏膜及软组织感染的常见细菌。临床上糖尿病合并皮肤感染多表现为疖、痈、毛囊炎、丹毒等，严重感染可诱发酮症酸中毒。而软组织感染则表现为蜂窝织炎、足部溃疡等。糖尿病合并皮肤及软组织真菌感染率较高，多发生于血糖控制不良的患者，而且经久不愈，容易复发。常见的真菌有白色念珠菌感染，临床表现为口角炎、舌炎，女性的外阴炎和阴道炎；其次为皮肤癣菌引起的手、足癣，体癣和甲癣等。病毒感染多为带状疱疹、单纯疱疹和尖锐湿疣。糖尿病患者合并带状疱疹患者水疱易向全身播散。

糖尿病足是糖尿病的严重并发症之一，糖尿病足极易并发感染，也是造成患者截肢、致残的主要原因之一。糖尿病足溃疡的致病菌有革兰阳性菌、阴性菌和真菌。一般浅表的糖尿病足溃疡感染以革兰阳性菌为主，其次为革兰阴性菌和真菌，而且多以单一细菌感染为主；而深部足溃疡感染则以革兰阴性菌为主，其次为革兰阳性菌与真菌，且混合感染比例高。糖尿病足合并感染临床上多表现为足部皮肤红、肿、热、痛，可伴有畏寒、寒战、发热等全身炎症的表现，足部创面可见脓性分泌物。但随着时间的推移，感染可逐渐蔓延至皮下组织并出现相应的临床症状，包括筋膜、肌肉、肌腱、关节和骨组织。部分糖尿病足合并感染的患者临床症状不典型，而仅表现为足部溃疡创面分泌物增加、伤口边缘发黑或坏死、伤口臭味等，多见于病程较长、合并严重的周围血管病变或周围神经病变的患者。

（四）结核

糖尿病患者合并特殊病原体感染的机会也显著升高，成人结核病的发病明显增加，其中最常见的为肺结核。糖尿病患者合并肺结核时，其临床特征具有症状不典型、痰菌阳性率更高、更易形成空洞及影像学表现不典型等特点。糖尿病合并肺结核患者往往病情较重、预后较差，发热、咳嗽等临床症状多不明显，更易出现肺脓肿、胸腔积液或液气胸。与单纯肺结核患者相比，糖尿病合并肺结核患者的影像学检查较重，表现为结核病灶呈干酪样坏死，更容易形成空洞，或出现多发的段性或叶性肺实变、干酪样坏死，而后沿支气管播散并发支气管结核。

二、糖尿病合并特殊感染

由于糖代谢紊乱，糖尿病患者体内可发生多种复杂的变化，容易并发一些非糖尿病患者中不常见的特殊感染，多发生于血糖控制较差的糖尿病患者中。

（一）恶性外耳道炎

是一种少见的致命的感染性疾病，糖尿病被认为是该病主要的危险因素，多见于老年糖尿病患者，两者常并发存在。恶性外耳道炎始发于外耳道软组织，可累及周围软组织致颅底蜂窝织炎、骨髓炎、血栓性静脉炎及脑神经病变，严重时可致死亡。患者常表现为发热、剧烈耳痛、耳道流脓及听力下降，感染进一步蔓延至深部组织时可侵犯乳突、下颌关节及颅神经，可引起颞骨和颅底骨髓炎、颅神经麻痹,其中面神经麻痹最为常见。致病菌主要为绿脓杆菌，少数为金黄色葡萄球菌等。

（二）气肿性肾盂肾炎和气肿性膀胱炎

糖尿病患者发生泌尿系感染后，如感染未得到及时控制，会发展为严重感染，如气肿性肾盂肾炎和气肿性膀胱炎。气肿性肾盂肾炎是一种累及肾实质及肾周组织的急性坏死性感染，主要特征是产气致病菌产生的气体在肾实质内、集合系统和肾周围形成并集聚，具有起病急、病情进展迅速、感染重的特点。大肠埃希菌是最常见的致病菌，其他致病菌包括克雷伯杆菌、绿脓杆菌等。气肿性膀胱炎是一种以膀胱壁组织内出现气体为特征的特殊泌尿系感染，多见于血糖控制欠佳的老年女性糖尿病患者。临床表现缺乏特异性，最常见的症状为腹痛，也可表现为发热、血尿、气尿、排尿困难、尿潴留等，有将近7%的患者无症状，因此容易延误诊断。气肿性膀胱炎可上行蔓延，发展为气肿性肾盂肾炎。大肠杆菌和克雷伯杆菌是主要的致病菌。

（刘瑶）

第三节 糖尿病合并感染的健康管理措施

高血糖可增加糖尿病合并感染患者危重症的比例和死亡率，有效的健康管理措施可以控制血糖在适宜范围，改善糖尿病患者的免疫功能，减少糖尿病合并感染患者发生急性并发症的风险，降低与感染相关的发病率和死亡率，从而改善预后。

一、营养管理

营养管理是糖尿病合并感染患者的基础管理措施。合理的营养是影响疾病进程和预后的重要因素，糖尿病合并感染患者应注意适当加强营养，增加机体免疫力，促进疾病的康复。由于糖尿病患者合并感染时能量消耗大，因此应适当增加热量的摄入；但在加强营养的同时，应注意对血糖的影响。建议在合理控制总热量的前提下，适当调整蛋白质、脂肪和碳水化合物的含量，使摄入的营养既能满足患者的需求，又能使血糖控制在比较理想的范围内。同时糖尿病合并感染患者应避免过度消瘦和肥胖，将体重指数控制在正常范围内。

糖尿病合并结核感染的患者，每日摄入能量应比普通糖尿病患者多10%~20%。糖尿病合并足溃疡感染者，建议每日摄入热量30~35kcal/kg，而对于体重过轻的患者，建议将热量摄入增加到35~40kcal/kg。糖尿病合并感染的患者，营养素的分布比例与普通糖尿病患者相似。其中碳水化合物占总能量的50%~65%，蛋白质占总能量的15%~20%，脂肪占20%~30%。但对于严重感染患者，应适当增加优质蛋白质的摄入量。

碳水化合物建议摄入富含膳食纤维或者低升糖指数的食物如蔬菜、豆类、全麦面包和谷类食品等。糖尿病合并足溃疡感染患者推荐蛋白质摄入1.25～1.50g/kg，并且以深海鱼、鸡蛋等优质蛋白为主。摄入的脂肪中，顺式单不饱和脂肪酸占每日总摄入量的10%~20%，饱和脂肪酸和反式不饱和脂肪酸应小于10%。

感染会消耗维生素，导致患者体内维生素缺乏，加重感染。如维生素D和维生素C的缺乏能使糖尿病足溃疡合并感染者的创面愈合和抗感染能力下降，因此糖尿病合并感染患者的膳食中应添加富含维生素的食物。此外，糖尿病合并感染的患者也应当补充足够的矿物质和微量元素。

由于糖尿病合并感染时，感染的类型和严重程度不一，因此应实施个体化的营养管理，包括个体化的膳食、营养状况评估、个体化营养咨询和营养处方的制定。

二、运动治疗

运动治疗在2型糖尿病患者的管理中占重要地位。规律运动可增加胰岛素敏感性、减轻体重，有助于控制血糖、减少糖尿病并发症的发生。但对于糖尿病合并急性感染的患者一般禁忌运动，尤其是严重感染者，待病情控制稳定后方可逐步恢复运动。如果合并的感染较轻，如糖尿病合并新冠肺炎轻型患者，可每天进行低或中等强度的有氧运动，以心跳和呼吸加快但不急促为宜，可选择室内做操、打拳等锻炼方式，每周约150min。

三、糖尿病管理

（一）血糖控制目标

良好的血糖控制有利于感染的控制，并减少糖尿病急性并发症的发生。糖尿病合并急性感染的患者，应评估其感染严重程度、发生低血糖的风险，结合患者的年龄、并发症和合并症情况、营养状况和进食情况，制定个体化的血糖控制目标。对于感染较轻、无并发症或合并症的非老年患者，一般采用严格血糖控制；对于中等严重程度的感染、合并心脑血管疾病的患者，采用血糖一般控制；而对于重症感染、具有严重合并症的患者，采用宽松血糖控制（见表3-2-3-1）。合并结核的糖尿病患者，还应结合是否处于抗结核治疗期间来制定血糖控制目标（见表3-2-3-2）。

表3-2-3-1　糖尿病合并肺炎患者的血糖管理目标

	空腹或餐前血糖（mmol/L）	餐后2h或随机血糖（mmol/L）
年龄较轻；低血糖发生风险较低	4.4～6.1	6.1～7.8
合并心脑血管疾病；高危心脑血管疾病风险*；治疗方案中包含糖皮质激素	6.1～7.8	7.8～10.0
高龄、低血糖发生风险较高且无法耐受低血糖；存在多器官功能不全；预期生存期低于5年；需要重症监护	7.8～10.0	7.8～13.9

注：*高危心脑血管疾病风险包括：男性>50岁或女性>60岁合并一项危险因素患者（即心血管疾病家族史、高血压、吸烟、血脂紊乱或蛋白尿）

表3-2-3-2 糖尿病合并结核感染治疗期间及非结核治疗期间的血糖控制目标

	血糖控制目标
抗结核治疗期间	
一般情况下	HbA_{1c}<7.0%，空腹4.4～7.0mmol/L，非空腹<10.01mmol/L
并发心脑血管疾病、心脑血管疾病高风险、高龄、结核病病情严重	HbA_{1c}<8.0%，空腹7.8～10.0mmol/L，非空腹7.8～13.9mmol/L
非抗结核治疗期间	
年龄较轻、病程较短、预期寿命长、无并发症、未并发心血管疾病	HbA_{1c}<6.5%，空腹4.4～6.1mmol/L，非空腹6.1～7.8mmol/L
大多数非妊娠成年患者	HbA_{1c}<7.0%，空腹4.4～7.0mmol/L，非空腹<10.01mmol/L
高龄、低血糖风险发生较高且无法耐受低血糖、存在多器官功能不全、预期生存期低于5年	HbA_{1c}<8.0%，空腹7.8～10.0mmol/L，非空腹7.8～13.9mmol/L

（二）血糖监测

血糖监测是糖尿病合并感染患者的重要管理措施，通过血糖监测评估患者的血糖控制情况。血糖监测的频率应根据合并感染的严重程度决定。感染较重的情况下，可每天进行快速血糖监测4～7次；如出现糖尿病急性并发症者，根据降糖治疗需要每1～2h监测一次血糖，在血糖控制平稳后，监测间隔可调整为2～4h；而合并感染较轻、使用口服降糖药物者，可每周进行空腹或餐后2h快速血糖监测2～4次。

（三）降糖药物选择

降糖药物的选择应考虑患者的年龄、合并感染的严重程度、是否合并急慢性并发症等。对于糖尿病合并急性感染较重者，或出现糖尿病急性并发症者，首选胰岛素治疗，可根据血糖情况皮下注射胰岛素或持续静脉使用胰岛素；如糖尿病合并感染患者一般情况良好，血糖平稳，进食规律且无胃肠道反应，可继续使用口服降糖药物治疗，并根据血糖监测结果调整方案。

由于患者合并感染时需要使用抗菌药物，而有些降糖药物与抗菌药物之间存在相互作用，从而对患者的血糖造成影响，因此在选择降糖药物时需兼顾药物之间的相互作用。抗真菌药物与磺脲类、格列奈类药物合用时，可增加低血糖的风险，应注意加强血糖监测；氟喹诺酮类药品可引起血糖代谢紊乱，与降糖药合用时有诱发低血糖的风险，应根据血糖监测的结果调整降糖药物用量。抗结核药物异烟肼与磺脲类药物合用时，可导致后者的代谢减慢而增加发生低血糖的风险，因此选择糖尿病治疗药物时应尽量避免与抗结核治疗药物存在相互作用的药物，一般情况下二甲双胍和胰岛素是糖尿病合并结核患者较为理想的降糖药物选择。

四、合并感染性疾病的管理

糖尿病患者一旦发生感染，应积极处理，给予足量、有效的抗菌药物控制感染。在感染初期，应给予经验性抗菌药物治疗，之后应根据病原体培养及药敏结果选择敏感抗菌药。对于重症感染尽可能静脉给药。对于一些特殊感染，如糖尿病合并结核患者，一般情况下仍按照6个月标准抗结核化疗方案（2H-R-Z-E/4H-R）。但由于糖尿病合并结核感染的患者，其耐药结核风险较高，对于耐药者可适当延长抗结核疗程。糖尿病足溃疡合并感染时，必须使用抗菌药物治疗，同时感染部位需清创引流。使用抗菌药物前，应对患者进行创面病原菌培养及药敏试验，并根据患者病情轻重选择抗菌药物给药方式和疗程，目前建议轻度足感染患者抗菌药物治疗时间应为1～2周，中、重度感染应为2～3周，部分可延长至4周。

糖尿病合并感染患者在选择抗菌药物治疗时，需特别注意患者有无糖尿病相关的脏器损害，如合并糖尿病肾病时，应选择对肾功能影响较小的药物或根据肾功能调整药物剂量；要注意抗菌药物在组织局部的浓度和抗菌活性，尽量选择组织浓度高的抗菌药物；尽量避免选择可能与降糖药物产生相互作用的抗菌药物，从而导致血糖代谢异常。

五、预防

预防感染、减少感染相关的并发症，对降低糖尿病相关病死率有重要意义。良好的血糖控制是减少感染的重要预防措施。必要的免疫接种在一定程度上可有效预防糖尿病患者感染的发生风险。建议2岁以下糖尿病患者接种13价肺炎球菌结合疫苗，2～64岁糖尿病患者接种23价肺炎链球菌多糖疫苗，65岁以上的患者都需接种23价肺炎球菌多糖疫苗，接种时间超过5年者需再接种一次。流感疫苗接种可显著降低糖尿病患者流感流行期的发病率、住院率和病死率，建议糖尿病患者每年都要接种流感疫苗。

加强自身卫生可以降低糖尿病患者发生感染的机会。保持皮肤清洁，加强口腔卫生，增加自身抵抗力可预防皮肤及口腔感染的发生。鼓励患者多饮水，勤排尿；指导患者注意个人卫生，勤换内衣裤，保持会阴部及肛周皮肤清洁干燥，可以预防泌尿系统感染。

（刘瑶）

参考文献

[1] 中华医学会呼吸病学分会感染学组. 糖尿病合并肺炎诊治路径中国专家共识[J]. 中华结核和呼吸杂志, 2020, 43(8): 639-647.

[2] 国家感染性疾病临床医学研究中心,深圳市第三人民医院,国家代谢性疾病临床医学研究中心. 结核病与糖尿病共病的治疗管理专家共识[J]. 中国防痨杂志, 2021, 43(1): 12-22.

[3] 王卫庆, 单忠艳, 王广, 等. 新型冠状病毒肺炎疫情期间糖尿病基层管理专家建议[J]. 中华内分泌代谢杂志, 2020, 36(3): 185-190.

[4] 中华医学会糖尿病学分会. 中国2型糖尿病防治指南（2020年版）[J]. 中华糖尿病杂志, 2021, 13(4): 315-409.

[5] 中国研究型医院学会糖尿病专委会胰岛功能和胰岛素应用学组. 新型冠状病毒感染合并糖尿病患者使用胰岛素的专家建议[J]. 中国糖尿病杂志, 2020, 28(3): 161-166.

[6] 王丹丽, 简桂花, 汪年松. 糖尿病合并尿路感染的研究进展[J]. 中国中西医结合肾病杂志, 2016, 17(10): 927-929.

[7] 中华医学会糖尿病学分会,中华医学会感染病学分会,中华医学会组织修复与再生分会. 中国糖尿病足防治指南(2019版)(Ⅳ)[J]. 中华糖尿病杂志, 2019, 11(5): 316-327.

[8] 张玉萍, 徐文阁. 糖尿病皮肤感染与微生物菌群关系的研究进展[J]. 中国微生态学杂志, 2013, 25(11): 1364-1365.

第三章　2型糖尿病合并心血管疾病的健康管理

随着人口老龄化和社会城镇化步伐的加快，心血管疾病（Cardiovascular disease，CVD）的患病率持续上升，并且已经成为全世界人群死亡的首要原因。CVD是2型糖尿病最主要的并发症和合并症，两者密切相关，而CVD是2型糖尿病患者的主要致死和致残病因，因此加强对糖尿病患者心血管病相关风险的针对性健康管理具有非常重要的意义。

第一节　糖尿病与心血管疾病的相关性

2型糖尿病患者合并的CVD主要包括动脉粥样硬化性心血管疾病（atherosclerotic cardiovascular disease，ASCVD）和心力衰竭。其中ASCVD包括冠心病（心肌梗死、冠状动脉血运重建术、经皮冠状动脉造影或冠状动脉增强CT造影证实的冠状动脉狭窄程度≥50%、缺血性心肌病）、动脉粥样硬化性缺血性卒中（偏瘫症状或体征或短暂性脑缺血发作病史，且头部CT证实缺血性病灶）以及外周血管疾病（影像学证实的外周动脉狭窄≥50%或进行过外周动脉血运重建术）。

糖尿病是CVD主要的独立危险因素之一。由于2型糖尿病患者多合并高血压、血脂紊乱等CVD的危险因素，导致其发生CVD的风险明显增加。Framingham队列研究显示，糖尿病人群发生CVD的风险约为非糖尿病人群的2.5倍。2型糖尿病患者具有高发的CVD患病率和死亡率，同时大多数CVD患者也合并糖代谢异常。一系列大规模的流行病学研究显示即使是糖尿病前期患者，其CVD的患病率亦显著增加。来自欧洲的EUROASPIRE Ⅳ研究结果显示，既往未诊断糖尿病的冠心病患者中约25%可检出糖尿病，另有46%~66%的患者处于糖尿病前期。

CVD是糖尿病患者致死和致残的主要原因，两者共存可进一步增加死亡风险。中国Kadoorie生物样本库协作组的资料显示，CVD是中国2型糖尿病患者最主要的死亡原因，占糖尿病人群总死因的43.2%。中国卒中调查显示糖代谢异常的卒中患者1年后严重致残和死亡率较糖代谢正常患者更高(2.1% vs 6.8%)。

近来2型糖尿病与心力衰竭（Heart failure，HF）的关系受到高度重视。研究发现，2型糖尿病与是心衰的重要危险因素。血糖控制与心衰发生风险相关， 糖化血红蛋白水平每升高1%，心衰发生风险可增加8%。糖尿病患者可以出现射血分数保留的心力衰竭和射血分数下降的心力衰竭。心衰患者中约1/3合并糖尿病，而合并糖尿病的心衰患者治疗效果和预后也较非糖尿病患者更差。国外的研究显示，2型糖尿病患者较非糖尿病患者心衰的住院风险增加2倍，而老年糖尿病患者合并心衰的死亡风险约为非糖尿病患者的9倍。

第二节　糖尿病合并心血管疾病的健康管理措施

2型糖尿病患者多合并高血压、血脂异常、肥胖等多重心血管危险因素，单纯严格控制血糖并不能有效减少2型糖尿病合并CVD患者的死亡风险。因此对于全科医生而言，如何在社区中采取有效的健康管理措施，降低患者的病死率，是糖尿病合并CVD患者社区管理中的重点和难点。对2型糖尿病合并CVD患者应采取综合管理策略，在控制血糖的同时，全面管理各种心血管危险因素，以期最大程度降低心血管事件的死亡风险，这也是社区全科医生的工作重点。

一、危险因素管理

2型糖尿病合并CVD患者危险因素管理的具体措施包括生活方式干预、减重、控制血压及血脂、抗血小板和抗凝治疗等。

（一）生活方式干预

合理的饮食、适宜的运动和改善不良生活方式是2型糖尿病合并CVD患者健康管理的基础措施，所有合并CVD的2型糖尿病患者均应进行生活方式干预，并贯穿于综合管理的全过程。

（二）体重管理

肥胖和超重人群的ASCVD发生风险显著增加。对所有超重或肥胖的2型糖尿病合并CVD患者，应进行体重管理并长期坚持。对肥胖或超重患者的体重管理策略包括饮食、运动、药物治疗和手术。

控制总热量摄入和增加运动是体重管理的基础。减重目标通常设定为3～6个月内减少初始体重的5%~10%并长期维持。当饮食和运动对体重管理效果不佳时，可选择药物和手术干预。超重或肥胖的2型糖尿病合并CVD患者在选择降糖药物时，需要考虑药物对体重的影响，应尽量避免应用增加体重的降糖药物如磺脲类、噻唑烷二酮类和胰岛素。二甲双胍和α-葡萄糖苷酶抑制剂可减轻体重，GLP-1RA、SGLT-2抑制剂既可减轻体重，又可减少内脏脂肪，应优先考虑使用。BMI≥32.5kg/m^{2}且尝试其他治疗方法后仍不达标者可考虑代谢手术治疗。

（三）血压管理

高血压与2型糖尿病并存可使ASCVD的发生和发展风险明显增加，从而增加2型糖尿病患者的病死率。

1.血压控制目标　糖尿病合并CVD患者的降压目标为血压＜130/80mmHg，老年或伴严重冠心病患者可采取相对宽松的目标，可将血压控制目标放宽至<140/90mmHg，≥80岁老年人可放宽至<150/90mmHg。

2.降压药物选择　2型糖尿病合并CVD患者的血压水平>120/80mmHg即应开始生活方式干预以预防高血压的发生，包括合理膳食、规律运动、减轻体重、戒烟限酒等；血压≥140/90mmHg时应启动降压药物治疗；当血压≥160/100mmHg或高于目标值20/10mmHg时，应采用降压药物联合治疗。降压药物的选择应综合考虑药物的安全性、降压效果，同时兼顾患者的合并症和并发症等情况。

（1）ASCVD患者的降压药物选择：2型糖尿病合并ASCVD患者降压药物首选血管紧张素转化酶抑制剂（ACEI）/血管紧张素Ⅱ受体阻滞剂（ARB）；稳定型冠心病患者的降压药物在ACEI/ARB的基础上联用β受体阻滞剂；糖尿病合并下肢缺血症状的外周动脉疾病患者降压治疗首选钙通道阻滞剂（CCB）或ACEI/ARB，仍不达标者可考虑联合β受体阻滞剂治疗。

（2）心力衰竭患者的降压药物选择：2型糖尿病合并射血分数降低的心衰患者，降压治疗首选ACEI/ARB/血管紧张素受体脑啡肽酶抑制剂（ARNI）与β受体阻滞剂，如在剂量达到最大耐受量后血压仍不达标，可联合使用长效二氢吡啶类CCB或利尿剂。

3.血压监测　所有糖尿病合并CVD的患者应定期测量诊室血压，并坚持家庭血压监测。要求家庭血压监测的患者每天早、晚各测血压2～3次，每次测量间隔1min，取平均值。如果患者血压控制平稳且已达标者，每周至少需要进行家庭血压监测1天；如血压尚未平稳或达标患者，就诊前连续进行血压监测5～7天。如果不能坚持家庭血压监测、反复调整药物治疗后仍然血压控制不佳或血压波动较大时，应进行24小时动态血压监测。

（四）血脂管理

2型糖尿病患者多合并多种血脂异常，如甘油三酯（TG）升高、低密度脂蛋白胆固醇（LDL-C）升高、高密度脂蛋白胆固醇（HDL-C）降低和非高密度脂蛋白胆固醇升高，均可使2型糖尿病患者CVD发生风险增高，因此血脂管理对于降低糖尿病患者大血管病变和死亡风险非常重要。

1.调脂治疗目标　所有糖尿病患者首先应进行心血管危险分层（见表3-3-2-1），并采用相应的治疗目标。心血管危险分层越高，降脂目标越低（见表3-3-2-2）。目前将LDL-C作为2型糖尿病合并CVD患者降脂治疗的首要治疗靶点，非HDL-C为次要治疗靶点。为降低自发性胰腺炎发生风险，当TG显著升高时（至少2次TG≥5.7mmol/L且除外高脂饮食、饮酒、超重、药物等继发性因素），应将其作为治疗靶点。2型糖尿病合并ASCVD患者的心血管风险为超高危，不论LDL-C的基线水平，直接启动降LDL-C药物治疗；而2型糖尿病合并心衰患者则应先根据10年ASCVD风险评估的结果启动降脂治疗。

2.调脂药物选择　2型糖尿病合并ASCVD患者在生活方式干预的同时，就应立即启动降脂药物治疗，且LDL-C降幅至少达30%，无论基线LDL-C的水平。首选中等强度的他汀类药物，当他汀类不能使LDL-C达标时，建议联合应用依折麦布或枯草溶菌素转化酶9单抗；如患者经生活方式干预及充分他汀类药物治疗后LDL-C已达标。

表3-3-2-1　糖代谢异常合并CVD患者10年ASCVD危险分层评估[a]

危险度	评估内容
超高危	ASCVD+糖尿病
	ASCVD+糖尿病前期，并符合以下任意一项：
	（1）1年内急性冠脉综合征
	（2）冠状动脉多支血管病变
	（3）复发性心肌梗死或缺血性卒中事件
	（4）心、脑或外周多血管床ASCVD
	（5）家族性高胆固醇血症或基线LDL-C≥4.9mmol/L
极高危	ASCVD+糖尿病前期，不符合超高危情况
	其他心血管病[b]，并符合以下任意一项：
	（1）糖尿病+高血压
	（2）糖尿病+家族性高胆固醇血症或基线LDL-C≥4.9mmol/L
高危	其他心血管病，并符合以下任意一项：
	（1）糖尿病+年龄≥40岁
	（2）糖尿病+<40岁+1项其他主要心血管危险因素[c]或靶器官损害[d]
	（3）糖尿病前期+高血压+2项其他主要心血管危险因素或靶器官损害
	（4）糖尿病前期+家族性高胆固醇血症或基线LDL-C≥4.9mmol/L
中危	其他心血管病，并符合以下任意一项：
	（1）糖尿病+<40岁，无其他主要心血管危险因素，无靶器官损害
	（2）糖尿病前期+高血压+1项其他主要心血管危险因素
	（3）糖尿病前期+ 3项其他主要心血管危险因素
低危	其他心血管病，并符合：糖尿病前期+0～2项其他主要心血管危险因素

注：a未来10年发生致死性或非致死性心肌梗死、缺血性脑卒中的总体风险，超高危≥30%，极高危20%~29%，高危10%~19%，中危5%~9%，低危<5%；b包括心力衰竭（非冠心病所致）、心房颤动、心脏瓣膜病；c其他主要心血管病危险因素包括：男性≥45岁或女性≥55岁、吸烟、高密度脂蛋白胆固醇＜1.04mmol/L，BMI≥28kg/m²，早发缺血性心血管病家族史；d靶器官损害包括：蛋白尿或估算的肾小球滤过率＜60ml.min⁻¹·（1.73m²）⁻¹、视网膜病变、左心室肥厚、神经病变

表3-3-2-2　2型糖尿病合并ASCVD患者的血脂控制目标

ASCVD危险分层	ASCVD靶点	
	首要靶点：LDL-C	次要靶点：非HDL-C
超高危	＜1.4mmol/L，基线已达标则降幅≥30%	＜2.2mmol/L
极高危	＜1.8mmol/L，基线已达标则降幅≥30%	＜2.6mmol/L
高危	＜2.6mmol/L	＜3.4mmol/L
中低危	＜3.4mmol/L	＜4.1mmol/L

3.达标管理　首次服用他汀类药物治疗后的6周内应进行肝功能、肌酸激酶和血脂的检测，以评估药物的安全性和疗效；若肝功能、肌酸激酶无异常，则3个月后复查，如血

脂未达标则调整降脂治疗方案，并且6周内监测其安全性；如此反复监测，直至安全并达标，此后每6至12个月复查1次。

（五）抗血小板治疗

抗血小板治疗可有效预防2型糖尿病合并ASCVD患者发生卒中、心肌梗死等心脑血管事件。2型糖尿病合并ASCVD患者如无禁忌，都应长期口服阿司匹林75～100mg/日，如患者不能耐受，可改用氯吡格雷治疗。合并急性冠状动脉综合征、冠状动脉支架植入者，建议双联抗血小板治疗至少1年（阿司匹林+替格瑞洛/氯吡格雷），可根据出血风险适当缩短或延长；合并下肢动脉支架植入的患者应双联抗血小板治疗1个月，之后长期抗血小板治疗。

二、血糖管理

血糖管理是2型糖尿病合并CVD患者管理中的重要组成部分，对于合并CVD的糖尿病患者，血糖控制达标以降低心血管事件发生风险尤为重要。

（一）血糖控制目标

2型糖尿病合并CVD时，应综合考虑患者的年龄、糖尿病病程、ASCVD病史、心衰严重程度、低血糖风险等因素，设定个体化的血糖控制目标。对于大多数合并CVD的2型糖尿病成人患者（非孕妇），推荐HbA_{1c}控制目标<7%；合并CVD的老年糖尿病患者、糖尿病病程较长、合并症较多、易发生低血糖者，血糖控制目标为HbA_{1c}<8%；合并严重CVD（NYHA心功能Ⅳ级）或合并其他终末期疾病、预期寿命短的患者，推荐血糖控制目标为HbA_{1c}<8.5%。

（二）血糖监测

所有合并CVD的2型糖尿病患者都应进行规律的血糖监测，包括毛细血管血糖监测、HbA_{1c}和糖化白蛋白（GA）监测。在治疗起始阶段建议每3个月检测一次HbA_{1c}，血糖达标后可每6个月检测一次。自我血糖监测（self-monitoring of blood glucose，SMBG），是糖尿病综合管理和教育的重要组成部分，建议所有糖尿病患者均进行SMBG。可采用毛细血管血糖监测，简便易行。对于合并CVD的2型糖尿病患者应制定个性化的SMBG，监测频率可根据实际病情、血糖情况及治疗需要而定，同时兼顾有效性和便利性，必要时可进行持续血糖监测。合并CVD的2型糖尿病患者自我血糖监测频率见表3-3-2-3。

（三）降糖药物选择

和单纯2型糖尿病一样，生活方式干预是合并CVD患者降糖治疗的基础性措施，应贯穿于整个治疗过程中。如单纯的生活方式干预不能使血糖达标，则立即启动药物治疗。2型糖尿病合并CVD患者选择降糖药物时，应综合考虑药物的疗效、安全性、使用方便性等因素，应优先选择具有心血管获益证据的降糖药物，以改善患者的预后。图3-3-2-1为2型糖尿病合并CVD患者的降糖药物治疗路径。

1. 口服降糖药物

（1）合并ASCVD：对于合并ASCVD的2型糖尿病患者，首选具有心血管获益的药物。目前国内外的指南均推荐二甲双胍作为2型糖尿病合并ASCVD或其他心血管危险因素患者的起始降糖药物；GLP-1RA和SGLT-2抑制剂具有心血管保护效应，因此2型糖尿病ASCVD患者应在二甲双胍基础上选择GLP-1RA或SGLT-2抑制剂作为一线治疗。表3-3-2-4是《心血管病合并糖代谢异常患者心血管风险综合管理中国专家共识》中对合并ASCVD的2型糖尿病患者降糖药物的推荐。

（2）合并心衰：SGLT-2抑制剂可使2型糖尿病患者心衰住院风险降低，改善其预后，合并心衰的2型糖尿病患者应先考虑使用SGLT-2抑制剂。合并心衰的2型糖尿病患者在选择降糖药物治疗时，应关注某些降糖药物对心衰的潜在不良影响。二甲双胍可用于稳定期的慢性心衰患者，但合并急性心衰或失代偿性心衰，不建议使用，以免发生乳酸性酸中毒；噻唑烷二酮类药物可引起水钠潴留而加重心衰，因此不宜用于心衰患者。表3-3-2-5是《心血管病合并糖代谢异常患者心血管风险综合管理中国专家共识》中对合并心衰的2型糖尿病患者降糖药物的推荐。

2.*胰岛素*　当患者出现糖尿病急性并发症、合并应激情况、围手术期，或经生活方式和口服降糖药治疗后血糖仍未达标时，建议启动胰岛素治疗；对于ASCVD急性期，如合并急性冠脉综合征，患者随机血糖>10mmol/L时，建议启动胰岛素为基础的降糖治疗。

（四）低血糖防治

ASCVD和心衰合并2型糖尿病患者易发生低血糖，且对低血糖的耐受性降低。而且一旦发生低血糖，会增加心肌缺血和心律失常的风险。因此对于合并CVD的2型糖尿病患者应特别注意防范低血糖的发生。评估发生低血糖的危险因素，并制定个体化的血糖控制目标是预防低血糖发生的关键。增加低血糖风险的因素包括：（1）高龄且糖尿病病程长；（2）使用胰岛素或胰岛素促泌剂；（3）肝、肾功能不全；（4）自主神经功能障碍；（5）酒精摄入，尤其是空腹饮酒；（6）血糖控制目标过于严格；（7）运动过量。

对于评估后有发生低血糖风险的患者，加强自我血糖监测和低血糖知识教育，并且适当放宽血糖控制目标。治疗方案中尽量避免使用可增加低血糖风险的药物；如果使用胰岛素和胰岛素促泌剂治疗，应从小剂量起始，逐步加量。如患者出现低血糖反应，应立即处理，并且及时调整治疗方案。建议治疗方案调整为包含具有心血管获益证据且不增加低血糖风险的SGLT-2抑制剂或GLP-1RA在内的降糖治疗方案，停用增加低血糖风险的药物或减少其剂量。

（五）二级预防药物治疗

β受体阻滞剂可以缓解症状、改善心肌缺血。只要无禁忌证，β受体阻滞剂应作为冠心病患者的初始治疗药物，治疗期间使心率控制在55～60次/分。若β受体阻滞剂禁忌或不能耐受时，可选CCB类药物改善患者症状。预防心血管不良事件的药物主要包括抗血小板药物、调脂药物、β受体阻滞剂和RASS系统抑制剂（ACEI/ ARB），可预防心肌梗死、死亡等不良心血管事件的发生，如无禁忌，建议长期使用。

表3-3-2-3 合并CVD的2型糖尿病患者血糖监测频率

治疗方案	未达标时监测频率	达标后监测频率
生活方式干预	每周2～4次（空腹及餐后2 h）	每周1～2次（空腹及餐后2 h）
口服降糖药物治疗	每周2～4次（空腹及餐后2 h）	每周1～2次（空腹及餐后2 h）
基础胰岛素治疗	每周3～7次（空腹及餐后2 h）	每周2～4次（空腹及餐后2 h）
预混胰岛素治疗	每日3次以上（空腹、晚餐前、餐后2 h）	每周3～4次（空腹、晚餐前、餐后2 h）
基础+餐时胰岛素治疗	每日4～7次（餐前、餐后2 h）	每日1～2次（餐前、餐后2 h）

表3-3-2-4 合并ASCVD的2型糖尿病患者降糖药物推荐

药物	注意事项	推荐程度
二甲双胍	推荐二甲双胍作为ASCVD合并2型糖尿病患者的一线降糖药物	优先使用
	eGFR稳定且>45ml·min^{-1}·(1.73 m^{2})$^{-1}$的患者应考虑使用二甲双胍	可以使用
GLP-1RA	合并ASCVD的2型糖尿病患者，推荐优先使用利拉鲁肽、度拉糖肽以降低心血管事件风险	优先使用
SGLT-2抑制剂	合并ASCVD的2型糖尿病患者，推荐优先使用恩格列净、卡格列净作为降糖药	优先使用
	2年内有急性心肌梗死的患者，可考虑使用达格列净降低心血管事件风险	可以使用
	下肢动脉闭塞的患者，不建议使用卡格列净	不推荐
DPP-4抑制剂	对ASCVD结局的影响呈中性，低血糖风险低	可以使用
噻唑烷二酮	心力衰竭风险不高的ASCVD患者可以使用，优先选择吡格列酮	可以使用
	不推荐使用可能增加心肌梗死风险的罗格列酮	不推荐
磺脲类/格列奈类	低血糖风险高，应注意低血糖相关的心血管风险	谨慎使用
α-葡萄糖苷酶抑制剂	对ASCVD结局的影响为中性，低血糖风险低	可以使用
胰岛素	合并糖尿病的ACS患者、严重血糖升高（随机血糖>10mmol/L）时可考虑以胰岛素为基础的血糖控制，并根据合并症调整目标	可以使用

（六）合并心力衰竭

慢性心力衰竭根据左室射血分数（LVEF）可分为射血分数保留（LVEF≥50%）的心力衰竭（HFpEF）、射血分数中间值（LVEF 40%～49%）的心力衰竭（HFmrEF）和射血分数降低（LVEF<40%）的心力衰竭（HFrEF），其中。乏力、呼吸困难、体液潴留是心衰患者最常见的症状。对于同时伴有2型糖尿病的心衰患者的管理，更着重于多重危险因素的综合管理。

（1）避免或去除诱因：如感染、心律失常、电解质紊乱、贫血、过快过量静脉补液等可引起或加重心衰，应避免或去除。

（2）调整生活方式：包括限钠、氧疗、低脂饮食、戒烟限酒、减重、规律的体力活动、监测体重、心理疏导等。

（3）危险因素的干预和管理：包括控制血压、血糖和血脂等，以降低住院风险和死亡率，改善预后。心衰rEF患者在没有禁忌证且能耐受的情况下，均应使用能够改善预后的药物治疗，包括RAAS抑制剂（ACEI/ARB）或ARNI、β受体阻滞剂等。从小剂量开始，逐渐递增，直至达到最大耐受剂量或目标剂量。合并2型糖尿病的心衰患者首选SGLT-2抑制剂用于控制血糖，或对于已使用ACEI/ARB、β受体阻滞剂及醛固酮受体拮抗剂并达到最大耐受剂量后，仍有症状的患者，可加用SGLT-2抑制剂以进一步降低心血管死亡和心衰恶化风险。

（刘瑶）

表3-3-2-5　合并心衰的2型糖尿病患者降糖药物推荐

药物	注意事项	推荐程度
二甲双胍	对eGFR>45ml·min^{-1}·$(1.73\ m^2)^{-1}$的稳定性心力衰竭患者，可考虑使用二甲双胍	可以使用
SGLT-2抑制剂	对eGFR>45ml·min^{-1}·$(1.73\ m^2)^{-1}$合并心衰的2型糖尿病患者推荐使用，无论是否已经使用二甲双胍	优先使用
GLP-1RA	对因心衰住院风险影响为中性，可考虑使用	可以使用
DPP-4抑制剂	西格列汀和利格列汀对因心衰住院风险的影响为中性，低血糖风险很低，可考虑使用	可以使用
	不推荐使用可能增加因心力衰竭住院风险的沙格列汀	不推荐
噻唑烷二酮	吡格列酮、罗格列酮可能增加因心衰住院风险，不宜用于心衰或心衰高风险的患者	不推荐
磺脲类/格列奈类	磺脲类药物低血糖风险高，尤其是严重肾功能不全[eGFR<30ml·min^{-1}·$(1.73\ m^2)^{-1}$]合并心衰的2型糖尿病患者，不推荐使用；格列奈类药物低血糖风险低于磺脲类药物，可考虑使用	谨慎使用
α-葡萄糖苷酶抑制剂	对心血管结局的影响为中性，低血糖风险较低	可以使用
胰岛素	血糖无法用其他安全手段控制或晚期射血分数下降的心衰患者可考虑使用胰岛素	可以使用

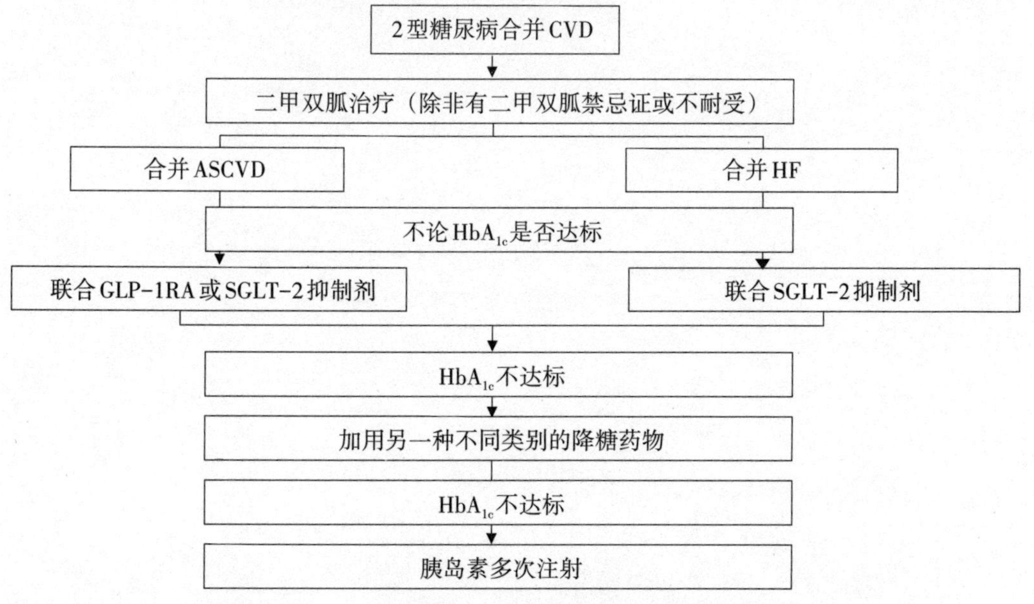

图3-3-2-1　2型糖尿病合并CVD患者的降糖药物治疗路径

参考文献

[1] Beckman JA, Paneni F, Cosentino F, et al. Diabetes and vascular disease: pathophysiology, clinical consequences,and medical therapy：part Ⅱ[J]. Eur Heart J, 2013, 34: 2444-2452.

[2] Gyberg V, De Bacquer D, Kotseva K, et al. Screening for dysglycaemia in patients with coronary artery disease as reflected by fastingglucose, oralglucose tolerance test, and HbA1c: a report from EUROASPIRE Ⅳ-a survey from the European Society of Cardiology[J]. Eur Heart J, 2015,36(19):1171-1177.

[3] 中华医学会糖尿病学分会.中国2型糖尿病防治指南（2020年版）[J]. 中华糖尿病杂志,2021,13(4):315-409.

[4] Bragg F,Holmes MV,Iona A,et al. Association between diabetes and cause-specific mortality in rural and urban areas of China[J]. JAMA, 2017, 317(3): 280-289.

[5] 中华医学会心血管病学分会流行病学组,中国医师协会心血管内科医师分会，中国老年学学会心脑血管病专业委员会.糖代谢异常与动脉粥样硬化性心血管疾病临床诊断和治疗指南[J]. 中华心血管病杂志,2015,43(6):488-506.

[6] 中华医学会糖尿病学分会,中华医学会内分泌学分会.中国成人2型糖尿病合并心肾疾病患者降糖药物临床应用专家共识[J]. 中华糖尿病杂志,2020,12(6):369-381.

[7] 中华医学会心血管病学分会代谢性心血管疾病学组.心血管病合并糖代谢异常患者心血管风险综合管理中国专家共识[J]. 中华心血管病杂志,2021,49(7):656-672.

[8] 国家卫生健康委员会能力建设和继续教育中心.糖尿病患者合并心血管疾病诊治专家共识[J]. 中华内科杂志,2021,60(5):421-437.

[9] 北京高血压防治协会,北京糖尿病防治协会,北京慢性病防治与健康教育研究会,等.基层心血管病综合管理实践指南2020[J].中国医学前沿杂志(电子版),2020,12(8):1-73.

第四章　2型糖尿病合并精神障碍的健康管理

糖尿病和精神障碍是影响人类健康的两大类慢性疾病。在20世纪早期，已经有证据显示，部分学者开始关注到两类疾病之间的相关性。近几年来，更多的研究表明两类疾病之间的关联性，对于糖尿病和精神障碍之间关系的重视程度和重要性得到进一步提升。因此，糖尿病和精神障碍之间的研究受到更加广泛的关注，目前研究最多的是糖尿病与抑郁症和焦虑症之间的关系。

第一节　糖尿病合并抑郁症的健康管理

近年来，糖尿病与抑郁症之间的研究受到重视。通过研究表明，与单独罹患糖尿病或抑郁症的患者相比，糖尿病合并抑郁症共病的患者，在疾病的严重程度、并发症、治疗效果、死亡率、疾病负担等方面均更差，严重威胁患者的健康状况。

一、糖尿病与抑郁症的相关性

（一）流行病学

目前的流行病学研究显示，糖尿病患者中抑郁症的发病率为24%~30%，在不同类型的糖尿病中发病率没有显著差别，世界范围内目前大约有2000万糖尿病患者受到抑郁症的困扰，且高血糖与抑郁程度呈正相关。有研究证实新诊断为糖尿病患者的抑郁症发病率比非糖尿病患者高出约30%。同时糖尿病合并抑郁症，可能产生严重的不良后果，是导致患者自杀的最主要原因。

此外，抑郁症患者中糖尿病的发病率也显著增加，有结果显示抑郁症状的严重程度与糖尿病的发病率呈正相关，重度抑郁患者糖尿病的发病率是轻度抑郁患者的3倍。

（二）发病机制

1.心理因素　心理模型是解释糖尿病与抑郁症关系的传统模型。糖尿病患者严格的饮食控制、定期的血糖检测、改变不良的生活习惯、长期药物或胰岛素的治疗、严重的并发症、缺少家庭的支持等等因素，是导致糖尿病患者发生抑郁症的主要诱因。同时抑郁症患者的自我管理能力下降，导致血糖控制不佳、加速病情的进展、促进并发症的发生。

2.神经内分泌因素

（1）胰岛素抵抗：糖尿病最初的发病原因是胰岛素抵抗，由于血糖和胰岛素能够通过血脑屏障，除了外周性胰岛素抵抗外，还存在中枢性胰岛素抵抗。胰岛素抵抗会影响血游离脂肪酸水平，继而影响色氨酸代谢和脑中血清素水平，导致中枢神经功能下降、脑部结构及功能异常、认知功能减退。因此，胰岛素抵抗与抑郁症的发生有相关性。

（2）下丘脑-垂体-肾上腺轴（hypothalamic-pituitary-adrenal，HPA轴）：目前的研究发现下丘脑-垂体-肾上腺轴（HPA轴）负反馈功能障碍是糖尿病导致抑郁症的重要原因之一。糖尿病本身作为应激源，激活HPA轴，使机体产生一系列应激反应，导致HPA轴功能紊乱，产生负反馈调节机制，不仅仅使糖尿病患者的血糖更加难以控制，同时也是抑郁症发生的生物学基础。

（3）自主神经系统：自主神经系统的交感神经和副交感神经具有相反的作用保持机体功能的动态平衡。在应激源刺激下，交感神经处于过度或持续的激活状态，从而导致多种代谢紊乱，出现多器官功能受损的表现。自主神经病变是糖尿病常见的并发症，但是在糖尿病与抑郁症的发病机制中发挥的作用，需要更多的研究来证实。

（4）慢性炎症因子：现有的研究结果显示糖尿病合并抑郁症患者，除了胰岛素抵抗指数、空腹血糖之外，C反应蛋白也明显高于非抑郁症患者，提示糖尿病合并抑郁症与炎症反应也有一定的关系。

3.遗传因素　糖尿病与抑郁症这两类疾病都具有遗传倾向性和家族聚集性。在双生子研究中显示，糖尿病的同胞发生风险比值高于普通人群，抑郁症也同样具有高风险比值，提示遗传相关性和家族聚集性。

4.社会环境因素　通过贯穿生命周期的流行病学研究发现，社区环境因素的长期影响，比如童年时期的不幸遭遇、接受教育的程度、负性生活事件的刺激等等，均与糖尿病合并抑郁症的发生具有关联性。

5.抗抑郁药物因素　综合多项研究结果显示，目前普遍应用的抗抑郁药物以及新型抗抑郁剂，均可影响体内血糖代谢，增加糖尿病发生的风险，严重者出现糖尿病酮症酸中毒等急性并发症。

二、糖尿病合并抑郁症的识别和管理难点

对糖尿病合并抑郁症患者实施健康管理首先需要做好疾病识别，即掌握其临床特点及诊断依据。

（一）临床特点

糖尿病的临床表现常常为“三多一少”，即多饮、多食、多尿、体重减轻，发生糖尿病并发症或伴发症时可出现相应的临床症状。糖尿病合并抑郁症时存在以下临床特点。

1.情绪低落　自我感受或他人观察到的情绪低落，愁眉苦脸，唉声叹气，忧心忡忡，悲观绝望，自称“心情不好”，“度日如年”。

2.兴趣减退或缺乏　对各种以前爱好的活动或事物兴趣明显减退甚至丧失，做任何事情都提不起劲来，即使勉强去做，也感觉不到过去的愉快。

3.快感缺失　体验快乐的能力下降，不能从日常的活动中获得快乐，即使是从事以前喜欢的事情或工作也体会不到任何快感。

4.思维迟缓　思维联想速度减慢，自我感觉反应迟钝，思路闭塞，思考问题困难，决断能力降低，言语及动作减少，意志要求减退。

5.精神运动性迟滞或激越　精神运动性迟滞是指行为动作和言语活动减少，以思维发动的迟缓和行为上显著持久的抑制为主要特点。精神运动性激越与精神运动性迟滞的症状相反，表现为行为动作和言语活动的显著增加。

6.焦虑　焦虑常常与抑郁共存，表现为缺乏原因或依据的心烦、紧张、苦闷、恐惧、坐立不安、顾虑重重、无法放松、担心发生意外。

7.自责自罪　对自己以前的轻微过失或错误感到自责，认为自己犯下了不可饶恕的严重过错，产生深深地内疚甚至罪恶感，认为自己是罪孽深重，必须受到社会的惩罚。

8.自杀观念或行为　反复出现自杀的念头，甚至有自杀计划和行动。部分患者会出现扩大性自杀，认为活着的亲人（如子女）也非常痛苦，因而在杀亲人后再自杀。

9.躯体症状　睡眠障碍、食欲减退、体重下降、便秘、躯体疼痛、疲乏无力、性欲减退、自主神经功能失调症状等。但是相应的实验室检查或辅助检查没有发现器官或组织的病变。

10.精神病性症状　部分患者在抑郁一段时间后可出现幻觉、妄想等精神病性症状，如嘲弄性或谴责性的幻听、罪恶妄想、无价值妄想、躯体疾病或灾难妄想等等。

（二）诊断依据

糖尿病合并抑郁症比抑郁症合并糖尿病更加隐匿、复杂，诊断难度大，容易引起误诊，因此早期识别，提早进行干预，避免延误诊断。糖尿病患者出现精神障碍时，需判断是原发还是伴发，在临床工作中可依据下述诊断步骤作出初步诊断，有条件时请精神科医生协助会诊，以明确诊断。

1.问诊要点

（1）一般信息：起病年龄、病前性格、有无诱因、起病形式、发病有无周期性及季节性等。

（2）临床症状：询问糖尿病及糖尿病并发症的临床症状、抑郁症状持续时间及程度等。

（3）伴随症状：如认知功能（反应速度、注意力、记忆力、抽象思维能力等）、精神病性症状、躯体症状等。

（4）既往史和家族史：既往是否有抑郁症状、发作频率、是否有自杀意念、是否有精神疾病家族史。

（5）用药史和饮酒史：是否服用某些特殊药物、精神活性物质、饮酒情况。

2.体格检查与辅助检查

（1）全面的体格检查及健康状况评估，评估糖尿病及糖尿病并发症的发生风险，寻找可能导致抑郁症的线索。

（2）针对糖尿病的辅助检查包括空腹血糖、餐后2小时血糖、糖化白蛋白、糖化血红蛋白、尿糖、血脂、胰岛素、C肽释放试验等，以及针对各种并发症的相关检查。

（3）无针对抑郁症的辅助检查，对于有相关其他症状的患者，必要的辅助检查如头颅CT、心电图、甲状腺功能等，可排除其他躯体疾病引发的抑郁症。

3. *抑郁量表评估* 抑郁量表评估是筛查可疑抑郁症患者的最佳途径，需要经过培训的医务人员进行评定，给予相应识别以明确诊断。

（1）SDS抑郁自评量表（self-rating depression scale，SDS），见表3-4-1-1。

表3-4-1-1 SDS抑郁自评量表

填表注意事项：

下面有20条文字，请仔细阅读每一条，根据最近1周，您的实际感觉，在适当的文字下面打钩。

实际感觉	没有或很少时间	小部分时间	相当多时间	绝大部分或全部时间	评分
1. 我感到情绪沮丧					
2. 我感到早晨心情最好					
3. 我要哭或想哭					
4. 我夜间睡眠不好					
5. 我吃饭像平时一样多					
6. 我的性功能正常					
7. 我感到体重减轻					
8. 我为便秘感到苦恼					
9. 我的心跳比平时快					
10. 我无故感到疲劳					
11. 我的头脑像往常一样清楚					
12. 我做事像平时一样不感到困难					
13. 我坐立不安，难以保持平静					
14. 我对未来感到有希望					
15. 我比平时更容易激怒					
16. 我觉得决定什么事很容易					
17. 我感到自己是有用的和不可缺少的人					
18. 我的生活很有意义					
19. 假若我死了别人会过得更好					
20. 我仍喜欢自己平时喜爱的东西					

计分方法：正向计分题按1、2、3、4分计，反向计分题按4、3、2、1计分，反向计分题号2、5、6、11、12、14、16、17、18、20。

评分说明：SDS的主要统计指标为总分。将20个项目的各个得分相加，即得到粗分；用粗分乘以1.25以后取整数部分，为标准分。按照中国常模结果，SDS标准分的分界值为53分，其中轻度抑郁53～62分，中度抑郁63～72分，重度抑郁72分以上。

（2）PHQ-9抑郁筛查量表(patient health questionnaire，PHQ-9)，见表3-4-1-2。

计分方法：各题按1、2、3、4分计。

评分说明：0～4分没有抑郁，5～9分可能有轻度抑郁，10～14分可能有中度抑郁，15～19分可能有中重度抑郁，20～27分可能有重度抑郁。

（三）糖尿病合并抑郁症健康管理的难点

1.糖尿病患者目前大部分在社区卫生服务中心或内分泌专科接受治疗，由于非精神科临床医师缺乏对精神疾病的诊治经验，往往不能够及时识别糖尿病合并抑郁症患者，可能导致延误诊断和治疗。

2.糖尿病患者病程长，易反复，病情复杂，容易产生负性精神作用，且长期高血糖对脑部结构和功能的损害，可能诱发抑郁症。同时抑郁症患者服用的部分抗抑郁药物，可能进一步导致血糖升高，加重糖尿病对身体的危害。

3.糖尿病和抑郁症都是高患病率、高致残率、高死亡率的疾病，且两者共患病率高，造成医疗资源的利用和医疗费用逐年递增，给个人和社会带来巨大的经济负担。

表3-4-1-2　PHQ-9抑郁筛查量表

填表注意事项：

下面有9条文字，请仔细阅读每一条，根据过去2周里，您的生活中出现以下症状的频率的多少，在适当的文字下面打钩。

实际感觉	没有	有几天	一半以上时间	几乎天天	评分
1. 做事时提不起劲或没有兴趣					
2. 感到心情低落，沮丧或绝望					
3. 入睡困难，睡不安或睡得过多					
4. 感觉疲倦或没有活力					
5. 食欲不振或吃太多					
6. 觉得自己很糟或觉得自己很失败，或让自己、家人失望					
7. 对事物专注有困难，例如看报纸或看电视时					
8. 行动、说话速度缓慢到别人已经察觉，或刚好相反，变得比平时更烦躁或坐立不安、动来动去					
9. 有不如死掉或用某种方式伤害自己的念头					

三、糖尿病合并抑郁症的健康管理

（一）健康管理措施

由于糖尿病和精神障碍疾病之间有着密不可分的关联，因此需要内分泌医师、精神科医师、心理科医师、营养医师、全科医师、患者本人及家属的共同合作，制定合理的治疗计划。

1. *一般治疗*　糖尿病合并抑郁症患者最基础的治疗是积极控制血糖，预防糖尿病各种急慢性并发症的发生。普及抑郁症的基本知识，及时发现和处理糖尿病合并抑郁症患者。对糖尿病合并抑郁症患者及家属进行针对性的健康教育和技能指导，使患者正确认识疾病，主动配合治疗，提高依从性，家属参与患者病情的观察，督促就医。同时加强心理专科团队的介入，提供心理咨询、危机干预。

2. *药物治疗*　对于症状严重的患者，要及时给予抗抑郁药物治疗，尽量选择对血糖代谢影响较小的药物。降糖治疗可参照本书中糖尿病治疗相关章节。

（1）新型抗抑郁药物

1）5-羟色胺再摄取抑制剂：代表药物有氟西汀、帕罗西汀、舍曲林、氟伏沙明、西酞普兰和艾司西酞普兰。

2）选择性5-羟色胺和去甲肾上腺素再摄取抑制剂：代表药物有文拉法辛和度洛西汀。

3）去甲肾上腺素和特异性5-羟色胺受体拮抗剂：代表药物有米氮平。

4）去甲肾上腺素和多巴胺再摄取抑制剂：代表药物有安非他酮。

5）5-羟色胺受体拮抗剂/再摄取抑制剂：代表药物有曲唑酮。

6）褪黑素MT1/MT2受体激动剂和5-HT2c受体拮抗剂：代表药物有阿戈美拉汀。

（2）传统抗抑郁药物：三环类及四环类抗抑郁药：代表药物有丙米嗪、氯米帕明、多塞平、阿米替林、马普替林等。这类药物的不良反应较大，使用较少，但是由于价格因素，某些地区仍然在使用。

3.心理治疗

（1）支持性心理治疗：通过治疗师的专业知识和对患者的关心，与患者建立良好的沟通关系，支持鼓励患者，激发患者潜能，促使患者更好地发挥处理问题的能力。

（2）精神分析：精神分析是精神疾病诊治的基本方法之一，在医学临床实践中解释和寻找患者异常行为产生的根源，包括“宣泄技术”、“自由联想技术”、“释梦技术”等。

（3）认知疗法：通过治疗师改变患者的认知，从而改善患者的异常情绪或行为，包括“理性情绪疗法”、“贝克认知疗法”等。

（4）行为治疗：通过治疗师对患者的犒赏或惩罚，达到操纵患者行为的目的，从而消除不适应的行为，包括“松弛疗法”、“满贯疗法”、“系统脱敏疗法”等。

（5）人际心理治疗：包括家庭治疗、婚姻治疗、团体治疗等。

4.社区管理　全科医生首先要管理好糖尿病患者的基础疾病，同时要关注糖尿病患者的心理健康问题。社区目前积极推行实施家庭医生团队服务模式，鼓励探索糖尿病专职护士岗位的设立，其主要工作内容为对患者进行糖尿病整体保健、抑郁症筛查和治疗。糖尿病专职护士对糖尿病合并抑郁症患者进行分阶段管理，首先鼓励和督促回归社区的患者按时服药，观察抑郁症的治疗效果。其次关注患者血糖、血压、血脂等指标的治疗结果，改善患者的健康管理行为。最后调动和发挥各种社会资源，提升患者的自理能力和社交能力，预防和防止抑郁复发。

（二）转诊指征

1. 糖尿病合并抑郁症诊断不能明确或诊断明确的急性期患者。
2. 常规治疗无效或治疗过程中病情反复、症状加重。
3. 存在自杀、自伤或伤人倾向。
4. 特殊人群，如儿童、老人、孕妇等。
5. 家中无人监护照顾或不愿意在社区接受治疗。

（朱兰）

参考文献

[1] 刘春辉.上海市某社区糖尿病患者抑郁、焦虑症状的研究[J].中国全科医学, 2004, 7(3): 175-176.

[2] 郝伟, 陆林, 李涛, 等.精神病学［M］.8版.北京: 人民卫生出版社, 2019.

[3] 姚树桥, 杨艳杰, 潘芳 , 等 . 医学心理学［M］.7 版 . 北京: 人民卫生出版社, 2019.
[4] 于周, 赵茗, 李作孝 . 帕罗西汀治疗 2 型糖尿病抑郁焦虑患者疗效分析[J]. 实用医院临床杂志, 2010, 7(5): 56-57.
[5] 姜荣,文重远,杨海晨 . 2 型糖尿病患者的情绪障碍调查及干预治疗[J]. 中华临床医学研究杂志, 2007, 13 (8):1002-1003.
[6] 李梦凡,厉雪艳,梁冰 .2 型糖尿病患者伴发焦虑抑郁现状及其影响因素分析[J］. 中华全科医学,2021,19 (7):1135-1137.
[7] 迟家敏,汪耀,周迎生,等 . 实用糖尿病学[M].4 版 . 北京:人民卫生出版社,2015.
[8] Wayne Katon,Mario Maj,Norman Sartorius. 抑郁症与糖尿病[M].1 版 . 北京:北京大学医学出版社 , 2016.
[9] 赵小青,张海燕,王啸天,等 . 心理咨询师[M］.1 版 . 北京:中国劳动社会保障出版社,2016.
[10] 秦怀金,陈博文 . 国家基本公共卫生服务技术规范[M].1 版 . 北京:人民卫生出版社,2012.

第二节　糖尿病合并焦虑症的健康管理

在临床实践中，糖尿病患者的心理状况往往被忽视，从而影响患者的诊疗效果，造成严重后果。糖尿病患者由于病程长、并发症多、生活质量下降等多种原因，合并焦虑症的现象更为突出。

一、糖尿病与焦虑症的相关性

（一）流行病学

在糖尿病患者中，焦虑症也很常见，并与抑郁症相关。糖尿病患者比普通人群更容易焦虑，国外研究显示大约40%的糖尿病患者受到焦虑症的影响。Fisher等研究表明，2型糖尿病患者的焦虑抑郁等情绪障碍的发生率比普通人群增高近1倍。上海某社区糖尿病患者焦虑症状检出率为19.2%，明显高于一般人群检出率，而且发生焦虑症状者多合并抑郁症状。

（二）发病机制

糖尿病引发焦虑症与糖尿病自身疾病特点、糖尿病导致的严重并发症、糖尿病引起的内分泌紊乱和认知功能损害、糖尿病长期治疗带来的经济负担等有关。Berstein认为，糖代谢紊乱可以直接使患者产生焦虑。Rubin和Peyrot等在较前的研究中指出糖尿病患者长期严格的饮食控制、血糖监测、长期口服药物或注射胰岛素、严重的并发症等因素是引发糖尿病患者焦虑的原因。

有部分糖尿病患者在患病前就存在不同程度的焦虑情绪，或者具有某些性格特征：情绪不稳定、缺乏安全感、内向等。国外研究表明，焦虑的存在是2型糖尿病的重要危险因素。焦虑可以引起小丘脑-垂体-肾上腺轴（HPA）功能失调，通过激活小丘脑-垂体-肾上腺轴，促使肾上腺分泌更多的糖皮质激素水平，引起血糖升高。

二、糖尿病合并焦虑症的识别和管理难点

对糖尿病合并焦虑症患者实施健康管理首先需要做好疾病识别，即掌握其临床特点及诊断依据。

（一）临床特点

1. *精神方面* 主要表现为对未来可能发生、难以预料的某些问题的过分担心。患者无法明确意识其担心的对象或内容，只是提心吊胆、惶恐不安，称为浮动性焦虑。有的患者担心、焦虑和烦恼的程度与现实不相称，为预期性焦虑。患者还可出现警觉性增高，对外界刺激敏感，易激动，无法集中注意力，难以入睡，易惊醒，易激惹等。惊恐障碍即急性焦虑障碍的患者表现为突然出现强烈的恐惧，窒息感、濒死感和精神失控感。

2. *行为方面* 表现为肌肉紧张、搓手顿足、运动不安、不能静坐、无目的小动作增多。肌肉紧张表现为感觉一组或多组肌肉不舒服的紧张感，严重时感到肌肉酸痛，如紧张性头痛、肩背部肌肉疼痛等，有的患者出现肢体震颤。惊恐障碍患者常因为担心再次发作产生不幸后果从而发生回避行为，如回避工作和学习场所，不敢单独出门，害怕人多热闹的场所等。

3. *自主神经功能紊乱* 自主神经功能失调的症状经常存在，表现为胸闷气短、心悸、头晕头痛、皮肤潮红、出汗、口干、恶心、腹痛腹胀、便秘或腹泻、尿意频繁等。甚至有的患者出现阳痿、早泄或月经不规律等。

临床上糖尿病患者的焦虑症状很突出，可表现为焦虑、紧张、烦躁、恐惧，伴有心悸、气短、多汗、坐立不安、过分担心他们的血糖水平或疾病如何发展、到处就医等。通常患者的焦虑情绪与血糖的高低不成正比，但其焦虑症状会影响血糖水平的恢复。

（二）诊断依据

糖尿病患者合并焦虑是一种常见的精神障碍。在符合糖尿病的诊断标准的基础上，伴随出现焦虑的有关症状。全科医生要详细询问病史，认真地进行体格检查，并结合辅助检查和实验室检查排除相关疾病，尽早做出初步诊断，同时进行心理评估，制定合理的处理方案。鉴于诊疗条件有限，对于一些重症和急症的患者应尽早转诊，以免贻误病情。

1. *问诊要点*

（1）一般信息：女性患焦虑的概率高于男性。完美主义、绝对主义、敏感脆弱者，生活压力大、遭遇创伤性的生活事件者容易产生焦虑。应注意患者性别、精神状态，注意询问患者病前性格、起病年龄、起病形式、心理应激因素及生活压力事件等。

（2）临床表现：对于糖尿病患者表现出对于糖尿病并发症、低血糖、药物、胰岛素注射的忧虑或焦虑，甚至恐惧、害怕时，需详细询问患者起病情况，有无诱因。焦虑与性别、个性、生活压力等均有关系。正常焦虑有诱因、程度轻、不影响生活、可以理解、诱因消失焦虑症状即消失。这种适度的焦虑是一种正常的保护性反应。当焦虑症状无诱因、病前个性素质良好、程度严重、影响生活、持续时间过长，难以理解时则需要与焦虑障碍相鉴别。全科医生需要区分正常焦虑情绪与焦虑障碍，识别出焦虑障碍患者，尽早进行规范化诊治。

(3) 伴随疾病：部分糖尿病患者伴有其他躯体疾病也可引起继发性焦虑，需注意询问有无甲状腺疾病、嗜铬细胞瘤、系统性红斑狼疮、心脑血管疾病、某些脑炎、脑变性病等。

（4）家族史和既往史：询问患者是否存在精神疾患家族史；既往是否存在其他躯体疾病，是否存在焦虑障碍、抑郁障碍、双向障碍等精神疾患及其发作频率和相关治疗情况等。

（5）用药史或特殊物质应用史：是否长期服用镇静催眠药、抗抑郁药、类固醇、茶碱类药、中枢神经系统兴奋剂、酒精使用情况。长期服用这类药物的患者，在减量或停用后可出现焦虑症状，通过详细询问服药史可以鉴别。

2.体格检查与辅助检查　要对焦虑的糖尿病患者进行全面的体格检查及健康状况的评估。对于大部分患者以上体检及辅助检查均可能无特别之处。如果有异常发现，需要排除其他相关疾病或情况继发引起焦虑。

3.焦虑量表评估　在临床上遇到疑似焦虑患者，可用焦虑量表快速筛查可疑患者。需要对社区医务人员进行相关知识的培训后进行测评，从而进行鉴别或明确诊断。当患者筛查分数较高时，可到精神科或心理科做进一步的检查以确诊。

（1）SAS焦虑自评量表（self-rating anxiety scale，SAS）：此量表用于评估焦虑患者的主观感受，测评焦虑状态轻重程度，能更全面地评估患者的心理状态，是社区卫生服务中心机构常用的心理测评量表之一。见表3-4-2-1。

表3-4-2-1　SAS焦虑自评量表

填表注意事项：

下面有20个题目，请仔细阅读每一条，根据您最近1周的实际感觉，在适当的文字下面打钩。

实际感觉	没有或很少时间	小部分时间	相当多时间	绝大部分或全部时间	评分
1. 我觉得比平常容易紧张或着急					
2. 我无缘无故地感到害怕					
3. 我容易心里烦乱或觉得惊恐					
4. 我觉得我可能将要发疯					
5. 我觉得一切都很好，也不会发生什么不幸					
6. 我手脚发抖打颤					
7. 我因为头痛、颈痛和背痛而苦恼					
8. 我感觉容易衰弱和疲乏					
9. 我得心平气和，并且容易安静坐着					
10. 我觉得心跳得很快					
11. 我因为一阵阵头晕而苦恼					
12. 我有晕倒发作，或觉得要晕倒似的					
13. 我吸气呼气都感到很容易					
14. 我的手脚麻木和刺痛					
15. 我因为胃痛和消化不良而苦恼					
16. 我常常要小便					
17. 我的手脚常常是干燥温暖的					
18. 我脸红发热					
19. 我容易入睡并且一夜睡得很好					
20. 我做噩梦					

计分方法：正向计分题按1、2、3、4分计，反向计分题按4、3、2、1计分，正向计分题号1、2、3、4、6、7、8、10、11、12、14、15、16、18、20，反向计分题号5、9、13、17、19。

评分说明：SAS的主要统计指标为总分。将20个项目的各个得分相加，即得到粗分；用粗分乘以1.25以后取整数部分，为标准分。分数越高，表示症状越严重。按照中国常模结果，SAS标准分的分界值为50分，其中轻度焦虑50~59分；中度焦虑60~69分；重度焦虑70分以上。

（2）GAD-7焦虑筛查量表(generalized anxiety disorder，GAD-7)：此量表是综合性医院和基层医疗机构的快速筛查工具，具有良好的可信度，内容简单，患者容易理解和接受，是目前临床上用于评估焦虑的简单快速的方式之一，也是评估症状严重程度的良好指标。见表3-4-2-2。

表3-4-2-2 GAD-7焦虑筛查量表

填表注意事项：

下面有7条文字，请仔细阅读每一条，根据过去2周里，您的生活中出现以下症状的频率是多少，在适当的文字下面打钩。

实际感觉	没有	有几天	一半以上时间	几乎天天	评分
1. 紧张、焦虑或愤怒					
2. 易被激怒					
3. 害怕什么可怕的事情发生					
4. 担心很多事情					
5. 疲劳、坐不住					
6. 不能停止或不能控制的担心					
7. 很难放松					

计分方法：各题按0、1、2、3分计。评分说明：0~5可能有轻度焦虑，6~10分可能有中度焦虑，11~15分可能有重度焦虑。

（三）糖尿病合并焦虑症健康管理的难点

1.糖尿病合并焦虑症的患者临床共患率高，症状隐匿，容易漏诊和误诊，从而延误治疗。其病程迁延，病情复杂，容易反复，如能及时进行诊断及干预，提高患者的治疗依从性和生活质量，则这类患者后续预期寿命可有所延长。

2.全科医生在临床工作中对糖尿病患者的血糖、糖化血红蛋白等关注度较高，而对患者的情绪和精神状态不甚关注，缺乏对精神障碍患者的识别和处理技能。这是由几个方面造成的：一是缺乏关于糖尿病合并精神障碍的相关知识的专业培训，某些全科医生对精神疾病知识的培训的重视程度不够，可能认为与临床治疗关系不大；二是缺乏糖尿病合并精神障碍疾病的规范化诊治的权威指南，也使全科医生缺乏参考；三是临床实践中，全科医生在遇到疑似精神障碍的患者时一般会将患者转诊至精神专科医院就诊，全科医生缺乏精神疾病的诊断与治疗经验，对精神科用药不熟。

三、糖尿病合并焦虑症的健康管理

（一）健康管理措施

1.*一般治疗*　社区全科医生应当针对焦虑高危人群、焦虑患者及其家属分别进行有关焦虑知识宣教。对于高危人群要提供心理咨询和危机干预，必要时可介入心理专科团队。对于糖尿病合并焦虑患者进行针对性的健康教育，使其正确认识疾病并主动配合治疗，鼓励患者进行正常的工作、学习、生活和锻炼。由于糖尿病患者的家人，如父母、伴侣等也会伴有不同程度的糖尿病焦虑症，对于患者家属也要解释疾病的特点和实质，使家属能充分理解焦虑的疾病性质和特点，更好地理解和照顾患者，更好地督促患者在医生的指导下规律用药及门诊随访，以免焦虑症状反复出现或加重。

2.*药物治疗*　对于症状严重的患者，要及时给予药物干预，尽量选择对患者血糖代谢影响较小的药物。

（1）抗抑郁药物：首选具有抗焦虑作用的抗抑郁药，如5-羟色胺再摄取抑制剂、5-羟色胺和去甲肾上腺素再摄取抑制剂可用于焦虑治疗。此类药物起效较慢，通常需要2～3周起效，没有成瘾性，药物不良反应少，容易被患者接受，代表药物有氟西汀、帕罗西汀、度洛西汀、文拉法辛、艾司西酞普兰等。研究表明，对2型糖尿病同时伴有焦虑抑郁的患者应用此类药物合并降糖药物进行治时，焦虑、抑郁评分和血糖指标均有明显改善，且各项治疗效果均优于单使用降糖药物治疗的患者。

需要注意的是在服药早期焦虑症状可能会加重，可能是药物不良反应引起的，一般继续服药2周左右可改善。注意开始服药时要小剂量开始，逐渐加量。焦虑症状明显者，需要及时加用苯二氮卓类药物（benzodiazepines，BZDs）缓解焦虑。3～4周左右症状缓解后逐渐停用BZDs药物。

（2）苯二氮卓类药物（BZDs）：苯二氮卓类药物具有抗焦虑作用，起效快，需注意的是其长期服药有成瘾性，与跌倒和认知功能障碍等多种风险有关，糖尿病患者受这些不良事件的影响更大。因此，苯二氮卓类药物在临床应用时不应作为一线治疗用药，应谨慎用药。在长期用药时，临床上很少单独使用。应该从小剂量开始，逐渐加大至最佳治疗量，一般使用不超过4周的服药时间，后期逐渐减量至停用。防止药物依赖，同时要逐渐停药以防止症状反跳，代表药物有地西泮、艾司唑仑、阿普唑仑、氯硝西泮、奥沙西泮等。

（3）其他药物：5-羟色胺A1受体的部分激动剂如丁螺环酮、坦度螺酮等因其独特的药理学活性可用于焦虑的治疗，常用于治疗广泛性焦虑障碍。其起效慢、抗焦虑作用明确、安全性较高，无镇静、共济失调、呼吸抑制的不良反应，对认知功能影响较小，无依赖性。

（4）中医治疗：以辨证施治为基础，适当给予抗焦虑的中医药治疗。

3.*心理治疗*　心理治疗是指临床医师与患者建立良好的医患关系，应用心理学和临床医学的知识指导和帮助患者克服和纠正不良的生活方式、行为习惯、情绪障碍、认知偏见以及适应问题。主要包括认知行为治疗、支持性心理治疗、生物反馈治疗和精神动力心理学治疗等。有研究显示心理干预可以显著降低糖尿病患者的焦虑水平，并辅助提高糖尿病治疗疗效。必要时可能需要精神专科医生介入协助治疗。

4.*社区管理*　糖尿病合并焦虑患者回归社区后，全科医生要根据患者病情定期进行社区随访。首先要管理好糖尿病患者的血糖、血压等基础疾病，同时要关注糖尿病患者的心理健康问题。一旦发现患者有情绪问题，要及时积极主动地与患者沟通，了解引起焦虑的原因，对患者的焦虑程度及伴随的躯体症状进行评估，评估患者对压力的感受能力和处理能力，向患者积极普及焦虑的基本知识及相关的心理卫生常识，观察患者用药后的病情变化，定期监测患者的血糖、糖化血红蛋白、肝肾功能等实验室和生化指标。同时鼓励患者做一些力所能及的事情，与家人及邻居建立和保持良好的人际关系，积极参与社会活动，适当锻炼，保证营养和睡眠，促使患者回归社会。当患者出现病情变化时，及时向上级精神专科医院转诊治疗。在患者经过精神专科治疗后病情改善时，回到社区后需要全科医生的密切随访，同时需要家属加强看护，保持房间里的安静、整洁、舒适，光线柔和避免光、噪声等不良刺激。

（二）转诊指征

1.糖尿病合并焦虑诊断不能明确者。

2.对于重度焦虑患者，常规抗焦虑治疗无法缓解或伴有其他精神疾病者，建议转诊至精神科进行专科治疗。

3.存在自杀、自伤或伤人倾向者。

4.特殊人群，如儿童、孕妇等。

5.糖尿病患者因其他躯体疾病引发的继发性焦虑，应转诊至相应的专科进行诊治。

（朱兰）

参考文献

[1] Fisher L,Skaff M M,Mullan J T,et al.A longitudinal study of affective and anxiety disorders,depressive affect and diabetes distress in adults with Type 2 diabetes[J].Diabet Med,2008,25(9):1096-1101.

[2] 刘春辉.上海市某社区糖尿病患者抑郁、焦虑症状的研究[J].中国全科医学，2004,7(3):175-176.

[3] Berstein LM.Topoendocrinology[J].J Endocrinol,1993,137(2):163-166.

[4] Kyrou I,Tsigos C.Stress mechanisms and metabolic complications[J].Horm Metab Res,2007,39(6):430-438.

[5] 郝伟,陆林,李涛,等.精神病学[M].8版.北京:人民卫生出版社,2019.

[6] 马伟军,董萍.心理干预对2型糖尿病患者焦虑水平及疗效影响的观察[J].人民军医,2016,10:1043-1044.

[7] 于周,赵茗,李作孝.帕罗西汀治疗2型糖尿病抑郁焦虑患者疗效分析[J].实用医院临床杂志,2010,7(5):56-57.

[8] 金花,金守男,李美子.西酞普兰对2型糖尿病心理障碍患者的治疗作用[J].中国康复,2011,26(4):282-283.

[9] 李梦凡,厉雪艳,梁冰.2型糖尿病患者伴发焦虑抑郁现状及其影响因素分析[J].中华全科医学,2021,19(7):1135-1137.

[10] 迟家敏,汪耀,周迎生,等.实用糖尿病学[M].4版.北京:人民卫生出版社,2015.

2型糖尿病的康复健康管理

第一章 2型糖尿病康复评定的方法

糖尿病患者的康复治疗，需要针对患者个体情况进行健康评定，评定内容除糖代谢相关的生化指标、糖尿病慢性并发症评估之外，还应注意评定患者的肢体感觉和运动功能、体力活动能力和心血管系统对运动的反应能力以及心理评定和日常生活能力评定。本章将从康复学的角度，阐述糖尿病患者的评定方法，从而为患者制定合适的康复治疗方案。

第一节 运动功能评估

一、肌力评定

肌力是指肌肉或肌群产生的张力，导致动态或静态收缩的能力，也可以视为肌肉收缩的力量。糖尿病患者肌力往往是下降的。老年糖尿病患者易并发肌少症(骨骼肌减少症)，出现肌力下降，影响日常生活活动，降低生活质量。因此，有必要对糖尿病患者进行肌力评定。这里主要介绍徒手肌力评定和等速运动测试。

（一）徒手肌力评定（manual muscle test，MMT）

MMT是测定者借助重力或徒手施加外在阻力的情况下，受试者所测肌肉或肌群产生最大收缩能力的一种测试方法，是一种操作简单、实用、临床应用最广泛的评定方法。优点：以受试者节段重量作为评定的基准，可表现出个体体格相对应的肌力，比测力计等测力绝对值更有价值。缺点：仅表明肌力大小，不表明肌肉收缩的耐力，定量分级相对粗略，主要依靠评定者的主观判断来评定，易产生主观判断误差。评定标准：有Lovett分级法、肌力百分数分级法和M．R．C分级法。

1.*Lovett分级法* 见表4-1-1-1。

表4-1-1-1 Lovett分级法评定标准

分级	表 现
0	未触及肌肉的收缩
1	可触及肌肉的收缩，但不能引起关节活动
2	在消除重力的影响下，可完成全关节活动范围的运动
3	能抗重力完成全关节活动范围内的运动，但不能抗阻力
4	能抗重力和轻度阻力，完成全关节活动范围内的运动
5	能抗重力和极大阻力，完成全关节活动范围内的运动

2. *百分数分级法* 见表4-1-1-2。按照抗重力运动幅度和抗阻力运动幅度为依据，对0～5级肌力的肌肉收缩和力量，具体细分为0～100%。

表4-1-1-2 百分数分级法评定标准

级别	百分数（%）	特征
0	0	没有肌肉收缩
1	5	有肌肉收缩，但没有关节活动
2	20	有关节活动，但不能抵抗重力
3	50	有关节活动，且可抵抗重力
4	80	有关节活动，且可抵抗重力和阻力
5	100	有关节活动，且可抵抗重力和最大阻力

3. M.R.C分级法 见表4-1-1-3。这一方法在Lovett分级法的基础上运动幅度的程度和施加阻力的程度等进一步细分，若被测肌力比某级稍强时，可在此级右上角加“+”，稍差则在右上角加“-”，以弥补Lovett分级法评分标准的不足。

表4-1-1-3 MRC分级法评定标准

级别	英文缩写	特征
5	N	能对抗正常相应肌肉相同的阻力，且能做全范围活动
5^-	N^-	能对抗与5级相同的阻力，但活动范围在50%-100%之间
4^+	G^+	在活动的初、中期，能对抗的阻力与4级相同，但在末期能对抗5级阻力
4	G	能对抗阻力，且能做全范围活动，但阻力达不到5级水平
4^-	G^-	能对抗与4级相同的阻力，但活动范围在50%-100%之间
3^+	F^+	情况与3级相仿，但在运动末期能对抗一定的阻力
3	F	能对抗重力运动，且能做全范围活动，但不能对抗任何阻力
3^-	F^-	能对抗重力运动，且能做全范围活动，但不能对抗任何阻力
2^+	P^+	能对抗重力运动，但运动范围50%～100%之间
2	P	不能对抗重力运动，但在消除重力后，能做全范围活动
2^-	P^-	消除重力影响后能活动运动，但活动范围在50%～100%之间
1	T	触诊能触及肌肉收缩，但不引起任何关节活动
0	Z	无任何肌肉活动

（二）等速运动测试

在康复评定中，仅凭单纯的徒手肌力评定往往不能发现肌力及耐力的下降，而等速测试系统对于徒手不易判定的肌力下降具有良好的评定结果，可用以指导康复训练，因此，对糖尿病患者的肌力评定及训练具有不可替代的意义。

等速测试系统主要由两部分组成，一部分是操作系统，它可提供肢体在预定速度下进行肌肉力量的测试；另一部分是电子计算机处理系统，它可以记录肌肉峰力矩等一系列数据，这些数据其他测试方法无法获取，对运动损伤的诊断和治疗具有很大的意义。等速测试系统的主要优势在于肌肉收缩时，它能提供可变的阻力而保证在整个关节活动中每一角度都能承受相应的最大阻力，产生最大张力，使肌肉活动具有高效性和安全性。

二、关节活动度评定

关节活动度（range of motion，ROM）称关节活动范围，是指关节运动时所达到的最大弧度。它是评定运动系统功能的重要手段。

关节活动度检查分为被动检查和主动检查，被动检查是指通过外力的作用使关节运动达到最大的弧度，主动检查是指依靠关节的肌肉进行主动收缩完成。临床上最常用的是由美国骨科学会关节运动委员会（Committee of Joint Motion，American Association of Orthopedic Surgeon）推荐的通用量角器检查法。

（一）评定步骤

首先将待测关节置于检查要求的适宜姿势位，使待测关节按待测方向运动到最大幅度，使量角器轴心对准该待测关节的骨性标志或关节中心，固定臂和移动臂分别与关节两端肢体纵轴平行。该方法优点：操作简便，读数直接。缺点：量角器中心及两臂位置不易固定，易产生误差。

（二）测量原则

关节的起始位是0°，起始位一般为解剖位。测量四肢关节ROM时应注意与对侧关节相比较。若对侧肢体已不存在，应与相同年龄、相似体型个体的ROM比较。脊柱的ROM也要与相同年龄、相似体型的个体比较。每个关节的ROM均应先测量主动ROM，再测量被动ROM。关节活动可能会产生疼痛，要让患者处于舒适无痛的体位，以获取较精确的值。需根据部位选择合适的量角器。

（三）注意事项

检查前，解释检查的方法和目的，以取得患者的理解和合作。在正确的体位下操作，并注意两侧的对比。检查时应尽量暴露检查部位，以免影响关节ROM。同一患者应由专人测量，并记录日期、检测中患者的体位等。当主动ROM与被动ROM不一致时，提示有关节外的肌肉瘫痪、肌腱挛缩或粘连等问题，应分别测量主动与被动ROM，关节活动度通常以被动运动幅度为准。

三、平衡功能评定

平衡是指人体所处的一种稳定状态，以及无论处在何种位置、运动或受到外力作用时，能自动地调整并维持姿势的能力，即当人体重心偏离稳定的支持面时，能通过主动的或反射性的活动使重心垂线返回到稳定的支持面内。

研究证明，老年糖尿病患者跌倒发生率显著增高，可能与下肢力量的下降，本体感觉的障碍、协调功能的障碍有关，核心问题是平衡能力的下降。因此，必须检测糖尿病患者的平衡功能。评定方法有观察法、量表法、平衡仪测试法。

1.平衡反应的评定　在坐位平衡、跪位平衡、站立位平衡分别进行测试，检查者破坏患者原有的稳定性姿势，然后观察患者的反应。阳性反应：坐位和跪位患者出现向中心线的调整，站立位脚快速向侧方、前方或者后方跨出一步，姿势发生变化，头部和躯干出现调整，稳定性改变。阴性反应：患者不用为了平衡而发生躯干姿势的调整。

2.Berg平衡量表　是临床上最常用的平衡量表，此量表应用方便，且无需专门的仪器设备。见表4-1-1-4。

BBS选择了14个动作对被测试者进行评定，每个动作依据被测试者的完成质量分为0～4分五个级别予以记分，评分越低，表示平衡功能障碍越严重，

表4-1-1-4　Berg平衡量表评定方法及评分标准

检查项目	完成情况	评分
从座位站起	不用手扶即能够独立地站起并保持稳定	4
	用手扶着能够独立地站起	3
	几次尝试后自己可用手扶着站起	2
	需要他人少量的帮助才能站起或保持稳定	1
	需要他人中等或最大量的帮助才能站起或保持稳定	0
无支持站立	能够安全站立2min	4
	在监护下能够站立2min	3
	在无支持的条件下能够站立30s	2
	需要若干次尝试才能无支持地站立达30s	1
	无帮助时不能站立30s	0
无靠背坐位，但双脚着地或放在一个凳子上	能够安全地保持坐位2min	4
	在监护下能够保持坐位2min	3
	能坐30s	2
	能坐10s	1
	没有靠背支持，不能坐10s	0
从站立位坐下	稍微用手帮助即能安全地坐下	4
	借助于双手能够控制身体的下降	3
	用小腿的后部顶住椅子来控制身体的下降	2
	能独立地坐，但不能控制身体下降	1
	需要他人帮助方可坐下	0
转移	稍用手扶着就能安全地转移	4
	绝对需要用手扶着才能够安全地转移	3
	需要口头提示或监护才能够转移	2
	需要一个人的帮助	1
	为了安全，需要两个人的帮助或监护	0
无支持闭目	站立能够安全地站10s	4
	监护下能够安全地站10s	3
	能站3s	2
	闭眼不能达3s，但站立稳定	1
	为了不摔倒而需要两个人的帮助	0
双脚并拢无支持站立	能够独立地将双脚并拢并安全地站立1min	4
	能够独立地将双脚并拢并在监视下站立1min	3

	能够独立地将双脚并拢，但不能保持30s	2
	需要别人帮助将双脚并拢，但能够双脚并拢站15s	1
	需要别人帮助将双脚并拢，双脚并拢站立不能保持15s	0
站立位时上肢向前伸展并向前移动	能够向前伸出 > 25cm	4
	能够安全地向前伸出 > 12cm	3
	能够安全地向前伸出 > 5cm	2
	上肢可以向前伸出，但需要监视	1
	在向前伸展时失去平衡或需要外部支持	0
站立位时从地面捡起物品	能够轻易且安全地将地面物品捡起	4
	能够将地面物品捡起，但需要监护	3
	伸手下达2～5cm且独立地保持平衡，但不能将地面物品捡起	2
	试着做伸手向下捡物品的动作时需要监护，但仍不能将地面物品捡起	1
	不能试着做伸手向下捡物品的动作，或需要帮助，免于失去平衡或摔倒	0
站立位转身向后看	从左右侧向后看，身体转移良好	4
	仅从一侧向后看，另一侧身体转移较差	3
	仅能转向侧面，但身体的平衡可以维持	2
	转身时需要监视	1
	需要帮助以防失去平衡或摔倒	0
转身360°	在4s的时间内，左右均可安全地转身360°	4
	在4s的时间内，仅能从一个方向安全地转身360°	3
	能够安全地转身360°但动作缓慢	2
	需要密切监视或口头提示	1
	转身时需要帮助	0
无支持站立时将一只脚放在台阶或凳子上	能够安全且独立地站，在20s的时间内可完成8次	4
	能够独立地站，完成8次 > 20s	3
	无需辅助具在监视下能够完成4次	2
	需要少量帮助能够完成 > 2次	1
	需要帮助以防止摔倒或完全不能做	0
一脚在前的无支持站立	能够独立地将双脚一前一后地排列(无距离)并保持30s	4
	能够独立地将一只脚放在另一只脚的前方(有距离)并保持30s	3
	能够独立地迈一小步并保持30s	2
	向前迈步需要帮助，但能够保持15s	1
	迈步或站立时失去平衡	0

单腿站立	能够独立抬腿并保持＞10s	4
	能够独立抬腿并保持5～10s	3
	能够独立抬腿并保持≥3s	2
	试图抬腿，不能保持3s，但可维持独立站立	1
	不能抬腿或需要帮助以防摔倒	0

注：结果判断：0～20分：提示患者平衡功能差，需要乘坐轮椅；21～40分：提示患者有一定的平衡能力，可在辅助下步行；41～56分：提示患者平衡功能较好，可独立步行；＜40分：提示有跌倒的危险

3.平衡功能检测分析仪　可快速评估平衡能力，预判跌倒的风险。可以自动生成评估数据，代替传统的Berg量表，评估更具有客观性，更方便快捷精准

四、步态分析

步态是指人体步行时的姿势，步态分析（gait analysis）是利用力学原理和人体解剖学、生理学知识对人类行走状态进行分析的一种研究方法。步态分析可为康复治疗提供依据、矫正步态。

糖尿病引起的并发症，如周围神经病、糖尿病足，导致运动、感觉神经受损，视觉障碍、足部的结构异常，出现异常的步态。研究糖尿病患者的步态障碍的特点，对进一步预防跌倒的发生、预防并发症以及改善步行功能有重要意义。

步态的测量方法主要分为目测分析法和定量分析法。

（一）目测分析法

目测分析法是通过目测观察，对骨盆、髋、膝、踝等参与行走的关节进行运动学的分析，评估患者步态的方法。此方法要求患者在一定距离范围内进行反复行走，从前方、侧方及后方观察患者行走时关节、肌肉的运动学特点。此方法简单、易行，可以鉴别明显的步态异常，但无法获得步态量化参数，对于细微的步态异常不能做出客观的判断。

（二）定量分析法

定量分析法是借助一定的仪器和设备，量化受试者步态中各关节运动学指标。使用的器材，可以是简单的设备比如卷尺、秒表、量角器以及石灰、沙土等留下足印的物品，也可以是精密的现代设备，如步态分析仪、足底压力平板、便携式表面肌电仪器以及高速摄像机等。将采集的量化数据包括双足运动时不同的数据测量参数、肢体关节活动的角度相关参数以及在步行中产生的力学参数，运用计算机软件进行分析。

（郝又国）

参考文献

[1]　江钟立.糖尿病康复[M].北京:人民卫生出版社，2021

[2]　顾春婷，吴亦影，倪秀石,等.慢性疾病及生活习惯对老年人日常生活能力的影响.老年医学与保健[J].2018,24(04):389-392.

第二节 心理评定

糖尿病是一种慢性疾病，严重影响心理健康。2型糖尿病与心理障碍互为因果、相互影响。由于并发症造成的脏器功能丧失或对失去生命的威胁产生心理反应，或缺少家人的关心等等，从而产生心理障碍。糖尿病人最常出现的心理障碍可以概括为抑郁、焦虑、自尊心下降。Phillips早在20世纪90年代初就认为糖尿病患者所伴发的心理障碍，应当被看作是一种严重的、特殊的并发症来处理。

目前，大多数糖尿病患者及家属尚没有充分认识到心理康复的重要性，甚至部分临床医生对其认知也不足，遇到不能妥善解决的问题时，患者很容易出现心理问题，导致治疗依从性差、血糖控制差，并增加短期甚至长期的躯体疾病并发症的风险。《柳叶刀》杂志在2015年发表的“关于糖尿病患者心理康复”的文章提出，糖尿病患者伴发抑郁障碍的患者，对于抑郁的治疗优先于糖尿病的降糖治疗，其原因在于抗抑郁治疗反应期一般是2~4周，而降糖治疗的反应期则需要数月，而且优先抗抑郁治疗的患者治疗依从性更好。因此，对糖尿病患者心理康复的重要性显而易见，对糖尿病患者的心理健康教育则显得尤为重要。

一、2型糖尿病患者的心理特征

（一）认知特征

2型糖尿病患者认知功能易受到损害。糖尿病与认知功能减退存在着相关性，其中老年女性糖尿病患者认知功能的减退最显著，且会随着糖尿病病程的延长而加重。

（二）情感特征

根据病情发展阶段不同产生不同的心理状态，具体表现如下。

1. *怀疑、拒绝、不接受心理* 常出现于确诊的早期，错误认为糖尿病就是血糖高，无大妨碍，不影响健康，对疾病采取不在乎的态度，拒绝治疗和饮食习惯的改变，直接影响到疾病的预后及康复。

2. *愤怒、悲观和失望的心理* 当患者得知糖尿病是一种难以治愈的终身疾病，没有根治的可能，常有一种愤怒情绪，对生活失去信心，情感脆弱，对治疗采取消极的态度。

3. *急躁、不安情绪* 多见于初诊的2型糖尿病患者。此类患者易产生急躁情绪，表现出对疾病格外敏感、关心，四处寻求有关信息。

4. *猜疑心理* 表现为对血糖监测和药物疗效的怀疑，猜测他人对自己隐瞒病情，进行无故的病情联想，对他人检查结果对号入座，身心疲惫。

5. *焦虑、抑郁心理* 2型糖尿病患者中焦虑的患病率是正常人群的2~3倍，抑郁的患病率是正常人群的3~5倍。

导致焦虑、抑郁的因素包括：

（1）担心并发症使生活质量下降。如糖尿病肾病、糖尿病眼病、心肌梗死等严重并发症，会影响患者正常生活和活动。

（2）需要长期控制饮食、药物治疗，改变了患者原有的生活方式，给生活带来不便。

（3）血糖控制不理想。血糖波动使患者产生烦躁、焦虑情绪，这种负性情绪会使血糖更高，形成恶性循环。

（4）剥夺了正常饱餐、享受美味的权利。糖尿病患者长期不能食用喜欢的食物，产生了心理压力。

（5）糖尿病是慢性终身性疾病，需要经常奔波于医院和家庭之间，耗去了许多时间、精力和财力，造成了家庭经济困难而感到自责内疚甚至会出现消极自杀行为。

（三）意志行为特征

拮抗心理行为，表现出对疾病满不在乎，经常违背医嘱，尤其是在病情好转后，不能持之以恒，导致回避、失约，甚至放弃治疗等不遵医行为。

二、心理评定

心理评定是指依据心理学的理论和方法对个体的心理过程、人格特征等心理品质及水平所做出的评定。评定内容包括情绪状态、记忆、智力以及性格等，心理评定和心理干预是临床心理学的两大基本任务，心理评定是心理干预的前提和依据，也是对心理干预效果的判定。

（一）心理评定流程　见图4-1-2-1。

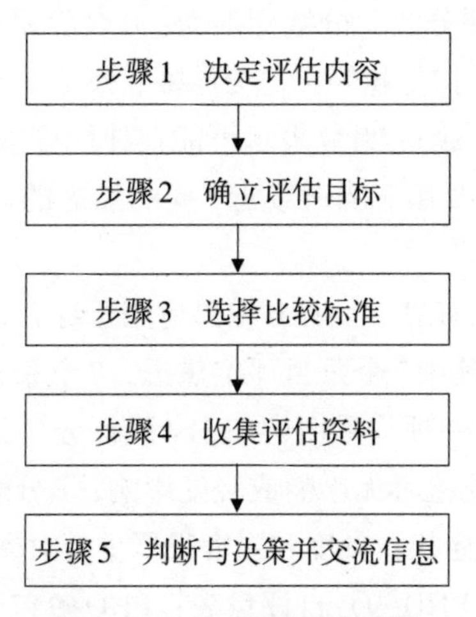

图4-1-2-1　心理评定过程

1.决定评定内容　根据评定要求，以及被评定者存在的问题，决定评估内容，主要包括认知过程、情绪、外显行为以及情景刺激中的心理生理反应等。

2.确定评定目标　围绕既定目标，进行心理障碍的诊断和筛查、确定心理障碍的严重程度、预测个体心理问题出现的风险以及评价疗效。

3.选择评定结果的参照标准　可以是与评估者相符合的某个人群样本资料，也可以是被评估者某一个阶段的情况，以评定被评估者某些心理品质在特定人群中的位置或在某个阶段的变化情况。

4.收集评定资料　既往回顾、行为观察、心理测验等。

5.做出决策并交流信息　即对所收集的被评估者的资料进行分析，形成初步印象或临床诊断，制定治疗措施，同时与被评估者以及相关人员进行交流和解释。

（二）常用心理评定量表

1.情绪相关量表　主要用于评判焦虑与抑郁情绪。

（1）焦虑自评量表（SAS）：此量表用于评定患者的焦虑感受，由20个与焦虑有关的条目组成，包括正向评分和反向评分，SAS适用于成人焦虑症状的评定及流行病学调查，详见本书第三篇第四章。

（2）汉密尔顿焦虑量表（HAMA）：HAMA适合于焦虑症状严重程度的评定，有14个条目，采用0～4级评分法。HAMA主要用于当时或近1周焦虑的评定，也可以用于比较干预前后的症状和病情的变化。适用于有焦虑症状的成年人，特别是焦虑性神经症患者，具体评分标准详见HAMA量表。

（3）抑郁自评量表（SDS）：SDS使用简便、应用广泛，用于评定患者的抑郁症状及其严重程度。SDS适用于成人抑郁症状的评定及流行病学调查，详见本书第三篇第四章。

（4）汉密尔顿抑郁量表（HAMD）：HAMD为临床上评定抑郁症状使用最为普遍的量表，有17项、21项以及24项3种版本。此处介绍24项版本的HAMD，共有24个条目，采用0～4级评分法，0表示无症状，1表示轻度，2表示中等，3表示重度，4表示极重度。少数条目采用0～2分的3级评分法，分级标准为：0表示无；1分表示轻-中度；2分表示重度。主要统计指标是总分，抑郁越轻，总分越低，反之，总分越高，抑郁越严重。总分小于8分表示没有抑郁症状，超过20分表示可能存在轻度或中度的抑郁，超过35分表示存在严重抑郁。HAMD-24主要用于当时或近1周的焦虑的评定，也可以用于比较干预前后的症状和病情的变化。

（5）医院焦虑抑郁量表（HAD）：HAD主要应用于综合性医院患者中焦虑和抑郁情绪的筛查，由14个条目组成，其中7个条目评定焦虑，7个条目评定抑郁。项目中A代表焦虑量表，D代表抑郁量表。每一项均采用0～3分4级评分，分别为：0表示无该症状；1分表示自觉有轻度该症状，对受检者无影响或轻度影响；2分表示自觉有该症状，对受检者有一定影响；3分表示自觉有症状，频度和强度很严重，对受检者有严重影响。

（6）9项患者健康问卷（PHQ-9）自评量表：PHQ-9包括9个条目，分别评定：兴趣减退、情绪低落、睡眠障碍、疲劳感、进食障碍、自卑感、注意力集中困难、精神运动迟滞以及自杀症状。详见本书第三篇第四章。

2.生活质量评估　生命质量量表包括通用生活质量量表和专用生活质量量表两大类。通用生命质量量表可以适用于不同种类疾病，可以对不同疾病进行比较，但用于某些特殊疾病的信度有待验证。专用量表是专门为某一特定疾病制定，由于文化传统等因素，也具有一定的局限性。本书主要介绍目前国内外最为广泛的通用生命质量测量工具-健康调查量表36（SF-36）和世界卫生组织生命质量测定量表100项简表（WHOQOL-BREF）。

（1）健康调查量表36（SF-36）：SF-36共36项，测量有关健康的8个方面：躯体功能、躯体健康问题导致的角色受限、躯体疼痛、总体健康感、生命活力、社交功能、情感问题所致的角色受限以及精神健康。详见第一篇第三节。

（2）世界卫生组织生命质量测定量表100项简表（WHOQOL-BREF）：WHOQOL-100能够详细地评估与生命质量有关的各个方面，包括4个领域的得分和两个独立分析的问题条目：Q1（G1）和Q2（G4）。4个领域主要包括：生理领域、心理领域、社会关系领域和环境领域，两个独立分析的问题条目分别是总体健康状况和生命质量。量表分数越高，表明生命质量越好。

3.社会功能相关量表　常用的是功能缺陷评定量表（WHO DAS-II），是一个总体健康状况测量工具，用于评定由健康状况导致的社会功能障碍，包括36个项目，评定30天中健康状况影响生活困难及功能受限情况，每个项目分5级评分：1表示无功能缺陷；2表示轻微功能缺陷；3表示中度功能缺陷；4表示严重的功能缺陷；5表示极重的功能缺陷或无法完成测试。WHO DAS-II有6个维度：认知、运动能力、自理能力、人际互动、生活活动以及参与社会。本量表给出的是0-100分的总分，0表示无功能损害，100表示完全损害。目前国内尚无常模，大样本测试平均分达到32.07～39.48可认为存在功能障碍。

4.症状自评量表及睡眠相关量表　常用量表有以下两个。

（1）90项症状自评量表（SCL-90）：由90个反映常见心理症状的项目组成。每个项目按照1～5级计分，1表示没有该症状；2表示很轻；3表示中等；4表示偏重；5表示严重。量表中的“轻、中、重”表示的是症状所致的痛苦和烦恼，也包括症状所造成的心理社会功能损害。SCL-90一共包括10个因子：躯体化、强迫、人际敏感、抑郁、焦虑、敌意、恐怖、精神病性以及其他项目（饮食、睡眠状况）。该量表统计指标主要包括总分与因子分。总分即90个单项分相加之和，阳性项目数及单项分大于等于2的项目数，总分反映病情的严重程度。因子分即每项因子的总分除以该因子的项目数等到的平均分，一般因子分大于等于2即表示该因子存在异常。因子分反映症状群特点，还可以反映靶症状群的治疗效果。

（2）匹兹堡睡眠质量指数（PSQI）评分：PSQI是评估睡眠状况的主要评价指标，包括睡眠质量、入睡时间、睡眠时间睡眠效率、睡眠障碍、催眠药物和日间功能障碍7个因子，共18个自评条目，每个因子按0～3等级计分，累计各成分得分为PSQI总分，总分范围为0～21分，得分越高，表示睡眠质量越差。PSQI可用于评定目前睡眠状况，也可以用于治疗前后睡眠状况改善的评估。

5.认知评估　用于评估认知功能，常用的有以下两个量表。

（1）简易精神状态检查量表（MMSE）：MMSE是目前应用和研究最为广泛的认知损害筛查工具。其优点是简洁、易于操作和在评定者间信度高，但MMSE并不适用于轻度认知损害及局灶性认知功能损害（遗忘、失语和视空间功能障碍等）的检测，并且对额叶功能障碍也不敏感。低于24分提示认知功能存在损害，且敏感度和特异度均可。但评分受年龄、教育程度以及经济社会状况等影响。

（2）蒙特利尔认知评估量表（MOCA）：MOCA被用于检测不同种族、不同地区人群的认知功能。与MMSE相比，MOCA更加强调对执行功能和注意力方面的认知功能的评估，这使其增加了检出皮质下认知功能损伤的敏感性。其检测轻度认知损害（MCI）的敏感性明显高于MMSE。中文版MOCA多数以26分作为认知功能障碍出现的划分界限，受教育年限小于等于6年者总分加1分。

（郝又国）

参考文献

[1] 王玉龙,高晓萍,李雪萍,等.康复功能评定学[M].北京:人民卫生出版社,2018.
[2] 江钟立.糖尿病康复[M].北京:人民卫生出版社,2021.

第三节　日常生活自理能力评定

日常生活活动（activities of daily living，ADL）的评定是康复医学中功能评估的重要组成部分，是确定康复目标，制定康复计划，评价康复效果的依据。ADL量表能有效反映损伤致残的日常生活活动能力，且与功能障碍的程度相关。

一、定义

日常生活活动是指一个人为了独立生活而每天必须反复进行的、最基本的、具有共同性的身体动作群，即进行衣、食、住、行、个人卫生等的基本动作和技巧。ADL分为基础性日常生活活动（basic activities of daily living，BADL）和工具性日常生活活动（instrumental activities of daily living，IADL）。

（一）基础性日常生活活动（BADL）

基础性日常生活活动（BADL）是指患者在家中或医院里每日所需的基本运动和自理活动，包括生活自理活动和功能性移动两类活动。自理活动包括进餐、洗漱、如厕、穿衣等；功能性移动包括翻身、起床、行走、上下楼梯等。完成这些活动是达到回归家庭的必要条件。

（二）工具性日常生活活动（IADL）

工具性日常生活活动能力（IADL）是指人们在社区中独立生活所需的高级技能，常需借助各种工具，包括购物、家务、使用交通工具、娱乐活动、旅游等。完成这些活动是达到回归社会的必要条件。

BADL评定的对象为住院患者，而IADL评定则多用于生活在社区中的伤残者及老人。

二、日常生活活动能力评定目的与意义

（一）目的

1.确定日常生活活动的独立程度。

2.确定哪些日常生活活动需要帮助，需要何种帮助以及帮助的量。

3.为制定康复目标和康复治疗方案提供依据；观察疗效，评定医疗质量。

（二）日常生活活动能力评定　从实用角度来进行，包括自理和功能性移动，是一种综合活动能力的测试，对每个人都至关重要。糖尿病患者未出现并发症之前，由于乏力、易疲倦等原因，患者的日常生活活动能力会受到一定的限制。当出现眼、脑、心、肾、大血管和神经并发症时，如失明或糖尿病足等日常生活活动能力严重受限。ADL可以全面、有效地评估老年糖尿病患者的功能残疾程度，可以用于研究对患者风险的管理和评估，在住院患者的分级护理中也很重要。

三、评定方法

（一）评定方法的选择

1.提问法是通过提问的方式来收集资料和进行评定。包括口头提问和问卷提问。可以在电话中进行，或邮寄问卷。提问时应尽量让患者本人回答问题。适用于对患者的残疾状况进行筛查。

2.观察法指检查者通过直接观察患者ADL实际的完成情况来进行评定的。该方法能够克服或弥补提问法主观性强，可能与实际表现不符的缺陷。

3.量表检查法采用经过标准化设计，具有统一内容、统一评价标准的检查表评定ADL。其统一和标准化的检查与评分方法使得评定结果可以对不同的患者、不同的治疗方法以及不同的医疗机构之间进行比较。因此，量表检查法是临床中观察康复治疗前后判断疗效的常用手段。

（二）常用评价工具和使用方法　常用的ADL量表评定方法有Barthel指数、五级20项日常生活活动能力分级法、功能独立性量表（FIM）等。根据糖尿病导致ADL受限的特点以及各量表的特点，还有国内外的使用情况等方面考虑，此处重点介绍目前国际公认并通用的Barthel指数和功能独立性量表。

1.改良Barthel指数评定是国际康复医学界常用的方法，评定简单，可信度高及灵敏度高，使用广泛，可用于预测治疗效果、住院时间和预后。对进食、洗澡、修饰、穿衣、控制大便、控制小便、如厕、床椅转移、平地行走及上楼梯10项日常活动的独立程度打分的方法来区分等级。具体评分方法及标准可参考相关量表。

2.功能独立性量表功能独立性量表（functional independence measure，FIM）可综合反映患者功能和独立生活能力，评估和比较患者残疾严重程度，评估各阶段治疗效果，简便易行，各种评估者均可操作，不受单位、专业和条件限制的残疾评定方法。FIM有认知功能和社会功能部分，在反映残疾水平或需要帮助的量的方式上更为精确，在美国已作为衡量医院管理水平与医疗质量的一个客观指标。FIM应用广泛，可用于各种疾病或创伤者的日常生活活动能力的评定。评定具体内容可参考FIM量表。

表4-1-3-1 改良Barthel指数评分表

ADL项目	自理	较小帮助	较大帮助	完全依赖
进食	10	5	0	0
洗澡	5	0		
修饰（洗脸、梳头、刷牙、刮脸）	5	0		
穿脱衣服（包括系鞋带等）	10	5	0	
大便控制	10	5（偶能控制）	0	
小便控制	10	5	0	
使用厕所（包括擦拭、穿衣、冲洗）	10	5	0	
床–椅转移	15	10	5	0
平地走50米	15	10	5（用轮椅）	0
上下楼梯	10	5	0	

注：结果判断：改良Barthel指数评分总分为100分，得分越高，表示基本日常生活自理能力（BADL）越好，依赖性越小。评分60分以上：基本能完成BADL；59～41分：需要帮助才能完成BADL；40～21分：需要很大帮助，20分以下；完全需要帮助；0分：不能完成所定标准。

表4-1-3-2 功能独立性（FIM）评测量表

项目			评定日期
运动功能	自理能力	进食	
		梳洗修饰	
		洗澡	
		穿裤子	
		穿上衣	
		上厕所	
	括约肌控制	膀胱管理	
		直肠管理	
	转移	床、椅、轮椅间	
		如厕	
		盆浴或淋浴	
	行走	步行/轮椅	
		上下楼梯	
	运动功能评分		
认知功能	交流	理解	
		表达	
	社会认知	社会交往	
		解决问题	
		记忆	
	认知功能评分		
FIM总分			

功能水平和评分标准：

1.独立：活动中不需要他人帮助。

（1）完全独立（7分）：构成活动的所有作业均能规范、完全地完成，不需修改或辅助设备、用品，并在合理时间内完成。

（2）有条件的独立（6分）：具有下列一项或几项：活动中需要辅助设备；活动需要比正常长的时间；或有安全方面的考虑。

2.依赖：为了进行活动，患者需要另一个人进行监护或接触性帮助，或者不进行活动。

（1）有条件的依赖：患者付出了50%或更多努力，其所需辅助水平如下：

①监护和装备（5分）：患者所需的帮助只限于备用、提示或劝告，帮助者和患者间没有身体的接触，或帮助仅需要帮助准备必需用品，或帮助带上矫形器。

②少量身体接触的帮助（4分）：患者所需的帮助只限于轻轻接触，自己能付出75%或以上努力。

③中度身体接触的帮助（3分）：患者需要中度的帮助，自己能付出50%～75%的努力。

（2）完全依赖：患者需要一半以上的帮助，或完全依赖他人，否则活动就不能进行。

①大量身体接触的帮助（2分）：患者付出的努力小于50%，但大于25%。

②完全依赖（1分）：患者付出的努力小于25%。

FIM最高分为126分（运动功能评分91分，认知功能评分35分），最低分18分。126分=完全独立；125～108分=基本独立；90～107分=有条件的独立或极轻度的依赖；72～89分=轻度的依赖；54～71分=中度的依赖；36～53分=重度的依赖；19～35分=极重度的依赖；18分=完全依赖。

（郝又国）

参考文献

[1] 王玉龙,高晓萍,李雪萍,等.康复功能评定学[M].北京:人民卫生出版社,2018.

[2] 江钟立.糖尿病康复[M].北京:人民卫生出版社,2021.

[3] 顾春婷,吴亦影,倪秀石,等.慢性疾病及生活习惯对老年人日常生活能力的影响.老年医学与保健[J].2018,24(04):389-392.

第二章　2型糖尿病康复治疗方法

糖尿病康复治疗的基本原则是在糖尿病教育和血糖检测的基础上，在以饮食和运动疗法结合的康复处方基础上，制定合理的康复治疗方案，进行针对性康复治疗，有利于患者的各项化验指标达到较理想水平，延缓糖尿病急慢性并发症的发生。本章将介绍常见的糖尿病患者运动和心理康复疗法。

第一节　运动疗法

一、运动疗法作用机制

运动疗法是糖尿病最重要的防治方法之一，容易操作、环境限制少、成本低、不良反应小。近年来，有关糖尿病的运动疗法机制研究包括糖尿病的预防和治疗两个方面，具体如下。

（一）运动疗法对糖尿病的预防机制

1.*减少细胞脂质积聚*　运动能够促进儿茶酚胺的分泌，增加激素敏感性脂肪酶活性，促进脂肪细胞内脂质水解，脂质代谢产物被骨骼肌细胞摄取至线粒体中氧化。有研究表明，运动能够减轻游离脂肪酸的转移、摄取、聚集引起的胰岛素抵抗，改善细胞内脂质，尤其是骨骼肌细胞和肝细胞脂质聚积。

2.*减少炎症反应*　全身性炎症反应是肥胖相关糖尿病的重要发病机制之一。有研究表明，运动具有抗炎效应：①通过减少腹腔脂肪储存，降低促炎性细胞因子的产生，减轻促炎性细胞因子引发的胰岛素抵抗；②运动时收缩的骨骼肌产生和释放的抗炎性细胞因子增多，也能通过刺激肾上腺释放皮质醇发挥抗炎作用；最终减轻全身炎性反应的程度。

3.*运动对胰岛β细胞功能的影响*　胰岛β细胞功能障碍是指β细胞不能通过葡萄糖转运蛋白-2将葡萄糖转运至细胞内或刺激胰岛素合成，导致葡萄糖刺激的β细胞胰岛素分泌下降的一种病理状态，在2型糖尿病的发病过程发挥着重要作用。

4.*运动对下丘脑-垂体-肾上腺功能（hypothalamic-pituitary-adrenal, HPA）的影响*　目前研究发现，皮质醇可降低外周细胞对葡萄糖的摄取和利用，同时，也可直接抑制葡萄糖刺激的胰岛β细胞释放胰岛素，最终引发胰岛素抵抗。

有研究提示，长期、规律的运动能够维持正常，甚至降低HPA的活动水平，伴有HPA功能紊乱的2型糖尿病患者，其空腹血糖、餐后2h血糖均明显高于不伴HPA功能紊乱的患者。

（二）运动疗法治疗糖尿病的机制

1.运动能够通过增加机体能量的消耗，降低脂肪细胞内脂质的储存，从而减少由于肥胖导致的机体全身炎症反应，减少炎症因子对胰岛素信号传导蛋白磷酸化的抑制，增强胰岛素的生理作用。

2.运动时，随着运动强度的增加和运动时间的延长，血浆胰岛素浓度逐渐下降，降低程度与运动强度的大小和持续时间呈负相关。运动训练可使骨骼肌对胰岛素敏感性增高，使运动时在血浆胰岛素浓度较低的情况下,胰岛素仍可与肌细胞膜上的受体结合，促使葡萄糖转运。长期运动训练可使机体对胰岛素的敏感性增加，改善胰岛素抵抗，骨骼肌糖原合成占全身葡萄糖代谢的90%，作为外周葡萄糖代谢的重要场所，也是胰岛素抵抗发生的重要部位。长期规律运动可使骨骼肌产生适应性的改变，使肌肉的毛细血管数量增多，可使肌细胞膜上胰岛素受体的数量增加，并可促使胰岛素与肌细胞膜上的受体结合，增加葡萄糖的转运和弥散，同时促进细胞对葡萄糖的转运和利用，使肌糖原的贮存能力和氧化能力增强，外周组织对胰岛素的敏感性增强，减轻胰岛素抵抗。

因此，运动减轻胰岛素抵抗是治疗糖尿病的基本原则之一，作为轻度糖尿病的基础疗法，对于中重度糖尿病可以减少糖尿病患者对胰岛素的需要量。

（三）运动预防糖尿病并发症发生的机制

糖尿病慢性并发症主要有糖尿病心脑血管病变、糖尿病足、糖尿病肾病、糖尿病视网膜病变及糖尿病周围神经病变，这些并发症主要是由于大血管或微血管病变所致。运动主要通过以下机制发挥预防作用：首先，运动增加血流介导的剪切力，促进一氧化氮（NO）的合成，使外周血管扩张和阻力下降，改善外周组织的血流灌注。其次，长期慢性规律运动能刺激自由基清除系统的抗氧化能力，降低糖尿病个体血管壁内的活性氧族聚集，最终延缓糖尿病血管病变的发展。

二、运动能力的评估

糖尿病患者运动评估，除了本篇第一章第一节介绍的肌肉运动功能外，还应行运动能力评估，以评价患者对运动的耐受能力。

(一) 运动心肺功能测试(cardio pulmonary exercise test ，CPET)

CPET是评价糖尿病患者是否存在心肌缺血，以及评价糖尿病患者运动耐力如何的有效而实用的检测方法。2009年美国心脏病学学会/美国心脏协会成人慢性心力衰竭诊断和治疗指南推荐：CPET是诊断评估慢性心力衰竭及评价康复效果的金标准。CPET前后对照，可判断运动锻炼和康复治疗的效果。

1. CPET的主要测定指标及其生理学意义

（1）VO_2max和峰值摄氧量(peak VO_2)：VO_2max指人体在进行有大肌肉群参加的负荷运动过程中，当氧运输系统各个环节的储备都已被动员达到最高水平时，即人体单位时间内所能摄取的最大氧量。在运动负荷逐渐递增的运动过程中，VO_2不再随着运动负荷的增加而增加，出现一个平台，把这个时候的VO_2叫VO_2max，然而受试者往往在平台出现之前就终止运动，因此临床上常用运动中的VO_2达到最高点即peak VO_2来替代VO_2max。

VO_2max是目前公认的反映心肺运动功能的重要指标，是评估有氧运动能力的金指标。VO_2max与运动方案有关，参与运动的肌群越多，其数值越大，故平板运动一般比踏车运动所测值高10%～11%。临床上采用VO_2max的实测值与预测值的百分比来表示，一般正常值应大于预测值的86%。

测定时的注意事项：以下4项中至少满足3项方可判定为VO_2max，①心率≥180次/min；②呼吸交换率≥1.15；③运动负荷增加，VO_2不再增加或稍有下降；④受试者主观感觉精疲力竭，虽经反复鼓励仍不能维持设定速率。

(2) 无氧阈：无氧阈是指人体在递增负荷的运动过程中能量消耗从有氧代谢转为由有氧代谢和无氧代谢共同供应的转折点，是人体还未发生无氧代谢的最高氧耗量。正常值应大于peak VO_2的40%以上。相对于peak VO_2，无氧阈更能反映肌肉线粒体利用氧的能力，它不受患者主观因素的影响，无氧阈通常用于制定个体运动处方中运动强度的推荐。

无氧阈能更敏感地反映运动期间肌肉组织氧气供需动态平衡，且较少受患者主观努力程度、功率增长速率及代谢底物的影响。而运动耐力较多取决于肌肉线粒体利用氧的能力，与无氧阈关系密切。VO_2max和无氧阈可识别疾病的严重程度，预测最大心排出量，评估心功能损害程度，确定受试者的心功能状态。

Weber等根据CPET时峰值和无氧阈时的VO_2/kg的不同程度，建立了A～D分级系统，该分级方法可更客观地评价心功能不全。见表4-2-2-1。

表4-2-2-1 心功能分级（weber标准）

心功能分级	VO_2max	无氧域
A	>20	>14
B	16～20	11～14
C	11～16	8～11
D	<10	<8

(3) 能量代谢当量（MET）：用于各种活动定量及运动强度判断，1 MET指从事1分钟活动，每公斤体重消耗3.5毫升氧气，活动强度相当于健康成年安静坐着时的代谢水平。常见的身体活动MET值见第二篇第二章第二节“表2-2-2-2”，可通过CPET直接测得，是心脏康复中重要的指标。

(4) 运动血压：收缩压一般随运动量增加而升高，舒张压增加不明显或轻度下降4～8mmHg（下降≤10mmHg，mmHg＝0.133kPa），VO_2每增加3.5ml·min^{-1}·kg^{-1}，血压增加10mmHg左右。功率递增时，收缩压及脉压下降提示心脏功能不全或冠心病。对于高血压患者，血压在运动过程中升高的更多，运动高血压可能是血压控制差的一个标志。

(5) 运动心率：运动时的心率变化，通常VO_2每增加3.5ml·min^{-1}·kg^{-1}，心率增加10次/min。心脏病患者的心率受β受体阻滞剂的影响，因此最大心率不是运动负荷的终极目标，当心率达到85%最大预测心率时可考虑停止运动试验。

2. 6分钟步行试验（6 minute walk test，6MWT） 目前广泛用于测定中重度心肺功能障碍者的运动能力，推荐在室内进行。一条30m的无坡度的行走路线或楼房的走廊，标明起始线，每隔3m做一个标记，在返回点设定锥形标志。

（1）心肺功能等级评定：根据6分钟的步行距离划分为4个等级：1级少于300m，2级为300～374.9m，3级为375～449.5m，4级超过450m。级别越低表示心肺功能越差，3级或4级者说明其心肺功能接近或者达到正常。

（2）注意事项：准备一把椅子以备受试者休息。患者穿着舒适的衣服和步行鞋。试验前2h不做剧烈运动。试验前休息10min，记录基线心率、血压和血氧饱和度。此试验不需要热身活动。由于存在学习效应，6MWT是须重复试验的，而且第二次重复的6MWT的距离会更长，两次试验最短相隔不能短于1h。第二次试验可以在第二天或者在1周内完成。

在试验过程中，不要引导或者催促患者，以免影响患者的速度。如果患者因为呼吸困难或者疲劳需要停下来，发出的指令应该是“你可以靠墙休息，然后当你感觉可以维持的时候继续行走。”在6分钟步行试验结束前15s，应该告诉患者“一会儿我会告诉你停止，当我说停止时你只需要在原地停下来，我会走到你那去”。当6min结束，计时器响起声音时发出指令“停”。工作人员需走近患者，询问是否有什么不适，如果需要便可寻找一把椅子让患者休息。记录患者走过的距离，记录行走后呼吸困难的水平。如果患者必须在6min前停止，而且不能继续行走，让患者在椅子上休息，终止试验，记录行走的最远距离和停止行走的原因。

实施6MWT的工作人员应该接受培训，能应用标准的6MWT方案，同时也应该接受肺复苏的培训。如果患者在试验前或实验过程中需要吸氧，可以使用便携式吸氧装置，吸入氧流量保持一致。需要详细记录患者吸氧装置类型和吸入的氧流量，如果患者在服药，需要记录试验前所服药物名称、剂量和服药时间。

（3）6MWT的适应证：用于康复治疗前后运动能力对比，6MWT通常在康复治疗前后进行，由相同的人员来实施两次试验，除了报告客观增加的步行距离外，也应报告有显著改善的主观临床症状。

6MWT对于糖尿病患者的运动能力评定是有益的，但是6MWT是非特异性的，没有疾病诊断意义。

3. 目标心率　目标心率=安静心律+（最大心率−安静心律）×（50%～70%），为中等强度运动的参照，可根据年龄、心肺功能等实际情况增减，并在运动中加强监测。

4. 踏车测功计和平板测功计　平板测功计是在设定的测试速度和斜坡的坡度下，允许受试者以步行、慢跑或快跑的方式进行。活动平板测得的峰值摄氧量（peak VO_2）较踏车测功计高5%～10%，但在收集或测定一些生理参数（尤其是血压）时没有踏车测功计方便，而且患者的体重、行走方式等都可能影响做功量，而踏车测功计可精确计算功率。可坐着或躺着进行，其安全性、舒适性和稳定性较好，易于观察和测定各项生理参数，如心电图监测、血压监测和抽取动脉血做血气分析及乳酸测定，且患者的做功量与体重无关。

（1）症状自限性最大递增运动试验：患者在踏车测功计（或平板测功计）上运动，同时测定气体交换。在静息、低水平运动3min、功率每分钟递增或持续递增（斜坡式）时分别测定。

运动负荷每间隔一定时间增加一定的负荷量，直至最大症状自限。运动负荷以斜坡式递增，其增幅视患者情况不同而不同，从每分钟递增5～25W不等。使总的递增运动试验时间维持在5～10min比较理想。具体步骤如下（以踏车测功计为例）：接好口器、血压袖带和心电图（ECG)导联后，休息3min，无负荷热身3min，踏车负荷以5～25W/min的速度递增，转速保持在60r/min，直至出现呼吸困难，腿部肌肉酸痛、全身疲劳，不能再进行运动或转速＜40r/min，收缩压下降≥10mmHg，心电图出现心肌缺血改变，以20W恢复1min，10W恢复1min,静息3min结束试验。

（2）恒定负荷运动试验：运动负荷在一定时间内（一般为6min)维持在恒定水平，心率、摄氧量和每分通气量在1min内保持不变，则为达到恒定状态，常以负荷递增运动试验中最大运动负荷的70%作为其运动负荷。

（3）平板运动试验：使用平板测功计实施分级递增运动负荷试验，是将运动强度分成不同的等级，每隔一定时间增加一次运动负荷，一直增加到极量运动为止。一般使用活动平板，常用的有如表4-2-2-2所示的Bruce方案（第一阶段使用的负荷为5METs,增加的负荷2～4METs)。

表4-2-2-2　Bruce方案

级别	速度/		坡度/%	持续时间（3min）	耗氧量（ml/kg·min）	METs
	mph	km/h				
0	1.7	2.7	0	3	5.0	1.7
1/2	1.7	2.7	5	3	10.2	2.9
1	1.7	2.7	10	3	16.5	4.7
2	2.5	4.0	12	3	24.8	7.1
3	3.4	5.5	14	3	35.7	10.2
4	4.2	6.8	16	3	47.3	13.5
5	5.0	8.0	18	3	60.5	17.3
6	5.5	8.8	20	3	71.4	20.4
7	6.0	9.7	22	3	83.3	23.8

优点：易于达到预定心率；最高级别负荷量最大，一般人均不会超过其最大级别。缺点：主要是运动负荷增加不规则，起始负荷较大（4～5METs)，运动增量较大，老年人和体力差者往往不能耐受第一级负荷或负荷增量，难以完成试验；每级之间运动负荷增量较大，不易精确确定缺血阈值。此外，在走-跑速度临界时，受试者往往难以控制自己的节奏，心电图记录质量也难以得到保证。

如表4-2-2-3所示的Naughton方案（最初使用的负荷和增加的负荷为大于1MET小于2METs)。用10个3min的运动时段，每个运动时段之间间隔3min的休息时段。

表4-2-2-3　Naughton方案

时间（3min/阶段）	速度/mph	坡度/%	时间（3min/阶段）	速度/mph	坡度/%
1	1	0	6	3	7
休息			休息		
2	1.5	0	7	3	7.5
休息			休息		
3	2	0	8	3	10
休息			休息		
4	2	3.5	9	3	12.5
休息			休息		
5	2	7	10	3	15
休息			休息		

主要特点是运动的起始负荷低，每级运动时间为2min，耗氧能增加1METs，它的总做功量较小，对健康人或可疑冠心病患者显得运动量较轻，需较长时间才能达到预期心率，但重患者较易耐受，也能较精确的判定缺血阈值。

关于功率计的选择，平板测功计适合于年龄较轻、未合并末梢神经损伤或下肢动脉疾病较轻的糖尿病患者。而踏车测功计较固定、稳定性好，比较适合用于老年糖尿病、下肢骨关节疾病、合并末梢神经损伤和糖尿病足的患者。因为糖尿病患者常常伴有缺血性心脏病和/或心功能受损，选择运动方案时，要慎重考虑。一般来说，选择平板测功计时，Bruce方案适用于既往无缺血性心脏病和心功能受损的糖尿病患者，而Naughton方案适合于并发缺血性心脏病和心功能受损的糖尿病患者。如果选择踏车测功计，对于糖尿病患者，无论是否并发缺血性心脏病和/或心功能受损，功率递增方案都是比较适合的运动方案。

5.运动试验的禁忌证

（1）急性心肌梗死及不稳定型心绞痛；（2）明显的动脉或肺动脉高压；（3）严重的左室功能障碍；（4）严重心律失常（心动过速或心动过缓）；（5）中度瓣膜性心脏病；（6）急性心包炎、心内膜炎；（7）电解质紊乱；（8）严重主动脉缩窄；（9）肥厚性心肌病；(10)精神疾病。

6.运动风险评估　在运动负荷试验前要评估受检者的运动风险。糖尿病患者主要会产生的危险有：(1)血压过高，大于150/100mmHg；(2)有无增殖型视网膜病变，运动中血压增高，可引起玻璃体和视网膜出血；(3)低血糖；(4)是否合并末梢神经炎，因糖尿病合并末梢神经炎使下肢感觉减退，运动可造成平板运动试验过程中收缩压应该逐渐升高；（5）是否合并缺血性心脏病，心脏功能不全或心律失常。随着运动功率增大，如果收缩压升高少于20mmHg（或收缩压开始升高后下降幅度＞10mmHg或由基线水平下降幅度＞10mmHg）提示左心室功能不全、心肌缺血、主动脉流出道梗阻或药物作用（例如β受体阻滞剂）。运动引起低血压也可能与运动诱发心律失常有关。

运动中随着运动强度的增加心率应该呈线性增加。在亚极量运动试验中，如出现快速心率通常提示由于长期不运动导致去适应状态；如出现相对缓慢的心率可归因于运动训练、搏出量增加或药物（β受体阻滞剂）作用。如运动试验时心率不能达到年龄预计最大心率的85%，提示窦房结变时性功能不良。

总之，通过测定心肺系统对运动的反应来评估体能和最大或峰值有氧代谢能力。由于运动心肺功能测试可提供在负荷状态下出现心肌缺血事件的证据，同时也反映运动能力是否受心脏或肺功能的限制，所以，该试验可以作为判断糖尿病是否并发心肌缺血的有用方法。CEPT测定的氧摄取量(oxygen uptake， VO_2)和无氧阈值(anaerobic threshold， AT)等指标联合糖化血红蛋白也可用于糖尿病患者病情及运动能力的评定。根据运动心肺功能测试结果可制订相对安全有效的运动处方。

三、运动处方

运动被看作一种最有效的非药物治疗方式，已经越来越得到广大糖尿病患者的肯定，在糖尿病并发症的预防和治疗中起着不可替代的作用。糖尿病量化运动处方为实施个体化运动干预提供了更多选择。

（一）适应证 原则上，凡是生命体征相对稳定的糖尿病患者都可以积极参与糖尿病康复。下面列出了糖尿病康复的适应证，但是适应证并非绝对，每位患者的情况各不相同，同时会有变化，因此，要根据具体情况具体分析，不能一概而论。

（1）病情控制稳定的2型糖尿病患者，血糖平稳，无低血糖，无严重并发症。

（2）体重超重的2型糖尿病通过运动可以降低体重。

（3）有动脉硬化、高血压、冠心病等糖尿病合并症，但病情较轻。

（4）1型糖尿病患者在血糖平稳、无低血糖、无严重并发症，病情平稳的情况下可以进行运动。

（5）稳定期的妊娠糖尿病患者，在血糖平稳、胎儿稳定的情况下，可以进行运动。

（二）禁忌证

（1）血糖＞14～16mmol/L或血糖波动较大。

（2）明显的低血糖症。

（3）糖尿病酮症酸中毒。

（4）合并糖尿病急性并发症。

（5）严重糖尿病肾病（血肌酐＞1.768mmol/L）。

（6）严重糖尿病足。

（7）严重眼底病变。

（8）伴有心功能不全、心律失常，且活动后加重。

（9）新近发生的血栓。

（10）高血压未被控制。

（11）经常出现脑供血不足症状。

（三）运动处方制定的基本原则

（1）安全性：指合理的运动治疗改善糖尿病症状的同时，避免发生不适当的运动形式或强度导致的心血管事件、代谢紊乱以及骨关节韧带损伤。因此，糖尿病的运动治疗要严格掌握适应证和禁忌证。

（2）科学性、有效性：糖尿病患者的运动必须讲究科学性，每周至少进行中等强度有氧体力活动（50%～70%最大心率）150min，无禁忌证的糖尿病患者鼓励每周进行3次耐力运动。

（3）多样性、持久性、个性化：运动方式应结合患者的年龄、病情、社会、经济、文化背景及体质选择运动项目并持之以恒。

（4）专业指导：糖尿病患者首先应由运动医学或康复医学专业人员进行效益/风险评估，判断是否适合进行运动治疗。

（四）识别2型糖尿病患者运动时可能出现高危风险的人群　主要指2型糖尿病患者中血糖控制不佳，和/或合并较为严重的并发症，和/或伴发有较为严重的合并疾病，运动时可能出现心肺功能异常。这类患者运动的耐受性较差，制定运动方案时需谨慎。

（1）高危人群包括胰岛素不足或血糖控制不佳；

（2）外周血管疾病、自主神经病变、糖尿病足。

（3）心脑血管疾病：缺血性心脏病（IHD）、冠心病、安装固定型心脏起搏器者、脑卒中。

（4）增殖性视网膜病变或玻璃体积血。

（5）明显精神紧张。

（6）没有控制的代谢性疾病，如甲状腺功能亢进、黏液水肿等。

（7）神经肌肉及骨关节病。

（8）糖尿病肾脏病变。

（9）严重电解质紊乱。

（10）急性或慢性感染性疾病。

（五）注意事项　需根据患者病情、病程及并发症等因素，因人、因时、因病制定个体化的运动处方。

（1）对于没有并发症的糖尿病患者建议进行中高强度的运动锻炼。

（2）合并心脑血管病变的糖尿病患者应该尽可能在有监督的心脏康复计划下进行适宜强度的运动。

（3）合并周围神经血管病变而没有急性溃疡形成的糖尿病患者可以进行中等强度、以活动下肢为主的运动。

（4）合并增殖性视网膜病变的糖尿病患者，应避免会明显增加眼内压及出血风险的运动。

（5）合并有轻度肾脏病变的糖尿病患者应进行低强度的运动训练。

（六）运动处方的内容　包括运动形式、运动强度、运动时间和运动频率。

（1）运动形式　有氧耐力训练和力量性训练是糖尿病患者运动方式的良好选择，建议

2型糖尿病患者的最佳运动方案为有氧耐力训练与间歇力量性训练相结合。对于2型糖尿病血糖控制不良者，可选择有氧运动和阻力运动的混合运动，每周最好进行2次肌肉运动如举重训练，训练时阻力为轻或中度。

糖尿病患者的有氧耐力运动项目以中低强度的节律性运动为好，如散步、慢跑、骑自行车、游泳以及全身肌肉都参与活动的中等强度的有氧体操，如医疗体操、健身操、太极拳等，娱乐性球类活动，如门球、保龄球、羽毛球等。

餐后90min进行运动与餐后60min或30min相比，对2型糖尿病患者的即时降糖作用最强. 运动方式并不是糖尿病患者血糖控制的决定因素，不同运动方式对患者运动前后的血糖及血糖差值差异影响不大，只要热卡消耗相等，运动降低血糖的效果是一样的。肥胖型糖尿病患者的运动疗法可以选择上述各类活动。但运动强度宜偏低，运动时间宜适当延长。

（2）运动强度　运动强度是一个运动处方中最重要的因素，运动强度应该根据患者的目标而量身定制。对于有氧运动来说，合理的强度应该是最大摄氧量的50%～85%。身体状况欠佳的患者应从最大摄氧量的40%～50%开始。运动强度估算方案详见第二篇第二章第二节“（四）运动强度计算”。

（3）运动时间　一般可在进餐后或者服药/注射胰岛素0.5~1小时后开展。开始阶段可以稍短，5～10min/次，每次应有5～10min的准备活动及运动后至少5min的放松活动，运动中有效心率的保持时间必须达到10～30min，当运动强度较大时，运动持续时间应相应缩短；强度较小时，运动持续时间则适当延长。对于年龄小、病情轻、体力好的患者，可采用大强度、短时间的运动组合，而年老者和肥胖者采用低强度、长时间的运动组合。低强度、长时间的运动计划可以收到与高强度、短时间一样的效果。目前推荐20～60min的有氧运动，但不包括热身和结束后的整理运动。

（4）运动频率　运动频度以每周3～5次为宜，如果每次的运动量较大，可间隔一两天，但不要超过3天，如果每次运动量较小且身体允许，则每天一次为最理想。运动间歇超过3～4天，已经获得的胰岛素敏感性会降低，运动效果及积累作用会减少。

四、案例分析

【案例】患者，男性，62岁，因“行走缓慢伴下肢疼痛3年”就诊。3年前开始出现行走缓慢，速度受限，伴有双侧小腿疼痛。偶有轻度咳嗽，少量白痰。吸烟史35年，糖尿病病史10年，口服降糖药格列齐特和二甲双胍片治疗。否认高血压、心脏病及慢性气管炎病史，否认药物过敏史。查体：四肢皮肤温度和颜色正常。心、肺未见异常体征。腹部无异常，右侧股动脉搏动较弱，双下肢无肌肉萎缩及水肿。神经系统检查：膝反射和踝反射正常，病理反射阴性。实验室检查：空腹血糖为7.3mmol/L，餐后2h血糖为11.5mmol/L，糖化血红蛋白为7.8%。胸部CT检查未见冠状动脉钙化，肺部无异常。心电图（ECG）：窦性心律。

（一）康复评定

1.功能检查　身高165cm，体重80kg。BMI29.4kg/m²，肥胖；无不适合运动的相关禁忌证；Barthel指数100分；心电运动试验阴性；心理行为、职业、家居和工作环境无特殊。

2.功能障碍分析

（1）肥胖。

（2）有氧和无氧运动能力下降。

（3）糖和脂质代谢功能下降。

（二）康复处方

1.饮食疗法平衡膳食

在总热量控制的前提下，尽可能做到谷类、肉、蛋、奶、蔬菜及水果种类齐全，以便获得均衡营养。需要严格限制的食物主要包括：蔗糖、糖果、蜂蜜和含蔗糖较高的甜食以及含糖饮料等。

2.有氧运动处方

（1）目的：①促进脂肪代谢，降低血脂和体重；②改善糖代谢，减少血糖和尿糖；③提高体力，增强体质和抵抗力。

（2）种类：主要是中等强度的耐力运动，常用的有步行、慢跑、功率自行车等，或中等强度的各种徒手、器械医疗体操。

（3）强度：运动中有效心率控制在90~120次/min，相当于最大摄氧量的40%~60%；伴有肥胖者心率控制在90~110次/min，相当于最大摄氧量的40%~50%。

（4）频率：每日或隔日1次（视运动量大小而定）。

（5）注意事项：运动时间开始20~30min，以后可逐渐延长至1h；准备活动时间5~10min，项目包括各种简单的徒手运动或肢体活动；整理运动时间5~10min，项目包括各种关节肌肉的放松运动。运动后心率恢复时间不超过15min。

3.抗阻运动处方

（1）目的：增强各部位肌肉力量、防止日常活动减少后产生的肌力下降和肌萎缩，增加机体糖脂代谢，减少骨骼肌间脂肪沉积。

（2）种类：身体各大肌群抗阻训练，可采用哑铃、沙袋和弹力带作为负荷器械。

（3）强度：阻力负荷<40%1RM（1 Repetition Maximum,1次重复最大力量），（10~15）次×1组。

（4）频率：2~3次/周。

（5）注意事项：运动时间2~5min；准备活动时间5~10min，项目包括各种简单的徒手运动或肢体活动；整理运动时间5~10min，项目包括各种关节肌肉的放松运动。

4.药物治疗　口服降糖药或注射胰岛素。

5.健康教育

（1）保持心情舒畅、情绪稳定，避免精神紧张。

（2）低盐低脂糖尿病饮食。

（3）三餐定时定量，减少主食量，增加蔬菜种类。

（4）控制饮食基础上药物治疗，推荐胰岛素疗法，不良反应相对较少。

（5）学习自我快速监测血糖，了解血糖控制情况，避免低血糖发生。

（6）控制危险因素：戒烟、限酒，血压达标，130/80mmHg；调脂达标。

（郝又国）

参考文献

[1] 陈立典,吴毅.临床疾病康复学[M].北京:科学出版社,2010.

[2] 江钟立.糖尿病康复[M].北京:人民卫生出版社,2021.

[3] 王玉龙,高晓萍,李雪萍,等.康复功能评定学[M].北京:人民卫生出版社,2018.

[4] 中华医学会糖尿病学分会.《中国2型糖尿病防治指南（2017年版）》[J].中华糖尿病杂志,2018,10(1):4-67.

[5] 江钟立.糖尿病康复治疗[J].中国实用内科杂志,2012,32(9):670-672.

[6] 季敏,陈文华.康复治疗师实训教程[M].上海:上海科学技术出版社,2010.

第二节　心理康复

糖尿病是一种严重危害患者身心健康的慢性心身疾病。负性情绪（negative emotion）又称为负面情绪，包含抑郁、焦虑、紧张、悲伤、痛苦、沮丧、愤怒等。糖尿病患者易出现各类负面情绪，及时有效的心理康复治疗有助于缓解负面情绪和负面因素的影响，改善血糖控制和延缓并发症进展。

一、2型糖尿病心理康复的影响因素

（一）社会因素

卫生习惯、医疗卫生状况、生活条件、居住环境、人口流动、风俗习惯、医疗水平等社会因素在糖尿病的发生、发展过程中起到重要作用。流行病学和回顾性研究均发现糖尿病的发生与生活事件应激有一定关系，糖尿病患者在患病前2年半时间内发生的生活事件和工作经济问题及总频数显著高于正常人群。生活事件强度是糖耐量减低转糖尿病的第一位危险因素，应激性事件的发生频度和强度在糖尿病的发生过程中具有明显作用。社会支持和应对方式对糖耐量减低者的血糖转化也有显著作用。

（二）人格特征

有研究表明糖尿病患者具有内倾型、不稳定型及掩饰型人格特征，这些个性特征与糖代谢紊乱有显著性关联，其特点为压抑、焦虑和刻板、小心谨慎，容易出现负性情绪，从而引起迷走神经兴奋、内分泌变化而导致疾病发生，这种性格缺陷，称之为“糖尿病个性”，主要表现为偏执、固执己见、认识不到自己的缺陷、心理易受挫折、急躁、性情不

稳定，其个性特点可能是心身疾病的危险因素。

（三）情绪因素

糖尿病与负性情绪之间可互相影响。抑郁、焦虑会加重糖尿病的病情，在糖尿病患者的诸多心理问题中，抑郁最为常见。抑郁和高血糖显著相关，高血糖是发生糖尿病长期并发症的危险因素，针对糖尿病患者抑郁症状的治疗很重要，治疗抑郁对血糖控制的长期效果尚需进一步研究。

（四）睡眠障碍

许多糖尿病患者存在睡眠问题睡眠障碍对糖尿病的发生发展起着十分重要的作用，反之，糖尿病也可能对睡眠产生影响。2型糖尿病患者睡眠差的原因可能是并发症引起的身体不适、心理社会因素、血糖水平波动和胰岛素水平下降，糖尿病可导致多个器官受损，从而影响中枢神经系统的神经递质，导致自主神经功能紊乱，进而诱发睡眠障碍，加重抑郁和焦虑的情绪，使糖尿病控制的难度加大。

（五）应对方式与心理防御机制

降低应激或应激反应可改善血糖控制，减少血糖波动，增加胰岛素的效应和利用。焦虑状态与不成熟的防御方式对2型糖尿病患者血糖的控制有不良作用，中间型防御方式有良好作用，成熟防御方式效果最佳，伴明显焦虑症状的糖尿病患者使用躯体化和退缩等不成熟防御机制的得分明显高于不伴有焦虑的糖尿病患者及正常人，说明心理防御机制导致不良情绪和行为。

二、2型糖尿病患者的心理干预

糖尿病的心理干预目的是改变患者不良的认知、情绪和行为等，增强战胜疾病的信心，减少或消除导致患者痛苦的各种紧张因素、消极情绪和异常行为，使患者的精神和躯体状态获得改善而达到治疗的目的。干预方式包括支持性心理治疗、人际治疗、团体治疗、认知行为干预、中医情志护理、聚焦解决模式、糖尿病教育等。

良好的治疗关系是所有治疗的基础，信任是必不可少的，是干预成功的关键。只有信任，患者才能将内心的痛苦向医师倾诉；患者才能接受医师的解释、支持、鼓励；真诚、开明、开放的态度，认真的倾听、准确共情、专业的解释、恰当的言语行为等是建立良好治疗关系的保证。

（一）支持性心理治疗

支持技术包括解释、鼓励、保证、指导、促进环境的改善，原则是提供患者所需要的心理上的支持，包括同情体贴、鼓励安慰、提供处理方法等，协助患者度过困境，应付心理上的挫折，提高糖尿病患者的应对能力，鼓励患者采取较为成熟的适应方式以及帮助患者善用各种社会支持系统资源。支持性心理治疗一般作为其他心理治疗技术的辅助治疗或基础治疗。

1. 认真倾听，稳定情绪　情绪在心理异常中起着核心的作用，调整情绪是必需的，方法如下：适当宣泄不良情绪，让患者静下来，冷静地思考问题；耐心地倾听糖尿病患者的内心感受，给予更多的理解与支持。

2. 接纳现实，面对自我　正确对待糖尿病，才能良好控制病情。面对糖尿病，有的人采取逃避心理，对糖尿病“满不在乎”，不承认、不检查、不治疗、听之任之，只会加重病情的发展；有的人是“过分在乎”，怨天尤人、悲观失望，或者是紧张焦虑，病情得不到有效控制。“既来之，则安之”，糖尿病患者对待糖尿病应该采取敢于接纳现实，面对自我，保持开朗、平静的心态。

3. 调整认知，改变行为　糖尿病初期患者，常常担心自己不能和常人一样生活、工作，心灰意冷、痛不欲生。对此，应通过学习相关知识，让患者主动掌握有关防止或延缓各种糖尿病并发症发生、发展的知识，改变不良认知，了解病情变化及规律，使其认识到目前糖尿病虽然还不能根治，只能做到有效控制，但只要采取积极的治疗措施，保持乐观的心态，提升自己的生活质量，也会享有正常人的寿命和生活质量。

4. 健康教育　加强健康教育知识是减轻糖尿病患者胰岛素抵抗的重要措施之一，通过传播糖尿病相关知识，使患者及亲属正确认识糖尿病的特点，建立合理信念及态度、行为方式，配合医务人员控制好糖尿病及防止并发症的发生和发展。经过健康教育，患者了解糖尿病的同时，也重视了运动、治疗、饮食，空腹胰岛素、空腹血糖、胰岛素敏感指数等得到明显改善。

（二）人际心理治疗

人际心理治疗认为生活事件要么引发或者维持了情感症状，要么是情感症状的结果。人际心理治疗的生活事件也就是人际关系事件。人际心理治疗认为解决患者的人际危机，改善人际功能，将改善患者的社会功能并解除情感症状。

人际心理治疗将人际关系事件划分为4个问题领域：悲哀、人际冲突、角色转换和人际缺陷。人际心理治疗选出1~2个作为治疗的焦点。悲哀是一种复杂的无法释怀的感情，通常是因为一个重要他人（如家庭成员）的去世引起的。要帮助患者接纳这种丧失带来的痛苦情感，建立新的依恋，以取代失去的人际关系。人际冲突是指患者与一个重要他人（如父母、配偶、朋友或同事）之间的冲突，相互间缺乏互惠性的期望。治疗首先要帮助患者确认冲突的存在，然后选择一个行动计划，调整非适应性的交流方式，或者重新评估对双方关系的期望值，或者两者兼顾。角色转换出现在患者无法应付生活改变时，这种改变可能是地理位置或文化环境的变化、生涯改变、一段亲密关系的开始或结束、生病等，治疗主要有4个任务，包括放弃旧角色、表达由角色转换带来的情感、学习新的技巧并寻求新的依恋和支持，确认新角色的积极方面。人际缺陷指患者的社会关系枯竭、不充足或者不能维持有效的人际关系。它在人际心理治疗中应用最少，通常是在患者缺乏生活事件时才选用。治疗将着重于患者过去的人际关系，以及患者与治疗师之间的人际关系，帮助患者改善社会支持内容与社会技能。

人际心理治疗过程一般设置为每周1次，每次50min ~ 1h，共12 ~ 16次，分3个阶段：早期、中期和结束。以16次治疗为例，三阶段安排如下：早期通常是治疗的第1~3次或4次，主要任务有建立治疗师和患者之间的治疗性联盟、回顾和评估症状、完成人际关系调查、赋予患者“病人”角色、将症状和人际关系背景相联系、确认问题领域和治疗焦点等。中期是指治疗的第4~12次，根据人际心理治疗的基本原则采用各种策略解决治疗早期决定的问题领域。结束是指第13~16次，强调治疗的结束，妥当地处理因治疗结束产生的丧失、角色转换等问题，并商讨将来疾病复发的可能性和对策，必要时转向每月一次的维持治疗等。

人际心理治疗可帮助糖尿病患者增进社会支持系统，可改进患者与家庭成员之间的关系，有了家庭的支持、理解、督促，就更有利于患者治疗，尤其是饮食控制方面；

（三）认知行为疗法

认知行为疗法（cognitive behavior treatment，CBT）是一组通过改变不良认知，达到消除不良情绪和行为的短程心理治疗方法，包括心理教育、放松训练、认知疗法、问题解决和行为活化。目前在临床的精神心理领域应用广泛，已有大量证据证实CBT在焦虑、抑郁治疗方面取得良好的效果。研究结果表明，基于认知行为疗法的干预对于改善1型糖尿病或2型糖尿病成年患者的血糖控制和抑郁症状具有效果。相当多的糖尿病患者存在一些不良认知，可通过认知治疗技术来进行分析，鉴别非理性的认知，以家庭作业的方式帮助患者发现和分析自己的认知偏差，同时，强化合理认知，让患者在现实的刺激中选择更理性的方式面对。通过认知行为疗法还有助于增强患者的自我管理效能，帮助患者纠正错误认知和不良习惯，从而发挥其主观能动性，积极配合治疗。

（四）合理情绪疗法

合理情绪疗法以矫正患者的不合理信念、激励适应的合理的信念产生为目标，结合行为矫正技术来改变患者的行为和认知。它的理论基础是心理功能失调的A-B-C理论，A代表个体在环境中所感受的刺激事件（activating events），B代表个体认知领域的观念系统（belief′s system），C代表个体在刺激作用下产生的情绪上、行为上的后果（emotional and behavioral consequences），C并不是A直接导致，而是以B为中介所致。合理情绪疗法就是促使患者认识到自己的不合理信念及这些信念的不良情绪后果，通过修正这些潜在的非理性信念，最终获得理性的生活哲学。

为了矫正糖尿病患者的不合理信念，治疗者扮演一位积极的指导教师的角色，劝说、诱导患者对那些心理失调赖以存在的假设、推理、人生观进行反思，不仅是改变人们处理问题的思维方式，而且包括转变行为方式。

（五）认知疗法

认知疗法以认知模型和情绪障碍的认知模型为基础的，认知系统中分出三类观念：自动思维、中间信念和核心信念，这三者在认知系统中的支配作用的大小、发生改变的难易程度也是依次增加的，它们都会受情境的影响，会不同程度地影响一个人对某种情境或刺激的情绪反应。

自动思维似乎是自发涌现的，可以以语词形式、视觉形式或两种形式同时出现；人们通常对自动思维信以为真而不加思考与评估。核心信念是人们从童年开始形成的对自己、他人及世界的观念中的核心部分。通常人们不能清晰表达，却根深蒂固地认为这些信念是绝对真实和正确的。中间信念是介于核心信念与自动思维之间的信念，核心信念影响着信念中间阶段的发展，中间信念包括态度、规则和假设。

核心信念支配、影响中间信念，自动思维是中间信念的具体表现，是个体认知系统中最浅表的认知。

有两点需要强调：第一，抑郁、焦虑等情绪障碍患者的认知曲解和我们正常人并无本质的差异，只是他们认知曲解的程度更大，认识这一点对形成治疗师与来访者之间的平等协作关系很重要；第二，认知作为情绪反应的中介之一，在发生情绪障碍时起着激发、增强和维持情绪障碍症状的作用，对它们进行干预成了治疗的关键，但情绪障碍并不仅仅是负性想法引起的，而是生物、发育、心理、社会的素质性和诱发性因素相互作用的结果。

（六）行为治疗

行为治疗（behavioral therapy）是以学习理论为基础的一类心理治疗方法，应用学习原则来克服精神和心理障碍。治疗直接针对某一障碍的体征和症状（靶问题），特别强调目前存在的心理问题及其社会人际因素，不太注意过去因素对疾病的影响。首先对患者的病理心理及其有关功能障碍进行行为方面的检查，对环境因素进行分析，然后确定操作性目标，制订干预措施，目的是改善患者的适应功能。常用的行为治疗方法如下。

1. *系统脱敏* 用于治疗焦虑患者。先同患者一起制订一份导致焦虑的境遇等级表，然后在治疗中用习得的放松状态来抑制焦虑反应，这一过程又称交互抑制。包含三个步骤：放松训练，制订等级脱敏表，及两者的配合训练。

系统脱敏适用于典型的恐怖症患者，还可用于治疗许多行为障碍，如口吃、强迫症、心理生理障碍，以及某些性问题等。一般来说，如果能够确定引起焦虑的诱因，而这种焦虑又可引起适应不良性行为的话，就可以采用系统脱敏

2. *暴露疗法*

（1）满灌疗法：满灌疗法是让患者面临能产生强烈焦虑的环境或想象之中，并保持相当时间，不允许逃避，直到心情平静和感到能自制为止，从而消除焦虑和预防条件性回避行为发生。每次治疗1～2h，一般共约5次，很少超过20次。其疗效取决于每次练习时患者是否能坚持，不能坚持到底实际上就等于逃避治疗。

（2）逐级暴露：许多患者拒绝接受满灌疗法，而且它对不能耐受强烈焦虑反应的患者禁忌使用。对于这些患者可用逐级暴露法，由轻到重逐级进入引起焦虑反应的实际生活情境。它与满灌疗法不同，可避免突然发生强烈的焦虑反应，又不像系统脱敏，没有特别的放松训练，且治疗往往是在实际生活环境中进行，而非想象训练。

3. *参与示范* 参与示范是让患者通过模仿，即观察他人的行为和行为后果来学习。例如1型糖尿病患儿害怕肌肉注射胰岛素，可以让他看一个与他相同年龄和性别的、有成功治疗经验的糖尿病患儿如何接受肌肉注射，然后鼓励他按照同样的方式一步一步地做。改良的方法也可用于成人。可以一次长疗程治疗便告结束，也可以制定等级表分几个疗程进行，为了预防症状反复，在等级表的后几项练习中需要延长间歇期反复训练。

4. *厌恶疗法* 在某一行为反应之后紧接着给予一个厌恶刺激（如电击、催吐剂、体罚等），最终会抑制和消除此行为。厌恶疗法常用于治疗酒依赖或药瘾、性欲倒错（如同性恋、恋物癖、窥阴癖等），以及其他冲动性或强迫性行为障碍，也可用于治疗糖尿病患者

暴饮暴食、不喜运动等不良行为。应该注意，给予的厌恶刺激必须足够使患者产生痛苦（不仅是生理上的还有心理上的），且持续时间足够长，否则难以见效。

5. 阳性强化　所谓阳性强化，就是给患者一定的奖赏来强化其适应性行为。常用的如代币法（token economy），一旦患者出现按时监测血糖、按时服药等适切的行为时就可以获得一定数量可以代币的筹码，他可以用这些筹码来换取自己需要的东西或得到一些享受，如看电影和外出游玩等；如果患者出现了不良行为，如暴饮暴食、运动太少等，将被罚扣除或交出筹码。

6. 松弛疗法　是通过一定程式的训练达到精神及躯体上，特别是骨骼肌放松的一种行为治疗方法，具有良好的抗应激效果。常采用的松弛疗法分为渐进性放松、自主训练和静默法，另外还有音乐疗法。临床观察发现，紧张因素对糖代谢控制有一定影响，而松弛疗法使紧张程度降低对糖代谢有控制作用。

7. 生物反馈治疗　是生物反馈疗法与放松疗法相结合的一种心理治疗方法，借助生物反馈仪将人体内各系统、各器官等许多人们在一般情况下不能被感知到的生物活动变化的信息，例如肌电、皮肤电、皮肤温度、血管容积、血压、胃肠pH值和脑电等加以记录处理、放大并转换成为能被人理解的信息，以听觉或视觉的信号显示出来，个体通过对这些反馈信号加以认识和体验，学会有意识地自我调控这些生物活动，达到调整机体功能和防病治病的目的，适用于多种应激和应激有关的疾病。

8. 团体心理治疗　团体心理治疗又称集体心理治疗，是相对于个别心理治疗而言，指的是由1～2位治疗者主持的、以集体为对象的心理治疗。治疗者运用各种技术，并利用集体成员间的相互影响，以达到消除来访者的症状并改善其人格与行为的目的。

团体治疗的特点是让成员在不知不觉中重复表现他们在原本家庭经验里养成的心理反应及行为表现。换句话说，团体治疗的形式使得其成员不自觉地把团体当作自己的原本家庭，重复表现自己年幼时对自己的父母与同胞们的态度及行为。不但可以具体地观察及发觉问题行为的根源，还可以运用现场机会，帮成员去更改与以往经历有关的病态行为。

集体心理治疗以聚会的方式出现，每周可一次，每次时间约1.5～2h，治疗次数可视患者的问题和具体情况而定，一般为6～10次。在治疗期间，集体成员就大家所共同关心的问题进行讨论，观察和分析自己和他人的心理行为与反应、情感体验和人际关系从而使自己的行为得以改善。

集体心理治疗的主要特色在于，集体自然形成一种亲近、合作、相互帮助、相互支持的关系氛围，为每一位患者都提供了一种与其他成员相互作用的机会，使他们尝试以另一种角度来面对生活，通过观察别人的问题而对自己的问题有更深刻的认识，并在别人的帮助下解决自己的问题，这一点在个体心理治疗中是难以做到的。

9. 中医情志护理　中医情志护理是利用情志之间的相互制约作用来调节患者不良心理问题或减轻对疾病治疗不利的负性情绪，也是目前我国临床护理领域常用的心理干预方法之一。经大量研究表明，中医情志护理是一种以中医学理论为基础的心理干预，对改善2型糖尿病具有良好效果，开导解惑法、以情胜情法、移情异性法进行中医情志护理干预，对老年糖尿病伴抑郁症患者具有显著效果，能有效改善抑郁情绪和睡眠质量。

10.聚焦解决模式　聚集解决模式是基于积极心理学出现并发展，其提倡在护理过程中充分尊重患者，并相信患者可利用自身潜能或资源改善临床治疗效果，它是针对患者目前迫切需要解决的问题，相信患者有能力去解决。研究表明聚焦解决模式能够改善患者抑郁症状及糖代谢指标，有利于血糖的达标。

（七）医患沟通

有研究发现，在全科实践中使用最为频繁的“药物”是医生本身，医生开药的方式及患者接受的整个氛围都是有“药效”的。随着社会发展，很多人远离家乡，失去了他们的根与联系，个体变得自立及孤独，遇到挫折及应激，很难求得建议和安慰，由挫折及应激伴随的躯体不适往往求助的是医师，对医师诉苦往往成为最为频繁的出口。我国古代“药王”孙思邈在《大医精诚》的开篇即说到：“凡大医治病，必当安神定志，无欲无求，先发大慈恻隐之心，誓愿普救含灵之苦”。对于医者来说，除了精湛高超的医学技术，对患者的同情、关心和呵护同样重要。

1. 医患关系　狭义的医患关系特指医师与患者之间在诊疗过程中发生的各种关系，这是医患关系最基本的内涵。广义的医患关系是指以医务人员（医师、护士、医技人员等）为主体的群体与以患者为主体的群体之间所建立起来的人际关系，这是近现代所指的医患关系。

在康复过程中，康复对象在躯体疾病的同时常常伴发各种情绪体验，如恐惧、担心、抑郁、愤怒等，因此，理解患者的情绪，及时感知和应对，把握好康复过程中的治疗关系，促进医患关系的和谐发展是促进康复的重要内容。

2. 沟通技能　在医疗工作中，沟通是建立医患关系的第一步，医患沟通是为了实现医疗目的，建立良好的医患关系所进行的特定的人际交流，不仅包含医疗和疾病方面知识的交流，而且包括医患双方在情感上的互动。

医务人员面对的说话对象是非健康状况的患者，医患沟通需要医务人员有人文、心理的理念和技术。作为医患沟通中的主要沟通者，需要通过患者和家属看似简单的语言和行为，领会他们的真实意思，并用合适的言语行为传递给他们，达到有效沟通，因此需要医务人员熟悉和掌握相关的沟通技能。

（1）选择合适的沟通环境：努力创造一个有利于沟通的环境，保护个人隐私是最基本的要求。灯光和温度让人感觉舒适，座位的安排也很考虑。与病床上的患者交谈时，尽量避免居高临下，可以拉一把椅子坐下，这样与患者就在同一高度上了。

（2）提问技术：与患者交谈的目的之一是获得与患者疾病相关的信息，这些信息必须尽量准确、完整、与疾病相关，最明显、最直接的方式就是提问，常用的提问方式分为开放式提问和封闭式提问两种。

开放式提问通常使用“什么”“怎么样”“如何”等词来发问，让患者将他们自己的故事，从而获得大量的信息，一般谈话开始或转移话题时大都采用开放式提问，这样能在有限的时间内获得更多有关的信息，患者会感到更主动而且可以说出他们对疾病的所有担心与忧虑。但是前提是建立在良好的医患关系的基础之上，否则其真实性也许有所保留。

封闭式提问通常使用“是不是”“对不对”“有没有”等词来发问，而回答也是简单的“是”或“否”即可。一般用来收集资料并加以条理化，澄清事实，获得重点，缩小讨论范围。这样所获得的信息局限于所问的问题，谈话由医师控制，医师决定问题的内容。在医患沟通中，封闭式提问与开放式提问相结合才能起到最佳效果，且避免审讯式提问。

（3）倾听技术：倾听时需要用心去听，去理解，去感受对方，并做出积极的反应，但是，主动的、有效的倾听也是最难掌握的技能之一。可能的方法包括：做记录；要求患者重复或澄清没听清或没听懂的内容；通过重复或者总结核实信息的准确性，面对患者时，很重要的一点是要表现出你在专心听，并努力理解患者所讲的内容及其当时的感受。理解患者说过的话对患者来说意味着什么，对语言或非语言做出适当的反应。

（4）解释技术：解释通常是医务人员运用自己所学的医学知识将患者的病情进行解释的过程，好的解释能让患者系统全面地正确看待病情，不然就会导致患者过度紧张或者忽视病情，从而影响康复。对于不同的人群，解释工作也要因人而异，对于文化程度较高的患者，可以解释的深入系统一些；而文化程度低，理解能力有限的，需要采用通俗易懂的语言进行解释，尽量浅显易懂，少用专业术语。

3. 注意事项

（1）要达到有效的沟通，必须明确沟通内容，对于患者而言，他想知道什么，以及他现在的想法是什么，而这些信息的获得需要耐心的倾听。

（2）掌握对方的心理行为特点对于性格及气质迥异的患者，沟通需要有所区别，避免因言语、行为不当而刺激对方，影响下一步的沟通和治疗。

（3）特殊情况的沟通如病情变化较大，需要转诊的患者，则需要深入沟通，确保充分知情，做出合理的引导性建议，对于不冷静的家属，沟通时最好有同行陪伴，必要时有安保人员在场，建立自身安全防范意识。

（郝又国）

参考文献

[1] 杜文东.心理学基础第三版[M].北京:人民卫生出版社,2018.

[2] 高北陵,龚耀先.心理社会因素在糖尿病发生过程中的作用及机理研究[J].中国临床心理学杂志,1997,5(5):134-138.

[3] 王春霞,钱茜,杨承健.聚焦解决模式对老年冠心病合并2型糖尿病患者自我感受负担和负性情绪的影响[J].中华现代护理杂志,2017, 23(29):3708.

[4] Seko Y, King G, Keenan S, et al. Impact of Solution-Focused Coaching Training on Pediatric Rehabilitation Specialists: A longitudinal evaluation study[J]. J Interprof Care,2020,34(4):481-492.

[5] 罗艳红.聚焦解决模式干预2型糖尿病合并抑郁症患者的效果评估[J].中国乡村医药,2018,25(6):67-68.

[6] 江钟立.糖尿病康复[M].北京:人民卫生出版社,2021.

第三章 糖尿病足的康复治疗

糖尿病足是糖尿病患者由于合并神经病变及各种不同程度末梢血管病变而导致下肢感染、溃疡形成和/或深部组织的破坏，是糖尿病最为严重的并发症之一，也是糖尿病患者致残、丧失社会能力，甚至致死的重要原因。

有研究显示，全世界约每30s就有1例糖尿病患者因糖尿病足而截肢。在我国，糖尿病发病率逐年提高，糖尿病足发病率也越来越高，这极大影响了患者自身生活质量和寿命，还给家庭和社会造成沉重负担。造成糖尿病足溃疡的主要原因包括神经病变、血管病变、外伤和足畸形，其次包括关节活动度受限、肌无力、平衡失调、姿势和步态改变也可以导致足底压力的异常，进而出现足部溃疡。

第一节 糖尿病足的预防与康复

糖尿病足具有发病率高、死亡率高及治疗费昂贵的特点。有研究报道，糖尿病足溃疡已治愈的患者第1年再发溃疡率高达30%～40%。预防糖尿病足的发生、再发生可以减少糖尿病足患者人数，减少社会经济负担。

一、国际糖尿病足工作组（WGDF）定义的危险因素

并非所有糖尿病患者都有溃疡风险，主要危险因素包括：保护性感觉丧失，周围动脉病变和足部畸形。此外，足部溃疡和任何水平的下肢截肢史进一步增加了患溃疡的风险。WGDF将有风险的患者定义为没有活动性足溃疡但至少具有保护性感觉丧失或周围动脉病变的糖尿病患者。用于足部溃疡风险分级的IWGDF系统见表4-3-1-1。如果患者没有危险因素，则足溃疡的发生率非常低。因此，该指南仅包括专门针对高危患者预防足溃疡的干预措施。

预防足溃疡的各种干预措施既可用于临床实践，也可用于科学研究。我们确定了预防的5个关键要素：

1.确定有风险的足；

2.定期观察及检查有风险的足；

3.对患者、家庭成员和医务人员进行教育；

4.确保穿着合适的鞋具(鞋、鞋垫、袜等)；

5.治疗溃疡的危险因素。

综合足部护理是这5个要素的组合，也是该指南中强调的第6个要素。

表4-3-1-1　IWGPF风险分级系统和相应的足部筛查和检查频率

类别	溃疡风险	特点	检查频率
0	极低危	无感觉神经病变，无周围血管病变	每年1次
1	低危	有感觉神经病变或周围血管病变	6～12个月1次
2	中危	感觉神经病变和周围血管病变两者都有 感觉神经病变+足部畸形 周围血管病变+足部畸形	3～6个月1次
3	高危	有感觉神经病变或周围血管病变 加以下任何一项： 1.足溃疡病史 2.下肢截肢史 3.晚期肾脏疾病	1～3个月1次

二、预防措施及方法

针对有足溃疡风险的糖尿病患者实施预防性医疗及护理，能有效减少糖尿病足发病率、感染率及下肢截肢的风险，并降低经济负担。虽然足溃疡的预防没有引起临床医师和研究人员的极大关注，但这是预防糖尿病患足发病率和病死率的最佳方法。遵循指南中的预防性治疗推荐意见将有助于医务人员和团队为有足溃疡风险的糖尿病患者提供更好的护理。以下为指南总结的六个预防措施及方法。

（一）识别高危足　对极低危足部溃疡风险的糖尿病患者（IWGDF风险0级）每年检查一次，以了解他们是否有周围神经病变和外周血管病变的症状和体征，并确定他们足部溃疡的风险是否增加。

预防足溃疡就需要识别有足溃疡风险的患者，推荐对未合并其他危险因素（IWGDF风险0级）的所有糖尿病患者进行年度足部筛查，以确定有风险的患者，特别是合并有糖尿病周围神经病变引起的保护性感觉丧失和合并有外周血管病变症状或体征的患者。足部筛查应由经过充分培训的医务人员进行。可以用10g尼龙单丝评估保护性感觉丧失。如果没有10g尼龙单丝。测定振动感觉也可以预测足部溃疡的风险，如果单丝测试的结果不显示保护性感觉丧失，建议用音叉或生物测量仪/神经测量仪进行筛查。

（二）风险足的正确筛查　针对有足部溃疡风险（IWGDF风险1～3级）的糖尿病患者进行检查：有足部溃疡或下肢截肢史；终末期肾病；足部畸形的存在或进展；关节活动受限；大量鸡眼或胼胝；足部有任何溃疡前的征兆。IWGDF风险1级的患者每6～12个月重复一次筛查；风险2级者每3～6个月重复一次筛查；风险3级者每1～3个月重复一次筛查。

当糖尿病患者合并保护性感觉丧失或外周血管病变时，需要更广泛和更频繁的足部检查，因为足溃疡的风险更高。对于这些患者，检查应包括详细的足部溃疡史、下肢截肢史和确定终末期肾病的诊断。体检时要检查足部是否存在畸形、胼胝和溃疡前体征，如水疱、干裂和出血，关节活动受限。既往足部溃疡或截肢史是发生新溃疡的重要预测因素。足部畸形、鸡眼和胼胝、溃疡前体征和关节活动受限也可能会增加足部溃疡的风险，并且是接受治疗的重要决定因素。

足病高危因素包括：独居；难以获得医疗保健和经济困难；足痛（步行或休息）；麻木或跛行。同时还应检查是否存在鞋子不合适、缺乏鞋袜或鞋袜选择不当；足部的肤色、皮温异常或水肿；足部卫生差，例如趾甲修剪不当，足部未清洗，浅表真菌感染或穿不洁袜子；可能妨碍足部自我护理的身体限制（例如视力不佳、肥胖）；缺乏足部护理知识。缺乏鞋子或者鞋子不合适可能是发生溃疡的原因，卫生条件差可能反映了不良的自我护理。在确定这些可改变的危险因素后，适当的干预可能会降低足病风险。筛查期间发现的足部溃疡应根据IWGDF其指南中列出的原则进行治疗。

一个人的风险状况可能会随着时间变化而改变，因此需要持续监控。以上筛查频率有助于指导此类监测。如果发现风险状况发生变化，则应相应调整筛查频率。随着个体的糖尿病进程发展，危险性可能升级。（手术）干预后风险可能降低，因为干预可能使足部结构正常化或下肢血流量得到改善。

此外，对于长期患保护性感觉丧失的患者，不需要在每次筛查时重复评估保护性感觉丧失。频繁筛查的目的是早期识别可增加足溃疡发生机会的危险因素，然后应该提供适当的预防性足部护理。筛查都可以在不需要侵入性干预的情况下完成，还可以向患者提供教育、咨询的机会，有助于提高对糖尿病足的认识。

（三）对患者及其家属和医疗保健提供者进行培训

1.足部自我保健　指导有足部溃疡风险的糖尿病患者（IWGDF风险1～3级）无论是在室内还是室外都要保护足部：不要赤足走路，不要仅穿着袜子、穿着任何其他开放式鞋具或穿着薄底拖鞋行走，以免受到高机械应力以及外部物理创伤，因为两者都可能导致足部溃疡。鼓励和提醒有足部溃疡风险的糖尿病患者（IWGDF风险1～3级）积极主动遵循如下专业的指导：每天检查双足的整个表面和将要穿的鞋子的内部；每天洗脚（仔细擦干，尤其是足趾之间）；使用润肤剂润滑干燥的皮肤；呈水平状修剪趾甲；避免使用化学试剂、膏药或任何其他技术来去除胼胝或鸡眼。

2.提供有关足部自我护理的常规化教育　为有足部溃疡风险的糖尿病患者（IWGDF风险1～3级）提供有关足部自我护理以预防足部溃疡的常规化教育。

常规化教育被认为是预防足溃疡措施的重要组成部分，有足部溃疡风险的糖尿病患者需要了解自己的疾病才能进行足部自我护理。常规化教育被定义为以常规化方式提供给患者的任何教育方式，包括多种形式，例如一对一的口头教育、随机访谈、教育小组会议、视频教育、发放小册子、软件、测验以及通过动画或描述性图像进行的图片教育。教育应着眼于提高患者的足部护理知识水平和改善足部护理行为。

常规性足部护理教育应包括以下方面的内容：足溃疡及其后果；预防性的足部自我保健行为；穿着有足够防护作用的鞋具；定期进行足部检查；保证适当的足部卫生；确定有足部问题后及时寻求专业人士的帮助。同时常规化教育应该适应文化背景、考虑到性别差异，并与患者的健康素养和个人情况保持一致。

3.患者足部自我管理　指导有中度或高度足部溃疡风险的糖尿病患者（IWGDF风险

2～3级）每天一次自我监测足部皮肤温度，以确定有无足部炎症的任何早期迹象，并帮助预防首次或复发性足底溃疡。如果连续2天双足相似区域之间的温差超过阈值，则指导患者减少站立及行走活动，并咨询经过充分培训的医务人员以进一步诊断和治疗。

足部自我管理不同于足部自我护理，因为它涉及专门用于预防溃疡的更先进的干预措施，例如家庭监测工具、社区护理和远程医疗。自我管理可以包括许多干预，其中家庭监测足部皮肤温度尤为关键。家庭监测足部温度是一种易于使用且相对便宜的方法，推荐使用简便的红外线温度计对足底皮肤温度每天进行一次家庭监测，并在连续2天发现温度升高时结合随后的预防措施，比普通措施预防高危风险患者发生足溃疡（IWGDF风险2～3级）更有效。

4.确保日常穿着合适的鞋子　应指导有中度足溃疡风险的糖尿病患者（IWGDF风险2级）或非足底的溃疡已经愈合的患者（IWGDF风险3级）穿着适合足部形状的治疗鞋，以适当地减少足底压力，并有助于预防足溃疡。当出现足部畸形或溃疡前迹象时，请考虑开具处方定制鞋具、鞋垫或足趾矫形器。考虑采用矫形器干预措施，例如足趾硅胶或（半）固定的矫形器，以帮助有严重足底胼胝的糖尿病患者减少患足溃疡的风险。对于足底溃疡愈合（IWGDF风险3级）的糖尿病患者，给予能在步行过程中明显缓解足底压力的治疗鞋具，以帮助预防复发性足底溃疡；并鼓励患者坚持穿着这种鞋具。

高足底压力是足部溃疡的重要独立危险因素，应予以避免。由于合并保护性感觉丧失的糖尿病患者无法充分判断鞋子的适合性，因此应由经过适当培训的专业人员对鞋子进行评估。应该在下午或晚上，采用站立姿势去评估患者足与鞋具的适合度。为了减少鸡眼和胼胝及由此而增加的足部相关部位的压力，具有溃疡风险的患者（IWGDF风险1～3级）除了治疗鞋之外，还可以联合应用足趾硅胶和（半）固定的矫形器或毡状泡沫。

而对于中度或高度足部溃疡风险的患者（IWGDF风险2～3级）往往丧失疼痛或压力的感受能力，并且可能无法充分判断他们鞋子的适合度或足的压力水平。考虑到溃疡风险的增加，患者鞋子的合脚程度、能否保护和适应足部的形状是非常重要的，这包括鞋子要有足够的长度、宽度和深度。必要时需要定制鞋具、鞋垫或足趾矫形器，这种鞋可以减少行走时的足底压力。对于足底溃疡愈合的患者（IWGDF风险3级），需要治疗性鞋具降低足底高风险区域的压力，包括之前的溃疡部位。通过应用现代科学的制作工艺制作合适的鞋具（处方鞋），可以有效地为足部减轻负担。

5.治疗溃疡的危险因素

1）治疗足部的危险因素或溃疡前体征：诸如足部胼胝、嵌甲、足部真菌感染、足部水疱、皲裂或出血等足溃前征象，应给予有效预防措施，来预防足部溃疡。这些征象需要经过适当培训的医务人员立即治疗。治疗方法：去除鸡眼和胼胝；保护水疱并在必要时穿刺排干水疱液；治疗皲裂；处理向内生长或增厚的趾甲；治疗皮肤出血；规范的抗真菌治疗。

2）外科手术干预：对于趾关节背侧、趾末端有严重胼胝或溃疡的非僵直的锤状趾患者，若经非手术治疗效果不满意，可考虑在活动性溃疡愈合后，采用趾长屈肌腱切开术纠正畸形以预防初发足溃疡或复发性足溃疡。对于反复发生跖前侧足溃疡的糖尿病患者，若经非手术治疗未能治愈，可在活动性溃疡愈合后，考虑跟腱延长、关节置换、单个或全部跖骨头切除、跖趾关节成形术或截骨术，帮助防止前足溃疡复发。有研究表明，与非手术方法治疗相比，趾长屈肌腱切开术可以降低初期溃疡难以愈合的患者患复发性足底溃疡的风险。趾长屈肌腱切开术还可以降低趾尖或趾甲变厚的鸡眼和胼胝处发生溃疡的风险。

3）与足部有关的锻炼和负重活动：建议有低或中度足部溃疡风险（IWGDF风险1或2级）的糖尿病患者进行足部相关的运动包括伸展和加强足部、足踝肌肉组织，以及诸如平衡和步态练习之类的功能练习，目的是减少溃疡发生的危险因素，即降低峰值压力和增加足部和足踝的活动，以改善神经病变症状。适度增加与步行相关的日常负重活动(即每天多走1000步)。建议其在进行负重活动时穿合适的鞋子，并经常监测皮肤有无溃疡前征象或破损。

（6）综合足部护理：为有足溃疡高风险（IWGDF风险3级）的糖尿病患者提供综合足部护理，以帮助预防复发性足部溃疡。这种综合足部护理包括专业的足部护理、足够的鞋具和有关自我护理的常规化教育。如有必要，重复此足部护理或每隔1~3个月重新评估一次。

综合足部护理应被定义为一种干预，患者的足部护理应由经过充分培训的医护人员，提供专业足部护理、治疗危险因素和溃疡前征象、进行有关足部自我护理的常规化教育、提供足够合适的鞋具。应定期检查患者的足。综合足部护理可进一步包括足部自我管理、接受手术治疗以及足部相关的锻炼和负重活动。自我管理和外科手术干预也可以对预防溃疡起作用，因此完整的综合方法也应该包括这些内容。

三、案例分析(一)

【案例1】张某某，男，60岁，工人，主诉“发现血糖升高12年，左足第1足趾溃烂2个月”入院。12年前患者因乏力在当地医院检查发现血糖升高，诊断为“2型糖尿病”，目前患者使用“门冬胰岛素30注射液25U/早餐前、20U/晚餐前皮下注射”，空腹血糖控制在10~13mmol/L，餐后血糖控制在12~18mmol/L。2018年3月患者不慎划破左足第1足趾，随后出现足部溃烂、红肿、恶臭、麻木、疼痛明显，并于当地医院住院输液抗感染、降糖治疗，足部症状未见明显好转。既往有高血压病史3年。长期服用降压、抗凝、稳定斑块等药物治疗。平素有吸烟嗜好20年。

查体：体温37.8℃，血压130/70mmHg，BMI 21kg/m^2，两肺呼吸音清，心率78次/min，律齐，未闻及明显干湿性啰音。左下肢轻度水肿，双足足背动脉搏动减弱，左足背红肿，左足第1足趾溃烂，存在坏死组织及渗出，压痛（+）。

实验室检查：血常规：白细胞计数1.6×10^9/L，中性粒细胞82%，血红蛋白110g/L，余(–)。生化：尿素氮10.4mmol/L，肌酐78μmol/L，空腹血糖11.7mmol/L，白蛋白25g/L，C反应蛋白101mg/L。心电图示未见明显异常。X线：左足糖尿病足。MRI：左足第1趾骨骨髓炎。肌电图：双下肢的运动神经及感觉神经都存在传导减慢。

诊断：糖尿病足（Texas 3D，左侧）；2型糖尿病合并周围血管病变；2型糖尿病合并周围神经病变；高血压。

（一）康复评定

1.全身状态评定

（1）中年男性，因外伤后出现糖尿病足感染。

（2）精神焦虑，紧张恐惧，悲观失望。

（3）家庭经济条件一般。

（4）既往有吸烟嗜好。

（5）血常规：白细胞计数1.6×10^9/L、中性粒细胞80%，血红蛋白110g/L，余（-）。生化：尿素氮10.4mmol/L，肌酐78μmol/L，空腹血糖10.7mmol/L，白蛋白25g/L，C反应蛋白101mg/L。血沉45mm/h。心电图示未见明显异常。X线：左足糖尿病足。MRI：左足第1趾骨骨髓炎。肌电图：双下肢的运动神经和感觉神经速度都减慢。

2. 功能障碍评估

（1）足部存在感染。

（2）足部存在神经、血管病变。

（3）心理障碍：糖尿病治疗时间长，并发症多，术前及术后均需要长期监测血糖，皮下注射胰岛素，足部感染在当地医院治疗效果欠佳，经费高，使患者丧失信心，出现了紧张、焦虑情绪。

3. 足部评定

（1）足部神经检查：压力觉检查提示保护性皮肤感觉异常；振动觉检查提示异常；触觉异常；跟腱反射存在；肌电图提示感觉及运动神经纤维传导异常。

（2）足部血管病变：ABI左侧足背1.0，胫后1.1；TBI>0.75；经皮氧分压73mmHg；B超提示双下肢动脉硬化斑块。

（3）足部合并感染：脓性渗出或局部红肿热痛等典型表现及发热、白细胞升高、血沉加快、CRP升高；按Wagner分级法为糖尿病足3级，按Texas分级法为糖尿病足（Texas 3D，左侧）。

4. 疼痛评定　VAS 4分。

5. 足底压力评定　左足第1跖骨头压力异常增高。

6.ADL评定　65分。

（二）康复处方

1. 全身基础疾病治疗　①糖尿病饮食，高蛋白低脂饮食。②戒烟限酒。③每日监测末梢血糖7次，随时调整胰岛素剂量，控制血糖在＜10mmol/L以内，尿酮体（-）。④血压≤130/80mmHg。⑤使用足部分泌物敏感的抗生素抗感染治疗。⑥足部清创切开引流，加强换药。⑦静滴白蛋白纠正低蛋白血症，增加含铁食物摄入，待低蛋白血症、贫血基本纠正，则严格按2型糖尿病饮食治疗。⑧针对糖尿病血管、神经治疗：活血化瘀、营养神经等治疗。

2. 心理治疗　积极和患者交流，鼓励患者，增强患者战胜疾病的信心，消除其顾虑；多安慰、多鼓励、适时疏导，使患者心态稳定，配合治疗；鼓励患者多与家人、朋友及其他患者沟通，如实表达内心需求，培养并保持健康向上的心态；深入浅出地给患者介绍疾病知识，指导其科学用药，合理控制饮食，戒烟酒，建立良好的健康行为。

3.物理因子治疗　使用超短波治疗、紫外线治疗、气血循环仪治疗来控制感染、促进糖尿病足溃疡愈合；足部疼痛可使用超短波、低中频电治疗、镇痛药物口服。

4.运动治疗　嘱患者每日适当做小腿和足部运动30～60min，平时抬高患肢，以利血液回流，可以改善下肢血液循环。

5.足底减压　行足底压力测定，配合适当的减压鞋垫甚至矫形鞋，预防由于压力不均引起的足部胼胝及溃疡。

四、案例分析（二）

【案例2】孙某，男，65岁，工人，主诉"发现血糖升高20年，右足小趾截肢半年"入院，20年前患者体检发现血糖升高，目前患者使用"甘精胰岛素注射液8U皮下注射1次/晚，门冬胰岛素注射液5U/早餐前、4U/午餐前、4U/晚餐前皮下注射"，空腹血糖控制在7～9mmol/L，餐后血糖控制在10～15mmol/L。2019年7月患者穿着凉拖鞋时右足小趾的皮肤被蹭破后未予重视，随后出现右足小趾溃烂、变黑、恶臭明显，并于当地医院住院治疗，12月底于当地医院在全麻下行右足小趾截肢术，术程顺利。目前患者行走基本无功能障碍，时有幻肢痛。既往有高血压病史10年，脑梗死病史5年，糖尿病性周围血管病变病史10年，长期服用降压、抗凝、稳定斑块等药物治疗。

查体：血压140/70mmHg，两肺呼吸音清，心率80次/min，律齐，右足小趾缺如，切口愈合良好，有瘢痕组织，压痛（-），未发生肌肉萎缩及关节僵硬。

实验室检查：血常规：白细胞计数1.1×10^9/L、血红蛋白110g/L，余（-）。生化：尿素10.4mmol/L，肌酐98μmol/L，空腹血糖9.8mmol/L，白蛋白27g/L。心电图示未见明显异常。肌电图：双下肢的运动和感觉都传导减慢。

诊断：右足小趾截肢术后；2型糖尿病合并周围血管病变；2型糖尿病合并周围神经病变；高血压；脑梗死后遗症。

（一）康复评定

1.全身状态评定

（1）高龄男性，因糖尿病足感染行右足小趾截肢术。

（2）精神欠佳，紧张恐惧、焦虑。

（3）退休工人，家庭经济条件一般。

（4）除患有高血压、脑梗死疾病外，其他肢体状况尚可。

（5）空腹血糖9.8mmol/L，肌电图示双下肢的运动和感觉都传导减慢。

2.障碍评估

（1）右足小趾截肢后的功能障碍：目前暂不影响站立、平衡及行走。

（2）心理障碍：糖尿病治疗时间长，并发症多，术前及术后均需要长期监测血糖，皮下注射胰岛素，使患者丧失信心，出现紧张恐惧、焦虑。

3.残肢评定　皮肤无感染、溃疡、窦道以及骨残端粘连的瘢痕；无残端畸形；残端无神经瘤；其余各关节活动度正常；时有幻肢痛，VAS 5分。

4. *足部溃疡风险分级*　IWGDF风险3级。

（二）康复处方

1. *全身基础疾病治疗*

（1）糖尿病饮食，高蛋白饮食。

（2）戒烟限酒。

（3）术后3天内每日监测末梢血糖5次，随时调整胰岛素剂量，控制血糖在 < 10mmol/L，尿酮体（-）。

（4）降压治疗：血压 < 130/80mmHg。

（5）静滴白蛋白纠正低蛋白血症，增加含铁食物摄入，待低蛋白血症、贫血基本纠正，则严格按2型糖尿病饮食治疗。

（6）针对糖尿病血管、神经治疗：活血化瘀、营养神经等治疗。

2. *心理治疗*　引导患者正视截肢的重要性和必要性，使患者顺利渡过震惊、回避、承认和适应这一心理期，鼓励患者要有战胜疾病的信心，乐观和坚强的回归社会中去。

3. *运动疗法*

（1）保持关节活动度训练，以主动和被动关节运动疗法为主，以保持截肢以外其余关节的活动度。

（2）增加肌力，主动肌力锻炼，术后6h即开始肌肉训练，以等长收缩为主，每日3 ~ 4次，每次10 ~ 20min。

（3）保持合理的残肢体位，抬高患肢以防水肿。

4. *作业疗法*

（1）使用适合的鞋具；配合适当的减压鞋垫甚至矫形鞋。

（2）步行训练：如平行杠内的步行训练、杠外步行训练及室外步行训练等。

5. *物理因子*　治疗推拿按摩改善循环，促进瘢痕软化成熟；患肢痛可使用超短波、低中频电治疗和镇静、营养神经药物治疗。

6. *预防宣教及护理*　行足底压力测定，预防由于压力不均引起的足部胼胝及溃疡；教会患者进行自我检查和检测足部皮肤的基本状态。每隔1 ~ 3个月到社区由专业医护人员重新评估一次足部。

（朱燕）

参考文献

[1] 徐俊. 2019版国际糖尿病足工作组糖尿病足预防与处理指南介绍及糖尿病足感染指南解读[J]. 足踝外科电子杂志, 2019,6(02):19-22.

[2] 杨川.《国际糖尿病足工作组糖尿病足的预防指南》要点选译[J]. 糖尿病天地(临床), 2015,9(10):498-502.

第二节 糖尿病足的康复评定与治疗

糖尿病足从发生到发展，乃至最终结局的整个周期，都需要给予科学、系统的康复评定及康复治疗干预。

一、糖尿病足特征

（一）功能障碍

糖尿病足是由于患者的血糖长期控制不良等原因，导致微血管及大、中、小血管狭窄、闭塞、血流障碍而使足部神经细胞缺血，继而感觉神经、运动神经、自主神经损伤所引起的足部病变。表现为足部发凉麻木，出现肿胀、发紫、感觉尖锐、疼痛、溃疡及坏疽，伤口愈合很慢，有时甚至无法愈合而截肢。

1.神经病变大部分的2型糖尿病患者均并发有周围神经病变，是糖尿病足溃疡发展的最重要危险因素之一。涉及运动、感觉及自主神经。感觉神经病变可导致感觉迟钝，足部易受压力、机械及热损伤；运动神经病变可导致足部生物力学改变，从而导致解剖结构的变异，引起足畸形、关节活动性受限和足部负荷的改变。临床表现为下肢感觉异常（下肢麻木感及不规则刺痛感，夜间更为多见，下肢皮肤温觉、触觉、深部振动觉不同程度减退等）、皮肤营养性改变（下肢皮肤的干燥、脱屑、皮肤弹性减退、皮下脂肪层减少、皮肤色素沉着等）、足部畸形（渐进性负重关节破坏性病变、爪形趾、锤状趾、平衡失调、步态改变等）。

2.缺血病变约5%的糖尿病患者在确诊1年内即有下肢周围血管病变症状，超过23%的糖尿病患者在随访12年中逐渐发生下肢周围血管病变。障碍表现为下肢麻木不适、间歇性跛行、静息痛及肢端皮温下降甚至溃疡或坏死。常见于足背外侧、足趾尖部或足跟部，局部感觉正常，但皮肤温度低，触诊股、腘、足背和胫后动脉搏动明显减弱或消失。

3.感染的发生与截肢的概率密切相关，尤其对于合并外周血管病变的患者。涉及软组织感染以及骨髓炎，临床表现为溃疡、渗出、红肿、恶臭等，严重者全身症状可出现畏寒、发热、白细胞升高、血沉加快、CRP升高等。感染多在溃疡的基础上发生，少数可不伴有溃疡。糖尿病足感染的程度和范围是影响预后的重要因素，大范围的感染和明显的全身炎症反应多预示极高的截肢风险和死亡率。

（二）心理障碍

由于糖尿病足病情重，病程长，疼痛较剧，治疗极其困难，费用高，大大影响患者自身生活质量及寿命，还给家庭和社会造成沉重负担，因此也容易引起不同的心理问题。焦虑、易怒等情绪改变会导致交感神经兴奋，使之释放大量的儿茶酚胺和去甲肾上腺素，全身微血管小动脉收缩，胰高血糖素释放增加，血糖升高，从而增加病情。因此，健康良好的心理对糖尿病足患者的治疗及康复起到重要作用。糖尿病足的心理障碍特征表现为：焦虑、恐惧、抑郁、厌世抗拒、悲观失望、盲目乐观等。

二、康复评定

包含全身状态评定、足部病因评定、足底压力评定、疼痛评定、日常生活活动能力评定、心理评定。

（一）全身状态评定

1.一般情况的评定

（1）一般情况：包括患者的年龄、性别、伤口处理、全身营养状况、血糖、血压、血常规等指标。比如，存在足部感染的患者一般会出现血红蛋白、白蛋白降低，而白细胞计数、红细胞沉降率、C反应蛋白、尿素升高。

（2）是否伴有其他系统的疾病：如是否合并心脑血管疾病、神经精神性疾病、骨骼肌肉疾病等。

（3）是否伴有其他肢体功能障碍：对已经存在一侧下肢截肢患者的行走功能问题的评估及足部压力问题等。

2.心理状况　糖尿病足患者的病情重、预后差、经费高对患者心理产生一定的影响，另外糖尿病足患者常合并脑血管疾病也会影响到认知功能。因此临床神经心理学评定分为以下两个方面：

（1）认知功能障碍的评定：需进行注意力障碍评定、记忆力障碍评定、知觉障碍评定、执行功能障碍等方面的评定。

（2）情绪-情感障碍的评定：糖尿病足患者会发生情绪-情感障碍，需对患者进行抑郁、焦虑评定。可使用抑郁自评量表（SDS）、焦虑自评量表（SAS）进行评估，能全面、准确、迅速地反映受试者的抑郁状态、焦虑倾向及症状的严重程度。

3.其他家庭背景、学历、工作情况和经济状况等

（二）足部评定

简单的足部检查：每天检查患者双足1次，注意观察患者皮肤颜色、趾端毛细血管反应、皮肤温度的变化、足背动脉弹性及搏动强弱。了解足部有无感疼痛及感觉麻木等变化，观察有无擦伤、水疱、红肿、皲裂等损伤。

1.周围神经病变的评定　包括压力觉、振动觉、踝反射、温度觉、针刺痛觉和肌电图检查（见第二篇第四章第二节“三、糖尿病神经病变”）、“高危足”评估（见第二篇第四章第二节“六、糖尿病足病筛查与评估”）等。

2.血管病变的评定

（1）踝肱指数（ankle branchial index，ABI）：ABI是用多普勒血管检测仪检测的血管数据，是踝动脉肱动脉收缩压的比值，见表4-3-2-1。

（2）趾肱指数（toe branchial index，TBI）：TBI是用多普勒血管检测仪检测的血管数据，一般认为TBI＞0.75为正常，TBI＜0.25则代表重度下肢肢体缺血（critical limb ischemia,CLI）。静息痛患者趾压＜30mmHg可诊断合并CLI，有溃疡或坏疽的患者趾压＜

50mmHg，即可认为合并CLI。TBI同样存在类似ABI的缺陷，即其判断标准在糖尿病足患者中的可靠性较低。一般将糖尿病足患者趾压＜50mmHg作为初步判断合并CLI的临界值。

表4-3-2-1　根据ABI数值评估动脉病变严重程度

动脉病变的严重程度	ABI值
正常	1.00～1.30
临界状态	0.91～0.99
下肢动脉病变	≤0.90
轻度	0.70～0.90
中度	＞0.40～0.70
重度	≤0.40

（3）指/趾氧饱和度指数（toe/finger saturation index，TFI）：同侧脚趾血氧饱和度与同侧手拇指血氧饱和度之比；TFI＜0.9表明趾存在一定程度的缺血。TFI受诸多因素影响，还有待进一步完善其他相关检查。

（4）影像学检查：如血管超声、CTA、DSA等评估血管病变的解剖位置、形态及范围，进而可对血管病变的治疗方案进行决策。其中CTA目前仍是血管成像的“金标准”。

3.评价组织灌注情况

（1）经皮氧分压（transcutaneous oxygen pressure，$TcPO_2$）：见第二篇第四章第二节“五、糖尿病下肢动脉病变筛查与评估”。

（2）皮肤灌注压（skin perfusion pressure，SPP）：高光谱组织氧合测量SPP也是一种评估微循环的检查方法，还可用于足部溃疡的预后。检测SPP需采用激光多普勒技术，其测量值代表恢复微循环及毛细血管血流需要达到的血压，其临界值为30mmHg，但预测溃疡愈合的准确性比$TcPO_2$低。SPP也为预测溃疡愈合的方法，可判断糖尿病足的微循环异常。

4.溃疡及感染的评估及分级　一般需要考虑溃疡面积及累及组织深度、合并感染及组织坏死情况，目前常用Wagner分级（表4-3-2-2）、糖尿病足的Texas分级（表4-3-2-3）。

表4-3-2-2　糖尿病足的Wagner分级法

Wagner分级	临床表现
0级	无溃疡，但有危险因素，
1级	足部表浅溃疡，无感染征象，突出表现为神经性溃疡
2级	较深溃疡，常合并软组织感染，无骨髓炎或深部脓肿
3级	深部溃疡，有脓肿或骨髓炎
4级	局限性坏疽（趾、足跟或前足背），其特征为缺血性坏疽，通常合并神经病变
5级	全足坏疽

糖尿病足感染以局部炎症的症状、体征为基础，出现脓性渗出物或局部红肿热痛等典型表现及发热、白细胞升高、血沉加快、CRP升高的系统症状等即可作出诊断。

（三）疼痛评定

表4-3-2-3　糖尿病足的Texas分级法

Texas分级及分期	临床特征
分级	
0级	足部溃疡史
1级	表浅溃疡
2级	溃疡累及肌腱
3级	溃疡累及骨和关节
分期	
A期	无感染和缺血
B期	合并感染
C期	合并缺血
D期	感染和缺血并存

疼痛评定是指在疼痛治疗前及过程中利用一定的方法测定和评价患者的疼痛强度及性质等。目的准确地确定疼痛特征，为选用恰当的治疗方法及药物提供依据；治疗过程中，随时监测疼痛程度的变化，及时调整治疗方案；用定量的方法判断治疗效果，通过疼痛定量可以说明治疗后疼痛缓解的过程和变化特点。量化评定疼痛的方法有视觉模拟评分法（visual analogue scale, VAS）、语言分级评分法（verbal rating scales, VRS）。

1. 视觉模拟评分法(VAS)　见图4-3-2-1。VAS是目前临床上最为常用的评定方法，也称11点评分法，方法为画一长度10cm直线，线上不作标记、数字或词语，以免影响评估结果。0处表示无痛，10cm处表示极痛，让患者在线上最能反映自己疼痛程度之处划一交叉线标示出其疼痛程。

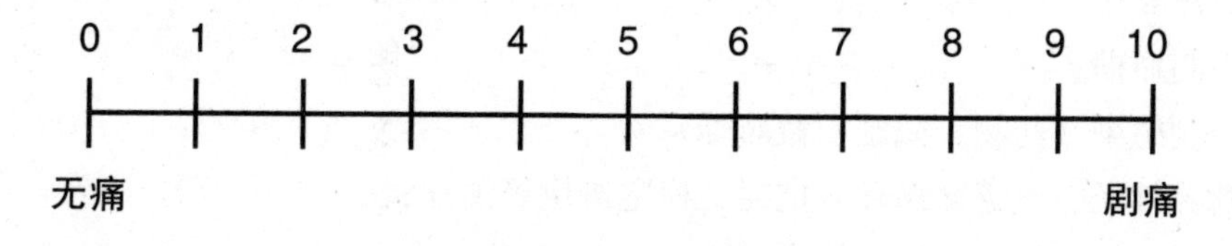

图4-3-2-1　VAS评定

注：VAS疼痛评分标准（0～10分）：0分：无痛；　3分以下：有轻微的疼痛，能忍受；　4～6分：患者疼痛并影响睡眠，尚能忍受；7～10分：患者有渐强烈的疼痛，疼痛难忍，影响食欲，影响睡眠

2. 语言分级评分法(VRS法)：将疼痛划分为4级：1级无痛，2级轻微疼痛，3级中度疼痛，4级剧烈疼痛。

0级：无疼痛。

Ⅰ级(轻度)：有疼痛但可忍受，生活正常，睡眠无干扰。

Ⅱ级(中度)：疼痛明显，不能忍受，要求服用镇痛药物，睡眠受干扰。

Ⅲ级(重度)：疼痛剧烈，不能忍受，需用镇痛药物，睡眠受严重干扰可伴自主神经紊乱或被动体位。

（四）足底压力评定

国内外研究均发现糖尿病足足底压力高于正常足。糖尿病足底压力异常增高与足溃疡的发生发展密切相关。对于正常成人足底压力的分布，国内外多项研究发现在静态状况下，足部瞬间/峰值压力分布结果为：足跟＞第2跖骨头＞第3～4跖骨头＞第1跖骨头＞第5跖骨头＞踇趾＞中足＞第2～3趾＞第4～5趾。而糖尿病患者足底各部位的压力分布会发生改变，其中压力最大的部位在第2跖骨头，其次是足跟及第1跖骨头。然而人体在行走时不仅受到垂直方向的足底压力，还承受着前后方向及内外侧方向的剪切力，因此这3个方向的力对于足底组织损伤乃至溃疡的形成都不可忽视。常用足底压力的评估方法有：①静态足底压力测定技术：足印法、直径形象化技术、测力板技术等；②动态足底压力测定法：鞋外-压力平板技术；鞋内（可穿戴式）——电阻式压力传感器、压电式压力薄膜。

（五）日常生活活动能力评定

日常生活活动（activities of daily living, ADL）是指人们为了维持生存及适应生存环境而每天必须反复进行的、最基本的、最具有共性的生活活动，包括衣、食、住、行及个人卫生等，又分为基础性和工具性日常生活活动。评定方法：量表法，可采取直接观察法或间接评定法。常用的评定量表为改良Barthel指数（见本篇第一章第三节表4-1-3-1）等。

三、康复处方

（一）原则

控制血糖，控制感染，纠正各种代谢紊乱，提高生活质量，降低患者的致残率和病死率。

（二）内容及方法

1.内外科治疗

（1）控制血糖；

（2）控制感染（药物、截趾、截肢等）；

（3）营养神经、改善微循环、抗凝、稳定斑块等治疗；

（4）处理创面感染、溃烂及坏疽。

2.康复治疗

（1）无开放性病灶的足部：①按摩治疗：糖尿病足无感染时，按摩患肢，自远端向近端按摩，10～20min/次，每天1～2次。②患肢运动疗法：患者平卧，患侧下肢伸直抬高45°，并做足趾背伸跖屈活动30次和/或踝关节伸屈活动30次和/或患肢抬高—维持—放下活动30次。活动期间可休息片刻，休息后接着做另一个活动，每天1～2次。③正负压治疗：利用正负压治疗仪治疗。④高压氧治疗：改善糖尿病足的供血。⑤特殊鞋袜或特殊支具靴：可使用来减轻或调整足部压力，对于步行障碍者可予以配置拐杖和轮椅，对于截肢患者可安装假肢。⑥穿大小适中的软鞋，坚持循序渐进的步行运动，步伐均匀一致，步行中出现不适可休息后继续行走，避免盲目加大运动量。

（2）足部合并溃疡、感染：糖尿病足溃疡的物理治疗主要在于控制感染、增加血供及促进溃疡面肉芽生长。

1）物理因子治疗：①超短波治疗：无热量，10～15分钟．可抗感染并促进溃疡愈合。②紫外线治疗：小剂量紫外线(1～2级红斑量）可促进新鲜溃疡愈合，大剂量紫外线(3～4级红斑量）可清除溃疡表面感染坏死组织。③红外线治疗：以温热感局部照射可促进新鲜溃疡加速愈合。但如果患者合并肢体感觉障碍、缺血应慎用，如溃疡面有脓性分泌物则禁用。④He-Ne激光治疗：He-Ne激光可刺激血管扩张，促进上皮细胞及毛细血管再生，减少炎症渗出，使组织代谢加强，促进肉芽组织生长，从而达到抗感染、镇痛、加速溃疡面愈合的作用一般采用散焦照射，输出功率25MW，光斑直径3cm，实用照射电流10mA，距离25～50cm，照射时间15分钟，照射时应保持光束与溃疡面相垂直，溃疡面若有渗液应及时蘸干，每日照射1次，照射完毕用无菌纱布敷盖溃疡面。⑤气血循环仪治疗：压力50～70mmHg，每次30分钟，每天1次，心肾功能不良患者慎用或不用。⑥旋涡浴治疗：水温38～42℃，浴液中加入甲硝唑250ml或其他抗感染药物，治疗时喷水嘴对准治疗的重点部位，每次30分钟。

2）患下肢运动疗法：患者每日适当做小腿和足部等长收缩运动30～60min，平时抬高患肢，以利血液回流，可以改善下肢血液循环。

3）高压氧治疗：可降低血糖，提高机体对胰岛素的敏感性，增加血液氧含量，改善缺氧状态。采用多人氧舱，均匀加压20分钟，至0.2MPa稳压下戴面罩吸氧60分钟，中间休息10分钟，匀速减压20分钟后出舱。

4）外科手术：对于存在严重感染导致湿性坏疽或干性坏死者，可考虑外科手术。

（3）作业治疗：糖尿病足溃疡或截肢可影响患者的步行功能，对患者的日常生活活动影响较大。作业治疗的作用主要在于改善患者的步行功能，提高患者日常生活能力，具体方法包括ADL训练、矫形器具的正确使用和穿戴、拐杖或轮椅的操作技能训练、假肢步行训练、适合患者的职业训练以及适当的环境改造等。

（4）疼痛治疗：若存在下肢静息痛时，除了上述超短波、低中频电治疗和镇痛药物外，还可以考虑介入治疗缓解疼痛。

（5）康复工程：对于糖尿病足患者，首先可以采用特殊鞋袜以减轻足部压力，如足前部损伤可以采用只允许足后部步行的装置来减轻负荷，即“半鞋”(half-shoes)或“足跟开放鞋”(heel-sandals)等特殊支具靴，通过把患足装入固定型全接触模型可以减轻溃疡部分的压力。对于步行障碍的患者还可以使用拐杖或轮椅，截肢患者则可根据情况安装假肢，以改善患者的步行功能。

（6）心理治疗：糖尿病足溃疡经久不愈以及对步行功能的影响，严重影响到患者的日常生活、工作和社会交往，加之对截肢的恐惧，给患者带来沉重的心理负担。适时的心理治疗不仅可帮助患者树立战胜疾病的信心，还可增强治疗效果。鼓励患者正确对待疾病，避免精神紧张，学会自我克制，保持情绪稳定。精神紧张不仅使患者血压上升、心跳加快，还可导致升糖激素分泌增加，使血糖进一步升高。积极引导患者，保持乐观开朗的心情。同时，还需要做好患者家属的思想工作，令其配合医务人员一起帮助患者，增加患者治疗的信心。①主动关注：主动让患者了解糖尿病足可防可治，让患者有安全感，同时给予精神上的安慰，主动与患者谈心，鼓励患者，增强患者战胜疾病的信心，消除其顾虑。②真诚交流：对内疚心理较重的患者让其了解糖尿病足是可以治愈的，他能像健康人一样工作、学习和生活。③鼓励倾诉：用正确的人生观、社会观感染患者，使患者消除厌世的心理。多安慰、多鼓励、适时疏导，使患者心态稳定，配合治疗。④树立信心：鼓励患者多与家人、朋友及其他患者沟通，如实表达内心需求，从而建立良好的社会支持系统，培养并保持健康向上的心态。⑤教育干预：盲目乐观、自我感觉良好会让患者忽视疾病的严重性，对于这类患者就需要深入浅出地给其介绍疾病知识，指导其科学用药，合理控制饮食，戒烟酒，建立良好的健康行为。

（7）预防与护理：选择合适的鞋袜可以降低异常的足底压，减少胼胝、溃疡的发生，防止足部损伤；每晚洗足后用柔软干毛巾轻轻擦干趾缝间的水迹，保持趾间干燥、洁净，皮肤瘙痒切忌搔抓；皮肤干燥的患者每日足浴后可用甘油或者其他护肤品均匀涂抹在足背、足底、足后跟，但要保持趾缝干燥；修剪趾甲不要靠近皮肤，以免损伤皮肤，修剪后的趾甲长度应与趾尖平行；足部按摩每日数次，以加速血液循环，改善局部组织缺氧状态；坐时抬高足部，减轻足部压力，促进静脉回流。要适当锻炼，可采用提足跟-足尖运动、甩腿、散步、弯腿下蹲等足部运动方式。适当的锻炼不仅有助于血糖的控制，还有助于患者调节心理情绪。锻炼宜在餐后1h进行，锻炼时间为30～60min，避免发生低血糖。

（朱燕）

参考文献

[1] 王诗忠, 张泓. 康复评定学[M]. 人民卫生出版社, 2012.
[2] 江钟立,孙子林,陈伟,等. 糖尿病康复[M]. 人民卫生出版社,2021.1.

第四章　2型糖尿病其他并发症的康复治疗

本章主要介绍糖尿病视网膜病变、糖尿病周围神经病变、糖尿病肾病的康复治疗方法。

第一节　糖尿病视网膜病变的康复治疗

糖尿病视网膜病变（diabetic retinopathy，DR)作为糖尿病的常见微血管并发症之一，是一种特异性的眼底改变。在糖尿病患者中，发生糖尿病眼部并发症者大约占到了1/3，因糖尿病而导致失明的患者大约占1.1%。这类病变因黄斑水肿、玻璃体积血、牵拉性视网膜脱落等导致糖尿病患者视力下降，视物模糊，失明。增殖型表现为出现视乳头新生血管，非增殖性则没有视乳头新生血管出现，临床分期见表4-4-1-1。由于视觉功能受损，常会影响患者平衡和反应力，会大幅度增加患者跌倒的风险，严重影响了患者的生活质量，所以早期诊断和及时进行康复治疗，可以降低致盲率，对改善患者的生活质量有重要的意义。

表4-4-1-1　国际临床分期标准

类型	分期	特点
单纯性DR	Ⅰ期	微血管瘤、小出血点
增殖前期DR	Ⅱ期	出现硬性渗出
	Ⅲ期	出现棉絮状软性渗出
增殖期DR	Ⅳ期	新生血管形成、玻璃体积血
	Ⅴ期	纤维血管增殖、玻璃体机化
	Ⅵ期	牵拉性视网膜脱落、失明

一、功能评定

（一）临床检查

1.既往史　患者初诊时应询问患者病史，包括：糖尿病病程、血糖控制情况，是否用药，是否有高血压、高血脂，是否有眼部疾病病史等。

2.辅助检查　主要有眼底照相、荧光素眼底血管造影、眼底超声和视力检查。

（1）眼底照相：是眼科常用的一种可重复的检查手段，可通过特制的照相装置观察和记录整个视网膜的形态学改变。其优于普通眼底镜检查的地方在于能够观察到视网膜、视盘、黄斑区、视网膜血管的形态，以及视网膜上有无出血、渗出、血管瘤、视网膜变性区、视网膜裂孔等改变。但眼底照相机仍有不足之处，如无法准确地进行DR分期，且可能会存在一定的误诊和漏诊。

（2）荧光素眼底血管造影（fluorescence fundus angiography，FFA）：是目前DR诊断的主要检查技术。FFA诊断准确性较高，可作用于DR的临床筛查和分期。检测时，检查医师通过荧光造影剂渗透充盈后可使眼底视网膜病变部位在荧光素下显示荧光点这一现象，来快速准确地确定视网膜病变，并可以准确地区分出血点和微血管瘤。与眼底照相检查相比，FFA可动态反映视网膜毛细血管的实时循环情况，能发现容易忽视的微小病变，有利于DR的早期诊断和分期。因此，FFA是DR诊断的金标准。

（3）眼底超声检查：超声检查也是一种辅助手段，具有一定的临床价值。当视网膜在玻璃体出血或有其他物质介入时，可以更直观地评估其状态。尤其是对于糖尿病眼黄斑的牵拉，超声可以有利于明确玻璃体视网膜牵拉的程度。

（4）视力检查：通常指中心远距视力，是人眼重要视觉功能之一。可采用“E”字视标进行检测，规定受试者检查距离为2.5米，左右两眼交换检查，一般先检查右眼，另一只眼应遮挡住。视力表每一笔划或空隙均为正方形边长的五分之一。规定能分辨1′视角的视力为正常视力标准，记为5.0，相当于小数记录的1.0视力。

（二）康复评定

主要进行基本日常生活活动能力评定、肌力评定、平衡功能、心肺功能及心理评定，具体表格见本篇第一章。

二、康复治疗

康复治疗有传统康复治疗、运动治疗、饮食治疗、视力训练、物理治疗和心理治疗等方法。

（一）传统康复治疗

1. 针灸　可取穴攒竹、丝竹空、瞳子髎，双侧太溪、照海、太冲。运用平补平泻法，得气后留针30min，留针期间再行针1次，隔日1次。具有益肾滋阴、补肝养血、清热通络的功效。还可以加速神经传导，改善神经功能。针灸的优点在于操作简便，价格便宜，效果较好。不适宜用于皮肤有溃烂破损，孕妇的腹部及骶部，空腹、过饱、过劳和对针灸恐惧者等。

2. 按摩　可取穴睛明、鱼腰、攒竹、丝竹空、太阳、四白。仰卧位闭目10分钟，分别运用点法、按法按摩穴位，以患者有酸胀感为宜，按摩过程中手法不宜太重，可在按摩前涂抹乳液避免摩擦患者的皮肤。具有疏通经络，促进血液循环的功效，优点在于操作便捷，安全有效，患者舒适度高；不适用于有急性传染病，皮肤破损、溃疡者。

（二）运动治疗

1. 治疗原则　应根据患者的自身身体状况，了解患者的日常生活活动方式以及运动类型，参考饮食习惯，和患者需要改善的功能，制定出相应的运动处方，运动处方需体现个性化原则。

2. 注意事项　在制定运动康复治疗前患者应进行基本的医学检查，内容包括：体格检查、血压、心电图、胸片、眼底检查、尿液检查、血生化检查、运动心电图等，医生和康复治疗师应该注意患者有无膝关节和踝关节的损伤，有严重的心脑血管疾病、合并急性感染的患者不适合做运动康复。在每次运动前患者准备活动应在10分钟左右，运动时要穿合适的衣服和鞋袜，运动应在餐后1～3小时内进行，每次运动时可准备糖或者含糖的食物以防低血糖，康复运动过程中应坚持循序渐进的原则，避免运动量和运动强度过大，康复治疗师应每次填写运动治疗单。

3.*运动强度* 是指单位时间内的运动量。研究显示，中等的运动强度对于健康有益，但对于DR患者应根据DR的不同类型，采取不同的运动类型，运动强度也需要有针对性，要充分考虑患者运动后的身体反应。如患者在运动过程中不能完成运动或运动时气喘不能进行交谈，运动后感觉到无力和恶心，出现这些情况都是在提示运动强度过大。

4.*训练方式* 有氧运动平衡训练有助于DR的康复治疗。

（1）有氧运动：如步行、骑车、太极拳等。有氧运动一般每天或者隔天一次，最好长期坚持。步行是最常用的有氧训练方式，也可在步行中提高步行速度，或进行爬坡行走。优点是简单方便，运动损伤少，且容易控制运动量；缺点是方式较单一，容易枯燥无味。骑车训练的优点是更具有趣味性，可引起患者的兴趣，缺点是室外骑车容易受环境和天气的影响，且发生意外的概率较大。太极拳每组30min，配合腹式呼吸，强调注意力，每组运动均匀缓慢，提高肌肉力量的控制，不受场地的限制，更适合老年人。

（2）平衡训练：应从静态平衡训练到自动态平衡训练再到他动态平衡训练，并逐渐缩小人体的支撑面面积和提高身体的中心，从睁眼逐步到闭眼训练。训练过程中可运用平衡训练设备，如：平衡板、球、滚筒、平衡功能测试分析仪等。在平衡训练过程中，要减少患者的紧张情绪，保持头和躯干的稳定，若患者出现头晕、恶心等症状应立即停止训练。

（三）饮食治疗

对于DR的患者必须严格控制饮食，才能达到最佳的康复治疗疗效。增加多不饱和脂肪酸的摄入，减少饱和脂肪酸和单不饱和脂肪酸的摄入。维生素A可营养眼球，延缓视网膜色素变性，有利于预防DR。蛋白类可选择优质蛋白，如肉、鱼、蛋、奶等动物性蛋白质。另外应该减少糖和高碳水化合物的摄取，糖和高碳水化合物会使眼内组织弹性降低，影响眼球壁的坚韧性。

（四）视力训练

为预防视力降低对生活的影响，可以指导患者进行视力恢复训练，锻炼巩膜、锻炼眼肌（内直肌、外直肌、上直肌、下直肌、上斜肌、下斜肌）锻炼睫状肌、锻炼视远能力、改善眼睛营养吸收机能、激发心眼脑视觉系统。可通过心、眼、脑的协调与配合，提升视觉的清晰度和敏锐度。在用眼疲劳时，多做眼保健操，促进眼部血液循环，缓解疲劳。可以站在视野开阔的地方，选择一个较远的目标，再选一个较近的目标，交替观察目标，可锻炼和放松患者眼部肌肉。转动眼球可以让眼球上下左右的顺序转动，再按顺时针、逆时针的顺序转动，各转动10次，可促进眼部活动。同时也要控制平时看手机、看电脑、看电视的时间，并保证充足的睡眠。

（五）物理治疗

1.视网膜激光光凝术　主要适用于治疗增殖型DR，可延缓病情的发展。视网膜激光光凝术主要是通过对视网膜进行光凝，破坏视网膜缺血区，抑制新生血管的生长，改善视网膜内的缺氧环境，达到治疗糖尿病视网膜病变的目的。虽然此方法是临床上运用范围最广的方法，但是也存在一定的局限性，可能会存在发生延迟性潜在的细胞致死性损伤的危险，对患者的视觉功能造成一定影响。但是近年来也引入了多点激光光凝的方法，此方法相较传统的激光光凝术，可减少由激光光凝术导致的视网膜组织的损伤，提高患者治疗的舒适度；视网膜再生疗法、微脉冲二极管激光等新型激光技术也已逐渐被应用于临床，为患者的治疗提供更多的方案与选择。

2.直流电离子导入　离子导入治疗可联合中药一起治疗，选用的药物应易溶于水，容易电离，离子导入治疗可以将中药中的药离子通过电极的定向作用将药离子直接作用于眼部的病灶，局部用药效果好。此种方法更加的方便快捷，并且治疗作用效果好。治疗方法多采用眼杯法，一般治疗剂量为一天一次，每次20分钟，10次为一个疗程。相对于手术而言，此方法更为安全，风险小，且一般不选用贵重药，治疗费用低。

（六）心理治疗

康复心理治疗是在良好的医患关系基础上，通过运用支持性心理治疗、认知治疗、行为治疗、家庭治疗、催眠治疗、放松疗法的一系列康复心理疗法，来增强患者信心、缓解和消除患者的负面情绪。

心理康复治疗师应认真倾听，可多用开放式提问，简单肯定的语言或肢体语言回应患者谈话，也可在谈话过程中重复患者说的话，以表示很关心与患者之间的谈话，达到共情的目的。

患者在重病后，尤其是失明致残后，心理反应往往会很强烈有较大的心理波动。伤残人士对失能的反应常常经过这些阶段，即否认、愤怒、谈判、抑郁、承认和接受。并将这几个阶段的心理变化分为无知期、震惊期、否认期、抑郁期、反对独立期、适应期。在不同的心理分期，都应给予患者尊重，避免与患者产生争执，提供更多的关怀，增强患者的生活信心。

除了患者，治疗师也是心理康复中不可或缺的一部分。治疗师可通过与患者家庭中全体家庭成员进行交谈，寻找问题并改善，帮助家庭改善彼此之间的关系，达到家庭的平衡发展，并通过家庭影响患者，使患者减轻心理症状。即使在治疗结束后，家庭仍可以往成熟方向发展。

（七）康复预防

1.一级预防　预防DR的发生，向糖尿病患者开展健康宣教，提高患者的自我保健能力，建立良好的生活和饮食习惯，严格控制血糖，按时服药。

2.二级预防　在DR已经发生的情况下，限制或逆转由疾病造成残疾的可能性，患者应早诊断、早治疗，定期检查，防止失明，降低致残率。

3.三级预防　在DR致残的情况下，应防止残疾的恶化，最大限度减少残疾对生活的影响，积极参与康复治疗，也可以使用辅助工具帮助患者提高生活自理能力，重返家庭和社会。

（叶征，史元）

参考文献

[1] 江钟立.糖尿病康复[M].北京：人民卫生出版社,2021.

[2] 全国卫生专业技术资格考试用书编写委员会.2020康复医学与治疗技术[M].北京：人民卫生出版社,2019.

[3] 庄栗,黄金土.FFA在糖尿病视网膜病变诊断中的应用[J].影像研究与医学应用,2021,5(01):251-252.

[4] 邢丽娜.糖尿病视网膜病变的发病机理及治疗研究进展[J].医疗装备,2021,34(10):193-194.

第二节　糖尿病周围神经病变的康复治疗

糖尿病神经病变（diabetic peripheral neuropathy，DPN）是糖尿病最常见的慢性并发症，由于病理生理机制的不同，其发病常呈一组多样化的临床综合征。随着糖尿病神经病变临床研究的进展，国际上有关糖尿病神经病变的共识和指南也在不断更新。糖尿病神经病变的分型详见第二篇第四章第一小节，远端对称性多发性神经病变（DSPN）是糖尿病周围神经病变最常见类型，本节主要阐述DSPN的康复治疗方案和预防。

DSPN是糖尿病周围神经病变最常见类型，病情多隐匿，进展缓慢；主要症状为四肢末端麻木、刺痛、感觉异常，通常呈手套或袜套样分布，多从下肢开始，对称发生，呈长度依赖性症状夜间加剧。体格检查示足部皮肤色黯淡，汗毛稀少，皮温较低；痛温觉、振动觉减退或缺失，踝反射正常或仅轻度减弱，运动功能基本完好。

一、康复评估与流程

（一）诊断性评估

详细询问病史，包括糖尿病类型及病程、糖尿病家族史、吸烟史、饮酒史、既往病史等。结合症状及体征，以及神经系统检查可以做出初步判断。

（二）康复功能评估

1.神经系统检查　检查踝反射、针刺痛觉、震动觉、压力觉、温度觉5项体征。

2.周围神经功能评估

（1）多伦多临床神经病变评分（Toronto clinical scoring system,TCSS）：该TCSS评分包括神经症状、神经反射、感觉功能检查等为3个部分：①临床症状（神经症状）：包括下肢麻木、疼痛、针刺样感觉、乏力、步态不稳（走路不平衡）及上肢相似症状，正常计0分，每个症状计1分，共6分。②神经反射（深腱反射）：包括踝反射、膝反射，为双侧计分，正常计0分，减弱计1分，消失计2分，共8分。③感觉功能检查（右侧拇趾感觉）：

包括针刺样痛觉、温度觉、轻触压觉、振动觉、关节位置觉，正常计0分，异常计1分，共5分。总分为0～19分。

有研究提示TCSS评分与临床客观检查符合性最好，根据分级标准显示，以0～5分为无DSPN，6～8分为轻度，9～11分为中度，12～19分为重度。对于TCSS评分较低的患者建议进一步行神经电生理检查，而TCSS评分高的患者基本可以诊断糖尿病神经病变（表4-4-2-1）。

TCSS评分主要用于DPN的筛查及其严重程度评价，对于TCSS≥6的患者具有较好的信度和效度。TCSS在DPN的流行病学筛查中应用广泛，与神经电生理（神经传导功能检查）在诊断上具有较高的一致性，操作简单易行且临床筛查效果好，诊断价值较高。

表4-4-2-1 多伦多临床神经病变评分（TCSS）

临床症状	评分	深腱反射	评分	足趾感觉	评分
下肢		双侧膝反射		针刺痛觉	
疼痛		双侧踝反射		温度觉	
麻木				轻触觉	
针刺感				振动觉	
乏力				位置觉	
共济失调					
上肢症状					
总分					

（2）神经残疾评分（neuropathy disability score,NDS）：NDS可以对多发性神经病中影响到周围神经系统而引起的特定的神经功能损伤进行测定，可用于最初的评估并在一段时间内对患者进行监测以确定疾病状况。

体格检查项目：左右两侧分别评分，包括：①颅神经；②肌无力；③反射；④感觉。

NDS评分标准：①无损伤，记0分；②轻度损伤，记1分；③中度损伤，记2分；④重度损伤，记3分；⑤功能完全缺失或最严重的损伤，记4分。

NDS解释：①最低分为0分。②一侧的最高分为140分。③双侧的最高分为280分。④分数越高，神经功能缺损越多。⑤局限性：该评分系统适用于神经功能损伤而非高反应性反射或其他增强的活动进行测定（表4-4-2-2）。

（3）评估实施流程：首先应进行诊断性评估→确诊后进行功能评估→制订治疗计划→治疗中期功能恢复情况评估→继续或修正治疗方案→终期评估，结束治疗。DSPN评估流程图见图4-4-2-1。

3.注意事项

（1）诊断应符合DSPN诊断标准，注意与其他感觉性周围神经疾病和痛性周围神经疾病进行鉴别，糖尿病性肌萎缩应与股四头肌肌病、进行性脊髓性肌萎缩及腰骶神经根病变所引起的股四头肌萎缩相鉴别。

（2）DSPN患者由于丧失痛温觉，易于发生烫伤、冻伤及刺伤等而不自知，加上自身存在微循环改变，易导致发生糖尿病足，最后的结局可能是截肢，是糖尿病致残的主要原因。应注意教育患者保护皮肤及保持局部清洁与干爽，注意穿着舒适的鞋子等。

表4-4-2-2　神经残疾评分（neuropathy disability score，NDS）

检查项目	检查项目
颅神经	肌无力
(1)视乳头水肿	(1)呼吸肌
(2)第三对颅神经支配的眼外肌无力（上睑提肌、下直肌和上直肌、下斜肌和瞳孔括约肌）	(2)肩部外展肌
	(3)肱二头肌
(3)第六对颅神经支配的眼外肌无力（外直肌）	(4)肱桡肌
(4)面部肌肉无力	(5)肘部伸肌
(5)软腭上抬无力	(6)腕部伸肌
(6)舌肌无力	(7)腕部屈肌
	(8)手指的伸肌
	(9)手指的屈肌
	(10)手部固有肌
	(11)髂腰肌
	(12)臀肌
	(13)股四头肌
	(14)腿窝部肌肉
	(15)背屈肌
	(16)跖屈肌
颅神经组得分＝颅神经组中5项的左右两侧的得分之和	肌无力组得分＝肌无力组中16项的左右两侧的得分之和
反射	感觉
(1)肱二头肌	(1)示指（below base of nail）：触压觉
(2)肱三头肌	(2)示指（below base of nail）：刺痛觉
(3)肱桡肌	(3)示指（below base of nail）：振动觉
(4)股四头肌	(4)示指（below base of nail）：JP(关节位置觉）
(5)小腿三头肌	(5)拇趾（below base of nail）：触压觉
	(6)拇趾（below base of nail）：刺痛觉
	(7)拇趾（below base of nail）：振动觉
	(8)拇趾（below base of nail）：JP(关节位置觉）
反射组得分＝反射组中5项的左右两侧的得分之和	感觉组得分＝感觉组中8项的左右两侧的得分之和
NDS总分＝所有4组的得分之和 ＝所有检查项目的左右两侧的得分之和	

（3）DSPN早期积极干预，可以改善预后并延缓发展，故应针对糖尿病患者进行DSPN的早期筛查与评估，但筛查DSPN的方法不能过于随意，应综合症状、体检和简单辅助工具进行。

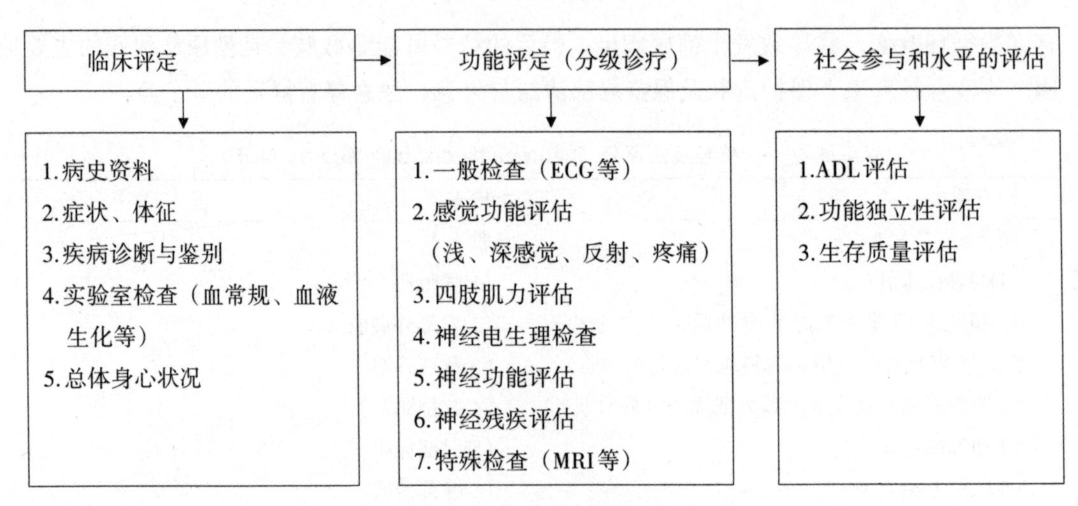

图4-4-2-1 DSPN评估流程图

（4）一旦评估诊断为DSPN，除积极康复干预外，还应重视原发病的治疗，控制血糖及合理饮食。

4.*评估内容的表达* 糖尿病神经病变的康复计划及医嘱范本见（表4-4-2-3）。

二、康复治疗

（一）缓解或减轻感觉异常

对疼痛可以选用经皮神经电刺激疗法（Transcuataneous electrical nerve stimulation, TENS）、间动电疗法、干扰电疗法、高压低频脉冲电刺激、半导体激光照射、超声波治疗，对糖尿病性神经病变引起的难治性、顽固性疼痛具有一定的疗效。对感觉丧失可以行感觉恢复训练和促进神经再生的物理治疗，如氦-氖（He-Ne）激光照射、电磁场疗法（脉冲短波等）及低频电疗法（微弱直流电、TENS、High Voltage Pulsed Current Stimulation HVPC等）。

1.*经皮神经电磁刺激* 一种定向电磁波辐射疗法，通过形成脉冲磁场，提高神经肌肉兴奋性，进而刺激DPN患者神经再生。同时有消炎、止痛、改善血液循环的作用，每次治疗20min，每日治疗1次。

2.TENS 是通过皮肤将特定的低频脉冲电流输入人体刺激神经进行镇痛、治疗疾病的方法，作用机制为当较低频率、较长波宽的脉冲电流作用于皮肤后，神经冲动传入脑和垂体，引起脑内吗啡样多肽释放，达到镇痛作用；当较高频率、较短波宽的脉冲电流作用于皮肤后，神经冲动传到脊髓，通过闸门控制机制产生镇痛效应。该疗法采用频率为1～160Hz、波宽2～500μs、单相或双相不对称方波脉冲电流，每次治疗20～60min，每日治疗1～2次。治疗时，可将刺激电极置于椎旁、腓肠肌、足部等处。

3.*激光疗法* 常用氦-氖激光或半导体激光照射创面，或在神经走行上照射穴位，有消炎、促进伤口愈合及促进神经再生的作用。

低强度激光疗法可对组织产生刺激、激活、光化作用，改善组织的血液循环，加快代谢产物和致痛物质的排除，抑制痛觉，有镇痛效应。

表4-4-2-3　糖尿病神经病变的康复计划及医嘱范本

患者姓名：	性别：	年龄：
主要诊断：糖尿病神经病变		
目前存在的主要功能障碍：	1.深、浅感觉功能低下 2.双侧肢体肌力低下 3.远端对称性手套样、袜套样感觉障碍 4.双侧肢体疼痛	
康复评定医嘱（PT部）：	1.感觉功能评估 2.肌力评估 3.皮肤完整性评估 4.神经残疾评估	
康复评定医嘱（OT部）：	1.ADL能力评估 2.功能独立性评定 3.生存质量评估	
近期康复目标：	缓解疼痛、增进微循环，增进四肢肌肌力、消除局部炎症；促进伤口愈合（若有皮肤溃疡），防止并发症	
远期康复目标：	改善生存质量，获得ADL功能独立	
康复治疗方案：	1.药物治疗 2.物理治疗（微波或其他高频电疗、磁疗、低频电刺激等） 3.心肺功能训练 4.四肢肌力训练 5.ADL训练 6.健康宣教	
注意事项：	1.防止药物不良反应 2.防止并发症 3.防止跌倒 4.防止训练过	

4.高频电疗法　其热效应可导致温度觉冲动，进而干扰痛觉冲动的传导，加强局部血液循环，改善局部的氧供给，消除由于局部缺血所致的疼痛，消除致痛化学介质，纠正酸碱失衡。

5.红外/紫外线疗法　有报道显示其可促进内皮细胞释放出一氧化氮（NO),可增加微循环灌注量。

6.肢体气压治疗　运用压力治疗仪通过由远心端至近心端依次放气过程，改善淋巴液回流，促进肢体血液循环，增加神经组织氧合作用及血流灌注，改善神经缺血缺氧及高凝状况，主要用于因缺血、缺氧及高凝所致的神经病变。

7.针灸/穴位注射　我国中医传统治疗特色，国内许多报道显示其治疗DSPN有较好效果。

8.高压氧治疗 可改善微循环缺氧，增加神经组织血流，促进神经修复。

9.心理治疗 通过向患者介绍成功经验，积极对患者实施心理支持，改善患者的情绪，可减轻对疼痛和感觉异常的体验。

（二）促进周围神经再生修复

1.电针 其可使神经细胞的各种酶类活动性增加，利于神经再生。每次治疗15～25min，每日治疗1～2次。

2.电刺激疗法 能使病变累及的肌肉得到适度的刺激，引起肌肉被动的节律性收缩与舒张，改善神经的兴奋性，恢复神经的传导功能，并可使神经再生。

3.脉冲电磁场 是由脉冲供电的电磁体产生，除产生磁效应外，还因电磁感应而引起电效应，促进周围神经轴索及髓鞘再生。

4.耐力训练 采用中等强度的耐力性训练可有效改善DSPN患者的电生理学表现，降低振动觉阈值，促进神经功能恢复。

（三）改善或纠正神经微血管功能紊乱

1.脉冲电磁场疗法 研究发现电磁场可有效改善滋养神经血管，促使神经肌肉兴奋性和生物电活性升高，进而刺激患者神经再生。每次治疗15～25min，每日治疗1～2次。

2.高频电疗法 其热效应可以改善局部营养代谢，有利于组织修复；微波照射可使局部温度升高，刺激血管周围的自主神经间质神经网，引起轴突反射，导致血管扩张，从而促进局部血液循环，增加氧及营养物质的供给，及时清除代谢产物，促进组织代谢。

3.单频红外光线照射疗法 在红外光照射下，神经内皮细胞和细胞中的血红蛋白释放出一氧化氮，一氧化氮可使滋养神经的血管扩张，促进微循环。每次治疗20～30min，每日治疗1次，10～20天为1个疗程。

4.温热疗法 可应用热敷、蜡疗，热效应和机械效应可以促进外周微循环，治疗时间30～40min，10～20次为1个疗程。

5.高压氧治疗 能使组织及血氧含量增加，有氧代谢增加，使血糖降低，有效改善氧供、微循环；对合并有动脉硬化引起的组织缺氧及供血不足有良好的治疗作用。高压氧治疗时压力通常为200～250kPa，间歇吸入纯氧60min，每天治疗1次，连续治疗20～30次。

除此之外，还可以应用激光、低频电、电针灸等疗法。

（四）改善运动功能

患有肌无力时，应进行肌力增强训练（助力运动、抗阻运动）或神经肌肉电刺激治疗，可增强肌肉力量，缓解肌无力症状，提高患者日常生活活动能力。

1.应用神经肌肉电刺激治疗。

2.进行肌力训练（助力训练、抗阻训练）。

3.下肢平衡功能训练（立位平衡、步态训练）。

三、康复预防

糖尿病神经病变的危害巨大，但目前尚无针对糖尿病神经损伤的特殊治疗手段。此外，糖尿病神经病变早期的临床表现常较隐匿、易被忽略，待临床作出诊断时，其往往已处于不可逆阶段，因此，积极预防和早期干预糖尿病神经病变尤为重要。预防的主要方法有控制血糖、改善生活方式、合理饮食、适当运动等。

糖尿病神经病变患病率高，且是一个长期的过程，需要各级医疗机构的医生协同诊治，并做好预防和生活方式干预等方面的管理，倡导在糖尿病人群中积极开展健康教育，以帮助确立科学和理性的防治观念与目标，提高对神经病变的预防意识，促使患者始终保持健康的生活方式。

（李骥耀）

参考文献

[1] 中华医学会糖尿病学分会神经并发症学组.糖尿病神经病变诊治专家共识（2021年版）[J].中华糖尿病杂志,2021,13(06):540-557.

[2] 中华医学会糖尿病学分会.中国2型糖尿病防治指南（2020年版）[J].中华内分泌代谢杂志,2021,37(04):311-398.

[3] 江钟立.糖尿病康复[M].1版,北京:人民卫生出版社,2021.

[4] 于利平,邢小燕.基层糖尿病周围神经病的筛查及治疗[J].中华全科医师杂志,2020,19(3):269-272.

[5] 中华医学会中华全科医师杂志编辑委员会.糖尿病周围神经病基层诊治管理专家指导意见（2019年）[J].中华全科医师杂志,2019,18(6):519-528.

[6] 王玉龙.神经康复学评定方法[M].1版,北京:人民卫生出版社,2015.

[7] 李玲玉,赵铁,韩淑梅.运动对糖尿病周围神经病影响的研究进展[J].中风与神经疾病杂志,2020,37(7):667-669.

[8] Geelen C C, Kindermans H P, Van D B, et al. Perceived Physical Activity Decline as a Mediator in the Relationship Between Pain Catastrophizing, Disability, and Quality of Life in Patients with Painful Diabetic Neuropathy[J]. Pain Practice, 2017,17(3):320-328.

[9] Cong J Y, Zhao Y, Xu Q Y, et al. Health-related quality of life among Tianjin Chinese patients with type 2 diabetes: A cross-sectional survey[J]. Nursing and Health Sciences, 2012, 14(4):528-534.

[10] 上月正博.リハビリテーション医療における糖尿病理学療法の重要性[J].理学療法学,2013,40(8):669-675.

第三节　糖尿病肾病的康复治疗

在全球范围内，约有30%～50%的终末期肾病由糖尿病肾病（DKD）所致。在我国，中老年人发生ESRD的首要病因是DKD。因此，DKD已成为危害我国人民健康和经济发展的社会公共卫生问题。DKD康复治疗可以改善患者的生活质量和心理状态，有利于疾病的治疗。本章节将阐述DKD的康复治疗方法。

【案例】李先生，62岁，近半年来全身无力，夜尿增多，有泡沫尿，无双眼视物模糊，查尿常规提示尿白蛋白/肌酐比值（urinary albumin/creatinine ratio, UACR）52mg/g，eGFR 89ml·min^{-1}·(1.73m^2)$^{-1}$，眼底检查提示轻度非增殖型糖尿病视网膜病变。既往有糖尿病病史12年，口服降糖药治疗，平素血糖控制不佳，最近查糖化血红蛋白（HbA_{1c}）7.8%；既往无高血压病史，有糖尿病家族史。查体：神情，言语清晰，行动自如，无贫血貌，对答切题；双眼睑不肿，双眼视力及视野粗侧均正常；心肺无异常；双下肢无浮肿。已明确诊断为“糖尿病肾病”，已予以调整降糖药及保肾药治疗，患者较为担忧，来到康复科想看看还有没有其他治疗方法。

一、康复评定

DKD的评估包括两部分：一是身体功能评估；二是心理状态评估。

（一）身体功能评估

1. 肾功能评估　采用GA分期法进行评估，其中G代表eGFR水平，A代表蛋白尿水平。见表4-4-3-1和表4-4-3-2。

表4-4-3-1　肾功能G分期法

CKD分期	肾脏损害程度	eGFR[ml·min^{-1}·(1.73 m^2)$^{-1}$]
1期（G1）	肾脏损伤伴eGFR正常	≥90
2期（G2）	肾脏损伤伴eGFR轻度下降	60～89
3a期（G3a）	eGFR轻中度下降	45～59
3b期（G3b）	eGFR中重度下降	30～44
4期（G4）	eGFR重度下降	15～29
5期（G5）	肾衰竭	＜15或透析

表4-4-3-2　肾功能A分期法

白蛋白尿分期	UACR（mg/g）
A1	＜30
A2	30~300
A3	＞300

2. 失能评估

（1）日常生活活动能力评估(activities of daily living，ADL)量表：评估患者每天进行必要的满足日常生活需求活动的能力。该量表包括10项检查内容，并有0分、5分、10分、和15分4种不同的积分标准，总分为0～100分，0分表示ADL完全依赖，100分表示ADL正常，40分以下者有ADL功能重度损害，41～60分者有ADL功能中度损害，61分以上者有ADL功能轻度损害。

表4-4-3-3　ADL量表

项　目	评分标准
1.大便	0=失禁或昏迷
	5=偶尔失禁（每周<1次）
	10=能控制
2.小便	0=失禁或昏迷或需要人导尿
	5=偶尔失禁(每24小时<1次，每周>1次)
	10=能控制
3.修饰	0=需帮助
	5=独立洗脸、梳头、刷牙、剃须
4.用厕	0=依赖别人
	5=需部分帮助
	10=自理
5.吃饭	0=依赖别人
	5=需部分帮助(夹饭、盛饭、切面包)
	10=全面自理
6.转移 (床←→椅)	0=完全依赖别人，不能坐
	5=需大量帮助(2人)，能坐
	10=需少量帮助(1人)或指导
	15=自理
7.活动(主要指步行，即在病房及其周围，不包括走远路)	0=不能动
	5=在轮椅上独立行动
	10=需1人帮助步行(体力或语言指导)
	15=独立步行(可用辅助器)
8.穿衣	0=依赖
	5=需一半帮助
	10=自理(系开钮扣，关、开拉锁和穿鞋)
9.上楼梯(上下一段楼梯，用手杖也算独立)	0=不能
	5=需帮助(体力或语言指导)
	10=自理
10.洗澡	0=依赖
	5=自理
总结	
评定者	

评分结果的解释见表4-4-3-4。

表4-4-3-4 评分结果的解释

总分	结果评判
0	完全依赖
≤40	重度损害
41～60	中度损害
>60	轻度损害
100	正常

（2）心肺耐力的评估：DKD未进行血液透析患者的运动心肺功能随着肾功能的下降而降低，行血液透析患者的运动心肺功能是健康人的50%～60%。心肺耐力越差，预后越差。

1）心功能评估：采用纽约心脏病学会心功能分级（NYHA）量表进行评估，主要依据患者有无心悸、呼吸困难、乏力等主观症状，因而评定时结果可能存在一定的差异。其具体功能分级标准如下见表4-4-3-5。

表4-4-3-5 NYHA心功能量表

分级	体力活动	症状
Ⅰ级	不受限	一般体力活动不引起疲劳、心悸、呼吸困难和心绞痛等症状
Ⅱ级	稍受限	一般体力活动时即可引起疲劳、心悸、呼吸困难和心绞痛等症状
Ⅲ级	明显受限	休息时感到舒适，低于正常日常生活活动的运动量即可引起心悸、呼吸困难等症状
Ⅳ级	不能进行体力活动	休息时仍有心悸、呼吸困难等症状

2）肺耐力评估：评估方法是测定峰值摄氧量（peak VO_2），通过跑台或自行车的运动负荷试验测定最大摄氧量；对实施困难者，进行上肢功率自行车或轮椅式功率自行车测定。

（3）身体体能状况评估：采用简易体能状况量表(short physical performance battery，SPPB)。SPPB由立位平衡能力、4m步行、从椅子上坐起5次测试三个项目构成，用以评估身体功能。各个项目的得分为0～4分，合计满分12分，得分越高，身体功能越好。得分＜8分即评估为身体功能低下（见表4-4-3-6）。此外，由于步行速度的测定方法简单，也可单独用于身体功能评估。6分钟步行试验，步行速度不足1m/s作为评估的基准值。

表4-4-3-6 SPPB量表

	0	1	2	3	4
立位平衡能力					
4m步行					
从椅子上坐起5次					

3. 失用评估　DKD患者因肾性贫血、尿毒症性肌病等引起身体活动功能下降低下，导致失用综合征。评估失用综合征对DKD患者康复十分重要。

（1）骨骼肌肉系统的评估

1）肌力低下和肌肉萎缩：肌力评估方法有非器械的徒手肌力评定(MMT)和器械式的

评估方法，如握力计、扭矩仪、手持式测力计（HIDD）等，一般男性不足30kg，女性不足20kg，评定为肌力低下。

肌肉萎缩评估方法有肌肉围度、超声波肌肉厚度、肌肉横断面积（采用CT、MRI）评估等方法。

2）挛缩：评估方法是测定关节活动度、肢体位置的变化及其他关节的代偿性运动。

3）骨质疏松：DKD患者可能出现肾性骨病，导致骨质疏松。评估方法与临床骨质疏松的诊断方法一致。常用的有双能X线骨密度检查、骨形成指标及骨吸收指标等。

（2）心血管功能评估：评估方法有测定中心静脉压、色素/放射性同位素稀释法。心肺耐力评估同前。

（3）代谢系统和内分泌系统：检测血糖、胰岛功能、甲状腺功能、甲状旁腺激素、肾皮质激素、血气分析等指标判断。

（4）肾和泌尿系统：肾血流量的评估方法有超声波多普勒法，对氨马尿酸(PAH)的有效肾血浆流量(effective renal plasma flow,ERPF)法。测定的尿中Na、Cl、Ca、尿肌酐、尿羟基脯氨酸等指标。予以肾盂造影、超声波、CT等检查尿路结石。

（5）皮肤：对于长期卧床的患者，进行压疮评估。

1）压疮危险评估方法常用的有Braden量表。

2）压疮发生后的评估方法有日本压疮学会做的评估法（DESIGN-R），美国国家压疮咨询委员会（NPUAP）的压疮进展度分类评估法。超声检查可测定黑色坏死组织的深度。

（6）智能评估：智能评估方法有长谷川式简易智能功能评估量表。

（7）虚弱的评估：即“四肢无力和营养障碍的特征性消耗性疾病”，特别是透析患者与同龄人相比，身体活动水平每月下降3.4%。具体表现见表4-4-3-7。

表4-4-3-7 虚弱的评估

身体活动度低下	临床表现
非减重性体重下降	过去一年，非减重性体重减少5%以上
疲劳度	每周有3～4天的感到做事很痛苦
握力低下	男性29kg以下，女性17kg以下
步行速度下降	男性每周3h以内，女性每周2h以内的运动时间、步行时间

（二）心理功能评估

心理状态的评估量表由简易精神状态检查量表、抑郁自评量表（SDS）和焦虑自评量表（SAS）等。

【分析】全科医生给李先生进行了评估，得出以下结论：①李先生的肾功能目前处于G2A2阶段，属于肾脏损伤伴eGFR轻度下降；②ADL、心肺功能、身体活动功能均正常；③无肌肉萎缩、虚弱、智能下降等失用的表现，DXA提示骨量减少，抑郁、焦虑自评量表评估为中度抑郁和焦虑。

针对李先生的评估结果，康复医生会制定怎样的治疗方案呢？

二、糖尿病肾病的康复治疗

糖尿病肾病的基本治疗方法与糖尿病治疗方法基本相同。下面主要介绍几种常用的康复治疗方法。

（一）一般治疗

1.建立良好的生活方式、生活规律、戒烟酒。

2.健康宣教，提高患者及其家属对DKD疾病的认识。

3.积极治疗2型糖尿病，使患者的各项指标达标，防止DKD继续发展。

（二）传统康复治疗

用于DKD治疗的中医适宜技术主要是针灸、艾灸、穴位敷贴，推荐选穴组合为肾俞-足三里-太溪-三阴交-脾俞-阴陵泉。

（三）运动康复治疗

1.运动的作用

（1）DKD患者运动耐力下降，可增加胰岛素抵抗，骨骼肌减少，导致肌肉减少综合征，预后不良。

（2）长期适当的运动可以改善DKD患者的肾功能和糖、脂代谢，提高运动耐力，预防心血管疾病，改善日常生活能力，提高生活质量。

2.运动治疗原则　DKD患者若无运动的禁忌证，推荐中等强度的有氧运动和抗阻运动。见表4-4-3-8。

表4-4-3-8　DKD患者运动治疗原则

肾功能分级	分期	运动方案	运动类型	作用	注意事项
Ⅰ	肾病前期	糖尿病运动疗法	有氧运动或抗阻运动(肌力训练)		同2型糖尿病
Ⅱ	早期肾病				
Ⅲ	显性肾病期	实施运动治疗，据病情调节运动强度	评估心功能，从低强度少量运动开始	降低体重 增加肌力 降低 HbA_{1c}	眼底出血时禁止运动
Ⅳ	肾功能不全期	进行维持体力程度的运动	/		/
Ⅴ	eGFR < 15	透析治疗中全身状况稳定时，可进行维持肌力的运动	/		其他时间应避免运动

3.运动治疗的方法

（1）运动治疗方法的制定和实施：针对DKD患者（不限透析患者）ACSM运动建议如下：

1）运动频率：每周3～5日有氧运动，每周2～3日抗阻运动。

2）运动强度：中等强度有氧运动；抗阻运动1-RM 60%～75%。

3）运动时间：①有氧运动：每日持续20~60min；不能坚持者，可间断性运动，运动时间共计每日20～60min；②抗阻训练：每组10～15次，根据患者病情决定组数。

4）运动种类：选择训练大肌群的多种不同运动，如有氧运动可选择步行、功率自行车等；抗阻运动可选择器械或自身体重。

5）血液透析患者的运动：①透析后不能立即运动，非透析日可以运动；②透析时运动应安排在透析治疗前半部分进行，防止低血压发生；③使用RPE作为运动强度指标；④动静脉瘘部位可进行运动，需注意保护。

6）腹膜透析患者的运动：持续携带式腹膜透析中患者，腹腔内有透析液时可以尝试运动，其结果不符合预想的，建议在去除体液的情况下再尝试运动。

（2）准备运动和整理运动：运动前后的伸展运动，可维持和改善关节活动范围训练，可做低强度肌力训练的体操。

（3）运动注意事项：注意出现下列症状或体征时应及时终止或调整运动方案。

1）出现关节疼痛等运动功能障碍。

2）出现气短、胸痛等循环系统症状。

3）出现运动导致的肾功能下降或尿毒症。

（4）养成日常运动的良好习惯：①绕道步行；②尽量走楼梯；③外出时在到达目的地的前一站下公交车或地铁，步行至目的地；④上高层时，到达目的楼层前2~3层下电梯，改爬楼梯；⑤逛街。

（5）坚持长期运动的技巧：使用计步器记录每天步数；选择景色优美的地方散步；边听音乐边散步；和爱运动的朋友一起；运动选择时尚的服装及装饰；经常更换装备；摄取充足营养；保证良好睡眠。

（6）运动的主观感觉：①运动强度的自我感觉：运动时能和他人边聊天，运动中和运动后无痛苦感；②根据自身情况循序渐进；每周运动5天；③身体不适时应休息；④运动中不适应立即中止运动并及时就诊；⑤运动开始和结束时都要有整理运动；⑥注意运动中和运动后注意补充水分。

4.增强肌力和肌肉耐力的康复治疗　主要是力量训练，分为增强肌力和肌肉耐力的训练两种。

（1）增强肌力的训练：指通过训练，加强肌肉进行最大收缩力量的能力。

（2）肌肉耐力的训练：指肌肉持续地维持一定强度的等长收缩，或做多次一定强度的等张（速）收缩的能力，即通过训练加强肌肉持续收缩进行某项特定任务（作业）的能力，其大小可以从肌肉收缩到出现疲劳时已收缩了的总次数或所经历的时间来衡量。

常用方法：（1）按照不同肌力大小分类：有辅助训练、主动训练、抗阻训练、渐进抗阻训练等运动方法。1～3级肌力时，可采用辅助训练；3级以上肌力，可行主动训练；4～5级肌力时，可行抗阻训练。（2）按照不同肌肉收缩的方式分类：可分为等长训练、等张训练及等速训练。

5.增强心肺功能的康复治疗　增强心肺功能指的是加强人体的摄氧能力和转化氧气成为能量的能力，其目的是预防心脏病的发生，主要以身体大肌群参与、较低强度、持续较长时间、有规律运动形式为主的运动最有效。

常用方法：有氧耐力训练是提高机体心肺功能的重要手段。常见的可增强心肺功能的运动方式包括长距离步行、慢跑、打太极拳、骑自行车、游泳和爬山等。但对残疾患者，力所能及的日常生活活动同样可产生有益作用，如整理床铺、收拾房间和打扫卫生等。

6.改善日常生活活动（activities of daily living，ADL）功能的康复治疗　通过ADL训练和使用自助具，可提高患者翻身、起坐、穿衣、进食、洗浴、修饰、行走、如厕、家务劳动、工作、学习等，以及各种消遣性活动的自理能力。日常生活活动训练在康复治疗中是非常重要的内容之一，可使患者重新建立生活信心，积极投入康复治疗，治疗原则是从获得最简单的生活能力开始。日常生活活动能力的水平也是决定患者康复程度及回归社会目标的重要因素。因此，日常生活活动训绝对不是可有可无的生活琐事，康复医务工作者必须予以足够的重视。

常用方法有以下5种。

（1）增强肌力训练：如利用木工、铜板、沙磨板等作业活动，可为患者提供抗阻、抗重力的主动运动形式。

（2）维持和扩大关节活动度训练：如利用桌面推动滚筒运动或木钉盘的摆放运动；利用两块木钉板摆放的距离远近、位置不同进行水平面的、立体的或躯干双侧对称的运动，使患者的关节活动范围逐渐扩大。

（3）改善协调和灵巧度的训练：如锯木、打磨平板、编织等。

（4）平衡训练：如套圈、抛沙包等。

（5）日常生活动作训练等。

（四）饮食治疗

DKD的饮食治疗主要是限制蛋白、食盐的摄入及微量元素的合理供给。

1.低蛋白饮食

（1）蛋白种类：选择优质蛋白，动物蛋白质为主，适当摄入植物蛋白质。

（2）蛋白摄入量：肾功能处于第3～5期(显性蛋白尿期)予以 $0.6 \sim 0.8g \cdot kg^{-1} \cdot d^{-1}$，应根据肾功能下降程度不同，制定个体化低蛋白饮食。

（3）MDRD研究显示，以24h尿素氮含量作为评估低蛋白饮食的指标，安全性较好。

（4）低蛋白饮食时注意保证热量的摄入；注意摄取人体必需氨基酸；注意防止代谢性酸中毒。

2.低盐、限钾、限水饮食　推荐钠盐的摄入量≤5～6g/d，可防止肾脏负担和水肿加重；保持口味清淡，选择美味可口食物等；注意烹饪方法，水煮可以使含钾量减少20%～40%，切碎减少更多，推荐钾的摄入量2000mg/d。

3.微量营养素的供给　推荐摄入维生素C 100mg/d，可以保护DKD患者肾脏功能；推荐摄入维生素D 10μg/d，缓解DKD患者病程进展。高磷血症时，磷摄入量应＜800mg/d，最佳摄入量为720mg/d，选择含磷量少的食材。推荐镁摄入量280 mg/d。

推荐DKD患者联合补充维生素C、维生素E(建议摄入量14μg/d)、镁、锌(建议摄入量男性12.5mg/d、女性7.5mg/d)，有助于保护肾功能。

4.透析治疗　期间饮食管理加强自我管理，限盐、限水。腹膜透析(CAPD)患者能吸收透析液中的葡萄糖，计算热量时注意计算这部分热量。

（五）心理治疗

心理康复是全面康复的措施和工作内容之一。运用心理学的原则与方法，治疗患者的各种心理困扰，包括情绪、认知与行为等问题，多采用认知疗法、行为疗法、心灵重塑疗法、家庭治疗等方法进行干预性治疗，以解决患者所面对的心理障碍，减少焦虑、抑郁、恐慌等精神症状，更好地治疗疾病。本节主要阐述DKD患者的心理康复治疗。

1.DKD患者容易出现焦虑、抑郁的心理状态。社区全科医生应用生物-心理-社会模式，与患者及其家属充分沟通，本例患者对DKD充满恐惧，认为自己将不久于人世，很多美食不能吃，生活无滋无味，又担忧是不是会血液透析，会不会花很多钱，拖累家人等等，夜不能寐，异常痛苦，患者的不良情绪影响了患者疾病的康复。

2.社区心理康复的特点是可及性、连续性，适合开展家庭心理康复治疗，将家庭作为一个整体进行心理治疗，治疗者通过与家庭中全体成员有目的的接触与交谈，促使家庭发生变化，并通过家庭成员影响患者，使之症状减轻或消除。

3.心理康复的前提是解决现患问题。首先告知患者DKD是可以逆转的，告知其建立良好的生活方式，控制原发病及各种注意事项，消除患者的恐惧感，帮助患者建立疾病的信心。

4.心理康复的核心是患者及其家属对心理康复治疗实施者的充分信任。社区全科医生在上级医院心理专家指导下，对患者及其家属进行健康宣教、心理疏导，发挥社区平台的作用，组织“糖肾友”现身说法，消除患者和家属对预后和经济方面的担忧，客观、正确地对待疾病，建立上级医院专家、社区全科医生、家属或同伴和社区居委会参与、长期随访、干预的康复模式。

5.运用心理咨询、心理测验、心理治疗、行为评定等手段，使用行为矫正、音乐治疗等方法，对患者心理问题进行干预，以提高患者的心理健康水平。

【分析】康复医生针对李先生制定康复方案：①对李先生及其家属进行健康宣教，改变不良的生活方式；②积极治疗糖尿病，糖代谢各项指标达标；③心理疏导，消除李先生的心理焦虑和抑郁情绪；④教会李先生及其家属合理饮食，适当运动的方法，进行自我管理；⑤辅以针灸治疗；⑥定期随访。要求家属鼓励及监督李先生完成以上内容。

（叶征）

参考文献

[1] 中华医学会肾脏病学分会专家组.糖尿病肾脏疾病临床诊疗中国指南[J].中华肾脏病杂志,2021,37(3):255-304.

[2] 赵梦,陈钦,贾影,等.基于数据挖掘针灸治疗糖尿病肾病选穴规律探究[J].浙江中医药大学学报,2019,43(12):1395-1402.

[3] 李宛洋,雷敏,滑丽美.糖尿病肾病患者营养治疗的研究进展[J].临床误诊误治,2017,30(7):110-113.

[4] 江钟立.糖尿病康复[M].北京:人民卫生出版社,2021.

[5] 王陇德.健康管理师基础知识(2版)[M].北京:人民卫生出版社,2019.